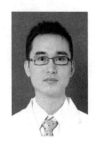

杨亮，主任医师，医学博士，硕士生导师，中共党员，现任宁波市第一医院方桥院区肝胆胰外科主任，肝胆胰外科党支部书记。兼任中国医药教育协会智能医学专业委员会委员，中国外科内镜医师联盟委员，浙江省医学会加速康复外科分会青委会副主任委员，浙江省医学会肠外肠内营养分会青委会副主任委员，浙江省医学会肿瘤外科学分会青年委员，浙江省医学会外科学分会 ERCP 学组成员，浙江省医学会微创外科学分会消化内镜学组成员，浙江省发明协会内镜外科专业委员会委员，宁波市医学会外科分会委员、秘书，宁波市医学会消化内镜分会委员。2003 年毕业于浙江大学医学院。从事肝胆胰外科临床、教学、科研工作近 20 年，擅长微创治疗肝胆胰外科常见疾病，如肝癌、胆管癌、胰腺良恶性肿瘤、胆道结石等，尤其在 ERCP 及超声内镜方面有较深造诣，对肝胆胰恶性肿瘤的综合及转化治疗有丰富的临床经验。主持并参与多项市厅级课题。发表 SCI 及国内各级期刊杂志论文 20 余篇，主编肝胆外科专业著作 4 部。多次荣获医院十佳青年医师、十佳医坛新秀、最佳医匠奖等。获得专利 11 项。

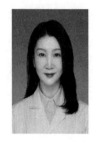

周夕湲，主治医师，皮肤性病学专业医学博士。现就职于四川省人民医院，兼任四川省医学交流促进会皮肤性病学专业委员会委员，四川省广播电视台新闻频道"医生来了"节目医生主持人。毕业于四川大学华西临床医学院，毕业后在四川省人民医院、四川省皮肤性病研究所工作至今，从事皮肤性病临床工作 10 余年。亚专业方向：湿疹与特应性皮炎、过敏性皮肤病、儿童皮肤病等。主持多项相关省级、市级课题。于国际期刊、北大核心期刊、科技核心期刊发表论文 20 余篇。

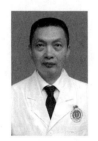

喻茂文，主任技师，现就职于四川省成都市金堂县第一人民医院，全国卫生产业企业管理协会实验室建设发展分会常务委员，中国医药生物技术协会精准医疗分会委员，白求恩精神研究会检验分会委员，四川省医学会检验专委会委员，四川省康复医学会检验专委会常委，成都市临床检验质量控制中心专家委员，成都市继续教育专家。目前从事肿瘤标志物的太赫兹光谱分析与临床应用研究，主持课题 6 项，完成课题 3 项，科技成果鉴定 3 项国内领先，发明专利 1 项，实用新型专利 2 项，主编专著 8 册，参编专著 1 册，发表医学论文近 35 篇，其中 SCI4 篇。

现代全科医疗临床实践

主编 杨 亮 周夕湲 喻茂文

中国纺织出版社有限公司

图书在版编目（CIP）数据

现代全科医疗临床实践 / 杨亮，周夕湲，喻茂文主
编 .-- 北京：中国纺织出版社有限公司，2022.12
　　ISBN 978-7-5229-0064-3

Ⅰ.①现…　Ⅱ.①杨…②周…③喻…　Ⅲ.①家庭医
学　Ⅳ.① R499

中国版本图书馆 CIP 数据核字（2022）第 215350 号

责任编辑：樊雅莉　高文雅　　责任校对：高　涵　　责任印制：王艳丽

中国纺织出版社有限公司出版发行
地址：北京市朝阳区百子湾东里 A407 号楼　邮政编码：100124
销售电话：010—67004422　传真：010—87155801
http://www.c-textilep.com
中国纺织出版社天猫旗舰店
官方微博 http://weibo.com/2119887771
三河市宏盛印务有限公司印刷　各地新华书店经销
2022 年 12 月第 1 版第 1 次印刷
开本：787 × 1092　1/16　印张：23
字数：514 千字　定价：98.00 元

编委会

主 编

杨 亮 周夕湲 喻茂文

副主编

鲁为凤 刘洋贝 金 静

吴汉周 李多多 张赫男

编 委（按姓氏笔画排序）

王大利 上海健康医学院
王守艳 哈尔滨医科大学附属肿瘤医院
田 竞 中国人民解放军北部战区总医院
刘洋贝 绵阳市第三人民医院
刘晓丹 哈尔滨医科大学附属肿瘤医院
吴汉周 广西中医药大学附属瑞康医院
李多多 北京中医药大学东直门医院
杨 亮 宁波市第一医院
余 雷 重庆医科大学附属第二医院
张赫男 佳木斯大学基础医学院
周夕湲 四川省人民医院
金 静 四川省人民医院
聂志红 上海浦东新区公利医院
鲁为凤 四川省医学科学院·四川省人民医院
喻茂文 金堂县第一人民医院

前　言

在全世界范围内，人口老龄化、疾病谱和死因谱的改变、医学模式的转变、医疗费用高昂、医疗资源分布不均现象普遍存在，全科医学的优势逐渐显现，全科医学在医疗服务中占据越来越重要的位置。全科医学是将基础医学、临床医学、社会医学、预防医学、行为医学、医学伦理学中的有关内容综合、提炼而成的一门高层次的医学专科。全科医学强调以病人为主体，以家庭为单位，以社区为范围，提供持续、全面的卫生保健服务，包括健康促进，疾病预防、治疗和康复。全科医生，即国际医学界公认的"为21世纪设计新的医生"。

本书共分八章，详细介绍内科疾病、外科疾病、妇科疾病、儿科疾病、皮肤科疾病、眼科疾病、常规检验等内容。全书以疾病为纲，每种疾病又按概述、诊断、鉴别诊断、治疗等栏目编写，在最新版医学教材的基础上采纳近年来最新的医学成果与理念，并融汇了各位专家、教授多年来所积累的临床经验，使内容极具科学性、实用性。

尽管在本书编撰过程中各位编者都做出了巨大努力，对稿件进行了多次认真修改，尽可能把最新成果呈献给读者，但由于水平有限，书中难免存在不足，请广大读者批评指正。

编　者

2022 年 8 月

目 录

第一章　全科医学的定义与基本概念

第一节　全科医学、全科医疗和全科医师

全科医学又称为家庭医学，诞生于 20 世纪 60 年代（为了避免概念的混乱，以下全部使用"全科医学"）。它是在西方国家通科医师长期实践经验的基础上，综合现代生物医学、行为科学和社会科学的最新研究成果，用于指导医师从事基层医疗保健第一线服务的知识技能体系。1968 年美国家庭医疗委员会成立，并于 1969 年成为美国第20 个医学专科委员会，表明了家庭医学专业学科的诞生，这是该学科建立的一个里程碑。这一新型学科于 20 世纪 80 年代后期传入中国大陆。1993 年 11 月，中华医学会全科医学分会成立，标志着我国全科医学学科的诞生。

一、全科医学

（一）全科医学的定义

全科医学是面向社区与家庭，整合临床医学、预防医学、康复医学及人文社会学科相关内容于一体的综合性医学专业学科，是临床二级学科。其范围涉及各年龄段、性别、各个器官系统及各类疾病。其主旨是以人为中心、以家庭为单位、以整体健康的维护与促进为方向的长期负责式照顾，并将个体与群体健康照顾融为一体。

（二）全科医学的学科特点

全科医学的学科特点是范围广、内容丰富，与其他各专科既相互交叉，又有自己独特的知识技能和态度／价值观。与窄而深的专科医学比较，全科医学的学科范围宽而深度较浅。作为社区卫生服务中的骨干学科与学术核心，它为解决个人、家庭与社区主要健康问题、维护与促进个体及群体健康的需要，将各科相关知识、技能有机地整合为一体。这一学科需要对社区和家庭中各类服务对象的基本卫生服务需求有全面而透彻的研究与把握，注意其个性、家庭、生活方式和社会环境，从宽广的背景上考察健康和疾病及其相互关系，在社区条件下做出适当的评价和干预。为此，全科医学必须对服务对象的卫生服务需求和各相关学科的发展保持高度的敏感性与开放性，从而能全方位汲取营养，在理论与实践的结合中不断完善自身。

（三）全科医学的哲学方法

全科医学的哲学方法是整体论，它需要以现代医学的成果来解释发生于患者身上局部和整体的变化。例如，它应用神经科学、免疫学和内分泌学的成果来解释心身相关现象。它应用一般系统论来解释人的生物机体和家庭、社区、社会与自然环境等不同层次系统之间的相互作用及功能变化，进而解释患者的生物、心理、社会因素之间的关系。它应用流行病学方法来判断和积累临床医疗知识。

二、全科医疗

（一）全科医疗的定义

全科医疗是将全科医学理论应用于患者、家庭和社区照顾的一种基层医疗保健的专业服务，是社区卫生服务中的主要医疗形式。它是一种集合了许多学科领域内容的一体化的临床专业，除了利用其他医学专业的内容以外，它还强调运用家庭理论、人际关系、咨询及心理治疗等方面的知识技能提供服务。

（二）全科医疗的特点

（1）全科医疗强调持续性、综合性、个体化的照顾。它强调早期发现并处理疾病；强调预防疾病和维持健康；强调在社区场所、在家庭对患者提供服务，并在必要时协调利用社区内外的其他资源。其最大特点是强调对当事人的"长期负责式照顾"，这意味着其关注中心是作为整体人的服务对象，并对其长期负有管理责任。只要全科医师与服务对象建立了某种契约关系，就应随时关注他们的身心健康，对其主观和客观的、即刻与长期的各种卫生需求做出及时的评价和反应，而且无论何时何地都不能放弃这种责任。

（2）全科医疗服务内容贯穿人的生命周期。从妇女围生期保健、新生儿保健、少儿保健、青年保健、中年保健、老年保健，乃至濒死期与死亡照顾，每个阶段都有其特定的生理、心理与社会方面的健康危险因素与疾病。

（3）随着卫生改革的实施，全科医疗被赋予越来越重要的社会责任。因此，其服务涉及的知识技能也在日益拓宽。在知识方面，要对个人和家庭提供长期负责式的服务，就应对健康水平（而不仅是疾病）的评估、疾病的预测、各年龄段不同症状的含义、疾病对家庭的冲击和家庭资源的利用等有所了解；要提供以人口为基础的服务，就需要更多的流行病学、统计学知识，以及与社区健康促进相关的各种工作能力；要做好医疗保险系统的"守门人"，就需要更全面地关注全科医疗服务中成本—效果与成本—效益的要求、社区卫生服务及全科医疗管理的技术；要影响卫生政策和卫生资源投向，就需要与服务对象和决策者进行更经常而有效的对话；等等。这些实践中的需要将进一步推动全科医学的研究与学科的发展建设，并吸收更优秀的专业人员，壮大全科医师的队伍。

三、全科医师

（一）全科医师的定义

全科医师，是执行全科医疗的卫生服务提供者。全科医师是对个人、家庭和社区提供优质、方便、经济有效、一体化的基础性医疗保健服务，进行生命、健康与疾病的全过程、全方位负责式管理的医师。其服务涵盖不同的性别、年龄的对象及其生理、心理、社会各层面的健康问题；其应能在所有与健康相关的事务上，为每个服务对象当好健康代理人。

（二）全科医师的角色

1.对患者与家庭

（1）医师：负责常见健康问题的诊治和全方位、全过程管理，包括疾病的早期发现、预防、康复与终末期服务。

（2）健康代理人：负责健康的全面维护，促进健康生活方式的形成；定期进行适宜的健康检查，早期发现并干预危险因素；作为患者与家庭的医疗代理人对外交往，维护当事人的利益。

（3）咨询者：提供健康与疾病的咨询服务，聆听与体会患者的感受，通过有技巧的沟通与患者建立信任，对各种有关问题提供详细的解释和资料，指导服务对象进行有效的自我保健。

（4）教育者：利用各种机会和形式，对服务对象（包括健康人、高危险人群和患者）随时进行深入细致的健康教育，保证教育的全面性、科学性和针对性，并进行教育效果评估。

（5）卫生服务协调者：当患者需要时，负责为其提供协调性服务，包括动用家庭、社区、社会资源和各级各类医疗保健资源；与专科医师形成有效的双向转诊关系。

2. 对医疗保健与保险体系

（1）守门人：作为首诊医师和医疗保健体系的"门户"，为患者提供所需的基本医疗保健，将大多数患者的问题解决在社区，对少数需要专科医疗者联系会诊与转诊；作为医疗保险体系的"门户"，向保险系统登记注册。取得"守门人"的资格，严格依据有关规章制度和公正原则、成本—效果原则从事医疗保健活动，协助保险系统办好各种类型的医疗与健康保险。

（2）团队管理与教育者：作为社区卫生团队的核心人物，在日常医疗保健工作中管理人、财、物，协调好医护、医患关系，以及与社区、社会各方面的关系；组织团队成员的业务发展、审计和继续教育活动，保证服务质量和学术水平。

3. 对社会

（1）社区/家庭成员：作为社区和家庭中重要的一员，参与其中的各项活动，与社区和家庭建立亲密无间的人际关系，推动健康的社区环境与家庭环境的建立和维护。

（2）社区健康组织与监测者：动员组织社区各方面积极因素，协助建立与管理社区健康网络，利用各种场合做好健康促进、疾病预防和全面健康管理工作；建立与管理社区健康信息网络，运用各种形式的健康档案资料协助做好疾病监测和卫生统计工作。

（三）全科医师的素质

承担上述全方位、全过程负责式健康管理的全科医师，需要有特定的专业素质，包括如下。

1. 强烈的人文情感

全科医疗是以人为本的照顾，全科医师必须具有对人类和社会生活的热爱与持久兴趣，具有服务社区人群并与人交流、理解的强烈愿望。对患者的高度同情心和责任感永远不变，就像母亲对孩子的爱心一样，是无条件的、全方位的、不求回报的，这种人格是当好全科医师的基本前提。

2. 娴熟的专业技能

全科医师应具有把服务对象作为一个整体人看待和服务的意识；既善于处理暂时性的健康问题，又能为慢性病患者、高危人群与健康人提供持续性保健。因此，全科医学涉及社区常见疾病的各临床学科（包括中医学），乃至遗传学、心理学、行为科学、流行病学、统计学、预防医学、伦理学、社会学、经济学等学科中的相关知识技能。

3. 出色的管理能力

全科医师工作处处涉及患者、家庭与社区健康管理，以及社区卫生服务团队管理

3

等。因此，他必须具有一个强者的自信心、自控力和决断力，敢于并善于独立承担责任、控制局面。在集体环境中具有协调意识、合作精神和足够的灵活性、包容性，从而成为团队的核心，与各方面保持和谐的人际关系，又能随时平衡个人生活与工作的关系，以保障自己的身心健康与服务质量。

4.严谨的科学精神

为了改善基层医疗质量，科学态度和自我发展能力是全科医师的关键素质之一。必须严谨、敏锐、孜孜不倦地对待业务工作，抓住任何继续医学教育的机会，能运用循证医学方法，批判性地评价新知识和信息，并将其结合日常服务实践。善于通过自学、质量保证活动，评价自身技能与行为等，不断获得自我发展。

全科医师掌握了以上所述的专科医师没有的技能，并成功运用到日常工作中，随着经验的不断积累，不断成长、成熟，让居民看到和认可，才能使人们放心地把自己的健康托付给他们，使全科医师队伍能在强手如林的专科化时代以不可阻挡之势发展壮大，成为高素质的专业学科的载体和"人人享有卫生保健"目标的主要承担力量，才能实现"小病在社区"的医改要求。

（李多多）

参考文献

［1］王永晨，方力争.全科医学研究生［M］.北京：人民卫生出版社，2021.

［2］王昕，王薇，祝波.全科医学临床思维与实践技能［M］.北京：清华大学出版社，2021.

［3］于晓松，季国忠.全科医学［M］.北京：人民卫生出版社，2020.

［4］温芬，黄亚慧，李爱兰，等.综合性医院全科医学科建设的探索［J］.中国卫生标准管理，2022，13（8）：27-30.

［5］AIRD PETER.General practice after COVID-19: medicine in the time of coronavirus[J]. The British journal of general practice, 2022, 72(716)：128-129.

第二节　全科医学的基本原则与特点

在描述全科医学这一学科的基本特征时，必须先从决定这一学科性质的基本原则开始。过去并没有专门关心这些学科原则，而当人们把这些原则集中到一起时，它们确实形成了一种独特的哲学体系，一种全新的价值观和解决人类健康问题的方法论，这是全科医学这门综合性学科的重要贡献之一。但是全科医学包括哪些基本原则并没有完全定论。总结这些基本原则与特点的目的是使全科医学知识、技能的学习更有效。因此，本章所述的全科医学基本原则与特点是该学科的重点，并不涵盖其全部内容。对于21世纪的医师来说，不管是否从事全科医学专业，对这些基本原则与特点的理解都是必需的，它不仅有助于其他各科医师与全科医师的联系，更有助于全科医学未来的发展。

一、全科医学的基本原则

2009 年 4 月 6 日公布的《中共中央　国务院关于深化医药卫生体制改革的意见》的新医改方案与 2011 年 7 月 1 日出台的《国务院关于建立全科医师制度的指导意见》提出：建立适合我国国情的全科医师制度，有利于优化医疗卫生资源配置，形成基础医疗卫生机构与城市医院合理分工的诊疗模式，有利于为群众提供连续协调、方便可及的基本医疗卫生服务。这不仅充分体现了全科医学的根本原则，同时也明确了全科医师是人民群众健康的"守门人"。

基本原则是"守门"的基础，是全科医学学科的总纲，是全科医疗行业的准则，是全科医师应该"怎么做"，如何做好"健康守门人"的指导原则。

（一）科学、技术与人文相统一

全科医师是为某个人群提供可及性、连续性、综合性、协调性的医疗保健服务，而不是以性别、疾病或器官系统来分科。因此，全科医师应在以下"六大领域"中掌握与实践基本原则："患者就诊的原因是什么？我正认真倾听患者试图告诉我的事情吗？疾病对患者的意义是什么？疾病对家庭的影响是什么？为这个人的疾病提供合适范围的服务是什么？可以利用什么资源来帮助处理这种疾病？"由此可见，全科医师提供服务的范围十分广泛，要求其在所服务群体的常见问题方面始终掌握最先进的临床知识与技能；同时对患者及其家庭始终扮演一种支持的角色，这也决定了全科医学服务必须是"人文"的。全科医学是面向患者、家庭与社区，整合临床医学、预防医学、康复医学及人文社会科学的相关知识技能于一体的新型临床二级学科，是诊断、治疗和预防疾病，恢复、维护和增进健康的科学，其内容具有科学性、技术性和人文性。从科学技术层面而言，科学性在于医学建立在物理学、生理学、病理学、药理学等学科的科学基础上；技术性在于它必须通过操作才能实现维护健康的目的，所以，除临床医学专业技术外，全科医学的技术性还体现在健康教育与促进的方法与技术、人群健康管理与资源管理的技术、团队协作管理的技术等诸多方面；人文性在于医学照顾是以人的生理与心理暂时性欠缺为对象。因此，处于此种特殊情景中的人需要特别的关怀，对人的生理与心理的关怀体现出全科医学以人的健康为本的目的。

全科医学处理的多数是早期、未分化、自限和心理、社会层面的疾病，也包括康复期的和需要终身医学照顾的疾病。"以人为本"的人文精神是全科医学的精髓，全科医学服务超越了"治病救人"的概念，不仅包括临床医疗，还包括预防、保健、健康教育、康复等，不仅照顾患者，还惠及家庭，造福社区，体现了对人的关注，对生命的珍惜，对家庭、社会和谐的促进。全科医师在治疗某一患者时，除充分应用最佳临床证据外，还应结合现有医疗资源，并在全面考虑患者的具体情况及其意愿的基础上，根据自己的知识和经验制订合理的诊疗方案，以充分满足患者的治疗需要与心理需求。所以，全科医学坚持科学、技术、人文的统一，使其具有区别于其他临床学科的鲜明特色。

（二）以生物—心理—社会医学模式为基础

在医疗模式上，全科医学更注重从生物—心理—社会 3 个方面改善和提高人的健康。全科医学所持有的整体论、系统论思维，突破了传统的专科医学对待疾病的狭窄的还原论方法，强调把患者看作社会和自然大系统中的一部分，从生理、心理、社会和文化等因素来观察、认识和处理健康问题。例如，当管理一位糖尿病患者时，医师不仅要处理高血糖这一病理问题，还要把患者看成一个有家庭、职业、社会责任以及各种困惑情绪、特定健康信念的人；处理中不仅要给予适当的降糖药物并让其控制饮食，还必须考虑食物结构的改变对患者及其家庭可能造成的冲击、治疗的价格能否被接受、是否知道有并发症或存在恐惧心理、是否了解遗传的危害等，特别要注意其健康信念是否有利于接受必需的生活方式改变和情绪控制，以及其家庭功能是否有利于该病的康复，是否需要就上述问题进行协调与干预，制订并实施干预计划是否需要动用家庭资源和其他社区卫生服务资源等。此外，由于基础医疗中所面临的精神问题和身心疾病日益增多，全科医师经常使用各种生活压力量表来检查和评价患者的心理社会问题，并全面了解其家庭和社会方面可能的支持力量，从整体上给予协调照顾。因此，可以说，生物—心理—社会医学模式不仅是全科医学的理论基础，也已经成为全科医师诊治患者的一套必需的、自然的程序。生物—心理—社会医学模式的整体观要求在全科医学与全科医疗服务中体现得最为全面与彻底。

（三）个人—家庭—社区一体化

在服务范围方面，全科医学更注重从个人—家庭—社区3个方面调整相互关系和整合维护健康的资源。每个人的健康和疾病都与其社会背景、社区文化和家庭因素相关，因此，世界卫生组织指出：健康是从个人、家庭和社区开始的。全科医疗不仅面向每个前来就诊的个体患者，也必须考虑其背后的群体对象，即家庭、社区与个人之间的互动关系。全科医学明确"以患者为中心、以家庭为单位、以社区为范围"作为自己的服务导向。

（1）全科医学把以患者为中心的健康照顾作为基本原则，至少应包括以下4个方面的含义。一是全科医师必须具有尊重生命、珍爱生命、敬畏生命的人道主义精神，首先要把患者看成一个人，而不是需要修理的机器，不是一组化验结果的异常，也不是一个疾病概念；患者是与医务人员完全平等的人，是与医务人员一样有感情、有思想、有需求的人，需要沟通、理解、尊重和帮助。二是全科医师必须确立人的整体观，而不是把人分割成躯体、心理、社会和道德或器官和系统，交给不同的人员去负责"修理"，每个人都有独特的生活背景、生活目的、人生发展计划、生活依靠和生活意义，这些因素都与个人的健康密切相关。三是全科医师必须懂得人既有共性又有个性，医师从书本上学的知识都是关于疾病的共性和规律，而当医师面对一个具体的患者时，不仅要了解患者的共性，更要了解患者的个性。世界上没有完全相同的两个人，疾病是人的疾病。因此，也就不会有两个患者的疾病会完全一样。如果医师为100位感冒患者开出100张相同的处方，那就等于完全忽视了患者的个体化倾向。医师应该看什么患者说什么话，开什么处方，这样才能让患者满意，才能保证治疗的有效性。四是全科医师必须善于调动和发挥患者的主观能动性，通过健康教育，使患者为自己的健康负责，主动改变不良的生活习惯和行为方式，应该从"授之以鱼"转向"授之以渔"。

（2）家庭是全科医师的服务对象，又是其诊疗工作的重要场所和可利用的有效资源。全科医学把以家庭为单位的健康照顾作为基本原则，不仅明显有别于其他临床学科，更重要的是将健康照顾的内容与资源利用扩大到社会的每个"细胞"——家庭。全科医学吸收了社会学关于家庭的理论和方法，发展了一整套家庭医疗的理论体系和实践技能。概括来说，"以家庭为单位的照顾"主要涉及3个方面的内容。第一，个人与其家庭成员之间存在着相互作用，家庭的结构与功能会直接或间接影响家庭成员的健康，也可受家庭成员健康或疾病状况的影响。以家庭为单位的核心含义是指在家庭的背景上来评价个人的健康问题，把家庭作为影响个人健康的重要因素，作为患者最重要的生活背景和生活关系，深入分析个人与家庭之间的相互影响和相互作用。不了解家庭对个人健康的影响，就有可能无法找到真正的原因、真正的问题和真正的患者。所以，全科医师一定要在问诊时了解患者的家庭情况，探讨家庭对个人的影响。第二，家庭生活周期理论是家庭医学观念最基本的构架，家庭生活周期的不同阶段存在不同的重要事件和压力，若处理不当而产生危机，可能在家庭成员中产生相应的特定健康问题，对家庭成员造成健康损害。因此，全科医师要善于了解并评价家庭结构、功能与周期，发现其中可能影响家庭成员健康的潜在威胁，并通过适当的咨询干预使之及时化解，改善其家庭功能。还要善于动员家庭资源，协助对疾病的诊断、治疗、康复与长期管理。第三，以家庭为单位的照顾原则，为全科医师提供了有力的武器。通过家庭调查，既有助于发现患者有意义的病史和真正的病因，又可以改善患者的遵医嘱行为；有时还能发现就诊者以外真正的患者——往往真正的患者并非前来就诊者，而是其他家庭成员，甚至整个家庭。例如，某中年妇女神经性腹泻久治不愈，其根源在于对儿子辍学与不务正业的担忧；某学龄儿童患遗尿症，病因是在父母离异后对母爱的企盼。这类发现相应的适当干预（如家庭咨询与治疗）效果显著，可以大大增加群众对全科医师的信任度。

（3）全科医学把以社区为范围的健康照顾作为基本原则，有 3 个明显特征。第一，有利于消除健康隐患，营造良好的社区健康环境。社区是以人、社会群体为单元的有机体，与人一样，同样会有健康问题。因此，以社区为范围的健康照顾，通过对影响人群健康的社区因素进行分析、诊断、管理，将有助于提升社区的整体保健和健康水平。全科医师要掌握社区的天时、地利、人和，善于同社区居民交朋友，成为改善社区健康环境的倡导者和社区居民的健康代理人。第二，有利于充分利用社区资源，为社区民众提供综合性的服务。社区的概念体现于地域和人群，即以一定的地域为基础、以该人群的卫生需要／需求为导向。因全科医师立足于社区，对社区的形成、发展变化；对社区的经济、政治、文化、社会生态；对社区居民的生活方式、行为习惯、需要／需求；对社区疾病的流行状况及可利用资源了如指掌，对调整各类关系、整合力量十分有利，便于为社区居民提供满意的服务。第三，有利于提高基础医疗的针对性和全科医疗的整体水平。以社区为导向的基础医疗（community-oriented primary care，COPC）将全科医疗中个体和群体健康照顾紧密结合、互相促进。全科医师在诊疗服务中，既可利用其对社区背景的熟悉去把握个别患者的相关问题，又可对个体患者身上反映出来的群体问题具有足够的敏感性。例如，某全科医师在社区诊所半天的门诊中，非经预约而接诊了 18 名高血压患者，就不应视为正常现象。因为从概率上讲，在其社区诊所负责照顾的数千人的群体中，高血压患者在半天内的就诊频度不该如此之高。除了按照高血压技术指南对每名患者进行妥善处置外，这个现象还提示全科医师应在事后追踪这些患者，了解其所属单位、团体或住宅区域可能发生的重大生活事件，评估其对高血压患者的负面影响，并运用流行病学等相关学科理论提出合理的社区干预计划。

（四）预防医疗康复整体性

在服务内容与机制上，全科医学更注重从预防医疗康复等方面建立完整的健康照顾机制。第一，从服务内容上讲，全科医学是以医疗为核心，担负集医疗、预防、保健、康复、健康教育等于一体的全方位的卫生服务。全科医学是一个面向社区与家庭，整合临床医学、预防医学、康复医学及相关人文社会科学于一体的新型医学专科。第二，从服务机制上讲，全科医学强调以人为中心、以家庭为单位、以社区为范围，建立以整体健康的维护与促进为方向的长期负责式照顾机制，并在工作中将预防、医疗、康复与健康促进有机结合，将个体保健和群体保健融为一体。这种照顾不仅与传统的"以疾病为中心"的单纯生物—医学模式形成了鲜明的对比，而且特别体现了以社区为基础的全科医疗服务与以医院为基础的专科医疗服务在功能上的区别。第三，从协调性上讲，全科医学服务实现了医疗、预防、保健、康复一体化。对于一名患者来说，医疗、预防、保健和康复服务都是需要的，全科医师可以整合相关资源，满足患者的各方面需求。但必须指出，这些服务不是靠全科医师一个人提供，全科医师不是全能医师，而只是一个全面负责者和协调者。社区卫生服务机构要建立预防、医疗、保健、康复等资源的开发、利用、协调机制，全面满足社区居民的需要。

二、全科医学的特点

（一）基础医疗

与二级、三级医院的功能相比较，基础医疗保健主要包含以下 6 个方面的功能：疾病的首次医学诊断与治疗；心理诊断与治疗；对具有各种不同背景、处于不同疾病阶段的患者提供个体化的支持；交流有关预防、治疗、诊断和预后的信息；对慢性患者提供连续性照顾；通过筛查、教育、咨询和预防性治疗来预防疾病和功能丧失。

全科医疗是一种以门诊为主体的第一线医疗照顾，即公众为其健康问题寻求卫生服务时最先接触、最经常利用的医疗保健部门的专业服务，也称为首诊服务。当他第一次与患者接触时，就承担起使患者方便而有效地进入医疗系统的责任（包括对少数患者的适时转诊）；同时，还要通过家访和社区调查，关心没有就医的患者以及健康居民的需要与需求。所以，全科医疗能够以相对简便、便宜而有效的手段解决社区居民 90% 左右的健康问题，并根据需要安排患者及时进入其他级别或类别的医疗保健服务。正因如此，全科医疗得以成为世界上大多数国家医疗保健和医疗保险这两种体系的基础，它使人们在追求改善全民健康状况的同时，能够提高医疗保健资源利用的成本—效益。

（二）预防导向

全科医疗对个人、家庭和社区健康的整体负责与全程控制，必然导致"预防为主"思想的真正落实：即在人健康时、由健康向疾病转化过程中以及疾病发生早期（无症状时）就主动提供关注，其服务对象除了患者外，还包括高危人群与亚健康人群（从社会学角度皆可称为患者），这也是它有别于一般临床医疗的最突出特点之一。全科医疗强调的"生命周期保健"，即根据服务对象生命周期的不同阶段中可能存在的危险因素和健康问题，提供一级、二级、三级预防。全科医师从事的预防多属于"临床预防"，即在其日常临床诊疗活动中对个体患者及其家庭提供随时随地的个体化预防照顾。同时，还根据其需要与可能，由全科医师及其团队向公众提供规范性的周期性健康检查，比如现在已经开始实施的由社区组织的居民免费健康体检。

如果把从健康到疾病的过程比喻为浮在海中的冰山，作为专科医疗的三级医疗和部分二级医疗往往只针对露出水面较高的部分，此时健康问题已高度分化，症状和体征比较典型，治疗较困难，预后也较差，而花费则很高。全科医师承担的基础医疗则更注重"水下作业"，即在无病时期、疾病的未分化期和临床早期做好预防工作，包括：①提供一级预防服务，如计划免疫和各种健康促进手段；②提供二级预防服务，疾病筛检，或个案发现早期诊断症状不典型者，并进行早期治疗；③提供三级预防服务，防治合并症、并发症或进行康复训练等，使患者早日回归社会或带病正常生活。

预防性服务在全科医疗中占有相当大的比重，这不仅表现为许多就诊患者是专为免疫注射、健康咨询和健康检查而来，更表现为医师应诊时的做法。全科医师对由于不同原因来就诊的患者，应主动评价其各种健康危险因素并加以处置，将预防措施看作日常诊疗中应执行的程序，即所谓"预防性照顾"。它意味着全科医师利用每次与患者接触的机会，无论其就医目的是什么，都应同时考虑这些人可能还有什么健康问题需要预防。例如，对看感冒的老人可同时注意其是否患有高血压，对因患高血压而就诊的出租汽车司机可顺便询问其有无胃痛等。要进行这类服务，全科医师必须熟悉本社区的主要健康问题、各种疾病高危人群的监测和干预，同时也需要依靠完整准确的健康档案。

（三）人性化

全科医疗重视人胜于重视疾病。它将患者看作有个性、有感情的人，而不仅是疾病的载体；其照顾目标不仅是要寻找患病器官，更重要的是维护服务对象的整体健康。为达到这一目标，在全科医疗服务中，医师必须视服务对象为重要合作伙伴，从"整体人"生活质量的角度全面考虑其生理、心理、社会需求并加以解决；以人性化的服务调动患者的主动性，使之积极参与健康维护和疾病控制的过程，从而达到良好的服务效果。

因此，医患之间必须建立亲密的关系，全科医师应能"移情"（即通常所说的"换位思考"），即从患者的观点来看他们的问题。这种照顾忌讳千篇一律的公式化处理问题方式，要求医师从各方面充分了解自己的患者，熟悉其生活、工作、社会背景和个性，以便提供适当的服务，如不同的、有针对性的预防和治疗建议。同样是患高血压，患者对疾病的担忧程度就可能不相同，对医疗服务的需求也会有所差异。例如，对某人应该耐心解释、释其疑团；对某人应具体指导、改其偏执；对第三个人则应多次提醒，让其重视等。专科医师在临床上多采用常规的、公式化的诊断和治疗标准进行工作（比如现在非常火热的"临床路径"），但对全科医师来说，除了提供常规的生物医学诊治措施外，由于其负有长期照顾患者健康的责任，这种照顾只有做到个体化、人性化，才能为患者所接受，并显示良好的效果。

（四）综合性

这一特征是全科医学的"全方位"或"立体性"的体现，即就服务对象而言，不分年龄、性别和疾病类型；就服务内容而言，包括医疗、预防、康复和健康促进；就服务层面而言，涉及生理、心理和社会文化各个方面；就服务范围而言，涵盖个人、家庭与社区，要照顾社区中所有的单位、家庭与个人，无论其在种族、社会文化背景、经济情况和居住环境等方面有何不同；就服务手段而言，可利用一切对服务对象有利的方式与工具，包括现代医学、传统医学或替代医学，因此又称为一体化服务。

全科医疗的服务项目，在诊疗方面包括一般的内科、儿科、妇产科、门诊外科、皮肤科、五官科、骨科、精神科常见问题，以及老年病、慢性病、环境及职业病的防治；

在预防保健方面包括婚前检查、优生咨询、妇幼保健、计划免疫、职业体检、周期性健康检查；还有心理咨询、医学咨询、健康教育、家庭医疗护理等。根据患者需要，可提供现代和传统医学的各种有效手段，如中医治疗等。

（五）持续性

全科医疗是从生前到死后的全过程服务，其持续性可包括以下3个方面。

1. 人生的各个阶段

从婚育咨询开始，经过孕期、产期、新生儿期、婴幼儿期、少儿期、青春期、中年期、老年期直至濒死期，都可覆盖在全科医疗服务之下；当患者去世后，全科医师还要考虑其家属居丧期的健康，乃至某些遗传危险因素和疾病的持续性监测问题。

2. 健康—疾病—康复的各个阶段

全科医疗对其服务对象负有一级、二级、三级预防的不间断责任，从健康促进、危险因素的监控，到疾病的早、中、晚各期的长期管理。

3. 时间与地点

无论何时何地，包括服务对象出差或旅游期间，甚至住院或会诊期间，全科医师对其都负有持续性责任，要根据患者的需要，事先或随时提供服务。这种持续性照顾使全科医师可以利用时间作为诊断工具，以鉴别严重疾病和一般疾病；同时由于其诊断和治疗能获得长程反馈，使全科医师可以谨慎地、批判性地应用现代医学的成果。

由于持续性服务是全科医疗区别于专科医疗的一个十分重要而独特的特征，我国医师对此较为陌生，因此需要通过一些特定途径来实现这种服务，包括：建立家庭保健合同，以此固定医患双方的相对长期关系；建立预约就诊制度，保证患者就诊时能见到自己的全科医师；建立慢性病的随访制度，使任何一个慢性病患者可获得规范化的管理而不致失控；建立急诊或24小时电话值班制度，使全科医疗对患者的"首诊"得到保证；建立完整的健康档案（全科医疗病历），使每个服务对象的健康—疾病资料获得完整准确的记录和充分利用。

（六）协调性

为实现对服务对象的全方位、全过程服务，全科医师应成为协调人，成为动员各级各类资源服务于患者及其家庭的枢纽。他掌握各级各类专科医疗的信息和转会诊专家的名单，需要时可为患者提供"无缝式"的转会诊服务；他了解社区的健康资源，如健康促进协会、志愿者队伍、托幼托老机构、营养食堂、护工队伍等，必要时可为患者联系有效的社区支持；他熟悉患者及其家庭，对家庭资源的把握与利用更是作为全科医师不可缺少的基本功。上述各种健康资源的协调和利用使全科医师可以胜任其服务对象的"健康代理人"角色。一旦患者需要，他将调动医疗保健体系和社会力量，为患者提供医疗、护理、精神、社会等多方面的援助。

如果某全科医师有3个消化性溃疡患者，其中一人可能适合服药，另一人需要进行精神治疗，第三人则可能有手术指征，那么医师就要根据患者的整体情况做出判断，及时恰当地向患者提出处理建议并做出妥善安排。此时全科医师的协调作用十分突出，他应通过会诊、转诊和会谈等协调措施，与消化中心、外科、精神科等专科医师和患者家庭等方面积极合作，共同解决患者的问题，从而确保其获得正确、有效和高质量的医疗服务。

（七）可及性

全科医疗是可及的、方便的基层医疗照顾，它对其服务对象应体现出地理上的接近、使用上的方便、关系上的亲切、结果上的有效，以及价格上的便宜合理等一系列易接受、利用的特点。任何地区建立全科医疗试点时，应在地点、服务内容、服务时间、服务质量、人员结构素质以及服务价格与收费方式等方面考虑当地民众的可及性，使社区范围绝大部分民众，特别是基层百姓感受到这种服务是属于其自身可以并值得充分购买利用的服务。事实上，由于医患双方的亲近与熟悉，全科医师在诊疗中可以大大减少不必要的辅助检查，从而获得比一般专科医疗更好的成本—效益。

全科医师的"守门人"角色赋予他们一项特殊任务：为医疗保险、也为患者节省经费。有两种做法可以实现这个目标，即预防疾病和杜绝浪费。

预防疾病，特别是预防慢性病及其合并症与并发症，这是全科医师的主要任务之一。每年从预防入手可以节省一个固定人群的住院经费及日常药费的金额，这是可以计算出来的。我国一些较早开展全科医疗的试点，用自身对照或设置对照组的方式，进行了单病种（如高血压或糖尿病）、个人及家庭处方值的花费比较，在半年至一年内即得出有意义的结论。在人群中普及基本医疗保险的条件下，这方面的研究结果对于任何社区卫生服务机构或医师的生存发展将具有巨大的意义。例如，北京房山区、石景山区首钢社区心脑血管疾病的防控，显示了"预防"的意义。

杜绝浪费，意味着减少不必要的检查、治疗或用药。全科医师的临床思维过程与专科医师有所不同，即他们在建立诊断假说时不是完全开放的，而是有节制的。采用临床流行病学方法固然主要是为使诊断能够更准确与迅速，提高医疗安全系数，但也有卫生经济学的考虑。在每一次诊断中缩小假说清单，减少不必要的实验检查和试验性治疗，可以节省大量医疗花费。为此，全科医师必须具备必要的流行病学知识，熟悉患者的社区、家庭背景，了解临床常用检验项目的灵敏度和特异度等数值，熟练运用物理检查手段，强化临床思维能力训练，才能切实提高应诊服务水平，适应医疗保险和广大群众在改善医疗成本—效益方面日益增高的要求。

全科医师作为社区的一员，了解自己所在社区的优势和缺陷，例如，哪些学校具有好的身心发展质量，哪些工厂效益不好或已经关闭，哪些地方住有流动人口，哪些家庭有老人或幼儿照顾问题，当地的青少年热衷于什么体育活动等。而居民对自己的医师也同样熟悉和亲切，并乐意为之提供新的信息。这种相互了解对服务于社区带来了极大的便利：全科医师永远向患者敞开大门，他对患者的任何医疗保健需求都能做出恰当的应答。这意味着居民在任何需要医疗照顾之时都能够及时得到全科医师的服务，包括方便可靠的基本医疗设施、固定的医疗关系、有效率的预约系统、下班后和节假日的服务，还有地理接近、病情熟悉、心理亲密及经济的可接受等。国外报道表明，全科医师周到全面的照顾，可以满足居民 80% 以上的卫生需求，因此，全科医疗的普及将结束基层群众盲目就医的状况。

（八）团队合作

在全科医疗发展初期，全科医师以个人开业的方式为社区居民服务。随着社会的发展，大众的健康需求发生了重大变化，医师个人的力量难以适应，从而逐步走上团队合作的道路。全科医师作为社区卫生工作网络及卫生保健组织体系中的一部分，通过与他人协调配合，逐渐形成了卓有成效的综合性工作团队。

全科医疗团队以全科医师为核心，有一批辅助人员配合，一起为服务对象提供立体网络式健康照顾。在基层医疗，存在着门诊团队、社区团队、医疗—社会团队及康复团队等，由社区护士、公共卫生护士、康复医师、营养医师、心理医师、口腔医师、中医师、理疗师、接诊员、社会工作者、护工人员等与全科医师协同工作，以便改善个体与群体健康状况和生命质量。这些人员可以受聘于不同的机构，为了社区卫生服务中的共同目标而团结协作。

在上述团队成员中，社区护士和社会工作者起着重要的作用。社区护士是全科医师完成社区家庭医疗工作的主要助手，其主要任务是在社区、家庭环境中进行全方位的患者护理工作，以及相关疾病的健康教育和生活方式指导等。他们主要的服务对象是需要在社区长期管理的慢性病患者（如糖尿病）、老年患者、出院患者及残疾人等，服务内容包括家庭访视、家庭护理、患者小组活动指导、患者教育等。在对老年患者的家庭访视中，社区护士常规地评价其一般健康和疾病状况、目前面临的主要健康问题、用药情况、心理状况、营养状况、家庭环境安全等各方面的问题，提供全面而有针对性的个别指导和咨询，这种工作性质使得他们深入家庭的时间往往大大超过全科医师。

（李多多）

参考文献

［1］顾勤，梁永华．全科医学 [M].2 版．北京：人民卫生出版社，2021.

［2］张秀峰，马礼兵．临床技能与临床思维系列丛书·全科医学分册 [M].北京：人民卫生出版社，2021.

［3］郝立晓，曹若瑾，刘川，等．综合性医院全科医学科学科建设和科室设立的基层需求研究 [J].中华全科医师杂志，2022，21（4）：343–348.

［4］LI Xurui, LV Chang, GUO Hui, et al. Application of a new checklist in the differential diagnosis of abdominal pain in the department of general medicine[J]. Asian Journal of Surgery, 2022, 45(1): 586–587.

第三节　全科医学与相关学科的关系

一、全科医疗与专科医疗的区别及联系

（一）服务宗旨与职责上的区别

专科医疗和全科医疗负责健康与疾病发展的不同阶段。专科医疗负责疾病形成以后一段时期的诊治，而全科医疗负责健康时期、疾病早期乃至经专科诊疗后需要长期照顾的疾病或无法治愈的疾病后期，甚至是终末期阶段。

专科医疗的宗旨是根据医学对人体生命与疾病本质的研究成果来认识与对抗疾病；并因此承担深入研究病因、病理等微观机制，以及诊断方法、药物、手术等治疗技术的责任。当遇到现代医学无法解决的问题时，专科医疗就不得不放弃其对患者的责任（即

在疾病"无法诊断"或"无法治疗"时让其出院或终止治疗）。在这种意义上，专科医师类似于"医学科学家"，其工作遵循"科学"的模式，其责任局限于医学科学认识与实践的范围，其最高价值是科学性，即集中体现了医学的科学性方面。由于专科医疗强调根除或治愈疾病，可将其称为治愈医学。其对患者的管理责任仅限于在医院或诊室中，一旦患者出院或就诊结束，这种管理责任即终止。因此，患者回家以后是否继续保持遵医行为，这是专科医师的职责难以顾及的方面。

全科医疗的宗旨是为个人、家庭提供全面照顾，而非单纯的疾病诊治，其关注的中心是人而不是疾病，无论其服务对象有无生物医学上定位的病种，全科医疗都要为其提供令人满意的照顾，即对有关自己的服务对象健康的一切事务负有不可推卸的责任。因此，全科医师类似于"医学服务者"与"管理者"，其工作遵循"照顾"的模式，其责任既涉及医学科学，又延及与这种服务相关的各个专业领域（包括医学以外的行为科学、社会学、人类学、伦理学、文学、艺术等），其最高价值既有科学性，又顾及服务对象的体验性。

此外，随着社会进步，基础医疗的公平性、经济性与可及性日益显现，全科医疗中医疗决策还需要体现卫生经济学价值，以及医学的公益性。由于这种医疗服务对照顾的注重，可称为照顾医学。全科医疗对于患者的健康管理责任是无止境的，只要患者信任并与医师签约，医师就应关照其健康问题而无论时间地点；患者回家以后是否继续保持遵医行为，其家庭或社区环境是否有利于患者治疗与康复，这仍属于全科医师的管理范围。

（二）服务内容与方式上的区别

专科医疗处于卫生服务的金字塔上部，其所处理的多为生物医学上的疑难的、急重症的疾病。其服务方式多采用各个专科的高科技诊疗手段，动用较为昂贵的医疗资源，以解决少数人的疑难问题。专科医师是运用复杂而精密的仪器装置救治患者的技术权威，而患者是这些高技术手段的被动受体。此外，专科医疗是分科的，如消化科、血液科、骨科、普外科等，专科医师不提供其专科医疗范围以外的服务。

全科医疗处于卫生服务的金字塔底层，处理的多为常见健康问题，其服务方式为利用基本的医疗技术手段，还常常利用家庭和社区的卫生资源，以低廉的成本维护大多数民众的健康，并干预各种无法被专科医疗治愈的慢性疾病及其导致的功能性问题。全科医疗并不分科，服务对象所有的健康问题都是全科医师服务的范围。

由于这些问题往往涉及服务对象的生活方式、社会角色与健康信念，全科医疗的服务方式是通过团队合作进行"一体化"的全方位管理；这种管理的依据既包括现代医学各学科的新成果，又有多年积累的实践经验，还包括各种行之有效的传统医学、替代医学手段。在全科医疗服务团队中，患者（个体或群体）应是医护人员得力的合作伙伴，是社区 / 家庭健康管理目标制订与实施的积极主体之一。

（三）全科医疗与专科医疗的联系

虽然全科医疗与专科医疗在服务内容和方式上有诸多不同之处，但在布局合理的金字塔形卫生服务网络结构中，全科医疗与专科医疗是一种互补与互助的关系，表现如下。

1. 各司其职

大医院不再需要处理一般常见病，而集中于疑难急重问题的诊治和高科技医疗技术的研究，基层医疗机构则应全力投入社区人群的基本医疗保健服务。患者的一般问题和慢性病可以就近获得方便、便宜而具有人情味的服务，若需要专科服务可以通过全科医师的转诊，减少就医的不便与盲目性；而医疗保险系统可因此而获得一支强大的"守门人"队伍，从而减少浪费，提高医疗资源利用上的成本—效益。

2. 相互合作

由于分工明确，全科医疗和专科医疗在患者照顾及医学发展中可以各自发挥所长。大医院的门诊部不再拥挤嘈杂，其主要功能是在特定的时间内根据预先的约定接待基层转诊患者；专科医师将主要精力用于少数患者的确诊和住院治疗，以及与之相关的高科技研究和医学教育，从微观角度推动医学科学的发展。全科医师则以经济有效和高情感的方式处理大批日常患者的一般健康问题，并能筛选或发现少数疑难或重症病例，及时转会诊，从宏观角度扩大医学服务范围，并丰富医学科学的内涵。全科医师提供患者有关的早期信息，有利于专科医师对疑难问题的诊治；专科医师主动提供的继续医学教育，有利于全科医师及时更新知识、利用新技术，更好地与专科医疗衔接。

3. "无缝式"服务

在世界上实行了以基础医疗做"守门人"制度的国家或地区，其卫生服务提供机制是一种整体化模式，即改变不同机构各自为政的状况，根据患者需要，组织起个人、家庭、社区和医院之间的连续性服务系统，提供"无缝式"医疗照顾。全科医疗和专科医疗间建立了双向转诊以及信息共享关系与相应的网络，这些关系及其网络可以保证服务对象获得最有效、方便、适时的服务。具体做法为：①在患者转诊过程中，全科医师和专科医师间互相书写详细的转诊记录，近年来全科医师甚至可以通过互联网获得患者在大医院的检查结果与图像；②患者住院后，全科医师可以到医院中了解病情、交流信息，协助专科医师与患者沟通，改善患者管理；③全科医师作为"守门人"，有监督患者住院期间的诊疗服务、费用及住院时间是否适宜等情况的责任；④专科医师和全科医师围绕着共同的疾病或患者在信息收集、病情监测、疾病系统管理和行为指导、新技术适宜利用、医学研究开展等各方面开展积极合作，有利于全面改善医疗服务质量与提高医疗服务效率。

二、全科医学与其他专科医学的关系

（一）与社会医学的关系

19世纪发展起来的社会医学是一门医学与社会科学相结合的交叉学科，它从不同的层次研究人群健康与社会因素和行为的关系，研究具有社会性的医学问题，以及卫生事业管理如何满足社会卫生服务需求等问题，为制订卫生事业的方针政策和发展规划，以及更新医疗卫生工作的观念提供理论与实践依据。近年来，社会医学以其研究成果体现"生物—心理—社会医学模式"，推动医学模式转变和新健康观的形成；并积极倡导"社会大卫生观"，促进区域性卫生规划的建立与新卫生政策的形成，在卫生改革中起着重要的作用。

全科医学与社会医学关系十分密切：①全科医学吸收社会医学的研究成果，以生物—心理—社会医学模式和新型健康观作为理论基础；②全科医学在社会大卫生观指导下开展其服务;③全科医学运用社会医学有关方法,研究如何满足社区民众卫生服务需求等问题;④全科医学使用社会医学的理论、方法与全科医师的日常服务相结合,扩大了社会医学的应用范围并丰富其内涵,提高了社会医学研究成果的可操作性。

（二）与社区医学的关系

社区医学是公共卫生和社会医学在 20 世纪中期深入发展的产物。它以社区为立足点,运用流行病学、统计学、社会医学、人类学、社会学等学科的观点和方法,对社区人群的公共卫生问题以及社区卫生服务的组织管理进行全面而有针对性的研究;确认社区卫生问题、确定优先问题（即社区诊断）,并动员社区民众、利用社区资源,通过社区卫生服务改善人群的健康水平,达到促进社区健康、满足社区群体卫生需求的目的。

全科医学属于临床二级学科,其内容和研究目标以个体医疗保健为主;但它同时又是融个体与群体卫生服务于一体的医学,其在群体目标上与社区医学完全一致。这样,全科医师便成为在社区中执行社区医学任务的倡导者和带头人;而在落实社区医学的过程中所获得的资料、资源和组织系统,以及全科医师及其工作团队在社区医学实践中得到的群体保健能力的自身训练,则为全科医学在社区的实施奠定了坚实的基础。

（三）与"替代医学"或"补充医学"的关系

尽管现代医学已经在世界范围内普及,现代医学主流以外的其他类型医疗方式依然存在。例如,中国传统医学（中医药学,包括草药、针灸、推拿等）、印度的瑜伽术、西方的催眠术、自然疗法等,为各国人民广泛应用。据统计,即使在高科技医学盛行的美国,每年也至少有 1/3 的人使用这类非主流医学,其中 2/3 属于自我医疗;而在腰背痛、焦虑、头痛、各种慢性疼痛以及癌症等问题的患者中,24% ～ 36% 都使用过这类疗法。一些常见疾病如高血压、糖尿病、癌症、肺部疾病、泌尿系统感染、皮肤病等的患者,一般都是在接受过现代医学的诊治后,未经医师推荐,无论医疗保险系统是否给予支付费用,都会自行使用非主流疗法。

以上事实充分说明了这类非主流医学的受欢迎程度。实际上,这反映了现代医学的局限性,它目前的发展水平远远不能满足民众的健康需求。即使各种非主流医学的理论还不能得到科学的解释,其扎根于民众的长期实践效果早已深入人心,一些简便的技术已经家喻户晓。这样,在现代医学尚不能解决的病痛、不能根除的疾病方面,非主流医学便可以发挥其替代或与现代医学互补的作用,因此被称为"替代医学"或"补充医学"。

鉴于替代医学 / 补充医学在社区的广泛应用,全科医师应该了解其在当地的主要类型、特点和疗效,以便能够顺应社区文化和群众的健康信念,得心应手地解除患者的疾苦,并有助于丰富充实全科医学的理论。同时应该看到,替代医学 / 补充医学毕竟不是建立在现代实验科学的基础之上的,其操作者往往缺乏现代科学的系统训练,有时可能在治疗中对患者造成伤害（如对某些老年骨质疏松患者进行推拿,若操作不慎可能导致骨折,甚至截瘫）。因此,全科医师了解、熟悉替代医学 / 补充医学的知识,并教育患者需要使用这类医疗时首先要经过全科医师的评价和转诊,则可以最大限度地避免其对患者潜在的伤害。

（李多多）

参考文献

［1］杜振双，张诚华，陈晓阳.全科医师诊疗与处方手册[M].北京：中国医药科学技术出版社，2021.

［2］顾申红.全科医学导论[M].广州：中山大学出版社，2020.

［3］赵春善.全科康复医学理论与临床实践探究[M].北京：中国科学技术出版社，2020.

［4］孙懿君，房良，徐桔密，等.全科医学在三级综合医院与基层医疗体系合作机制构建中的思考[J].卫生软科学，2022，36（2）：3-5，47.

［5］SHANG Rongyu, QIN Yutong, WANG Fangfang,et al. An exploratory study on the mode and method of general education and training for general practice undergraduates: a narrative review[J]. Annals of translational medicine, 2022, 10(2): 111.

第二章　内科疾病

第一节　原发性高血压

高血压临床上可分为原发性及继发性两大类，发病原因不明的称为原发性高血压，占高血压患者总数的 90% 左右；其他近 10% 的高血压患者，其血压的升高是因为本身有明确而独立的病因，称为继发性高血压。

一、流行病学

高血压患病率和发病率在不同国家、地区或种族之间有差别，工业化国家较发展中国家高，美国黑种人约为白种人的 2 倍。高血压患病率、发病率及血压水平随年龄增加而升高，高血压在老年人较为常见，尤其是以单纯收缩期高血压为多。

我国自 20 世纪 50 年代以来进行了 3 次（1959 年、1979 年、1991 年）较大规模的成人血压普查，高血压患病率分别为 5.11%、7.73% 与 11.88%，总体上呈明显上升趋势，推算我国现有高血压患者已超过 1 亿。流行病学调查显示，我国高血压患病率和流行存在地区、城乡和民族差别，北方高于南方，华北和东北属于高发区；沿海高于内地；城市高于农村；高原少数民族地区患病率较高。男、女高血压患病率差别不大，青年期男性略高于女性，中年后女性稍高于男性。

二、病因和病机

（一）病因

1. 遗传与基因

高血压有明显的遗传倾向，据估计，20% ～ 40% 的高血压发病与遗传相关，高血压发病有明显的家族聚集性。研究也表明，高血压患者存在着遗传缺陷，基因的突变、缺失、重排和表达的异常可能是导致高血压的基础，高血压候选基因可能有 5 ～ 8 种。

2. 高钠、低钾膳食

人群中钠盐（氯化钠）摄入量与血压水平和高血压患病率成正相关，钾盐摄入量与血压水平成负相关。膳食钠/钾比值与血压的相关性更强。研究表明，膳食钠盐摄入量平均每天增加 2g，收缩压和舒张压分别增高 2mmHg 和 1.2mmHg。高钠、低钾膳食是我国大多数高血压患者发病最主要的危险因素。我国大部分地区，人均每天盐摄入量在 12g 以上。在盐与血压的国际协作研究（INTERMAP）中，反映膳食钠/钾量的 24 小时尿钠/钾比值，我国人群在 6 以上，而西方人群仅为 2 ～ 3。

3. 超重和肥胖

人体脂肪含量与血压水平成正相关。体重指数（body mass lndex，BMI）与血压水平成正相关，BMI 每增加 $3kg/m^2$，4 年内发生高血压的风险，男性增加 50%，女性增加

57%。我国 24 万成人随访资料的汇总分析显示，BMI $\geq$ 24kg/m^2 者发生高血压的风险是体重正常者的 3～4 倍。人体脂肪的分布与高血压发生也有关，腹部脂肪聚集越多，血压水平就越高。腰围男性 $\geq$ 90cm 或女性 $\geq$ 85cm，发生高血压的风险是腰围正常者的 4 倍以上。随着我国社会经济发展和生活水平提高，超重和肥胖者的比例明显增加。在城市中年人群中，超重者的比例已达到 25%～30%。超重和肥胖将成为我国高血压患病率增长的又一重要危险因素。

4. 过量饮酒

过量饮酒是高血压发病的危险因素，高血压患病率随饮酒量增加而升高。如果每天平均饮酒 > 3 个标准杯（1 个标准杯相当于 12g 乙醇，约合 360g 啤酒，或 100g 葡萄酒，或 30g 白酒），收缩压与舒张压分别平均升高 3.5mmHg 与 2.1mmHg，且血压上升幅度随着饮酒量增加而增大。在我国饮酒的人数众多，部分高血压患者有长期饮酒嗜好和饮烈度酒的习惯，应重视长期过量饮酒对血压和高血压发生的影响。饮酒还会降低降压治疗的疗效，而过量饮酒可诱发急性脑出血或心肌梗死发作。

5. 精神紧张

长期精神过度紧张也是高血压发病的危险因素，长期从事高度精神紧张工作的人群高血压患病率增加。

6. 饮食结构不合理

蛋氨酸摄入过多，即动物蛋白摄入过多；维生素 B$_6$、维生素 B$_{12}$ 与叶酸摄入不足，尤其是叶酸摄入不足，可导致体内同型半胱氨酸（homocysteine，HCY）过高，当 HCY 水平 $\geq$ 10 μmol/L，属于高 HCY 血症，伴有高 HCY 的高血压，称为"H 型高血压"。

7. 其他

高血压发病的其他原因包括缺乏体力活动等。吸烟、血脂异常、糖尿病等均可能对血压产生影响。

（二）发病机制

1. 交感神经功能亢进

交感神经功能亢进在高血压的形成和维持过程中起了极其重要的作用。40% 左右的高血压患者血液循环中的儿茶酚胺水平升高。长期精神紧张、焦虑、压抑等，可造成交感神经和副交感神经平衡失调，交感神经兴奋性增加，释放儿茶酚胺增多，引起小动脉和静脉紧张度升高，心排血量增加，并改变肾脏—容量关系，从而使血压升高。

2. 肾素—血管紧张素—醛固酮系统（renin-angiotensin-aldosterone system，RAAS）

血液循环中的 RAAS 和组织局部的 RAAS 过度激活也与高血压的发病有关。肾素主要由肾近球细胞合成和排泌，它能促进主要由肝脏合成的血管紧张素原（angiotensinogen，AN）转变为血管紧张素 I（angiotensin I，Ang I）。Ang I 必须由血管紧张素转换酶转换成血管紧张素 II（angiotensin II，Ang II），才能对血管平滑肌、肾上腺皮质和脑发挥作用。Ang II 在氨基肽酶作用下可转变成血管紧张素 III（angiotensin III，Ang III），但 Ang III 收缩血管的能力仅为 Ang II 的 30%～50%，其加压作用仅为 Ang II 的 20%。Ang II 为强力升压物质，能使小动脉平滑肌直接收缩，也可通过脑和自主神经系统间接加升，并能促进肾上腺皮质球状带排泌醛固酮，后者具有潴留水钠、增加血容量的作用。正常情况下，肾素、血管紧张素和醛固酮三者处于动态平衡之中，相互反馈和制约。病理情况下，RAAS 可成为高血压发生的重要机制。不同组织内（心、血管壁、肾、脑等）能自分泌和旁分泌 RAAS。上述组织内 RAAS 排泌异常，在导致血管平滑肌细胞增生、血管收缩、心肌细胞肥厚和心肌细胞纤维化，使血管壁增厚，血管阻力增高，左心室肥厚和顺应性降低，以及血压持续升高方面具有更重要的作用。

3. 肾脏潴留过多钠盐

肾脏是调节体内钠盐平衡的最主要器官。与肾脏有关的高血压发病机制分为肾素依赖型和容量依赖型高血压。前者常见于肾血管性高血压，可表现为急进型恶性高血压。据钠盐负荷诱发高血压状况，分为盐敏感性和盐不敏感性两类。

4. 血管重构

血管重构既是高血压所致的病理变化，又是高血压维持和加剧的结构基础。血管重构包括血管壁增厚、血管壁腔比增加、小动脉稀少、血管功能异常。血管壁增厚的原因：①内膜下间隙与中层的细胞总体积以及细胞外基质的增加；②血管总体积不变，但组成成分重新分布，导致血管内外径缩小。血压因素、血管活性物质、生长因子以及遗传因素共同参与高血压血管重构过程。

5. 内皮细胞功能受损

内皮细胞具有调节血管舒缩功能、血流稳定性和血管重构的重要作用。血压升高，使血管壁剪切力和应力增加，去甲肾上腺素和血管紧张素 Ⅱ 等血管活性物质增多，均可损害内皮细胞。内皮受损后间隙开放、血管通透性增加，低密度脂蛋白（low-density lipoprotein，LDL）、胰岛素以及各种细胞生长因子进入血管壁；同时一氧化氮（nitric oxide，NO）与前列环素释放减少，具有强力缩血管作用的内皮素、血栓素释放增加，导致血管舒张减弱和收缩增强；黏附分子增多，造成白细胞、血小板在血管壁黏附、聚集和释放，单核细胞穿入内皮下层；白细胞黏附管壁并激活释放多种细胞因子，如白细胞介素、肿瘤坏死因子、氧自由基等；同时内皮受损后其抗血栓形成能力减弱。

6. 胰岛素抵抗

半数高血压患者存在胰岛素抵抗。胰岛素抵抗是机体组织的靶细胞对胰岛素作用的敏感性和反应性降低的一种病理生理反应。胰岛素在促进葡萄糖摄取和利用方面的作用明显受损，一定量的胰岛素产生的生物学效应低于预计水平，导致代偿性胰岛素分泌增加，发生继发性高胰岛素血症，使电解质代谢障碍，通过 Na^+-K^+ 交换和 Na^+-K^+-ATP 酶激活，细胞内钠增加，并使血管紧张素 Ⅱ 刺激醛固酮产生和作用加强，导致钠潴留；还使血管对体内升压物质反应性增强，血中儿茶酚胺水平增加，血管张力增高。高胰岛素血症可影响跨膜阳离子转运，使细胞内钙升高，加强缩血管作用，增加内皮素释放，减少扩血管的前列腺素合成，从而影响血管舒张功能。

三、病理生理

高血压早期全身细、小动脉痉挛，日久血管壁缺氧、透明样变性。小动脉压力持续增高时，内膜纤维组织和弹力纤维增生，管腔变窄，加重缺血。血压长期升高可导致心、脑、肾、血管等靶器官损害。

（一）心脏

心脏是高血压的主要靶器官之一。长期血压增高使心脏后负荷持续增加，可导致左心室肥厚，它是造成心力衰竭的重要原因。持续的高血压还促进脂质在大、中动脉内膜的沉积而发生动脉粥样硬化，血压水平与主要冠心病事件（冠心病死亡或非致死性心肌梗死）之间成正相关。

（二）脑

脑部血管的某些薄弱部位，如基底节的穿通动脉供应区、苍白球、丘脑及脑桥处易形成微动脉瘤，在高压血流冲击下破裂，可引起脑出血。长期高血压可导致脑动脉粥样硬化、管腔变窄、血栓形成或闭塞，导致相应脑组织缺血、坏死和软化，或腔隙性梗死，临床出现短暂性脑缺血发作（TIA）、脑血栓或脑梗死的相应症状。

（三）肾

高血压时循环和肾脏局部的肾素—血管紧张素系统（renin-angiotensin system，RAS）过度激活，加速肾入球小动脉和小叶间动脉的硬化并发生玻璃样变性，可引起肾实质缺血、萎缩、纤维化和坏死，导致慢性肾功能不全。而恶性高血压则可导致入球小动脉和小叶间动脉增生性内膜炎，管腔显著变窄、闭塞，肾实质缺血性坏死、变性纤维化，短期内出现肾衰竭。

（四）眼

高血压眼部病变主要累及视网膜动脉，导致血管痉挛、硬化、出血及渗出的4级视网膜病变。老年人轻度视网膜病变大多无病理意义，3级和4级视网膜病变是高血压的严重并发症。

（五）血管

大、中动脉（直径超过1mm）在高血压的作用下可出现内弹力膜增厚、平滑肌肥厚并有纤维组织沉积，血管扩张、扭曲，管壁顺应性下降。大动脉的顺应性改变与年龄增大有直接关系。小动脉（直径＜1mm）出现透明样硬化、管腔狭窄并可形成无菌性动脉瘤。血管床的结构改变增加了血管阻力，使肾功能下降并引起肾动脉狭窄，从而加速高血压的进展。此外，高血压在主动脉瘤及动脉夹层的发生中也起重要作用。

四、临床表现

高血压病根据起病和病情进展的缓急及病程的长短可分为缓进型高血压和急进型高血压，临床上以前者多见。

高血压一般缺乏特殊临床表现，约1/5的患者无症状。缓进型高血压多数起病隐匿，病情发展慢，病程长。多为中年后起病，有家族史者发病年龄可较小。患者早期血压常呈现波动，时高时正常，称为脆性高血压阶段。在劳累、精神紧张、情绪波动时血压容易升高，休息或去除上述因素后，血压常可恢复正常。随着病情的发展，血压可逐渐升高，波动幅度变小并趋向稳定。

高血压患者可出现头痛，多发在枕部，可有头晕、头胀、耳鸣、眼花、健忘、注意力不集中、失眠、烦闷、乏力、四肢麻木、心悸等症状，这些症状多是神经中枢功能失调所致，无临床特异性。当高血压出现靶器官受损时，可出现相应的临床表现。高血压引起的头痛是由颅外颈动脉系统血管扩张，脉搏振幅增高所致；高血压引起的头晕可为暂时性或持续性，伴有眩晕者与内耳迷路血管性障碍有关，经降压药物治疗后也可减轻。长期高血压增加左心室负担，左心室因代偿而逐渐肥厚、扩张，严重者可发展为心力衰竭。高血压可促进动脉粥样硬化，引起冠状动脉粥样硬化性心脏病，可有心绞痛、心肌梗死的表现。肾脏具有强大的代偿功能，早期可无明显临床症状，持续血压升高或合并糖尿病、心力衰竭者可有尿蛋白、尿少、水肿等表现，随着肾脏功能进一步恶化，最终进入尿毒症期。长期高血压可致眼底动脉粥样硬化、视神经盘水肿，出现视物模糊等症状。高血压造成动脉粥样硬化累及大血管，可出现动脉夹层和动脉狭窄导致的局部疼痛和间歇性跛行等症状。

血压随季节、昼夜、情绪等因素波动。一般冬季血压较高，夏季较低；清晨起床活动后血压较高，夜间血压较低，表现为清晨晨峰现象；情绪激动时血压较高，平静时较低；诊所血压高于在家自测血压。高血压体征较少，心脏听诊可有主动脉瓣区第二心音亢进、收缩期杂音或收缩早期喀喇音。当心脏扩大时二尖瓣听诊区可有收缩期杂音。周围血管搏动、血管杂音等为常见的体征。血管杂音表示血管腔内血流紊乱，与血管腔大小、血流速度、血液黏度等因素有关，提示血管有狭窄、不完全阻塞或代偿性血流增多、加快。血管杂音常出现于颈部、背部两侧肋脊角、上腹部脐两侧、腰部肋脊角等。当肾血管性高血压时，于脐旁两侧可闻及血管杂音。

急进型恶性高血压包括急进型高血压和恶性高血压。急进型高血压是指病情一开始即为急剧进展，或经数年的缓慢过程后突然迅速发展。常见于 40 岁以下的青年人和老年人，临床上表现为血压显著升高，常持续在 200/130mmHg（26.6/17.31kPa）以上；恶性高血压多见于年轻人，舒张压常超过 140mmHg（18.6kPa）。现在认为两者病理改变和临床表现相似，病理上以肾小动脉纤维样坏死为特征，临床表现为头痛、视物模糊、眼底出血、渗出和视神经盘水肿；肾脏进行性损害、持续蛋白尿、血尿与管型尿。病情严重、发展迅速，如不及时采取降压治疗，很快出现肾衰竭、脑卒中、心力衰竭。预后极差，病死率高。恶性高血压是急进型高血压的最严重阶段。因此，目前统称为急进型恶性高血压。

在未经治疗的高血压患者中，约 1% 可发展成急进型高血压，男女比例约为 3∶1。

五、辅助检查

诊断高血压和评估其危险程度应行如下检查，这些检查的内容主要包括相关心血管危险因素、靶器官损害及糖尿病、临床合并情况（如心脑血管病及肾脏疾病）等。

（一）血压的测量

血压是诊断高血压和评估其严重程度的主要依据。目前，测量血压的方法有以下 3 种。

1. 诊所偶测血压

诊所偶测血压（简称偶测血压）由医护人员在标准条件下按统一的规范进行测量，是目前诊断高血压和进行血压分级的标准方法。应相隔 2 分钟重复测量，以 2 次读数平均值为准，如 2 次测量的收缩压或舒张压读数相差超过 5mmHg，应再次测量，并取 3 次读数的平均值。

2. 自测血压

采用经国际标准考核的上臂式半自动或全自动电子血压计在家中或其他环境中患者给自己测量血压，称为自测血压或家庭测压。自测血压通常稍低于偶测血压，其正常上限参考值为 135/85mmHg。自测血压可在接近日常生活的情况下获得多次测量值，从而可提供日常状态下有价值的血压信息，在评价血压水平和指导降压治疗上已成为偶测血压的重要补充，在临床中可应用于：诊断白大衣高血压或者单纯性诊室高血压；诊断隐蔽性高血压；高血压前期的转归预测；提高治疗的依从性和达标率；提高高血压的知晓率和治疗率；老年人中，由于血压波动明显，有更明显的白大衣作用倾向，自测血压可以发现真实的血压水平，避免过多用药和发生药物不良反应，更适用于行动不便的患者，并可减少就诊次数。某些人群不适合自测血压，如心律失常、频发期前收缩的患者，不能准确测量血压；情绪不稳、易焦虑的患者，常自行修改治疗的患者，都不适合自测血压。

3. 动态血压监测

一般监测的时间为 24 小时，测压时间间隔为 15～30 分钟，白天和夜间的测压时间间隔宜相同。如仅作为诊断评价，也可仅监测白天血压。动态血压监测提供 24 小时中白天和夜间各时间段血压的平均值和离散度，可较为客观和敏感地反映患者的实际血压水平，且可了解血压的变异性和昼夜变化节律性，估计靶器官的损害与预后，比偶测血压更为准确。

动态血压监测的参考标准正常值为：24 小时均值低于 130/80mmHg，白天低于 135/85mmHg，夜间低于 120/70mmHg。夜间血压均值一般较白天均值低 10%～20%。正常血压波动曲线状如长柄勺，夜间 2：00～3：00 时处于低谷，凌晨迅速上升，上午 6：00～8：00 时和下午 4：00～6：00 时出现两个高峰，而后缓慢下降。

（二）尿液检查

肉眼观察尿的透明度、颜色，有无血尿；测比重、pH、蛋白和糖含量，并做尿沉渣镜检。尿比重降低（＜1.010）提示肾小管浓缩功能障碍。正常尿液 pH 在 5.0～7.0，原发性醛固酮增多症呈代谢性碱中毒，尿呈中性或碱性。某些肾脏疾病，如慢性肾炎并发的高血压可在血糖正常的情况下出现糖尿，由近端肾小管重吸收糖功能障碍所致。微量白蛋白尿是反映高血压患者亚临床靶器官损害的重要指标，应进行常规检查。尿纤维素试纸检查为阳性者应做尿蛋白定量。尿转铁蛋白排泄率高更为敏感。伴糖尿病或慢性肾病者每年至少查一次尿蛋白。

（三）血液生化检查

测定血钾、尿素氮、血肌酐、尿酸、空腹血糖和血脂，包括血清总胆固醇（total cholesterol，TC）、三酰甘油（triacylglycerol，TAG）、高密度脂蛋白胆固醇（high density lipoprotein cholesterol，HDL-C）和低密度脂蛋白胆固醇（low density lipoprotein cholesterol，LDL-C），还可检测一些选择性项目，如醛固酮等。应常规检查血红蛋白和血细胞比容。

（四）X 线片

心胸比率大于 0.5 提示心脏受累，多由左心室肥厚和扩大所致。主动脉夹层、胸主动脉以及腹主动脉缩窄也可从 X 线片中找到线索。

（五）心电图

心电图可诊断高血压患者是否合并左心室肥厚、左心房负荷过重及心律失常。心电图诊断左心室肥厚的敏感性不如超声心动图，但对评估预后有帮助。心电图上有左心室肥厚的患者病死率较对照组增高 2 倍以上；左心室肥厚并伴复极异常图形者心血管病死率和病残率更高。心电图上出现左心房负荷过重也提示左心受累，还可作为左心室舒张顺应性降低的间接证据。

（六）超声检查

心脏超声能较心电图更为可靠地诊断左心室肥厚，其敏感性较心电图高 7～10 倍，测定计算所得的左心室重量指数（left ventricular mass index，LVMI），是一项反映左心室肥厚及其程度的较为准确的指标，与病理解剖的符合率和相关性极好。心脏超声还可评价高血压患者的心脏功能，包括收缩功能、舒张功能和左心室射血分数等。另外，如疑有主动脉、颈动脉、股动脉及其他外周动脉病变时，应做血管超声检查，当疑有肾脏受损时，应做肾脏超声检查。

（七）眼底检查

眼底检查可发现眼底的血管病变和视网膜病变。血管病变包括动脉变细、扭曲、反光增强、交叉压迫及动静脉比例降低。视神经网膜病变包括出血、渗出、视神经盘水肿等。高血压眼底改变可分为 4 级：Ⅰ级，视网膜小动脉出现轻度狭窄、硬化、痉挛和变细；Ⅱ级，小动脉呈中度硬化和狭窄，出现动脉交叉压迫征，视网膜静脉阻塞；Ⅲ级，动脉中度以上狭窄伴局部收缩，视网膜有棉絮状渗出、出血和水肿；Ⅳ级，视神经盘水肿并有Ⅲ级眼底的各种改变。高血压眼底改变与病情的严重程度和预后相关，Ⅰ～Ⅳ级眼底改变者如不予治疗，5 年生存率分别为 85%、50%、13% 和 0。

六、诊断及鉴别诊断

对于高血压的诊断，除确定血压水平、鉴别可能的继发性原因外，还需要综合评估其他心血管病危险因素，并寻找靶器官损害及相关的临床情况，目的是帮助预后判断、确定治疗策略及方案。

（一）诊断依据

（1）病程、症状（血压升高明显时可伴或不伴头晕、头痛等）。

（2）多次测定血压水平［收缩压≥140mmHg 和（或）舒张压≥90mmHg］。

（3）辅助检查明确原发性或继发性高血压，如四肢动脉血压、肾功能、肾动脉 B超等。

（4）其他辅助检查：动态血压监测、尿液检查、血液生化检查、X 线胸片、心电图、超声心动图、眼底检查等评估其严重程度、分级、靶器官损害。

（二）鉴别诊断

一旦诊断为高血压，应鉴别原发性或继发性高血压。继发病因中常见的有：肾实质性疾病、肾血管性疾病和各种内分泌性高血压等。以下线索常提示继发性高血压可能：严重或顽固性高血压；年轻时发病；原来控制良好的高血压突然恶化；突然发病；合并周围血管病的高血压。

1. 肾实质性高血压

肾实质性高血压是最常见的继发性高血压。病因众多，以慢性肾小球肾炎最为常见，其他包括肾间质纤维化、多囊肾等。应对所有初诊高血压患者进行肾脏功能和尿常规检查以筛查除外肾实质性高血压。测尿蛋白、红细胞、白细胞、管型、血肌酐、腹部双肾 B 超有助于诊断。必要时进行肾活检明确诊断。

2. 肾血管性高血压

肾动脉狭窄的病因很多，常见有动脉粥样硬化、大动脉炎、肌纤维发育不良等，肾动脉狭窄患者中约 75% 是由动脉粥样硬化所致。大动脉炎是我国年轻人肾动脉狭窄的重要原因之一。

肾动脉狭窄的典型体征是脐上闻及血管杂音。超声肾动脉检查、磁共振血管造影、多排螺旋 CT 有助于肾血管狭窄的解剖诊断。肾动脉彩色多普勒超声检查是敏感性和特异性较高的无创筛查手段，肾动脉造影是诊断肾动脉狭窄的"金标准"。

3. 嗜铬细胞瘤

嗜铬细胞瘤能分泌去甲肾上腺素、肾上腺素、多巴胺等多种血管活性物质。血压波动明显，阵发性血压增高伴心动过速、头痛、出汗、苍白症状，对一般降压药物无效，或高血压伴血糖升高、代谢亢进等表现者均应怀疑本病。肾上腺嗜铬细胞瘤、异位嗜铬细胞瘤、肾上腺髓质增生均分泌儿茶酚胺，临床表现相似，统称为儿茶酚胺增多症。尿和血儿茶酚胺检测可明确是否存在儿茶酚胺增多，超声或计算机断层扫描（computed tomography，CT）、磁共振成像（magnetic resonance imaging，MRI）检查可做出定位诊断。

4. 原发性醛固酮增多症

原发性醛固酮增多症为肾上腺皮质增生或肿瘤分泌过多醛固酮所致，其病因主要包括醛固酮瘤、特发性醛固酮增多症、原发性肾上腺皮质增生、家族性醛固酮增多症、分泌性醛固酮的肾上腺皮质癌、易位醛固酮分泌瘤。临床上以长期高血压伴顽固的低钾血为特征，可有肌无力、周期性偏瘫、烦渴、多尿等。其特点为：①高血压、低钾血症及碱中毒，血钾 ≤ 3.5mmol/L 时，尿钾 ≥ 25mmol/d，表明有尿失钾现象，支持本病的诊断；②筛查实验，低肾素及高醛固酮血症导致醛固酮 / 肾素比值升高，原发性醛固酮增多症患者血醛固酮水平升高，肾素活性受抑制；③确诊试验，建议选择至少一种确诊试验明确诊断，确诊实验包括生理盐水试验、卡托普利试验、口服高钠饮食、氢化可的松试验；④定位分型检查，肾上腺 B 超、CT 及 MRI、基因检查等有助于肿瘤的定位和分型检查，强烈推荐肾上腺 CT 检查，而对于直径 ≤ 1cm 的肿瘤，有时需要行下腔静脉插管，于两侧肾上腺静脉（adrenal vein sampling，AVS）取血测定醛固酮加以定位。

5. 库欣综合征

库欣综合征为肾上腺皮质肿瘤或增生，分泌过多糖皮质激素所致，可继发于垂体或下丘脑疾病等。除高血压外，有向心性肥胖、满月脸、水牛背、皮肤紫纹、毛发增多、血糖增高等特征。

6. 阻塞型睡眠呼吸暂停综合征（obstructive sleep apnea syndrome，OSAS）

这是一种常见的睡眠呼吸障碍疾病，近年来发现与高血压关系密切。OSAS 是指每晚 7 个小时的睡眠中，呼吸暂停（口和鼻气流停止至少 10 秒以上）反复发作在 30 次以上，或睡眠呼吸暂停低通气指数（apnea hypopnea index，AHI）≥ 5。OSAS 分为阻塞型、中枢型、混合型。国外流行病学研究表明，OSAS 与高血压具有很强的相关性，至少 30% 的高血压患者合并 OSAS，50% 以上的 OSAS 患者有高血压。现认为 OSAS 是独立于年龄、体重、饮食、遗传等原因的高血压发病因素之一，是高血压发展的重要危险因素。OSAS 合并高血压的诊断：临床上对高血压患者在寻找常见的继发性因素的同时应想到 OSAS 的可能；对于夜间打鼾、白天嗜睡的患者尤应重视；其次是进行一些必要的辅助检查，如多导睡眠仪（polysomnography，PSG）和 24 小时动态血压监测等。这些对明确诊断甚为重要。

7. 药物性高血压

许多药物可引起血压升高，如激素类药物、避孕药、甘草、肾上腺素类药物、吲哚美辛、哌甲酯、甲状腺素制剂、碳酸氢钠等。

七、治疗

（一）治疗目标

1. 标准目标

对检出的高血压患者，在非药物治疗的基础上，使用高血压治疗指南推荐的抗高血压药物，特别是那些每日1次使用能够控制24小时血压的降压药物，使血压达到治疗目标，同时，控制其他的可逆性危险因素，并对检出的亚临床靶器官损害和临床疾病进行有效干预。

2. 基本目标

对检出的高血压患者，在非药物治疗的基础上，使用国家食品与药品监督管理局审核批准的任何安全有效的抗高血压药物，包括短效药物，每日2～3次使用，使血压达到治疗目标，同时，尽可能控制其他的可逆性危险因素，并对检出的亚临床靶器官损害和临床疾病进行有效干预。

3. 基本原则

（1）高血压是一种以动脉血压持续升高为特征的进行性"心血管综合征"，常伴有其他心血管危险因素、靶器官损害或临床合并症，需要进行综合干预。

（2）抗高血压治疗包括非药物治疗和药物治疗两种方法，大多数患者需长期甚至终身坚持治疗。

（3）定期测量血压，规范治疗，改善治疗依从性，尽可能实现降压达标；坚持长期、平稳、有效的控制血压。

4. 主要目的

最大限度地降低心脑血管并发症发生和死亡的总体危险，应在治疗高血压的同时干预所有其他的可逆性心血管危险因素（如吸烟、高胆固醇血症或糖尿病等），并适当处理同时存在的各种临床情况。危险因素越多，其程度越严重，若还兼有临床情况，则心血管病的绝对危险就越高，对这些危险因素的干预力度也应越大。

5. 降压目标

心血管危险与血压之间的关系在很大范围内呈连续性，应尽可能实现降压达标。

高血压患者的降压目标：一般高血压患者，应将血压（收缩压/舒张压）降至140/90mmHg以下；65岁及65岁以上的老年人的收缩压应控制在150mmHg以下，如能耐受还可进一步降低；伴有慢性肾脏疾病、糖尿病，或病情稳定的冠心病或脑血管病的高血压患者，治疗更宜个体化，一般可以将血压降至130/80mmHg以下。伴有严重肾脏疾病或糖尿病，或处于急性期的冠心病或脑血管病患者，应按照相关指南进行血压管理。舒张压＜60mmHg的冠心病患者，应在密切监测血压的情况下逐渐实现降压达标。

（二）治疗策略

按低危、中危、高危及极高危分层。应全面评估者的总体危险，并在危险分层的基础上做出治疗决策。

1. 极高危患者

立即开始对高血压及并存的危险因素和临床情况进行综合治疗。

2. 高危患者

立即开始对高血压及并存的危险因素和临床情况进行药物治疗。

3. 中危患者

先对患者的血压及其他危险因素进行为期数周的观察，评估靶器官损害情况，然后决定是否以及何时开始药物治疗。

4. 低危患者

对患者进行 1～3 个月时间的观察，反复监测血压，尽可能进行 24 小时动态血压监测，评估靶器官损害情况，然后决定是否以及何时开始药物治疗。

（三）高血压的非药物治疗

高血压治疗需要将药物治疗同治疗性生活方式干预相结合，通过改变不良的生活方式来达到降低血压的目的，同时有助于控制其他心血管病的危险因素，是治疗高血压的首要措施，并应贯彻于治疗的始终，具体内容如下。

1. 减重

体重指数（BMI），是用体重千克数除以身高米数平方得出的数字，是目前国际上常用的衡量人体胖瘦程度以及是否健康的一个标准。BMI 的计算公式为 BMI= 体重（kg）/［身高（m）］^{2}，成年人正常体重指数为 18.5～23.9kg/m^2，在 24～27.9kg/m^2 为超重，提示需要控制体重；BMI ＞ 28kg/m^2 为肥胖，应减重。衡量超重和肥胖的另一个常用指标是腰围。成年人正常腰围为 90/85cm（男 / 女），如腰围 ＞ 90/85cm（男 / 女），同样提示需控制体重，如腰围 ＞ 95/90cm（男 / 女），也应减重。有报道称，冠心病发病率随高血压患者 BMI 的增加而增大，每增加 3kg/m^2，心血管事件发生的危险性中女性升高 57%，男性升高 50%。减重对健康的利益是巨大的，如在人群中平均体重下降 5～10kg，收缩压可下降 5～20mmHg。高血压患者体重减少 10%，则可使胰岛素抵抗、糖尿病、高脂血症和左心室肥厚改善。减重的方法一方面是减少总热量的摄入，强调少脂肪并限制过多糖类的摄入；另一方面则需增加体育锻炼，规律的、中等强度的有氧运动是控制体重的有效方法，如跑步、太极拳、健美操、瑜伽、游泳等。减重的速度因人而异，通常以每周减重 0.5～1kg 为宜，减肥可提高整体健康水平，减少包括癌症在内的许多慢性病，关键是"管住嘴，迈开腿"。

2. 采用合理膳食

（1）减少钠盐摄入：食盐的主要化学成分是氯化钠，一般成年人每天膳食摄钠 1～2g（相当于食盐 3～5g），就能满足机体对钠的需求量。世界卫生组织（World Health Organization，WHO）建议每人每日食盐量不超过 6g，而我国人群平均每天的摄盐量为 10～20g。盐摄入过多，超过肾脏排钠的能力会出现钠潴留，钠潴留导致晶体渗透压升高，故继发性引起水潴留，从而导致血容量的增加，最终引起血压的升高。我国膳食中约 80% 的钠来自烹调或含盐高的腌制品，其他米、面、蔬菜、水果、肉类等均含有少量的天然食盐。因此，限盐首先要减少烹调用盐及含盐高的调料，少食各种咸菜及腌制食品。如果北方居民减少日常用盐 1/2，南方居民减少 1/3，则基本接近 WHO 建议。

（2）减少膳食脂肪，补充适量优质蛋白质。中国 1 组北京与广州流行病学的资料对比，广州男女工人血压均值、患病率、发病率明显低于北京，除北京地区人群摄取高钠高脂肪饮食外，还可能与广州膳食富含蛋白质，特别是鱼类蛋白质较高有关，有研究表明，每周吃鱼 4 次以上，与吃鱼最少的相比，冠心病发病率减少 28%。建议改善动物性食物结构，减少含脂肪高的猪肉，增加含蛋白质较高而脂肪较少的禽类及鱼类。蛋白质占总热量 15% 左右，动物蛋白占总蛋白质 20%。蛋白质质量依次为：奶、蛋；鱼、肝；鸡、鸭肉；猪、牛、羊肉；植物蛋白，其中豆类最好。

（3）注意补充钾和钙：流行病学研究证实，高钠低钾饮食可促进血压增高，而高钾低钠饮食可改善血管内皮功能，降低人群血压和心脑血管事件。而我国居民（尤其是北方地区）普遍喜食高盐，并且还普遍存在严重的钠钾失衡，人均每天摄入盐 15 ～ 16g，而钾仅为 1.5 ～ 1.9g。中国膳食低钾、低钙，应增加高钾高钙的食物，高钾及高钙饮食可以促进尿钠的排泄，拮抗高钠引起的高血压。但应该注意的是，一些高血压合并肾衰竭患者血钾常偏高，故应限制以下食物的用量。

（4）多吃蔬菜和水果：研究证明增加蔬菜或水果摄入，减少脂肪摄入可使收缩压（systolic blood pressure，SBP）和舒张压（diastolic blood pressure，DBP）有所下降。素食者比肉食者有较低的血压，其降压的作用可能基于水果、蔬菜、食物纤维和低脂肪的综合作用。但需要指出的是并不是建议高血压患者，特别是肥胖的高血压患者做绝对的素食主义者，健康的膳食结构包括一定量的动物蛋白的摄入，因为动物蛋白所含的某些氨基酸是植物蛋白所不能替代的。故人类饮食应以素食为主，适当肉量最理想。建议每日摄取新鲜的蔬菜 400 ～ 500g，水果 100g。

（5）限制饮酒量：关于酒精的升压作用目前尚未认识清楚，虽然有研究显示，少量规律的饮酒，能提高高密度脂蛋白胆固醇含量，改善动脉粥样硬化，减少冠心病发病的危险，但大量报道证明，长期大量饮酒与血压升高有独立的正相关。大量饮酒可诱发心脑血管事件发作，增加高血压患者病死率。因此，不提倡用少量饮酒预防冠心病，提倡高血压患者戒酒，因饮酒可增加服用降压药物的抗性。如饮酒，建议每日饮酒量为少量，每日酒精摄入量男性不应超过 25g，女性不应超过 15g，白酒、葡萄酒（或米酒）与啤酒的量分别少于 50mL、100mL、300mL。不提倡饮高度烈性酒。WHO 对酒的新建议是酒越少越好。

3. 增加体力活动

运动后低血压反应是指人体运动后的恢复期内，动脉血压低于运动前安静状态的生理现象，这一现象已被国外的许多研究所证实。每个参加运动的人，特别是中老年人和高血压患者，在运动前最好了解一下自己的身体状况以决定自己的运动种类、强度、频度和持续运动时间。中老年人可选择有氧、伸展及增强肌力练习 3 类，具体项目有步行、慢跑、太极拳、门球等。运动强度必须因人而异，按科学锻炼的要求，常用运动强度指标可用运动时最大心率达到 180（或 170）次 / 分减去年龄，如 50 岁的人运动心率为 120 ～ 130 次 / 分，如果求精确则采用最大心率的 60% ～ 85% 作为运动适宜心率，需在医师指导下进行。因此，建议每天应进行适当的 30 分钟左右的体力活动；而每周则应有 1 次以上的有氧体育锻炼，如步行、慢跑、骑车、游泳、做健美操、跳舞和非比赛性划船等。典型的体力活动计划包括 3 个阶段：5 ～ 10 分钟的轻度热身活动；20 ～ 30 分钟的耐力活动或有氧运动；放松阶段，约 5 分钟，逐渐减少用力，使心脑血管系统的反应和身体产热功能逐渐稳定下来。运动前患者必须做好充分的准备活动。运动时要尽量放松，发现患者有急躁冒进、静立过久、憋气时间太长等现象应及时劝阻。

有高血压的患者绝不可以参加竞争性和强对抗性的活动，以免发生意外。总之，运动治疗高血压，要循序渐进，坚持经常锻炼，方可起到长久平稳的降压作用。

4.减轻精神压力，保持心理平衡

早在 20 世纪 30 年代，心身医学的创始人 Alexanderl 便首先提出高血压的发病与心身变化相关。社会、心理因素作为高血压发病的危险因素之一，其影响不亚于生物、理化因素导致的高血压。有研究指出，高血压患病率与职业紧张水平有关，长期的社会竞争和高负荷的工作给个体带来了很多压力，从而增加了患高血压的可能性。不良情绪方面，有研究提出，明显的焦虑情绪是高血压发生发展的一个独立预报因素，并可影响降压药物的疗效；抑郁在高血压发病中也有重要影响，精神调节药物可提高高血压的治疗效果。对于高血压患者，这种精神状态常使他们较少采用健康的生活方式，如酗酒、吸烟等，并降低对抗高血压治疗的依从性。对于高血压患者可以给予针对性心理干预，采取心理疏导放松疗法、兴趣培养、倾听音乐等方法，使患者保持乐观情绪，避免情绪波动，必要时建议患者寻求专业心理辅导或治疗。

5.戒烟

在高血压常见的危险因素中，吸烟是较受关注的因素之一。有研究证实，吸烟可引起血压短暂的升高，血压变动是由烟草中的尼古丁引起的。尼古丁是一种剧毒物质，能刺激心脏，使心搏加快，血管收缩，血压升高。吸 1 支普通的香烟，可使收缩压升高 10 ～ 25mmHg。长期大量地吸烟，可引起小动脉的持续性收缩，小动脉壁的平滑肌变性，血管内膜渐渐增厚，形成小动脉粥样硬化，更促进了高血压的进一步恶化。而且吸烟使患者对降压药的敏感性降低，降压治疗不易获得满意疗效。被动吸烟对血压也有影响，土耳其的 1 项关于被动吸烟与血压和心率关系的研究表明，被动吸烟对年轻女性的心率和血压有急性效应，可引起短暂的心率和血压升高。鉴于吸烟有百害而无一利，戒烟治疗应是高血压患者的重要干预方式。

（四）高血压的药物治疗

1.降压的目的和平稳达标

（1）降压治疗的目的：实施降压药物治疗的目的是，通过降低血压，有效预防或延迟脑卒中、心肌梗死、心力衰竭、肾功能不全等并发症的发生；有效控制高血压的疾病进程，预防高血压急症、亚急症等重症高血压的发生。较早进行的以舒张压（≥ 90mmHg）为入选标准的降压治疗试验显示，舒张压每降低 5mmHg（收缩压降低 10mmHg），可使脑卒中和缺血性心脏病的风险分别降低 40% 和 14%；稍后进行的单纯收缩期高血压（收缩压≥ 160mmHg，舒张压＜ 90mmHg）降压治疗试验显示，收缩压每降低 10mmHg（4mmHg），可使脑卒中和缺血性心脏病的风险分别降低 30% 和 23%。

（2）降压达标的方式选择：将血压降低到目标水平（140/90mmHg 以下；高风险患者 130/80mmHg；老年人收缩压 150mmHg 以内），可以显著降低心脑血管并发症的风险。在达到上述治疗目标后，是否进一步降低血压需要个体化分析。大多数高血压患者应根据病情在数周至数月内将血压逐渐降至目标水平。年轻、病程较短的高血压患者，降压速度可快一点；但老年人、病程较长或已有靶器官损害或并发症的患者，降压速度则应慢一点，应个体化区分。

（3）降压药物治疗的时机选择：高危、很高危或 3 级高血压患者，应立即开始降压药物治疗。确诊的 2 级高血压患者，应考虑开始药物治疗；1 级高血压患者，可在生活方式干预数周后血压仍 ≥ 140/90mmHg 时，再开始降压药物治疗。

2. 降压药物应用的基本原则

降压药物应用应遵循以下 4 项原则，即小剂量开始、优先选择长效制剂、联合用药及个体化。

（1）小剂量开始：初始治疗时通常应采用较小的有效治疗剂量，并根据需要逐步增加剂量。

（2）优先选择长效制剂：尽可能使用一天一次给药而有持续 24 小时降压作用的长效药物，以有效控制夜间血压与晨峰血压，更能有效预防心脑血管并发症的发生。

（3）联合用药：增加降压效果又不增加不良反应，在低剂量单药治疗疗效不满意时，可以采用两种或多种降压药物联合治疗。2 级以上高血压为达到目标血压常需联合治疗。对血压 ≥ 160/100mmHg 或中危及中危以上患者，起始即可采用小剂量两种药联合治疗，或用小剂量固定复方制剂。

（4）注意个体化：根据患者具体情况和耐受性及个人意愿或长期承受能力，选择适合的降压药物。

3. 常用降压药物的种类和作用特点

常用降压药物包括钙通道阻滞剂（calcium channel blocker，CCB）、血管紧张素转换酶抑制剂（angiotensin converting enzyme inhibitor，ACEI）、血管紧张素 Ⅱ 受体阻滞剂（angiotensin receptor blocker，ARB）、利尿剂和 β 受体阻滞剂 5 类，以及由上述药物组成的固定配比复方制剂。此外，α 受体阻滞剂或其他种类的降压药有时也可应用于某些高血压人群。

CCB、ACEI、ARB、利尿剂和 β 受体阻滞剂及其低剂量固定复方制剂，均可作为降压治疗的初始用药或长期维持用药，单药或联合治疗。

（1）钙通道阻滞剂：主要通过阻断血管平滑肌细胞上的钙离子通道发挥扩张血管、降低血压的作用。包括二氢吡啶类钙通道阻滞剂和非二氢吡啶类钙通道阻滞剂。前者包括如硝苯地平、尼群地平、拉西地平、氨氯地平和非洛地平等。此类药物可与其他 4 类药联合应用，尤其适用于老年高血压、单纯收缩期高血压以及伴稳定型心绞痛、冠状动脉或颈动脉粥样硬化及周围血管病患者。常见不良反应包括反射性交感神经激活导致的心搏加快、面部潮红、脚踝部水肿、牙龈增生等。二氢吡啶类钙通道阻滞剂没有绝对禁忌证，但心动过速与心力衰竭患者应慎用，如必须使用，则应慎重选择特定制剂，如氨氯地平等分子长效药物。急性冠状动脉综合征、心力衰竭患者不推荐使用短效硝苯地平。

临床上常用的非二氢吡啶类钙通道阻滞剂主要包括维拉帕米和地尔硫䓬两种药物，也可用于降压治疗。常见不良反应包括抑制心脏收缩功能和传导功能，有时也会出现牙龈增生。禁用于二至三度房室传导阻滞、心动过缓、急性心力衰竭患者。在使用非二氢吡啶类钙通道阻滞剂前应详细询问病史，进行心电图检查，并在用药 2 ～ 6 周内复查。

（2）ACEI：作用机制是抑制血管紧张素转换酶，阻断肾素—血管紧张素系统发挥降压作用。常用药包括卡托普利、依那普利、贝那普利、雷米普利、培哚普利等。ACEI 单用降压作用明确，对糖脂代谢无不良影响。限盐或加用利尿剂可增加 ACEI 的降压效应。尤其适用于伴慢性心力衰竭、心肌梗死后伴心功能不全、糖尿病肾病、非糖尿病肾病、代谢综合征、蛋白尿或微量白蛋白尿患者。最常见的不良反应为持续性干咳，多见于用药初期，症状较轻者可坚持服药，不能耐受者可改用ARB。其他不良反应有低血压、皮疹，偶见血管神经性水肿及味觉障碍。长期应用有可能导致血钾升高，应定期监测血钾和血肌酐水平。双侧肾动脉狭窄、高钾血症及孕妇禁用。

（3）ARB：作用机制是阻断血管紧张素 I 受体发挥降压作用。常用药包括氯沙坦、缬沙坦、厄贝沙坦、替米沙坦等，临床试验研究显示，ARB可降低高血压患者心血管事件危险；降低糖尿病或肾病患者的蛋白尿及微量白蛋白尿。尤其适用于伴左心室肥厚、心力衰竭、心房颤动预防、糖尿病肾病、代谢综合征、微量白蛋白尿或蛋白尿患者，以及不能耐受ACEI的患者。不良反应少见，偶有腹泻，长期应用可升高血钾，应注意监测血钾及肌酐水平变化。双侧肾动脉狭窄、妊娠、高钾血症者禁用。

（4）利尿剂：通过利钠排水、降低高血容量负荷发挥降压作用。主要包括噻嗪类利尿剂、袢利尿剂、保钾利尿剂与醛固酮受体拮抗剂等几类。用于控制血压的利尿剂主要是噻嗪类利尿剂。我国常用的噻嗪类利尿剂主要是氢氯噻嗪和吲达帕胺。PATS研究证实，吲达帕胺治疗可明显减少脑卒中再发危险。小剂量噻嗪类利尿剂（如氢氯噻嗪6.25～25mg）对代谢影响很小，与其他降压药（尤其是ACEI或ARB）合用可显著增加后者的降压作用。此类药物尤其适用于老年和高龄高血压、单独收缩期高血压或伴心力衰竭患者，也是难治性高血压的基础药物之一。其不良反应与剂量密切相关。噻嗪类利尿剂可引起低钾血症，长期应用者应定期监测血钾，并适量补钾。痛风者禁用；高尿酸血症、肾功能不全者慎用，后者如需使用利尿剂，应使用袢利尿剂，如呋塞米等。

保钾利尿剂如阿米洛利、醛固酮受体拮抗剂如螺内酯等有时也可用于控制血压。在利钠排水的同时不增加钾的排出，在与其他具有保钾作用的降压药如ACEI或ARB合用时需注意发生高钾血症的危险。螺内酯长期应用有可能导致男性乳房发育等不良反应。

（5）β受体阻滞剂：主要通过抑制过度激活的交感神经活性、抑制心肌收缩力、减慢心率发挥降压作用，常用药物包括美托洛尔、比索洛尔、卡维地洛和阿替洛尔等。美托洛尔、比索洛尔对 β 受体有较高的选择性，因此阻断 β_2 受体而产生的不良反应较少，既可降低血压，也可保护靶器官、降低心血管事件风险。β 受体阻滞剂尤其适用于伴快速性心律失常、冠心病心绞痛、慢性心力衰竭、交感神经活性增高以及高动力状态的高血压患者。常见的不良反应有疲乏、肢体冷感、激动不安、胃肠不适等，还可能影响糖、脂代谢。高度心脏传导阻滞、哮喘患者为禁忌证。慢性阻塞性肺疾病、运动员、周围血管病或糖耐量异常者慎用；必要时也可慎重选用高选择性 β 受体阻滞剂。长期应用者突然停药可发生反跳现象，即原有的症状加重或出现新的表现，较常见有血压反跳性升高，伴头痛、焦虑等，称为撤药综合征。

（6）α受体阻滞剂：不作为一般高血压治疗的首选药，适用于高血压伴前列腺增生患者，也用于难治性高血压患者的治疗，开始用药应在入睡前，以防直立性低血压的发生，使用中注意测量坐立位血压，最好使用控释制剂。直立性低血压者禁用。心力衰竭者慎用。

（7）肾素抑制剂：为一类新型降压药，其代表药为阿利吉仑，可显著降低高血压患者的血压水平，但对心脑血管事件的影响尚待大规模临床试验评估。

选择单药或联合降压治疗流程图见图2-1。

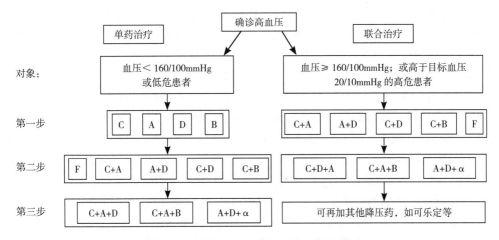

图2-1 选择单药或联合降压治疗流程图

A.ACEI 或 ARB；B.β 受体阻滞剂；C.二氢吡啶类钙通道阻滞剂；D.噻嗪类利尿剂；α.α 受体阻滞剂。ACEI：血管紧张素转换酶抑制剂；ARB：血管紧张素Ⅱ受体阻滞剂；E.低剂量固定复方制剂。第一步均为从小剂量开始，药物治疗后血压未达标者，可使原药基础上加量或另加一种降压药，如血压达标，则维持用药；第二步也是如此

4.降压药的联合应用

（1）联合用药的意义：联合应用降压药物已成为降压治疗的基本方法。许多高血压患者为了达到目标血压水平需要应用≥2种降压药物。

（2）联合用药的适应证：2级高血压和（或）伴有多种危险因素、靶器官损害或临床疾病的高危人群，往往初始治疗即需要应用2种小剂量降压药物，如仍不能达到目标水平，可在原药基础上加量或可能需要3种，甚至4种以上降压药物联合应用。

（3）联合用药的方法：两药联合时，降压作用机制应具有互补性。因此，具有相加的降压效果，并可互相抵消或减轻不良反应。例如，在应用 ACEI 或 ARB 基础上加用小剂量噻嗪类利尿剂，降压效果可以达到甚至超过原有的 ACEI 或 ARB 剂量翻倍的降压幅度。同样的，加用二氢吡啶类钙通道阻滞剂也有相似效果。

（4）联合用药方案（表2-1）。

表2-1 联合用药方案推荐参考

优先推荐	一般推荐	不常规推荐
D-CCB + ARB	利尿剂+β 受体阻滞剂	ACEI + β 受体阻滞剂
D-CCB + ACEI	α 受体阻滞剂+β 受体阻滞剂	ARB + β 受体阻滞剂
ARB +噻嗪类利尿剂	D-CCB +保钾利尿剂	ACEI + ARB
ACEI +噻嗪类利尿剂	噻嗪类利尿剂+保钾利尿剂	中枢作用药+β 受体阻滞剂
D-CCB +噻嗪类利尿剂		
D-CCB + β 受体阻滞剂		

注：D-CCB，二氢吡啶类钙通道阻滞剂；ACEI，血管紧张素转换酶抑制剂；ARB，血管紧张素Ⅱ受体阻滞剂。

1）ACEI 或 ARB 加噻嗪类利尿剂：利尿剂的不良反应是激活 RAAS，可造成一些不利于降低血压的负面作用，与 ACEI 或 ARB 合用则抵消此不利因素。此外，ACEI 和 ARB 由于可使血钾水平略有上升，从而能防止噻嗪类利尿剂长期应用所致的低钾血症等不良反应。ARB 或 ACEI 加噻嗪类利尿剂联合治疗有协同作用，有利于改善降压效果。

2）二氢吡啶类钙通道阻滞剂加 ACEI 或 ARB：前者具有直接扩张动脉的作用，后者通过阻断 RAAS，既扩张动脉，又扩张静脉，故两药有协同降压作用。二氢吡啶类钙通道阻滞剂常见的踝部水肿可被 ACEI 或 ARB 消除。高血压综合防治研究（Chinese Hypertension Intervention Efficacy Study，CHIEF）表明，小剂量长效二氢吡啶类钙通道阻滞剂加 ARB 初始联合治疗高血压患者，可明显提高血压控制率。ACEI 或 ARB 也可部分阻断钙通道阻滞剂所致的反射性交感神经张力增加和心率加快的不良反应。

3）钙通道阻滞剂加噻嗪类利尿剂：我国 FEVER 研究证实，二氢吡啶类钙通道阻滞剂加噻嗪类利尿剂治疗可降低高血压患者脑卒中发生的风险。

4）二氢吡啶类钙通道阻滞剂（D-CCB）加 β 受体阻滞剂：前者具有的扩张血管和轻度增加心率的作用，正好抵消 β 受体阻滞剂的缩血管及减慢心率的作用。两药联合可使不良反应减轻。

临床主要推荐应用的优化联合治疗方案是：D-CCB ＋ ARB；D-CCB ＋ ACEI；ARB ＋噻嗪类利尿剂；ACEI ＋噻嗪类利尿剂；D-CCB ＋噻嗪类利尿剂；D-CCB ＋ β 受体阻滞剂。

次要推荐使用的可接受联合治疗方案是：利尿剂＋ β 受体阻滞剂；α 受体阻滞剂＋ β 受体阻滞剂；D-CCB ＋保钾利尿剂；噻嗪类利尿剂＋保钾利尿剂。

不常规推荐的但必要时可慎用的联合治疗方案是：ACEI ＋ β 受体阻滞剂；ARB ＋ β 受体阻滞剂；ACEI ＋ ARB；中枢作用药＋ β 受体阻滞剂。

多种药物的合用：①三药联合的方案，在上述各种两药联合方式中加上另一种降压药物便构成三药联合方案，其中二氢吡啶类钙通道阻滞剂＋ ACEI（或 ARB）＋噻嗪类利尿剂组成的联合方案最为常用；②四药联合的方案，主要适用于难治性高血压患者，可以在上述三药联合基础上加用第 4 种药物，如 β 受体阻滞剂、螺内酯、可乐定或 α 受体阻滞剂等。

（5）固定配比复方制剂：是常用的一组高血压联合治疗药物，通常由不同作用机制的两种小剂量降压药组成，也称为单片固定复方制剂。与分别处方的降压联合治疗相比，其优点是使用方便，可改善治疗的依从性。对 2 级或 3 级高血压或某些高危患者，可作为初始治疗的药物选择之一。应用时注意其相应组成成分的禁忌证或可能的不良反应。

1）传统的固定配比复方制剂包括：①复方利血平（复方降压片）；②复方利血平氨苯蝶啶片（降压 0 号）；③珍菊降压片等。以当时常用的利血平、氢氯噻嗪、盐酸双屈嗪或可乐定为主要成分。此类复方制剂组成成分的合理性虽有争议，但仍在基层广泛使用。

2）新型的固定配比复方制剂：一般由不同作用机制的两种药物组成，多数每天口服 1 次，每次 1 片，使用方便，改善依从性。目前，我国上市的新型的固定配比复方制剂主要包括：ACEI ＋噻嗪类利尿剂；ARB ＋噻嗪类利尿剂；二氢吡啶类钙通道阻滞剂＋

ARB；二氢吡啶类钙通道阻滞剂＋β受体阻滞剂；噻嗪类利尿剂＋保钾利尿剂等。

3）降压药与其他心血管治疗药物组成的固定复方制剂：有二氢吡啶类钙通道阻滞剂＋他汀类药物、ACEI＋叶酸等；此类复方制剂使用应基于患者伴发的危险因素或临床疾病，需掌握降压药和相应非降压药治疗的适应证及禁忌证。

5. 危险因素的处理

（1）调脂治疗：血脂异常是动脉粥样硬化性疾病的重要危险因素，高血压伴有血脂异常显著增加心血管病危险，高血压对我国人群的致病作用明显强于其他心血管病危险因素。《中国成人血脂异常防治指南》强调了在中国人群中高血压对血脂异常患者心血管综合危险分层的重要性（表2-2）。

表 2-2　血脂异常的危险分层

危险因素	危险分层	
	TC 5.18～6.19mmol/L 或 LDL-C 3.37～4.12mmol/L	TC ≥ 6.22mmol/L 或 LDL-C ≥ 4.14mmol/L
单纯高血压或其他危险因素 ≥ 3 个	低危	中危
高血压合并其他危险因素 ≥ 1 个	中危	高危
冠心病或其他危症	高危	高危

他汀类药物调脂治疗对高血压或非高血压者预防心血管事件的效果相似，均能有效降低心脑血管事件；小剂量他汀类药物用于高血压合并血脂异常患者的一级预防安全有效。他汀类药物降脂治疗对心血管疾病危险分层为中高危者可带来显著临床获益，但低危人群未见获益。

对高血压合并血脂异常的患者，应同时采取积极的降压治疗以及适度的降脂治疗。调脂治疗建议如下：首先应强调治疗性生活方式改变，当严格实施治疗性生活方式3～4个月后，血脂水平不能达到目标值，则考虑药物治疗，首选他汀类药物。血清总胆固醇（total cholesterol，TC）水平较低与脑出血的关系仍在争论中，需进一步研究。他汀类药物应用过程中应注意肝功能异常和肌肉疼痛等不良反应，需定期检测血常规、转氨酶和肌酸激酶（creatine kinase，CK）。

（2）抗血小板治疗：阿司匹林在心脑血管疾病二级预防中的作用有大量临床研究证据支持，且已得到广泛认可，可有效降低严重心血管事件风险1/4，其中非致命性心肌梗死下降1/3，非致命性脑卒中下降1/4，所有血管事件下降1/6。①高血压合并稳定型冠心病、心肌梗死、缺血性脑卒中或 TIA 史以及合并周围动脉粥样硬化疾病患者，需应用小剂量阿司匹林（100mg/d）进行二级预防。②合并血栓症急性发作，如急性冠状动脉综合征、缺血性脑卒中或 TIA、闭塞性周围动脉粥样硬化症时，应按相关指南的推荐使用阿司匹林，通常在急性期可给予负荷剂量（300mg/d），而后应用小剂量（100mg/d）作为二级预防。③高血压合并心房颤动的高危患者宜根据是否合并心脏瓣膜疾病及 $CHADS_2$-VAS_C 评分选择口服抗凝剂还是给予阿司匹林。④高血压伴糖尿病、心血管高风险者可用小剂量阿司匹林（75～100mg/d）进行一级预防。⑤阿司匹林不能耐受者可用氯吡格雷（75mg/d）代替。

高血压患者长期应用阿司匹林应注意：①需在血压控制稳定（＜150/90mmHg）后

开始应用，未达良好控制的高血压患者，阿司匹林可能增加脑出血风险；②服用前应筛查有无发生消化道出血的高危因素，如消化道疾病（溃疡病及其并发症史）、65岁以上、同时服用皮质类固醇或其他抗凝药或非甾体抗炎药等；如果有高危因素，应采取预防措施，包括筛查与治疗幽门螺杆菌感染，预防性应用质子泵抑制剂，以及采用合理联合抗栓药物的方案等；③合并活动性胃溃疡、严重肝病、出血性疾病患者需慎用或停用阿司匹林。

（3）控制血糖：高血压伴糖尿病患者心血管病发生危险更高。高于正常的空腹血糖或糖化血红蛋白（glycosylated hemo globin，HbA1c）与心血管病发生危险增高具有相关性。中国2型糖尿病的控制目标是空腹血糖在4.4～7.0mmol/L，非空腹＜10mmol/L，HbA1c ≤ 7.0%。对于老年人，尤其是独立生活的、病程长、并发症多、自我管理能力较差的糖尿病患者，血糖控制不宜过于严格，HbA1c ≤ 8.5%，餐后血糖 ≤ 13.9mmol/L即可。对于中青年糖尿病患者，血糖应控制在正常水平，即空腹血糖 ≤ 7.0mmol/L，餐后2小时血糖 ≤ 10.0mmol/L，HbA1c ≤ 7.0%。

（4）综合干预多种危险因素：高血压患者往往同时存在多个心血管病危险组分，包括危险因素、并存靶器官损害、伴发临床疾病。除了针对某一项危险组分进行干预外，更应强调综合干预多种危险组分。综合干预有利于全面控制心血管危险因素，有利于及早预防心血管病。高血压患者综合干预的措施是多方面的，常用的有降压、调脂、抗栓治疗。有资料提示，高同型半胱氨酸与脑卒中发生危险有关，而添加叶酸可降低脑卒中发生危险。因此，对叶酸缺乏人群，补充叶酸也是综合干预的措施之一。通过控制多种危险因素、保护靶器官、治疗已确诊的糖尿病等疾病，来达到预防心脑血管病发生的目的。

（金　静）

参考文献

［1］袁洪.高血压患者自我管理手册[M].北京：人民卫生出版社，2021.

［2］姜志胜.心血管病理生理学[M].北京：人民卫生出版社，2020.

［3］王阶.实用心血管病证中西医治疗学[M].北京：人民卫生出版社，2019.

［4］张忠，张健.中西医结合心血管病基础与临床[M].上海：上海交通大学出版社，2018.

［5］国家心血管病中心.国家基层高血压防治管理指南（2020年版）[J].中国循环杂志，2021，36（3）：209-220.

［6］中华医学会糖尿病学分会.国家基层糖尿病防治管理手册（2022年版）[J].中华内科杂志，2022，61（7）：717-748.

［7］王国丽.缬沙坦联合氨氯地平治疗社区老年原发高血压合并糖尿病疗效观察[J].海峡药学，2020，32（8）：130-132.

［8］DENG Yue, LI Shuangyue, CHEN Zhenzhen, et al. Mdivi-1, a mitochondrial fission inhibitor, reduces angiotensin-Ⅱ-induced hypertension by mediating VSMC phenotypic switch[J]. Biomedicine & Pharmacotherapy, 2021, 140:111689.

第二节　支气管哮喘

支气管哮喘（简称哮喘）是一种慢性气道炎症性疾病。这种慢性炎症与气道高反应性的发生和发展有关。哮喘的发病是遗传和环境两方面因素共同作用的结果。临床上表现为反复发作的喘息、气急、胸闷、咳嗽等症状，常在夜间和（或）清晨发作、加剧，大多数患者可经药物治疗得到控制。

支气管哮喘如诊治不及时，随病程的延长可产生气道不可逆性缩窄和气道重塑。而当哮喘得到控制后，多数患者很少出现哮喘发作，严重哮喘发作则更少见。来自全球哮喘负担的数据表明，尽管从患者和社会的角度来看，控制哮喘的花费似乎很高，但不正确的治疗可导致哮喘反复发作，治疗费用将会更高。因此，合理的防治至关重要。为此，世界各国的哮喘防治专家共同起草，并不断更新了全球哮喘防治倡议（Global INitiative for Asthma，GINA）。GINA 目前已成为防治哮喘的重要指南。

一、流行病学

目前，全球约有 3 亿哮喘患者，我国约有 3000 万哮喘患者。各国哮喘患病率为 1%～18%，且呈逐年上升趋势。一般认为儿童哮喘患病率高于青壮年，成年男女患病率大致相同，发达国家高于发展中国家，城市高于农村。约 40% 的患者有家族史。

在欧美等发达国家的儿童及青少年中，哮喘患病率及哮喘症状在近 20 年增加了近一倍。哮喘患病率最高的国家和地区是英国（＞15%）、新西兰（15.1%）、澳大利亚（14.7%）、爱尔兰（14.6%）、加拿大（14.1%）以及美国（10.9%）。在北美，3350 万人，即 1/10 的人口患有哮喘，某些种族甚至发病率会更高，如非洲裔美国人及西班牙人。

在我国哮喘流行病学调查中，涉及人群和地区最广泛的是 2000 年全国儿童哮喘防治协作组对全国 31 个省 43 个城市 43 万儿童哮喘患病率、相关危险因素及对家庭和社会影响的调查。调查结果显示，我国哮喘患病率为 0.4%～5.0%，地区间差别较大。对城市 ＜ 14 岁儿童的调查表明，儿童哮喘患病率从 1990 年的 0.91% 升至 2000 年的 1.50%。10 年间上升 ＞ 64.84%，说明我国的儿童哮喘患病率有明显上升趋势。哮喘的发病存在地理及季节性差别。2007 年西安市随机选取西安市碑林区和新城区 0～14 岁儿童 12 613 例进行调查，发现儿童哮喘累计患病率为 1.74%，现患率为 1.31%，较 10 年前显著升高。其中男女性别之比为 162 ∶ 100，发病季节以冬季为主，性别、呼吸道感染、过敏及遗传因素与哮喘发作有关。2003 年 11 月～2004 年 2 月对淮南市 10 721 例 0～14 岁儿童进行流行病学调查的结果显示，其累计患病率为 4.11%，现患率为 3.02%，其中男、女儿童的现患率分别为 3.68% 和 2.32%，差异有显著性（P ＜ 0.01）。主要发病诱因为呼吸道感染，现患儿一、二级亲属中有哮喘史者占 42.59%，既往诊断与本次流行病学调查符合率为 42.59%。

有关哮喘病死率的资料尚不多。由于不同国家对疾病分类及诊断标准的不同，研究所得结论也有较大差异，加上部分死于哮喘的老年患者中，其真正的死因可能是由于慢性阻塞性肺疾病（COPD）或心功能不全等病症所表现出的类似哮喘的临床症状，这样就使哮喘病死率资料的价值受到了一定的影响。然而，对于 < 35 岁诊断为死于哮喘的患者，其影响和干扰因素相对较少，其准确率往往 > 80%。目前，全世界每年由于哮喘死亡 250 000 人，大多数哮喘患者的死亡发生于 > 45 岁的患者，这里死亡的患者中大部分是可以预防的，但多与长期控制不佳，最后一次发作时未及时获得医疗救援有关。在 2003 年 GINA 公布的数据中，哮喘病死率在 1.6/10 万～ 36.7/10 万。哮喘病死率的高低，与患者的社会经济状况、医疗保障条件及既往病史等有关。

二、病因

哮喘的病因尚未完全阐明，患者个体过敏体质及外界环境的影响是发病的危险因素。哮喘与多基因遗传有关，同时受遗传因素和环境因素的双重影响。

（一）遗传因素

哮喘是一种复杂的、具有多基因遗传倾向的疾病。多基因遗传的这些特点使得哮喘具有明显的遗传异质性，这就意味着在某些群体中发现的遗传易感基因在另外的群体中不一定能发现，这就使得哮喘相关基因的寻找和鉴定成为一个庞大的工程。传统的遗传易感基因研究从病例和家系入手，通过连锁分析或关联分析方法来寻找哮喘相关基因。哮喘遗传协作研究组通过 3 个种族共 140 个家系研究分析，将哮喘遗传易感基因粗略分为 3 类：①决定变态性疾病易感性的 HLA-II 类分子基因遗传多态性；②T 细胞受体（TCR）高度多样性与特异性 IgE；③决定 IgE 调节及哮喘特征性气道炎症发生发展的细胞因子基因及药物相关基因。$5q^{31\sim33}$ 区域内含有包括细胞因子簇（IL-3、IL-4、IL-9、IL-13、GM-CSF）、β_2 肾上腺素能受体、淋巴细胞糖皮质激素受体（GRL）、白三烯 C4 合成酶（LTC4S）等多个与哮喘发病相关的候选基因。这些基因对 IgE 调节以及对炎症的发生发展很重要，因此，$5q^{31\sim33}$ 又称为"细胞因子基因簇"。

以上基于病例和家系的研究主要缺陷是样本数不够，许多结果不能重复。近年来，点阵单核苷酸多态性基因分型技术，又称为全基因组关联研究（genome-wide association studies，GWAS）的发展给哮喘的易感基因研究带来了重大突破。GWAS 不需要大样本的家系研究，同时又能得到更为有力的统计结果。最近两年采用 GWAS 鉴定了多个哮喘易感基因，并且得到了很好的重复。

（二）环境因素

主要包括变应原性和非变应原性因素，其中吸入性变应原是哮喘最重要的激发因素，而其他一些非变应原性因素也可以促进哮喘的发生。

1. 变应原

室内变应原：尘螨是最常见的室内变应原，常见的有 4 种：屋尘螨、粉尘螨、宇尘螨和多毛螨。> 90% 的螨类存在于屋尘中，屋尘螨是持续潮湿的气候中最主要的螨虫。屋尘螨抗原由螨虫身体各部分、分泌物和排泄物组成。尘螨主要抗原为 Derp I 和 Derp II，主要成分为半胱氨酸蛋白酶或酪氨酸蛋白酶，这些变应原具有蛋白溶解活性，使它们更容易进入具有免疫活性的细胞。1g 尘土中屋尘螨的变应原浓度 > 0.5g 成为对螨过敏的危险因素，可激发哮喘症状。家养宠物如猫、犬、鸟等也是室内变应原的重要来源，这些变应原存在于它们的皮毛、唾液、尿液与粪便等分泌物中。蟑螂也是常见的室内变应原，常见的与哮喘相关的蟑螂有美洲大蠊、德国小蠊、东方小蠊和黑胸大蠊，我国以黑胸大蠊常见。真菌也是变应原之一，它也存在室内空气中，特别是在阴暗潮湿及通风不良的地方，此外，真菌也容易生长在制冷、加热、湿化系统中，室内湿化器促进了真菌生长及增加空气传播的危险性。常见真菌有青霉、曲霉、分枝孢子菌和念珠菌等。

室外变应原：花粉和草粉是最常见的引起哮喘发作的室外变应原，其对哮喘的影响随气候和地域条件变化。木本植物（树花粉）常引起春季哮喘，而禾本植物的草类和莠草类花粉常引起秋季哮喘。我国东部地区主要为豚草花粉，北部主要为蒿草类。真菌也是室外重要变应原，其诱发哮喘也有季节性。

职业性变应原：可引起职业性哮喘的常见的变应原有油漆、谷物粉、面粉、木材、饲料、茶、咖啡豆、家蚕、鸽子、蘑菇、异氰酸盐、邻苯二甲酸、松香、活性染料、过硫酸盐、乙二胺等。有报道母亲职业性接触乳胶、杀虫剂、杀真菌剂，以及父亲职业性接触面粉可引起子女儿童期哮喘患病风险增加。

食物：如鱼、虾、蟹、蛋类、牛奶等均是常见的变应原，食物中的添加剂如防腐剂、染色剂也可以引起哮喘急性发作。

药物：阿司匹林和一些非甾体抗炎药是药物所致哮喘的主要变应原，其他一些药物如普萘洛尔、抗生素（青霉素、头孢美素）、水杨酸酯等也可以引起哮喘发作。但新近报道生命早期（＜2岁）应用对乙酰氨基酚并不增加哮喘患病风险。

2. 非变应原

大气污染：空气污染以及职业中接触的氨气等可致支气管收缩、一过性气道反应性增高，并能增强对变应原的反应。日常生活中诱发哮喘的常见空气污染有煤气、油烟、杀虫喷雾剂及蚊香等。一项针对8岁前幼龄儿童的较大样本前瞻性队列研究显示交通相关的空气污染物（NO_2、颗粒物、煤烟）引起儿童哮喘患病率、发病率及哮喘样症状发作增加。

吸烟：香烟烟雾是一种重要的哮喘促发因子。吸烟对哮喘的影响已有明确的结论，主动吸烟会加重哮喘患者肺功能的下降，加重病情并降低治疗效果。被动吸烟也是诱发哮喘的重要因素，特别是对于那些父母抽烟的哮喘儿童，常因被动吸烟而引起哮喘发作。母亲在妊娠期间吸烟也会影响胎儿的肺功能及日后发生哮喘的易感性。

感染：流行病学证据证实呼吸道病毒感染与儿童和成年人的哮喘急性发作均有密切关系。呼吸道感染常见病毒有呼吸道合胞病毒（respiratory syncytial virus，RSV）、腺病毒、鼻病毒、流感病毒、副流感病毒、冠状病毒以及某些肠道病毒 D 与成年人哮喘有关的病毒以鼻病毒和流感病毒为主；RSV、腺病毒、副流感病毒和鼻病毒则与儿童哮喘发作关系较为密切。RSV 是出生后第 1 年的主要病原，在＜2岁的感染性哮喘中占44%，在大儿童哮喘中也有＞10% 与其感染有关，因急性 RSV 感染住院的儿童在 10 年后有42% 发生哮喘。婴幼儿期的细菌感染，尤其是肺炎衣原体，对成年后哮喘的发生也起着重要的作用。但环境中微生物的多样性可减少哮喘的患病风险。

月经、妊娠等生理因素：有些女性哮喘患者在月经期前3～4天有哮喘加重的现象，这与经前期黄体酮的突然下降有关。妊娠也是诱发哮喘加重的因素之一。妊娠 9 周的胎儿胸腺已可产生 T 淋巴细胞，第19～20周，在胎儿各器官中已产生 B 淋巴细胞，由于在整个妊娠期胎盘主要产生辅助性Ⅱ型 T 细胞（TH_2）细胞因子，因而在胎儿肺的微环境中，TH_2 反应是占优势的。若母亲已有特异性体质，又在妊娠期接触大量的变应原

（如牛奶中的乳球蛋白，鸡蛋中的卵蛋白或螨虫的 Derp Ⅰ 等）或受到呼吸道病毒，特别是 RSV 的感染，则可能加重其 TH_2 调控的变态反应，增加胎儿出生后变态反应和哮喘发病的可能性。

精神和心理因素：部分哮喘的发生和加重与精神和心理因素有关。有报道称 70% 的患者哮喘发作有心理因素参与，哮喘患者常见的心理异常表现为焦虑、抑郁、过度的躯体关注等。精神因素诱发哮喘的机制目前还不清楚。

运动：运动诱发支气管哮喘发作是较为常见的问题。跑步、爬山等运动尤其容易促使轻度哮喘或稳定期哮喘发作。

其他：有报道称微量元素缺乏，主要是缺铁、缺锌等可能诱发哮喘，婴儿时期在氯化消毒过的泳池中游泳增加哮喘患病风险。也有研究认为肥胖或高体重指数与哮喘高患病率之间存在相关性，但还需要进一步证实。

三、发病机制

哮喘的发病机制不完全清楚，可概括为免疫—炎症机制、神经机制和气道高反应性及其相互作用。

（一）免疫—炎症机制

免疫系统在功能上分为体液（抗体）介导的免疫和细胞介导的免疫，两者均参与哮喘的发病。

（1）抗原通过抗原递呈细胞激活 T 细胞，活化的辅助性 T 细胞（主要是 TH_2 细胞）产生白细胞介素（IL-4、IL-5、IL-10 和 IL-13）等进一步激活 B 淋巴细胞，后者合成特异性 IgE，并结合于肥大细胞和嗜碱性粒细胞等细胞表面的 IgE 受体。若变应原再次进入体内，可与结合在细胞的 IgE 交联，使该细胞合成并释放多种活性递质导致平滑肌收缩、黏液分泌增加、血管通透性增高和炎症细胞浸润等。炎症细胞在递质的作用下又可分泌多种递质，使气道病变加重，炎症浸润增加，产生哮喘的临床症状，这是一个典型的变态反应过程。

根据变应原吸入后哮喘发生的时间，可分为速发型哮喘反应（immediate asthmatic reaction，IAR）、迟发型哮喘反应（late asthmatic reaction，LAR）和双相型哮喘反应。IAR 几乎在吸入变应原的同时立即发生反应，15～30 分钟达高峰，2 小时后逐渐恢复正常。LAR 约 6 小时发病，持续时间长，可达数天，而且临床症状重，常呈持续性哮喘表现，肺功能损害严重而持久。LAR 是气道慢性炎症反应的结果。

（2）活化的 T 辅助细胞（主要是 TH_2）细胞分泌的细胞因子，可以直接激活肥大细胞、嗜酸性粒细胞及肺泡巨噬细胞等多种炎症细胞，使之在气道浸润和聚集。这些细胞相互作用，可以分泌出多种炎症递质和细胞因子，构成了一个与炎症细胞相互作用的复杂网络，使气道收缩，黏液分泌增加，血管渗出增多。根据递质产生的先后可分为快速释放性递质，如组胺；继发产生性递质，如前列腺素（prostaglandin，PG）、白三烯（leukotriene，LT）、血小板活化因子（platelet activating factor，PAF）等。肥大细胞激活后，可释放出组胺、嗜酸性粒细胞趋化因子（eosinophil chemotactic factor，ECF）、中性粒细胞趋化因子（neutrophil chemotactic factor，NCF）等递质。肺泡巨噬细胞激活后可释放血栓素（thromboxane，TX）、前列腺素（prostaglandin，PG）等递质。进一步加重气道高反应性和炎症。

（3）各种细胞因子及环境刺激因素也可直接作用于气道上皮细胞，后者分泌内皮素 –1（endothelin-1，ET-1）及基质金属蛋白酶（matrix metalloproteinase，MMP）并活化各种生长因子，特别是转化生长因子 – β（transforming growth factor– β，TGF– β）。以上因子共同作用于上皮下成纤维细胞和平滑肌细胞，使之增生而引起气道重塑。

（4）由气道上皮细胞、包括血管内皮细胞产生的黏附分子（adhesion molecule，AM）可介导白细胞与血管内皮细胞的黏附，白细胞由血管内转移至炎症部位，加重了气道炎症过程。

总之，哮喘的炎症反应是由多种炎症细胞、炎症递质和细胞因子参与的相互作用的结果，关系十分复杂，有待进一步研究。

（二）神经机制

神经因素也被认为是哮喘发病的重要环节。支气管受复杂的自主神经支配。除胆碱能神经、肾上腺素能神经外，还有非肾上腺素能非胆碱能（non-adrenergic-cholinergic，NANC）神经系统。支气管哮喘与 3– 肾上腺素受体功能低下和迷走神经张力亢进有关，并可能存在肾上腺素能神经的反应性增加。NANC 能释放舒张支气管平滑肌的神经递质，如血管活性肠肽（vasoactive intestinal peptide，VIP）、一氧化氮（NO），以及收缩支气管平滑肌的递质，如 P 物质、神经激肽，两者平衡失调，则可引起支气管平滑肌收缩。

（三）气道高反应性（airway hyper responsiveness，AHR）

AHR 表现为气道对各种刺激因子出现过强或过早的收缩反应，是哮喘患者发生发展的另一个重要因素。目前普遍认为气道炎症是导致气道高反应性的重要机制之一，当气道受到变应原或其他刺激后，由于多种炎症细胞、炎症递质和细胞因子的参与，气道上皮的损害和上皮下神经末梢的裸露等导致气道高反应性。AHR 常有家族倾向，受遗传因素的影响。AHR 为支气管哮喘患者的共同病理生理特征，然而出现 AHR 者并非都是支气管哮喘，如长期吸烟、接触臭氧、病毒性上呼吸道感染、慢性阻塞性肺疾病（COPD）等也可出现 AHR。

四、病理

疾病早期因病理的可逆性，肉眼观解剖学上很少有器质性改变。随着疾病发展，病理学变化逐渐明显。肉眼可见肺膨胀及肺气肿，肺柔软疏松有弹性，支气管及细支气管内含有黏稠痰液及黏液栓。支气管壁增厚、黏膜肿胀充血形成皱襞，黏液栓塞局部可出现肺不张。显微镜下可见气道上皮下有肥大细胞、肺泡巨噬细胞、嗜酸性粒细胞、淋巴细胞与中性粒细胞浸润。气道黏膜下组织水肿，微血管通透性增加，支气管内分泌物潴留，支气管平滑肌痉挛，纤毛上皮细胞脱落，基膜露出，发生杯状细胞增生及支气管分泌物增加等病理改变。若哮喘长期反复发作，表现为支气管平滑肌肌层肥厚，气道上皮细胞下纤维化、基膜增厚等，致气道重构和周围肺组织对气道的支持作用消失。

五、临床表现

（一）症状

典型的哮喘表现为发作性的喘息，部分患者表现为发作性的咳嗽、胸闷和呼气性呼吸困难，大多数患者痰不多。发作时的严重程度和持续时间个体差异很大，轻者仅感呼吸不畅或胸部紧迫感，重者则可感到极度呼吸困难，被迫采取坐位或呈端坐呼吸，甚至出现发绀等。哮喘症状可在数分钟内发作，经数小时至数天，用支气管舒张药后缓解或自行缓解，也有少部分不缓解而呈持续状态。在夜间及凌晨发作和加重常是哮喘的特征之一，不少患者发作有一定季节性，好发于春夏之交或冬天，也有部分女性患者在月经前或月经期间哮喘发作或加重。

咳嗽变异性哮喘（cough variant asthma，CVA），咳嗽为唯一的表现，常于夜间及凌晨发作，运动、冷空气等诱发加重，气道反应性测定存在高反应性，抗生素或镇咳、祛痰药治疗无效，使用支气管解痉剂或吸入皮质激素治疗有效。

除上述较常见的哮喘类型，有些青少年患者运动后 5～10 分钟开始出现胸闷、咳嗽和呼吸困难，称为运动性哮喘，一般在 30～45 分钟立刻恢复，在运动的同时发生哮喘较少见。这种运动性哮喘可能发生在一定的气候条件下，在患者运动的时候吸入干的、冷的空气较吸入热的、潮湿的空气时更容易出现。还有部分哮喘患者，在症状良好控制的情况下，会突然发生致死性的哮喘发作，称为脆性哮喘。职业性哮喘（occupational asthma，OA）是暴露于工作环境时，诱发的气道炎症、支气管痉挛和气道高反应性，而出现与工作相关的不同种类的临床症状。另外，有部分患者是以前就存在哮喘或合并有哮喘，暴露于工作场所后出现哮喘恶化，称为工作加重型哮喘。很多工作时的条件可以加重哮喘的症状，包括刺激性的化学物质、粉尘、二手烟、常见的过敏原及其他"暴露"情况，如压力、工作环境的温度和体力消耗。

新近发现还存在一类新的哮喘类型，即胸闷作为唯一症状的不典型哮喘类型，称为胸闷变异性哮喘，患者以中青年多见，病程往往较长，起病隐匿，胸闷可在活动后诱发，部分患者夜间发作较为频繁，可有季节性，但无咳嗽、喘息，也无痰、无胸痛。部分患者因为怀疑"心脏疾病"而接受心导管、动态心电图、心脏超声、平板试验等检查。还有部分患者被长期误诊为心因性疾病，甚至出现躯体化精神障碍。这类患者肺通气功能往往正常，气道反应性增高，呼气流量峰值（PEF）变异率＞20%，诱导痰嗜酸性粒细胞增高不明显，对哮喘治疗效果明显，但对治疗的反应相对典型哮喘而言起效较慢，部分患者需要辅助心理治疗。该特殊类型哮喘的临床特征和治疗转归还有待进一步探讨。

（二）体征

典型的体征是呼气相哮鸣音，这是判断哮喘处于发作期还是缓解期的重要指标。一般哮鸣音的强弱和气道狭窄及气流受阻的程度平行，哮鸣音越强，说明支气管痉挛越严重。哮喘症状缓解时，支气管痉挛减轻，哮鸣音也随之减弱或消失。但需注意，不能靠哮鸣音的强弱和范围作为估计哮喘急性发作严重度的根据。当气道极度收缩加上黏液栓阻塞时，气流反而减弱，这时哮鸣音减弱，甚至完全消失，表现为"沉默肺"，这是病情危笃的表现。哮喘发作时还可以有肺过度充气体征，如桶状胸、叩诊过清音、呼吸音减弱等，呼吸辅助肌和胸锁乳突肌收缩增强，严重时有发绀、颈静脉怒张、奇脉、胸腹反常运动等。非发作期体征可无异常。

六、辅助检查

（一）血常规

过敏性哮喘患者可有嗜酸性粒细胞增高，如并发感染可有白细胞总数和中性粒细胞增高。

（二）痰液检查

痰涂片染色镜检可见较多嗜酸性粒细胞，也可见尖棱结晶、黏液栓和透明的哮喘珠。如并发呼吸道细菌感染，痰涂片革兰染色、细菌培养及药物敏感试验有助于病原菌的诊断。

（三）呼吸功能检查

1. 通气功能检测

在哮喘发作时呈阻塞性通气功能改变，呼气流速指标均显著下降，第 1 秒用力呼气量（forced expiratory volume in first second，FEV_1）、1 秒率［第 1 秒用力呼气量占用力肺活量百分率（$FEV_1/FVC\%$）］以及呼气流量峰值（peak expiratory flow，PEF）均减少。肺容量指标可见用力肺活量减少、残气量增加、功能残气量和肺总量增加，残气占肺总量百分比增高。缓解期上述通气功能指标可逐渐恢复。病变迁延、反复发作者，其通气功能可逐渐下降。

2. 支气管激发试验

支气管激发试验用以测定气道反应性。常用的吸入激发剂为醋甲胆碱、组胺、甘露醇等。吸入激发剂后其通气功能下降、气道阻力增加。运动也可诱发气道痉挛，使通气功能下降，一般适用于通气功能在正常预计值的 70% 以上的患者，如 FEV_1 下降≥20%，可诊断为激发试验阳性。通过剂量反应曲线计算，使 FEV_1 下降 20% 的吸入药物累积剂量［PD（20）～FEV_1］或累积浓度［PC（20）～FEV_1］，可对气道反应性增高的程度做出定量判断。

3. 支气管舒张试验

支气管舒张试验用以测定气道可逆性。有效的支气管舒张药可使发作时的气道痉挛得到改善，肺功能指标好转。常用吸入型的支气管舒张剂有沙丁胺醇、特布他林及异丙托溴铵等。舒张试验阳性诊断标准：FEV_1 较用药前增加 12% 或 12% 以上，且其绝对值增加 200mL 或 200mL 以上；PEF 较治疗前增加 60L/min 或增加＞20%。

4. 呼气流量峰值（PEF）及变异率

呼气流量峰值（PEF）及 PEF 变异率测定可反映气道通气功能的变化。哮喘发作时PEF 下降。此外，由于哮喘有通气功能时间节律变化的特点，常于夜间或凌晨发作或加重，使其通气功能下降。若 24 小时内 PEF 或昼夜 PEF 波动率≥20%，也符合气道可逆性改变的特点。

（四）动脉血气分析

哮喘发作时，由于气道阻塞且通气分布不均，通气 / 血流比例失衡，可致肺泡—动脉血氧分压差增大；严重发作时可有缺氧，PaO_2 降低，由于过度通气可使 $PaCO_2$ 下降，pH 上升，表现为呼吸性碱中毒。重症哮喘时，病情进一步发展，气道阻塞严重，可有缺氧及 CO_2 滞留，$PaCO_2$ 上升，表现为呼吸性酸中毒。若缺氧明显，可合并代谢性酸中毒。

（五）胸部 X 线检查

哮喘发作早期可见两肺透亮度增加，呈过度通气状态；在缓解期多无明显异常，如并发呼吸道感染，可见肺纹理增加及炎性浸润阴影，同时要注意肺不张、气胸或纵隔气肿等并发症的存在。

（六）特异性变应原检测

哮喘患者大多数伴有过敏体质，对众多的变应原和刺激物敏感。测定变态反应指标结合病史有助于确诊，并可指导患者避免接触致敏因素。

1. 体外检测

可检测患者的特异性IgE，过敏性哮喘患者血清特异性IgE可较正常人明显增高。

2. 在体试验

（1）皮肤过敏原测试：用于指导避免过敏原接触和脱敏治疗，临床较为常用。需根据病史和当地生活环境选择可疑的过敏原进行检查，可通过皮肤点刺等方法进行，皮试阳性提示患者对该过敏原过敏。

（2）吸入过敏原测试：吸入验证过敏原，引起哮喘发作。因过敏原的制作较为困难，且该检验有一定的危险性，目前临床应用较少。在体试验应尽量防止发生过敏反应。

七、哮喘的诊断、分期及分级

（一）诊断标准

（1）反复发作喘息、气急、胸闷或咳嗽，多与接触变应原、冷空气，物理性、化学性刺激，病毒性上呼吸道感染，运动等有关。

（2）发作时在双肺可闻及散在或弥漫性、以呼气相为主的哮鸣音，呼气相延长。

（3）上述症状可经平喘药物治疗后缓解或自行缓解。

（4）除外其他疾病所引起的喘息、气急、胸闷或咳嗽。

（5）临床表现不典型者（如无明显喘息或体征）应有下列三项中至少一项阳性：①支气管激发试验或运动试验阳性；②支气管舒张试验阳性；③昼夜PEF变异率≥20%。

符合（1）～（4）条或（4）、（5）条者，可以诊断为哮喘。

（二）哮喘的分期及控制水平分级

哮喘可分为急性发作期、非急性发作期。

1. 急性发作期

急性发作期指喘息、气急、胸闷或咳嗽等症状突然发生或症状加重，伴有呼气流量降低，常因接触变应原等刺激物或治疗不当所致。哮喘急性发作时，其程度轻重不一，病情加重可在数小时或数天内出现，偶尔可在数分钟内即危及生命，故应对病情做出正确评估并及时治疗。急性发作时严重程度可分为轻度、中度、重度和危重4级。

轻度：步行或上楼时气短，可有焦虑，呼吸频率轻度增加，闻及散在哮鸣音，肺通气功能和血气检查正常。

中度：稍事活动感气短；讲话常有中断，时有焦虑，呼吸频率增加，可有三凹征，闻及响亮、弥散的哮鸣音，心率增快，可出现奇脉，使用支气管舒张剂后PEF占预计值60%～80%，SaO_2 91%～95%。

重度：休息时感气短，端坐呼吸，只能发单字表达，常有焦虑和烦躁，大汗淋漓，呼吸频率＞30次/分，常有三凹征，闻及响亮、弥散的哮鸣音，心率增快常＞120次/分，奇脉，使用支气管舒张剂后PEF占预计值＜60%或绝对值＜100L/min或作用时间＜2小时，PaO_2＜60mmHg，$PaCO_2$＞45mmHg，SaO_2≤90%，pH可降低。

危重：患者不能讲话，嗜睡或意识模糊，胸腹矛盾运动，哮鸣音减弱甚至消失，脉率变慢或不规则，严重低氧血症和高碳酸血症，pH 降低。

2. 非急性发作期

非急性发作期也称为慢性持续期，指患者虽然没有哮喘急性发作，但在相当长的时间内，仍有不同频度和不同程度的喘息、咳嗽、胸闷等症状，可伴有肺通气功能下降。可根据白天、夜间哮喘症状出现的频率和肺功能检查结果，将慢性持续期哮喘病情严重程度分为间歇性、轻度持续、中度持续和重度持续 4 级，但这种分级方法在日常工作中已很少采用，主要用于临床研究。目前，应用最为广泛的非急性发作期哮喘严重性评估方法为哮喘控制水平，这种评估方法包括了目前症状控制评估和未来风险评估，症状控制评估又可分为未控制、部分控制和未控制 3 个等级，未来风险评估包括急性发作、形成呼吸道"固定"阻塞（出现不可逆的气流受限）及出现药物不良反应的风险。需要指出的是即使目前症状控制良好，也需评估未来风险。导致哮喘症状控制不良与急性发作控制不良的原因不同，需要采取不同的处理措施。肺功能检查在非急性发作期哮喘评估中具有关键作用，不仅在初始哮喘诊断，而且在开始治疗后的每 3 ～ 6 个月均应行肺功能检查。肺功能恶化是未来哮喘急性发作独立的危险因素。此外，还应评估是否存在哮喘合并症、吸入药物用法是否正确、治疗依从性及药物治疗的不良反应。

（三）哮喘病情评估工具及气道炎症监测

1. 哮喘控制的评估

2011 年 GINA 指南提到哮喘的控制既要控制临床表现（夜间憋醒、缓解药物使用、正常活动受限和肺功能），又要控制患者的远期风险如急性发作、肺功能的加速下降和治疗的不良反应。

临床上可以通过对哮喘患者进行简易问卷方法、肺功能监测、气道炎症监测以及哮喘患者的生命质量评估的控制水平进行评估。

目前证实有效的评估哮喘控制的工具如哮喘控制测试（asthma control test，ACT）、哮喘控制问卷（asthma control questionnaire，ACQ）、哮喘治疗评估问卷（asthma therapy assessment questionnaire，ATAQ）、哮喘控制评分系统等，也有助于评估哮喘的严重程度和控制水平。ACT 是一种简便的测试工具，不需要肺功能检查，在中国进行的多中心可行性研究证实与 ACQ 评分、肺功能指标和呼吸专科医师的评估具有很好的一致性。有研究发现体重指数（BMI）是一个独立于气道炎症、肺功能和气道高反应性的有关哮喘控制水平的决定因素。经过吸入性糖皮质激素（inhaled corticosteroid，ICS）治疗，BMI 又能预测 ACQ 评分结果，但是与肥胖相关的肺力学变化无关。

2. 气道炎症监测

哮喘气道炎症的持续是临床症状反复发作的病理基础，长期持续的慢性炎症还与气道结构改变即气道重构密切相关。哮喘治疗的根本目的应当是消除气道炎症，而监测、评估气道炎症应作为哮喘管理的重要内容，其目的在于：①评估哮喘的严重程度；②预测哮喘急性发作；③评价药物治疗的效果；④指导哮喘治疗方案的调整。

多种方法可用于评价哮喘气道炎症，大体上可分为有创检测技术和无创检测技术。有创检测技术如经支气管镜黏膜活检、支气管肺泡灌洗术（bronchoalveolar lavage，BAL）及外科手术标本的病理学研究。近年来，多种无创检测技术用于气道炎症的监测与评估如下。

（1）气道反应性测定：能够间接反映气道炎症，是目前最重要的能够实际运用于临床的检测技术，不仅可以作为排除或确定哮喘（特别是非典型哮喘）诊断的有力依据，也可用于评估哮喘病情轻重，连续观察气道反应性，有助于判断病情发展、治疗效果和预后等。国内外均有研究证明以气道反应性高低指导哮喘治疗方案的调整，更有利于控制气道炎症，有助于取得更好的哮喘控制。此外，气道反应性消失的患者通常表示哮喘完全控制，停药之后哮喘复发的风险相对较低。支气管激发试验不能用于肺功能较差（$FEV_1 < 70\%$）的患者，敏感性高而特异性相对较低，因此作为哮喘长期监测、评估的工具尚难以普遍推广。

（2）诱导痰检查：哮喘患者在没有自发痰或痰量不足时，可通过吸入高渗盐水刺激气道分泌物的方式取得诱导痰。诱导痰当中多种成分可以用于哮喘病情评估与监测。

1）嗜酸性粒细胞（eosinophils，EOS）及其衍生产测定：多数研究表明，哮喘患者诱导痰中 EOS 增高，且与哮喘急性症状相关。抗炎治疗可使痰 EOS 降低，哮喘症状复发或加重时，痰 EOS 又升高，表明诱导痰 EOS 作为哮喘气道炎性标志之一，能及时反映哮喘气道炎症水平，也是一个对糖皮质激素治疗非常敏感的即刻反应指标。

2）一氧化氮（NO）及其代谢产物：一般通过测定呼出气和诱导痰中 NO_2^-/NO_3^- 推算出 NO 含量。哮喘患者诱导痰中 NO_3^-/NO_2^- 的含量显著增加，并与呼出气中 NO 浓度平行。

3）白三烯（leukotriene，LT）：半胱氨酸白三烯（Cys-LT，包括 LTC4、LTD4、LTE4）是哮喘气道炎症中的重要的炎性递质。哮喘患者诱导痰中 Cys-LT 水平增高，且在糖皮质激素治疗后仍维持较高水平，提示白三烯是不依赖于糖皮质激素的炎症反应途径。

4）烟曲霉：诱导痰中的烟曲霉与烟曲霉–IgE 致敏作用、中性粒细胞气道炎症以及肺功能的降低有关。因此，烟曲霉在气道定植的破坏作用可以导致哮喘患者的固定性气流受限。

（3）呼出气一氧化氮（NO）：通过专门的设备，可以测定呼出气 NO 分压（FeNO）。测定 FeNO 对哮喘诊断价值有限。但 FeNO 测定可用于哮喘病情的评估。①评估哮喘控制水平：FeNO 与哮喘控制的指标如症状评分、应急用药使用次数及气道阻塞的可逆性等相关，可用于评估哮喘的控制程度；②预测哮喘的病情恶化：FeNO 常于其他参数如肺功能和嗜酸性粒细胞发生明显改变之前就出现增高，因此可作为哮喘失控的早期警告指标；③评估环境控制效果；④评估治疗效果：与嗜酸性粒细胞类似，FeNO 也是一项对激素治疗极为敏感的"快速反应"的标志；⑤评估患者对 ICS 治疗的依从性；⑥筛查出激素抵抗性哮喘。

（4）呼出气冷凝物：呼出气冷凝液（EBC）检测的基本原理是冷却呼出气体得到冷凝液，而后通过测定冷凝液中的各种炎症递质水平来反映肺部疾病的炎症状态。呼出气冷凝液中包含的递质众多，现已经发现的超过 200 种。通过测定 EBC 中多种产物可以评估哮喘患者肺部炎症和氧化应激水平，常用的指标包括 H_2O_2、NO 代谢产物（NO_2^-/NO_3^-）、丙二醛、硝基酪氨酸、RS-Nos、8-isoprotane 以及 pH 等。有研究提示呼吸气冷凝物的酸化与哮喘急性发作有关。EBC 当中尚可测定白三烯（LT）和腺苷水平，其意义与检测诱导痰和外周血相似，但能直接反映肺部炎性状态是其优点。

EBC的采集过程对生理功能无任何不良影响,适用范围广,具有广阔的应用前景。EBC的收集及检测过程的标准化问题尚待解决,特别需要提高对EBC中低浓度递质的分析测试。

(5)其他:通过外周血检测炎性细胞和递质是一种传统的方法,标本采集方便,检测技术成熟,其缺陷在于外周血指标很难真实、适时地反映气道炎症。外周血细胞因子的生物活性受到多种因素的干扰,其水平与肺内水平相关性不高。某些炎性递质,如白三烯、血清阳离子蛋白和可溶性IL-2受体的临床价值正在研究中。此外,尿液中某些成分也可用于哮喘的监测,如尿液LTE4水平与血清、EBC浓度具有较好的相关性。有研究提示IL-18突变体与哮喘的严重程度显著相关,rs5744247突变则反映LIPS刺激的单核细胞中IL-18的高转录活性和高表达水平以及血清中的IL-18高表达。新近研究提示骨桥蛋白与过敏性炎症有关,这种蛋白在哮喘中表达上调,与气道重构有关,它在上皮下的表达与疾病严重程度相关。

八、鉴别诊断

(一)慢性支气管炎

慢性支气管炎是指气管、支气管黏膜及其周围组织的慢性非特异性炎症。临床上以咳嗽、咳痰或伴有喘息及反复发作的慢性过程为特征。咳嗽、咳痰至少每年3个月,连续2年并除外其他原因所致的慢性咳嗽者。

临床可分为单纯型、阻塞型和喘息型。单纯型慢性支气管炎主要表现为咳嗽、咳痰,气道的反应性正常。阻塞型慢性支气管炎表现为部分不可逆的气道狭窄,阻塞的部位在细支气管和直径小于2mm的气道。慢性喘息性支气管炎:除了慢性咳嗽、咳痰的症状外,还伴有发作性支气管痉挛。这种类型的慢性支气管炎患者的气道反应性增高,发作时类似于典型的哮喘。主要诱发因素为吸烟、有害粉尘、烟雾、有害的气体接触及反复的呼吸道感染。病理变化为呼吸道黏液—纤毛系统受到损伤,纤毛柱状上皮细胞变性、坏死脱落;支气管黏液腺增生,腺管扩张;杯状细胞增多,上皮发生柱状鳞状上皮化生;支气管壁充血,淋巴细胞、浆细胞浸润,管壁平滑肌束断裂、萎缩,也可出现平滑肌束增生、肥大。

临床特点:常于中老年发病,缓慢起病,病程较长,在发病过程中,常有反复的呼吸道感染史,冬季发病多,反复急性发作而加重,天气转暖时多可缓解;多有长期大量的吸烟史;有较长期的粉尘、烟雾或有害气体的职业接触史。主要症状有慢性咳嗽、咳痰,喘息型支气管炎有支气管痉挛,可引起喘息。

早期慢性支气管炎体征可不明显。急性发作期可闻及散在的湿性啰音及干性啰音,多在背部及肺底部。喘息型者可听到哮鸣音及呼气延长。

X线检查早期可无异常。病变反复发作,引起肺纹理增加、紊乱等非特征性改变,一般下肺野较明显。

肺功能检查早期可无异常。气道狭窄或有阻塞时,可表现为$FEV_1/FVC\%$减少,FEV_1减少,呼气流量峰值(peak expiratory flow,PEF)及最大呼气流速—容积曲线减低也可作为气流阻塞的指标。肺容量改变,包括肺总量(TLC)、功能残气量(functional residual capacity,FRC)和残气量(residual volume,RV)增加,肺活量(vital capacity,VC)下降等。支气管扩张试验阴性,PEF波动率$< 15\%$。喘息型慢性支气管炎支气管

扩张试验可呈阳性。

慢性支气管炎急性发作时外周血白细胞增多或中性粒细胞增多，痰涂片主要为中性粒细胞。培养常见病原菌为肺炎链球菌、嗜血流感菌、肺炎克雷伯菌等。

停止吸烟是治疗慢性支气管炎的重要措施；控制职业性或环境污染、避免或防止粉尘、烟雾及有害气体吸入。急性发作时，以控制感染为主。慢性支气管炎患者具有呼吸困难症状时，可适当加用支气管扩张剂。慎用激素。

喘息型支气管炎发作时，症状、体征甚至肺功能检查与哮喘很相似，临床鉴别点为：①哮喘常于幼年或青年突然起病，一般无慢性咳嗽、咳痰史，发作时以喘息为主；喘息型慢性支气管炎常于中老年发病，一般有慢性咳嗽、咳痰史，急性发作时以咳嗽、咳痰为主，伴有喘息；②哮喘可经治疗或自行缓解，激素治疗有效，缓解后可无症状；喘息型慢性支气管炎经抗感染有效，缓解后可仍有咳嗽、咳痰的症状；③哮喘患者痰中嗜酸性粒细胞百分比可达 30%；喘息型慢性支气管炎痰中嗜酸性粒细胞百分比为 5% 左右。鉴别见表 2-3。

表 2-3　哮喘与慢性支气管炎的鉴别要点

鉴别诊断	哮喘	慢性支气管炎
临床表现	多于青少年时期起病；有哮喘反复发作史、其他过敏性疾病病史、家庭史；以喘息、呼吸困难、胸闷为主，呈季节性发作	中老年发病；有长期吸烟史或与有害粉尘、烟雾接触史；咳嗽、咳痰，可伴有喘息，冬季反复发作
体征	双肺弥漫性哮鸣音	散在干湿啰音，以肺底部为主
实验室检查	外周血 EOS 增高，痰检以 EOS 为主；支气管舒张试验阳性，PEF 日间变异率 > 20%；过敏原皮试阳性，血清总 IgE、特异性 IgE 水平升高	发作期外周血白细胞（WBC）增多或中性粒细胞增多；痰中以中性粒细胞为主，痰培养可以检出到病菌；支气管舒张试验阴性，PEF 日间变异率明显下降或 $FEV_1/FVC\%$ 下降
治疗	脱离变应原。根据病情轻重选用适当的支气管扩张剂及激素。合并感染时应加强抗感染治疗	以控制感染为主，选用适当的支气管扩张剂。慎用糖皮质激素

（二）左心衰竭

大多数心脏病发展到一定程度时可引起心肌收缩力减弱或心脏舒张功能障碍，心脏排血量减少，不能满足机体的需要；同时静脉回流障碍，静脉系统淤血，引起一系列症状和体征，即心力衰竭。按发生衰竭的部位分为左心衰竭、右心衰竭和全心衰竭。左心衰竭患者多有心脏瓣膜疾病、冠心病、心肌病和高血压等病史，感染、甲状腺功能亢进、情绪激动或体力活动、贫血、过多过快的输液、停用强心类药物、心律失常、妊娠和分娩等可诱发左心衰竭。

临床表现：左心衰竭多有心脏疾病病史，可表现为疲劳、乏力、运动耐力降低、卧位性咳嗽、呼吸困难（劳力性呼吸困难、阵发性夜间呼吸困难、端坐呼吸）等症状。心源性哮喘时，可有明显喘憋、咳嗽、咳粉红色泡沫样痰。

体征是左心室或左心房增大，心率增快，第一心音减弱，可听到舒张期奔马律，肺动脉瓣区第二心音增强，心前区收缩期杂音和两肺底有湿啰音，伴或不伴哮鸣音。可出现发绀和交替脉。

胸部 X 线片可发现左心房、左心室扩大，中上肺野肺纹理增强及 Kerley B 线。超声心动图能检查各心腔的内径、射血分数和室壁活动异常，左心室扩张和肥厚的程度，同时还能观察瓣膜病变、心包积液和心内血栓及肿瘤。血浆脑钠肽升高，且升高程度与心力衰竭程度相关。

鉴别要点见表 2-4。

表 2-4　哮喘与左心衰竭的鉴别要点

鉴别诊断	哮喘	左心衰竭
临床表现	多于青少年时期起病；有哮喘反复发作史、其他过敏性疾病病史、家族史；以突发喘息、呼吸困难、胸闷为主，夏秋之交或晚秋发作	多有心脏瓣膜疾病、冠心病、心肌病和高血压等病史；发病季节不明显；咳嗽、咳粉红色泡沫样痰，劳力性呼吸困难、夜间阵发性呼吸困难及端坐呼吸
体征	双肺弥漫性哮鸣音	双肺底湿啰音，左心扩大，奔马律，可出现心脏杂音
实验室检查	心电图可出现一过性的肺型 P 波，超声心动图无异常	X 线上可见左心房、左心室扩大，中上肺野肺纹理增强及 Kerley B 线；超声心动图有解剖学上的异常；心电图见心律失常或房室扩大；血浆脑钠肽升高
治疗	脱离过敏原。根据病情轻重选用适当的支气管扩张剂及激素。合并感染时加强抗感染治疗	坐起，应用快速洋地黄、利尿剂及扩血管药物

治疗包括休息，吸氧，纠正心律失常，改善心肌收缩力，利尿，降低前负荷和后负荷。

（三）肺栓塞

肺栓塞是由肺动脉或某一分支被血栓或其他栓子堵塞引起相应肺实质血供受阻。肺栓塞栓子的来源主要为静脉血栓，约占 80%，其他栓子包括癌栓、脂肪栓、空气栓、羊水栓、菌栓、虫卵栓等。血液的淤滞、血管壁的损伤和高凝状态是血栓形成的条件，肺栓塞的易患因素包括高龄、心脏病、肥胖、癌肿、妊娠、长期卧床、严重创伤、静脉曲张、术后及口服避孕药等。肺栓塞可单发或多发，栓子的大小有很大的差异，从显微镜下的微栓子到肉眼可见的巨大的骑跨型栓子。后者可完全阻塞肺动脉主干或其主要分支。双肺受累的概率约为 2/3，下叶血管比上叶更常见，右肺受累比左肺常见。患有慢性内科疾病患者肺栓塞易复发。血栓中血小板分解释放组胺、5- 羟色胺及缓激肽等使气道痉挛，肺顺应性下降，气道的阻力增加。

临床表现：肺栓塞的症状，除大块栓塞外，最常见的是小血栓不断形成，旧血栓又不能及时溶解，栓塞逐渐累积。呼吸困难，呈浅而快的呼吸，咳嗽、咯血、胸闷、胸痛，冷汗、昏厥，恶心、呕吐，焦虑等。巨大肺栓塞可致休克，甚至猝死。

体征：呼吸急促是常见的体征。其他常见的有心动过速、发绀和肺部湿啰音，其次为发热、胸腔积液体征、低血压或休克。心律失常、肺动脉瓣区第二心音亢进、黄疸和哮鸣音等。

胸部 X 线检查大多有异常征象，肺部阴影多见于下叶，可呈圆形、斑片状或楔形，典型者为楔形，底部与胸膜相连，顶端指向肺门。两侧多发性肺栓塞时，其浸润阴影类似支气管肺炎。最常见的 X 线征象为肺容积减少，主要表现为一侧横膈抬高，常有胸膜反应。肺门血管扩张，为肺栓塞的一个重要 X 线征象。重症患者可出现肺动脉段明显突出，心影增大及奇静脉上腔静脉影增宽。选择性肺动脉造影是诊断肺栓塞最特异的方法。

血白细胞计数可正常或增高，血小板减少；红细胞沉降率增快；48 小时后乳酸脱氢酶（lactate dehydrogenase，LDH）增高，4～6 天恢复正常；红细胞沉降率分析多有低氧血症，心电图检查有异常改变，典型的为电轴显著右偏，极度顺钟向转位和右束支传导阻滞，肺型 P 波，Ⅰ导联 S 波深，ST 段压低，Ⅰ导联 Q 波显著和 T 波倒置。

哮喘与肺栓塞的鉴别要点见表 2-5。

表 2-5　哮喘与肺栓塞的鉴别要点

鉴别诊断	哮喘	肺栓塞
临床表现	多于青少年时期起病；有哮喘反复发作史、其他过敏性疾病病史、家族史；以喘息、呼吸困难（呼气性呼吸困难）、胸闷为主，发作多有季节性	高龄、心脏病、肥胖、癌肿、妊娠、长期卧床、严重创伤、静脉曲张、术后及口服避孕药等为易患因素。呼吸困难（混合性呼吸困难）、咯血、胸闷、胸痛、冷汗等，甚至休克
体征	双肺有弥漫性哮鸣音	呼吸浅快、发绀、肺部湿啰音、心动过速、P_2 亢进及休克体征
实验室检查	X 线无明显异常；心电图呈一过性肺型 P 波	X 线显示斑片状或楔形浸润，最常见 X 线征象为肺容积减少，一侧横膈抬高；心电图和心向量图有右心受累的表现，心电图可出现 $S_1Q_{Ⅲ}T_{Ⅲ}$ 图形，在 $V_{1\sim3}$ 导联有 T 波倒置
治疗	脱离变应原。根据病情轻重选用适当的支气管扩张剂和激素。合并感染时加强抗感染治疗	吸氧、止痛、纠正休克及强心，扩张支气管、抗凝、溶栓和手术治疗

治疗包括吸氧、止痛、纠正休克和心力衰竭以及舒张支气管等对症措施，特异方法包括抗凝、溶栓和手术治疗。

（四）类癌综合征

类癌起源于胃肠嗜铬细胞，这类细胞主要分布在胃肠道黏膜。胃肠嗜铬细胞有产生一系列具有生物活性的胺和肽类的潜在能力，包括 5- 羟色胺、缓激肽、组胺、速激肽和前列腺素，类癌比较常见。能引起类癌综合征的肿瘤见于回肠，也可见于胃、胆道、十二指肠、胰腺、肺或性腺。类癌综合征表现为皮肤潮红，常伴有腹泻，可伴有哮喘发作或心力衰竭。其与支气管哮喘的鉴别点如下。

（1）患者常有皮肤潮红和腹泻的病史。

（2）尿中 5- 羟吲哚乙酸（5-HIAA）排出的浓度明显升高。

（3）肝肿大较常见。

（4）CT、放射性核素扫描、超声等可明确肿瘤的解剖位置。

（五）中央气道阻塞疾病

中央气道是指气管分叉处以上的气道，阻塞可位于胸外，也可位于胸内。胸外中央气道阻塞疾病，如气管的炎症和良、恶性肿瘤以及咽喉癌、甲状腺癌；咽喉气管壁水肿、气管切开术后再生的瘢痕狭窄、咽后壁脓肿、扁桃体肿大、韦格肉芽肿、声带麻痹等，其与哮喘的鉴别点如下。

（1）呼吸困难症状持续存在或进行性加重，除喘息外常有剧烈咳嗽及高调吸气性喉鸣，应用支气管舒张剂疗效不佳。

（2）多呈现吸气性呼吸困难，严重者出现三凹征。

（3）直接喉镜、纤维支气管镜检查有助于确定病因。

（4）肺功能检查表现为吸气流量显著受限，呈平台状，呼气流量降低不明显。

如果阻塞位于中央气道胸内部位，患者出现吸气及呼气均费力，但呼气更困难。肺功能检查出现呼气的开始阶段呼气流量明显受限，峰流量消失，F-V曲线的前半部分呈平台；吸气流量减低不明显。

（六）支气管内的阻塞性疾病

支气管异物、中央型肺癌、肺癌、纵隔肿瘤压迫支气管或小支气管等疾病，患者易并发阻塞性肺炎，可出现咳嗽、咳痰、喘息等症状，在肺内闻及局限的哮鸣音。其与哮喘的鉴别点如下。

（1）病史，如支气管异物多见于儿童，并有吸入史，肺癌多见于45岁以上男性，多有吸烟史；无哮喘反复发作史、其他过敏性疾病病史、家族史。

（2）支气管扩张剂无效。

（3）支气管镜检查可明确阻塞的性质和部位。

（七）肺嗜酸性粒细胞增多症

肺嗜酸性粒细胞增多症又称为肺嗜酸性粒细胞浸润症，是一组与变态反应相关的疾病，本病可分为4种类型：单纯性肺嗜酸性粒细胞浸润症、迁延性肺嗜酸性粒细胞浸润症、哮喘性嗜酸性粒细胞增多症及热带性嗜酸性粒细胞增多症。其临床共同特点为血嗜酸性粒细胞增多（常＞6%），患者常有咳嗽、胸闷、气急等呼吸道多种症状，其与哮喘的鉴别诊断比较困难，鉴别点如下。

（1）哮喘的病程相对更长，几年到几十年，肺嗜酸性粒细胞增多症患者病程相对较短，多为几个月，少为数年。

（2）胸部X线片：哮喘患者的胸部X线片无明显异常；而肺嗜酸性粒细胞增多症患者（除热带性嗜酸性粒细胞增多症）多发性、此起彼伏的淡薄斑形浸润阴影，而且呈游走性。

（3）哮喘时外周血中嗜酸性粒细胞常少于10%；而肺嗜酸性粒细胞增多症时外周血中嗜酸性粒细胞常大于10%。

（八）变态反应性支气管肺曲菌病

变态反应性支气管肺曲菌病是由烟曲菌引起，是机体对曲菌过敏引起的Ⅰ型和Ⅲ型变态反应，从而产生哮喘和肺实质病变。多于秋、冬季发病，畏寒、发热、咳黏稠痰或棕黄色脓痰，或痰中带血和哮喘样发作。胸部X线片示肺部反复在同一部位出现游走性片状浸润影，孢子阻塞支气管可引起短暂性肺段或肺叶不张。其与哮喘鉴别诊断的要点如下。

（1）典型者咳出棕褐色痰，内含多量的嗜酸性粒细胞。

（2）胸部X线片呈游走性或固定浸润病灶。

（3）痰检或痰培养发现烟曲菌。

（4）曲菌抗原皮试呈速发反应阳性。

（5）曲菌抗原特异性抗体测定特异阳性（IgG）。

（6）外周血嗜酸性粒细胞明显增多；血清总 IgE 水平明显增高。

（九）过敏性肉芽肿

本病的发病机制还不清楚，临床的实验室检查支持它是一种免疫性疾病，多见于中青年，患者可出现哮喘、过敏性鼻炎、发热的症状，其与哮喘的鉴别点如下。

（1）外周血嗜酸性粒细胞百分比超过 10%；血清 IgE 升高（大于 600U/L）。

（2）全身性血管炎不仅累及肺，还可侵犯心脏、胰腺、脾、肾脏及皮肤的小动脉和小静脉，其病理活检组织的特征是嗜酸性粒细胞浸润、肉芽肿及坏死性血管炎。

（3）胸部 X 线片可见肺叶、肺段实质性浸润或结节状密度增高影。

（4）10%～60% 的患者抗中性粒细胞胞质抗体（ANCA）阳性，多为核周型 ANCA（pANCA），也有胞质型 ANCA（cANCA）。

（十）弥漫性泛细支气管炎

弥漫性泛细支气管炎是一种主要累及呼吸性细支气管的弥漫性炎性疾病。临床表现为咳嗽、咳痰、胸闷气急；听诊双肺可闻及哮鸣音及捻发音；肺功能提示轻度限制性和重度阻塞性通气功能障碍。与哮喘的鉴别点如下。

（1）两肺较广泛的细小湿啰音或捻发音，常有杵状指和唇、甲床发绀等体征。

（2）胸部 X 线片示两肺野弥漫性小结节影或粟粒状结节影。

（3）血气分析示明显的低氧血症。

（4）肺活检病理变化主要在呼吸性细支气管。

（5）平喘药治疗效果差，红霉素治疗有效。

（十一）自发性气胸

空气进入胸膜腔即形成气胸。自发性气胸是在没有外伤或人为因素的条件下形成的气胸。突发性患侧胸痛及呼吸困难是自发性气胸的主要症状；体征有患侧的呼吸运动减弱或消失，叩诊呈鼓音、语音震颤及呼吸音减弱或消失；X 线表现为萎陷的肺脏缩向肺门，可出现胸膜线。与哮喘的鉴别点如下。

（1）无多年哮喘的反复发作史，无过敏性疾病病史及喘息史。

（2）多为单侧的呼吸音减弱，听诊无哮鸣音。

（3）胸部 X 线片出现胸膜线。

（4）胸膜腔穿刺排气后可缓解。

九、治疗

哮喘的治疗目标是达到哮喘的完全控制。虽然哮喘不能根治，但是经过长期规范治疗和管理，可以达到哮喘的"临床治愈"。

（一）确定并减少危险因素接触

通过病史、变应原检查，找到引起哮喘发作的变应原或其他非特异刺激因素，包括职业因素，应指导患者脱离变应原的接触和避免危险因素的暴露。尽管对已确诊的哮喘患者应用药物干预对控制症状和改善生活质量非常有效，但仍应尽可能避免或减少接触危险因素，以预防哮喘发病和症状加重。

（二）药物治疗

要达到哮喘的完全控制，长期规律药物治疗是非常重要的。治疗哮喘的药物可分为控制性药物和缓解性药物。①控制性药物：指需要长期使用的药物。这些药物主要通过抗炎作用使哮喘维持临床控制，其中包括吸入性糖皮质激素（ICS）、白三烯调节剂、长效 β_2 受体激动剂（long acting beta agonist，LABA，不单独应用）、缓释茶碱、色苷酸钠、抗 IgE 抗体等。②缓解性药物：指按需使用的药物。这些药物通过迅速解除支气管痉挛从而缓解哮喘症状，其中包括速效吸入 β_2 受体激动剂、全身用糖皮质激素、吸入性抗胆碱能药物、短效茶碱类及口服 β_2 受体激动剂等。

1. 糖皮质激素

糖皮质激素简称激素，是目前治疗哮喘最有效的药物。给药途径包括吸入、口服和静脉，吸入为首选途径。

（1）吸入给药：吸入性糖皮质激素（ICS）的局部抗炎作用强，通过吸气过程给药可使药物直接作用于呼吸道，所需剂量较小，且通过消化道和呼吸道进入血液后，药物的大部分被肝脏灭活，因此全身性不良反应较少。ICS 可有效减轻哮喘症状、改善肺功能、降低气道高反应性、减少哮喘急性发作、提高生活质量、降低病死率。当使用不同的吸入装置时，可能产生不同的治疗效果。多数成年哮喘患者吸入适当剂量激素即可较好地控制哮喘。既往的观点认为过多增加 ICS 剂量对控制哮喘的获益较小而不良反应增加。但美国 Nelson 博士报道在一项纳入了 403 例患者的吸入性激素剂量试验中，对于那些基于清晨肺功能测试发现有哮喘加重早期证据的患者，若将吸入性糖皮质激素的剂量增加到原来的 4 倍，则需要口服激素的相对风险比采用小剂量吸入性激素方案不变的患者低 57%。由于吸烟可以降低激素的效果，故吸烟患者须戒烟并给予较高剂量的ICS。ICS 的剂量与预防哮喘严重急性发作的作用之间有非常明确的关系，所以，严重哮喘患者长期大剂量 ICS 是有益的。

肺外循环中内皮细胞功能失调主要与心血管疾病有关。有报道，COPD 也伴随着内皮细胞功能失调，ICS 可以部分或完全修复疾病状态下的正常内皮依赖的血管舒张，因此，鉴定气道内皮细胞可能是气道疾病治疗的一个新的靶向治疗。ICS 可能减少 COPD 患者非致死性和致死性心血管事件。

ICS 在口咽部局部的不良反应包括声音嘶哑、咽部不适和念珠菌感染。吸药后及时用清水含漱口咽部，选用干粉吸入剂或加用储雾器可减少上述不良反应。ICS 的全身不良反应的大小与药物剂量、药物的生物利用度、肝脏首过代谢率及全身吸收药物的半衰期等因素有关。已上市的 ICS 中丙酸氟替卡松和布地奈德的全身不良反应较少。目前，有证据表明，成年哮喘患者每日吸入低至中等剂量激素，不会出现明显的全身不良反应。长期高剂量 ICS 后可能出现的全身不良反应包括皮肤瘀斑、肾上腺功能抑制和骨密度降低等。已有研究证据表明 ICS 可能与白内障和青光眼的发生有关，但前瞻性研究没有证据表明与后囊下白内障的发生有明确关系。目前，没有证据表明 ICS 可以增加肺部感染（包括肺结核）的发生率，因此，伴有活动性肺结核的哮喘患者可以在抗结核治疗的同时给予 ICS 治疗。有研究显示，孕期 ICS 虽然不会引起严重的产科疾病和胎儿畸形，但可能导致后代在内分泌和代谢方面失衡，不过有待进一步的研究证实。

临床上常用的 ICS 有 4 种，包括二丙酸倍氯米松、布地奈德、丙酸氟替卡松、环索奈德。一般而言，使用干粉吸入装置比普通定量气雾剂方便，吸入下呼吸道的药物量较多。

雾化溶液给药：布地奈德混悬液经以压缩空气为动力的射流装置雾化吸入，对患者吸气配合的要求不高，起效较快，适用于轻中度哮喘急性发作时的治疗。

（2）口服给药：适用于中度哮喘发作、慢性持续哮喘吸入大剂量ICS联合治疗无效的患者和作为静脉应用激素治疗后的序贯治疗。一般使用半衰期较短的激素（如泼尼松、泼尼松龙或甲泼尼龙等）。对于激素依赖型哮喘，可采用每日或隔日清晨顿服给药的方式，以减少外源性激素对下丘脑—垂体—肾上腺轴的抑制作用。泼尼松的维持剂量一般每日＜10mg。

长期口服激素可以引起骨质疏松症、高血压、糖尿病、下丘脑—垂体—肾上腺轴的抑制、肥胖症、白内障、青光眼、皮肤菲薄导致皮纹和瘀斑、肌无力。对于伴有结核病、寄生虫感染、骨质疏松、青光眼、糖尿病、严重抑郁或消化性溃疡的哮喘患者，全身给予激素治疗时应慎重并应密切随访。长期甚至短期全身使用激素的哮喘患者可感染致命的疱疹病毒，应引起重视。地塞米松因对下丘脑—垂体—肾上腺轴的抑制作用强，不推荐长期使用。

（3）静脉给药：严重急性哮喘发作时，应经静脉及时给予琥珀酸氢化可的松（400～1000mg/d）或甲泼尼龙（80～160mg/d）。无激素依赖倾向者，可在短期（3～5天）内停药，有激素依赖倾向者应延长给药时间，控制哮喘症状后改为口服给药，并逐步减少激素用量。

2. β_2受体激动剂

通过对气道平滑肌和肥大细胞等细胞膜表面的β_2受体的作用，舒张气道平滑肌、减少肥大细胞和嗜碱性粒细胞脱颗粒和递质释放、降低微血管的通透性、增加气道上皮纤毛的摆动等，缓解哮喘症状。此类药物较多，可分为短效（作用维持4～6小时）和长效（维持10～12小时）β_2受体激动剂。后者又可分为速效（数分钟起效）和缓慢起效（30分钟起效）两种（见表2-6）。

表2-6　β_2受体激动剂的分类

起效速度	作用维持时间	
	短效	长效
速效	沙丁胺醇吸入剂 特布他林吸入剂 非诺特罗吸入剂	福莫特罗吸入剂
慢效	沙丁胺醇口服剂 特布他林口服剂	沙美特罗吸入剂

（1）短效β_2受体激动剂：常用的药物如沙丁胺醇和特布他林等。给药途径如下。

吸入给药：可供吸入的短效β_2受体激动剂包括气雾剂、干粉剂和溶液等。这类药物松弛气道平滑肌作用强，通常在数分钟内起效，疗效可维持数小时，是缓解轻至中度急性哮喘症状的首选药物，也可用于运动性哮喘。如每次吸入100～200μg沙丁胺醇或250～500μg特布他林，必要时每20分钟重复1次。1小时后疗效不满意者应向医师咨询或去急诊。这类药物应按需间歇使用，不宜长期、单一使用，也不宜过量应用，否则可引起骨骼肌震颤、低钾血症、心律失常等不良反应。压力型定量手控气雾剂和干粉吸入装置吸入短效 β_2 受体激动剂不适用于重度哮喘发作；而其溶液（如沙丁胺醇、特布他林、非诺特罗及其复方制剂）经雾化泵吸入适用于轻至重度哮喘发作。

口服给药：如沙丁胺醇、特布他林、丙卡特罗片等，通常在服药后 15～30 分钟起效，疗效维持 4～6 小时。如沙丁胺醇 2～4mg，特布他林 1.25～2.5mg，每日 3 次；丙卡特罗 25～50μg，每日 2 次。使用虽较方便，但心悸、骨骼肌震颤等不良反应比吸入给药明显。缓释剂型和控释剂型的平喘作用维持时间可达 8～12 小时，特布他林的前体药班布特罗的作用可维持 24 小时，可减少用药次数，适用于夜间哮喘患者的预防和治疗。长期、单一应用 β_2 受体激动剂可造成细胞膜 β_2 受体的下调，表现为临床耐药现象，故应予避免。

注射给药：虽然平喘作用较为迅速，但因全身不良反应的发生率较高，国内较少使用。

（2）长效 β_2 受体激动剂(LABA)：LABA 舒张支气管平滑肌的作用可维持＞12 小时。目前，在我国使用的吸入型 LABA 有 2 种。沙美特罗：经碟剂装置给药，给药后 30 分钟起效，平喘作用维持＞12 小时。推荐剂量 50μg，每日 2 次吸入，目前我国已经没有单独吸入型沙美特罗药物。福莫特罗经吸入装置给药，给药后 3～5 分钟起效，平喘作用维持＞12 小时。平喘作用具有一定的剂量依赖性，推荐剂量每次 4.5～9μg，每日 2 次吸入，每日剂量不能＞54μg。吸入型 LABA 适用于哮喘（尤其是夜间哮喘和运动诱发哮喘）的预防和治疗。福莫特罗因起效相对较快，也可按需用于哮喘急性发作时的早期干预治疗。有研究显示相对于白种人而言，非洲人发生哮喘时使用长效 β_2 受体激动剂的失败率更高，可能与种族差异有关。

自 20 世纪 90 年代末推荐 ICS 加 LABA 联合治疗哮喘以来，这一最经典的哮喘联合治疗一直是哮喘患者最常用而且也是最有效的治疗方法。两者联合具有协同抗炎和平喘作用，可获得相当于（或优于）双倍剂量 ICS 时的疗效，并可增加患者的依从性、减少较大剂量 ICS 引起的不良反应，尤其适合于中至重度持续哮喘患者的长期治疗。目前，常用药物有布地奈德/福莫特罗、丙酸氟替卡松/沙美特罗等。不推荐长期单独使用 LABA，有研究指出单独应用 LABA 可能加重哮喘症状，甚至导致儿童和成年患者死亡。

3. 白三烯调节剂

白三烯调节剂包括半胱氨酰白三烯受体拮抗剂和 5- 脂氧化酶抑制剂。除 ICS 外，是唯一可单独应用的控制性药物，可作为轻度哮喘的替代治疗药物和中重度哮喘的联合治疗用药。目前，在国内应用主要是半胱氨酰白三烯受体拮抗剂，通过对气道平滑肌和其他细胞表面白三烯受体的拮抗抑制肥大细胞和嗜酸性粒细胞释放出的半胱氨酰白三烯的致喘和致炎作用，产生轻度支气管舒张和减轻变应原、运动和二氧化硫（SO_2）诱发的支气管痉挛等作用，并具有一定程度的抗炎作用。本品可减轻哮喘症状，改善肺功能，减少哮喘的恶化。但其作用不如 ICS，也不能替代激素。作为联合治疗中的一种药物，本品可减少中至重度哮喘患者每日 ICS 的剂量，并可提高 ICS 治疗的临床疗效，联用本品与 ICS 的疗效比联用吸入 LABA 与 ICS 的疗效稍差。但本品服用方便，尤其适用于阿司匹林哮喘、运动性哮喘和伴有过敏性鼻炎哮喘患者的治疗。本品使用较为安全。

虽然有文献报道接受这类药物治疗的患者可出现许尔许斯特劳斯综合征，但其与白三烯调节剂的因果关系尚未肯定，可能与减少全身应用激素的剂量有关。5-脂氧化酶抑制剂的代表药齐留通可能引起肝脏损害，需监测肝功能，通常口服给药。白三烯受体拮抗剂孟鲁司特 10mg，每日 1 次；扎鲁司特 20mg，每日 2 次。

4. 茶碱

茶碱具有舒张支气管平滑肌的作用，还有强心、利尿、扩张冠状动脉、兴奋呼吸中枢和呼吸肌等作用。有研究资料显示，低浓度茶碱具有抗炎和免疫调节作用。小剂量茶碱可提高激素的抗炎效果：在一项以 68 例吸烟的哮喘患者为研究对象的试验中，茶碱 400mg/d ＋倍氯米松 200μg/d，治疗 4 周，肺功能和哮喘症状的改善程度比单药治疗更明显，且差异有统计学意义。吸烟会抑制组蛋白去乙酰化酶，后者是一种可介导皮质类固醇治疗应答的酶，而使用小剂量茶碱可增加组蛋白去乙酰化酶的活性。

（1）口服给药：包括氨茶碱和控（缓）释型茶碱，用于轻至中度哮喘发作和维持治疗。一般剂量为每日 6 ～ 10mg/kg。口服控（缓）释型茶碱后昼夜血药浓度平稳，平喘作用可维持 12 ～ 24 小时，尤其适用于夜间哮喘症状的控制。联合应用茶碱、激素和抗胆碱药物具有协同作用。但本品与 β_2 受体激动剂联合应用时，易出现心率增快和心律失常，应慎用并适当减少剂量。

（2）静脉给药：氨茶碱加入葡萄糖注射液中，缓慢静脉注射，注射速度不宜超过 0.25mg/（kg·min），或静脉滴注，适用于哮喘急性发作且 24 小时内未用过茶碱类药物的患者。负荷剂量为 4 ～ 6mg/kg，维持剂量为 0.6 ～ 0.8mg/（kg·h）。由于茶碱的"治疗窗"窄，以及茶碱代谢存在较大的个体差异，可引起心律失常、血压下降，甚至死亡，在有条件的情况下应监测其血药浓度，及时调整浓度和滴速。茶碱有效、安全的血药浓度范围应在 6 ～ 15mg/L。影响茶碱代谢的因素较多，如发热性疾病、妊娠、抗结核治疗可以降低茶碱的血药浓度；而肝脏疾患、充血性心力衰竭及合用西咪替丁或喹诺酮类、大环内酯类等药物均可影响茶碱代谢而使其排泄减慢，增加茶碱的毒性作用，应引起临床医师的重视，并酌情调整剂量。多索茶碱的作用与氨茶碱相同，但不良反应较轻。双羟丙茶碱的作用较弱，口服生物利用度低，不良反应相对较少。

5. 抗胆碱药物

吸入性抗胆碱药物如溴化异丙托品、溴化氧托品和泰乌托品（噻托溴铵）等，可阻断节后迷走神经传出支，通过降低迷走神经张力而舒张支气管。其舒张支气管的作用比 β_2 受体激动剂弱，起效也较慢，但长期应用不易产生耐药，对老年人患者的疗效不低于年轻人患者。

本品有气雾剂和雾化溶液两种剂型。经 pMDI 吸入溴化异丙托品气雾剂，常用剂量为 20 ～ 40μg，每日 3 ～ 4 次，经雾化泵吸入溴化异丙托品溶液的常用剂量为 0.5mg，每日 3 ～ 4 次。噻托溴铵为长效抗胆碱药物，对 M_1 和 M_3 受体具有选择性抑制作用，仅需每日 1 次吸入给药。本品与 β_2 受体激动剂联合应用具有协同、互补作用。本品对有吸烟史的老年哮喘患者较为适宜，但对妊娠早期妇女和患有青光眼或前列腺肥大的患者应慎用。溴化异丙托品可用于一些因不能耐受 β_2 受体激动剂的哮喘患者。目前，也已有证据表明噻托溴铵对哮喘长期治疗有一定效果。

6. 抗 IgE 治疗

抗 IgE 单克隆抗体是一种人源化的重组鼠抗人的抗 IgE 单克隆抗体，具有阻断游离 IgE 与 IgE 效应细胞（肥大细胞、嗜碱性粒细胞）表面受体结合的作用，但不会诱导效应细胞的脱颗粒反应。可应用于血清 IgE 水平增高的哮喘患者。目前，它主要用于经过吸入性糖皮质激素和 LABA 联合治疗后症状仍未控制的严重哮喘患者。使用方法为每 2 周皮下注射 1 次，至少 3 ～ 6 个月。多项临床研究结果表明，血清 IgE 明显增加的重度哮喘患者经抗 IgE 单克隆抗体治疗后，可以显著改善哮喘症状，减少激素用量，减少哮喘急性加重和住院率。因此，从 2006 年起 GINA 推荐将本品作为难治性哮喘的治疗方法之一。但因该药临床使用的时间尚短，其远期疗效与安全性有待进一步观察。价格昂贵也使其临床应用受到限制。

7. 变应原特异性免疫疗法（specific immunotherapy，SIT）

通过皮下给予常见吸入变应原提取液（如尘螨、猫毛、豚草等），可减轻哮喘症状和降低气道高反应性，适用于变应原明确但难以避免的哮喘患者。其远期疗效和安全性尚待进一步研究与评价。变应原制备的标准化也有待加强。哮喘患者应用此疗法应严格在医师指导下进行。目前，已试用舌下给药的变应原免疫疗法。SIT 应该是在严格的环境隔离和药物干预无效（包括 ICS）情况下考虑的治疗方法。现在还没有证据支持使用复合变应原进行免疫治疗的价值。

8. 其他药物

（1）抗组胺药物：口服第 2 代抗组胺药物（H_1 受体拮抗剂）如酮替芬、氯雷他定、阿司咪唑、氮卓司丁、特非那丁等具有抗变态反应作用，但在哮喘治疗中的作用较弱。可用于伴有变应性鼻炎哮喘患者的治疗。这类药物的不良反应主要是嗜睡。阿司咪唑和特非那丁可引起严重的心血管不良反应，应谨慎使用。

（2）其他口服抗变态反应药物：如曲尼司特、瑞吡司特等可应用于轻至中度哮喘的治疗。其主要不良反应是嗜睡。

可能减少口服糖皮质激素剂量的药物：甲氨蝶呤和环孢素 A 可以显著减少口服激素依赖性哮喘患者口服激素的剂量。连续治疗 4 ～ 5 个月后，可使口服激素剂量平均减少50%。这些药物具有一定的不良反应，只能在专科医师指导下使用。属于这一类的其他药物包括静脉注射免疫球蛋白（特别是对儿童哮喘患者）、氨苯砜、秋水仙碱等，由于尚无高级别循证医学研究证据，上述药物的疗效和安全性尚不明确，不宜常规使用。此外，小剂量大环内酯类抗生素（克拉霉素等）口服也有助于难治性哮喘的治疗，可减轻以中性粒细胞为主的气道炎症，降低气道高反应性。上述治疗方法还有待于大样本临床 RCT 研究。

质子泵抑制剂：在哮喘患者中胃食管反流病很常见，但在哮喘患者中应用质子泵抑制剂的结果有争议。在合并有胃食管反流病的哮喘患者中，使用艾美拉唑 40mg，每日 1 次或每日 2 次进行随机、双盲和空白对照的研究，结果显示艾美拉唑可能改善肺功能和哮喘相关的生活质量，但是这种改善是轻度的，临床意义较少。该结果明确提示，隐匿性或症状轻微的胃食管反流病可能不是导致哮喘控制不良的原因。

维生素 D_1 在哮喘患者中，维生素 D 水平与肺功能受损、气道反应性增加及糖皮质激素的反应性较少有关，提示补充哮喘患者的维生素 D 水平可能改善哮喘的严重程度的多种参数和治疗反应性。在治疗抵抗性的哮喘儿童中低的维生素 D 水平与气道平滑肌层增厚、恶化哮喘控制和肺功能有关，维生素 D 与气道结构和气道功能的相关性提示在治疗抵抗性哮喘儿童中，补充维生素 D 可能有效。哮喘是否需要补充维生素 D 还有待临床试验的结果。先前的研究已经证实，孕期母体的维生素 D 水平与婴幼儿时期的哮喘症状成负相关。现在一项纳入了 616 例年龄稍大、6～14 岁哮喘患儿的试验表明，28% 的患儿血清维生素 D 水平偏低 ≤ 30ng/mL。而且，血清维生素 D 水平与前一年因哮喘而入院的次数、支气管对乙酰甲胆碱的反应性、总 IgE 和外周血嗜酸性粒细胞计数成负相关。

9. 新的治疗药物和方法

（1）新型的 ICS 与 ICS/LABA 复合制剂。

1）环索奈德：该药为前体药，吸入肺内后在酯酶的作用下生成有活性的去异丁酰基环索奈德，其活性是前体药的 100 倍。环索奈德气雾剂的颗粒小，可以到达远端细支气管，甚至肺泡，在肺内的沉降率＞ 50%，可以每日 1 次使用。该药吸入肺部后很快被代谢清除，全身性不良反应少。2006 年 GINA 推荐使用的环索奈德剂量低于布地奈德和丙酸氟替卡松。

2）ICS/LABA 复合制剂：这类复合制剂有环索奈德 / 福莫特罗、氟替卡松 / 福莫特罗、糠酸莫米松 / 福莫特罗和糠酸莫米松 / 茚达特罗等，每日 1 次的 ICS/LABA 复合制剂也在研发过程中。

（2）生物制剂。

1）抗 IL-5 治疗：IL-5 是促进嗜酸性粒细胞增多、在肺内聚集和活化的重要细胞因子。抗 IL-5 单抗治疗哮喘，可以减少患者体内嗜酸性粒细胞浸润，减少哮喘急性加重和改善患者生命质量，对于高嗜酸性粒细胞血症的哮喘患者效果好。一项随机空白对照的临床研究结果显示，与空白对照组进行比较，接受 eslizumab 治疗的患者痰中的嗜酸性粒细胞明显下降，气道功能改善，哮喘也得到较好的控制，该药的耐受性较好。

2）抗肿瘤坏死因子 -α（TNF-α）治疗：哮喘患者体内 TNF-α 水平升高，TNF-α 与哮喘发病机制有关，抗 TNF-α 单抗能特异性与 TNF-α 结合，从而阻断 TNF-α 的作用。研究结果显示，抗 TNF-α 单抗治疗哮喘的疗效与风险各家报道不一，尤其是该药的不良反应较大，如严重感染和肿瘤的发生，甚至有死亡的个案报道。一项随机、双盲、空白对照的 II 期临床研究提示，虽然依那西普有较好的治疗耐受性，但是在中重度的持续性哮喘患者中进行为期 12 周的治疗，该药并未显示出临床有效性。还需要在特殊的哮喘患者亚群中进行长期的随访以全面评估该药在哮喘特殊亚群中的临床效果。该药还需要扩大样本量作进一步的临床研究，以确定其疗效与安全性。

3）其他生物制剂：目前有多个生物制剂处于 II 期或 III 期的临床研究阶段，如针对细胞因子的抗 IL-4 单抗、抗 IL-9 单抗、抗 1L-13 单抗及炎症递质抑制剂等。一项随机、对照的 II 期临床研究显示，IL-4Rα 拮抗剂 AMG317 并未在所有的哮喘患者群中显示出临床有效性，而在高的基础 ACQ 评分的患者中可以观察到较多的获益，且显示出良好的安全性和耐受性。

（3）支气管热成形术：平滑肌增生肥大是哮喘气道重塑的重要组成部分之一。支气管热成形术是经支气管镜射频消融气道平滑肌治疗哮喘的技术。通过支气管热形成术可以减少哮喘患者的支气管平滑肌数量，降低支气管收缩能力和降低气道高反应性。国外报道支气管热形成术的近期疗效较好，但远期疗效还需要更大样本量的临床研究，国内还没有相关研究。有随机对照临床研究提示，在严重哮喘患者中，支气管热成形术并未显示出气道高反应性的降低和FEV_1的改变，但是生活质量有所改善，急性发作的次数、急诊抢救和误学或误工的时间均有所下降。对于这一侵入性治疗尚不能做出最终定论。鉴于明显的短期致病率，应该继续开展随访时间更长的研究以进一步了解这种治疗的长期效益。

（三）急性发作期的治疗

哮喘急性发作的治疗取决于发作的严重程度及对治疗的反应。治疗的目的在于尽快缓解症状、解除气流受限和低氧血症，同时还需要制订长期治疗方案以预防再次急性发作。

对于具有哮喘相关死亡高危因素的患者，需要给予高度重视，这些患者应当尽早到医疗机构就诊。高危患者包括：①曾经有过气管插管和机械通气的濒于致死性哮喘的病史；②在过去1年中因为哮喘而住院或看急诊；③正在使用或最近刚刚停用口服激素；④目前未使用ICS；⑤过分依赖速效 β_2 受体激动剂，特别是每月使用沙丁胺醇（或等效药物）超过1支的患者；⑥有心理疾病或社会心理问题，包括使用镇静剂；⑦有对哮喘治疗计划不依从的历史。

轻度和部分中度急性发作可以在家庭中或社区中治疗。家庭或社区中的治疗措施主要为重复吸入速效 β_2 受体激动剂，在第1小时每20分钟吸入1～2喷。随后根据治疗反应，轻度急性发作可调整为每3～4小时1～2喷。如果对吸入性 β_2 受体激动剂反应良好（呼吸困难显著缓解），PEF＞预计值或个人最佳值80%，且疗效维持3～4小时，通常不需要使用其他的药物。如果治疗反应不完全，尤其是在控制性治疗的基础上发生的急性发作，应尽早口服激素（泼尼松龙0.5mg/kg或等效剂量的其他激素），必要时到医院就诊。

部分中度和所有重度急性发作患者均应到急诊室或医院治疗。除氧疗外，应重复使用速效 β_2 受体激动剂，可通过压力定量气雾剂的储雾器给药，也可通过射流雾化装置给药。推荐在初始治疗第1小时每20分钟雾化给药1次，随后根据需要间断给药（每4小时1次）。目前，尚无证据支持常规静脉使用 β_2 受体激动剂。联合使用 β_2 受体激动剂和抗胆碱能制剂（如异丙托溴铵）能够取得更好的支气管舒张作用。茶碱的支气管舒张作用弱于短效 β_2 受体激动剂（SABA）不良反应较大，应谨慎使用。对规则服用茶碱缓释制剂的患者，静脉使用茶碱应尽可能监测茶碱血药浓度。中重度哮喘急性发作应尽早使用全身激素，特别是对速效 β_2 受体激动剂初始治疗反应不完全或疗效不能维持，以及在口服激素基础上仍然出现急性发作的患者。口服激素与静脉给药疗效相当，不良反应少。推荐用法：泼尼松龙30～50mg或等效的其他激素，每日单次给药。严重的急性发作或口服激素不能耐受时，可采用静脉注射或静脉滴注，如甲泼尼龙80～160mg，或氢化可的松400～1000mg分次给药。地塞米松因半衰期较长，对肾上腺皮质功能抑制作用较强，一般不推荐使用。静脉给药和口服给药的序贯疗法有可能减少激素用量和不良反应，如静脉使用激素2～3天，继之以口服激素3～5天。不推荐常规使用镁制剂，可用于重度急性发作（FEV_1 25%～30%）或对初始治疗反应不良者。

重度和危重度哮喘急性发作经过上述药物治疗，临床症状和肺功能无改善甚至继续恶化，应及时给予机械通气治疗，其指征主要包括：意识改变、呼吸肌疲劳、$PaCO_2 \geqslant 5.99kPa$ 等。哮喘急性发作机械通气需要较高的吸气压，可使用适当水平的呼气末正压通气（positive end expiratory pressure，PEEP）治疗。如果需要过高的气道峰压和平台压才能维持正常通气容积，可试用允许性高碳酸血症通气策略以减少呼吸机相关的肺损伤。

初始治疗症状显著改善，PEF 或 FEV_1 恢复到占预计值或个人最佳值的 60% 以上者可回家继续治疗。治疗前 PEF 或 $FEV_1 < 25\%$ 或治疗后 $< 40\%$ 者应入院治疗。在出院时或近期的随访时，应当为患者制订一个详细的行动计划，审核患者是否正确使用药物、吸入装置和峰流速仪，找到急性发作的诱因并制订避免接触的措施，调整控制性治疗方案。严重的哮喘急性发作意味着哮喘管理的失败，对这些患者应当给予密切监护、长期随访，并进行长期有关哮喘防治教育。

大多数哮喘急性发作并非由细菌感染引起，应严格控制抗生素的使用指征，除非有细菌感染的证据，或属于重度或危重哮喘急性发作。

（四）慢性持续期的治疗

哮喘的治疗应以患者的病情严重程度为基础，根据其控制水平选择适当的治疗方案。哮喘药物的选择既要考虑药物的疗效及其安全性，也要考虑患者的实际状况，如经济收入和当地的医疗资源等。要为每个初诊患者制订哮喘治疗计划，定期随访、监测。改善患者的依从性，并根据患者病情变化及时修订治疗方案。哮喘患者长期治疗方案分为 5 级（见表 2-7）。

对以往未经规范治疗的初诊轻症哮喘患者可选择第 2 级治疗方案；如哮喘患者症状明显，应直接选择第 3 级治疗方案。从第 2 级到第 5 级的治疗方案中都有不同的哮喘控制药物可供选择。而在每一级中都应按需使用缓解药物，以迅速缓解哮喘症状。

如果使用该级治疗方案不能够使哮喘得到控制，治疗方案应该升级直至达到哮喘控制为止。当达到哮喘控制并维持至少 3 个月后，治疗方案可考虑降级。GINA 和我国哮喘防治指南的建议减量方案如下：①单独使用中至高剂量 ICS 的患者，将 ICS 剂量减少 50%；②单独使用低剂量激素的患者，可改为每日 1 次用药；③联合 ICS 和 LABA 的患者，将 ICS 剂量减少约 50%，仍继续使用 LABA 联合治疗。当达到低剂量联合治疗时，可选择改为每日 1 次联合用药或停用 LABA，单用 ICS 治疗。若患者使用最低剂量控制药物达到哮喘控制 1 年，并且哮喘症状不再发作，可考虑停用药物治疗。上述减量方案尚待进一步验证。

通常情况下，患者在初诊后 2 ～ 4 周回访，以后每 1 ～ 3 个月随访 1 次。出现哮喘发作时应及时就诊，哮喘发作后 2 周～ 1 个月内进行回访。

对于贫困地区或低经济收入的哮喘患者，视其病情严重度不同，长期控制哮喘的药物也可推荐使用：①吸入低剂量激素；②口服缓释茶碱；③ ICS 联合口服缓释茶碱；④口服激素和缓释茶碱。这些治疗方案的疗效与安全性需要进一步临床研究，尤其是要监测长期口服激素可能引起的全身不良反应。

表 2-7 根据哮喘控制水平确定和调整治疗方案

第 1 级	第 2 级	第 3 级	第 4 级	第 5 级
按需使用速效 β_2 受体激动剂				
哮喘教育、环境控制				
	选用 1 种	选用 1 种	增加 ≥ 1 种	增加 ≥ 1 种
	低剂量的 ICS	低剂量的 ICS 加 LABA	中高剂量的 ICS 加 LABA	口服最小剂量的糖皮质激素
	白三烯调节剂	中高剂量的 ICS	白三烯调节剂	抗 IgE 治疗
		低剂量的 ICS 加白三烯调节剂	缓释茶碱	
		低剂量的 ICS 加缓释茶碱		

（五）哮喘合并症的治疗

哮喘尤其是难治性哮喘常存在多种合并症，包括肥胖、胃食管反流病、焦虑及抑郁、食物过敏、鼻炎、鼻旁窦炎及鼻息肉。合并有肥胖的哮喘更难治疗，可能与不同类型的气道炎症（有别于典型哮喘的嗜酸性粒细胞气道炎症）易并发阻塞性睡眠呼吸暂停低通气综合征及胃食管反流病有关。治疗上仍以吸入激素治疗为主，减肥锻炼甚至减肥手术可改善哮喘控制。胃食管反流病（gastroesophageal reflux disease，GERD）常见胃灼热、上腹痛或胸痛症状，对于合并明显的胃食管反流症状的哮喘患者，可予以质子泵抑制剂、胃动力剂治疗。焦虑及抑郁会增加哮喘急性发作，药物及认知—行为疗法可改善哮喘控制。哮喘合并食物过敏的患者常表现为致敏性哮喘发作，该类患者需常备肾上腺素自动注射装置，并注意避免进食过敏的食物。经鼻吸入激素治疗合并过敏性鼻炎、鼻旁窦炎的哮喘患者，可显著降低哮喘住院率。

（六）哮喘合并妊娠的治疗

无论是原有哮喘合并妊娠，还是妊娠期出现哮喘，妊娠对哮喘以及哮喘对孕妇和胎儿均有一定程度的相互影响。妊娠期哮喘的发生率为 1% ～ 4%，哮喘患者在妊娠期约 1/3 病情加重、1/3 减轻、1/3 病情无变化。哮喘反复发作对妊娠可产生不良影响，它对胎儿可致早产、胎儿发育不良、过期产、低体重等，对孕妇可引起先兆子痫、妊娠高血压、难产等，严重者对母亲和婴儿的生命构成威胁。因此，受孕时和整个妊娠期哮喘控制良好对确保母婴安全至关重要。由于胎儿发生先天性畸形危险性最大的时期，是受孕后 7 周或停经后 9 周内，因此哮喘未控制好的妇女，应接受以吸入 ICS 为主的规范治疗，使哮喘达到临床控制后才受孕，产前咨询非常重要。

为了达到哮喘控制目标，妊娠期间哮喘患者可以继续原来吸入的 ICS（推荐布地奈德定量气雾剂或干粉剂），以控制症状的最小剂量维持。若出现哮喘症状但没有进行规范化治疗，应给予规则吸入 ICS。出现急性发作时应及时吸入速效 β_2 激动剂以尽快控制症状，同时吸氧，必要时短期加用全身激素。在适当的监测下使用茶碱、ICS、速效 β_2 激动剂及白三烯调节剂（特别是孟鲁斯特）不会增加胎儿异常的发生率。妊娠期间慎用的药物包括吸入长效 β_2 激动剂、肾上腺素、色甘酸钠等。在妊娠或计划受孕期间，不主张开始变应原特异性免疫治疗，如妊娠前已经接受治疗并耐受良好，则不必中断治疗。分娩期哮喘发作较少，对平时规则使用激素或妊娠期经常使用激素者，为了应急和防止哮喘发作，可以补充全身激素。与药物产生的不良反应相比，哮喘急性发作造成的缺氧带来的危害更大。因此，在严密的观察和有效的治疗下，哮喘患者生育的风险并不比正常孕妇高。如果哮喘得到良好的控制，不会增加围生期及分娩的危险，也不会对胎儿产生不良后果。

（七）哮喘健康教育与管理

哮喘患者的健康教育与管理是提高疗效，减少复发，提高患者生活质量的重要措施。哮喘管理的目标是：①达到并维持症状的控制；②维持正常活动，包括运动能力；③维持肺功能水平尽量接近正常；④预防哮喘急性加重；⑤避免因哮喘药物治疗导致的不良反应；⑥预防哮喘导致的死亡。

教育患者建立医患之间的合作关系，是实现有效的哮喘管理的首要措施。患者健康教育的目标是增加理解、增强技能、增加满意度、增强自信心、增加依从性和提升自我管理能力，增进健康，减少卫生保健资源使用。健康教育内容包括：①通过长期规范治疗能够有效控制哮喘；②避免触发、诱发因素的方法；③哮喘的本质、发病机制；④哮喘长期治疗方法；⑤药物吸入装置及使用方法；⑥自我监测，如何测定、记录、解释哮喘日记内容，症状评分、应用药物、PEF，哮喘控制测试（ACT）变化；⑦哮喘先兆、哮喘发作征象和相应自我处理方法，如何、何时就医；⑧哮喘防治药物知识；⑨如何根据自我监测结果，判定控制水平、选择治疗；⑩心理因素在哮喘发病中的作用。哮喘教育是一个长期、持续的过程。

（张赫男）

参考文献

［1］李圣青．呼吸危重症临床实践手册 [M]．上海：复旦大学出版社，2021.

［2］武蕾．呼吸系统疑难重症中西医基础与临床 [M]．北京／西安：世界图书出版公司，2020.

［3］赵庆厚．现代呼吸病的诊断治疗进展 [M]．北京：中国纺织出版社，2020.

［4］周伟．氨茶碱与多索茶碱治疗支气管哮喘效果比较 [J]．临床合理用药杂志，2022，15（14）：79-82.

第三节　慢性胃炎

慢性胃炎是由各种病因引起的胃黏膜慢性炎症。

慢性胃炎的分类方法很多，我国 2006 年达成的中国慢性胃炎共识意见中采纳了国际上新悉尼系统的分类方法，根据病理组织学改变和病变在胃的分布部位，结合可能病因，将慢性胃炎分为非萎缩性（以往称浅表性）、萎缩性和特殊类型胃炎三大类。慢性萎缩性胃炎又可分为多灶萎缩性胃炎和自身免疫性胃炎两大类。特殊类型胃炎种类很多，由不同病因所致，临床上较少见。

自身免疫性胃炎在北欧多见，在我国仅有少数报道。由幽门螺杆菌（Hp）引起的慢性胃炎流行情况则因不同国家、不同地区幽门螺杆菌感染的流行情况而异。幽门螺杆菌感染呈世界范围分布，一般幽门螺杆菌感染率发展中国家高于发达国家，感染率随年龄增加而升高，男女差异不大。我国属幽门螺杆菌高感染率国家，估计人群中幽门螺杆菌感染率在 40%～70%。人是目前唯一被确认的幽门螺杆菌传染源。一般认为通过人与人之间密切接触的口—口或粪—口传播是幽门螺杆菌的主要传播途径。流行病学研究资料显示，经济落后、居住环境差及不良卫生习惯与幽门螺杆菌感染率成正相关。因为幽门螺杆菌感染几乎无例外地引起胃黏膜炎症，感染后机体一般难以将其清除而变成慢性感染，因此人群中幽门螺杆菌感染引起的慢性胃炎患病率与该人群幽门螺杆菌的感染率是平行的。但由幽门螺杆菌感染发展而来的慢性多灶萎缩性胃炎的患病率则并不一定与人群的幽门螺杆菌感染率平行，而往往与当地的胃癌患病率呈平行关系。

一、病因

（一）Hp 感染

Hp 感染是慢性胃炎最主要的原因。

（二）饮食和环境因素

进食过冷、过热及粗糙、刺激性食物等不良饮食习惯。

（三）自身免疫因素

自身免疫性胃炎在北欧多见，我国少有报道。

（四）其他因素

胆汁反流、抗血小板药物、非甾体抗炎药（nonsteroidal anti-inflammatory drug，NSAID）等药物、酒精等外在因素也是慢性胃炎相对常见的病因。其他感染性、嗜酸性粒细胞性、淋巴细胞性、肉芽肿性胃炎和其他自身免疫性疾病累及所致的胃炎比较少见。

二、临床表现

由幽门螺杆菌引起的慢性胃炎多数无症状；有症状者表现为非特异性的消化不良，如上腹痛或不适、上腹胀、早饱等，此外，也可出现食欲缺乏、嗳气、泛酸、恶心等，这些症状的有无及严重程度与慢性胃炎的内镜所见及组织病理学改变并无肯定的相关性。

胃黏膜有糜烂者可伴有上消化道出血；自身免疫性胃炎患者可伴有贫血，在典型恶性贫血时，除贫血外还可伴有维生素 B_{12} 缺乏的其他临床表现。

三、辅助检查

（一）内镜检查

1. 慢性非萎缩性胃炎

内镜可见黏膜红斑（点状、片状和条状），黏膜粗糙不平、出血点（斑），黏膜水肿、渗出等基本表现。胃镜下黏膜可有以下各种表现的一种或数种。

（1）充血：颜色发红，呈片状、线状或呈点状。

（2）水肿：颜色发白，反光增强，胃黏膜呈"水浸样"改变。如黏膜既有充血又有水肿，水肿区淡红色黏膜与充血区深红色黏膜互相混杂，即所谓的红白相间或花斑样改变。

（3）脆弱：指轻微触碰即发生出血点。

（4）渗出：指黏膜上有病理黏液渗出，常紧紧黏附于黏膜上，用水不易将其冲掉。

黏稠性黏液必须与吞咽的唾液、十二指肠液相鉴别，后者与黏膜结合松散，有时浮动，用水易将其冲掉。

（5）糜烂：指黏膜上皮完整性受损，可大可小，大的成片，小的可如针尖，糜烂可分为两型，平坦型糜烂面基本上与黏膜相平，隆起型指在黏膜上出现丘状隆起。

（6）黏膜下出血点：是由黏膜下的小血管出血引起，呈斑点状，类似皮疹，也可呈片状，可以根据出血点的分布分级，出血点散在分布小于 10 个为轻度，大于 10 个为中度，大片为重度。

（7）皱襞增生：指皱襞隆起、肥厚，注气后皱襞不能展平，根据其增厚的程度分为3 度：宽度 5mm 为轻度，5～10mm 为中度，大于 10mm 为重度。

（8）肠上皮化生：黏膜呈局灶性扁平隆起，灰白色，近看表面粗糙呈绒毛状。用 0.5% 亚甲蓝直视下喷洒，1～2 分钟后用水清洗，因肠上皮有吸收功能染为蓝色，可有助于诊断。

2. 慢性萎缩性胃炎

萎缩性胃炎又分为单纯萎缩性胃炎和萎缩性胃炎伴增生，主要有以下表现。

（1）皱襞萎缩：主要表现在胃体部，根据萎缩程度可分为 3 度：皱襞变细为轻度，皱襞消失为重度，介于两者之间为中度。

（2）血管显露：正常胃黏膜只在胃底及体上部可以看到血管，其他部位看不到血管，萎缩性胃炎因黏膜变薄，少量注气时可见黏膜下血管显露，早期黏膜下血管呈红色细网状分布，黏膜萎缩明显时表现为黏膜下层静脉丛，呈蓝色或灰蓝色树枝状分布。

（3）胃黏膜色彩变化：是萎缩性胃炎重要内镜表现，镜下表现为橘红色中混有不同程度的灰色，使黏膜色泽变淡，呈灰黄色、灰白色，或弥漫性，或局限性。

单纯萎缩性胃炎主要表现为黏膜红白相间，以白为主，皱襞变平，甚至消失，血管显露或透见；萎缩性胃炎伴增生主要表现为黏膜呈颗粒或结节状。

萎缩性胃炎有癌变的可能性，故主张对萎缩性胃炎进行定期胃镜检查，每年做 1 次胃镜；如发现中度或重度异型增生，则缩短观察期限为半年，可用镜下喷洒 0.5% 亚甲蓝法染色以帮助诊断。

3. 特殊类型胃炎

特殊类型胃的分类与病因和病理有关，包括化学性、放射性、淋巴细胞性、肉芽肿性、嗜酸细胞性及其他感染性疾病等。

巨大肥厚性胃炎又称为梅内特里耶病，镜下见黏膜水肿、皱襞异常巨大，呈结节状或脑回状，大量充气不能展平，皱襞间有大量的胶冻状黏液，可伴有多发性糜烂，但较少有深溃疡。病变常为弥漫性，也可呈局限性。

（二）病理组织学检查

对慢性胃炎的诊断至关重要，应根据病变情况和需要进行活检。

临床实践时可取 2～3 块，分别在胃窦、胃角和胃体部位活检。病理切片的观察内容有 5 种组织学变化和 4 个分级，5 种组织学变化即 Hp 感染、慢性炎症反应（淋巴细胞、浆细胞和单核细胞浸润）、活动性（中性粒细胞浸润）、萎缩（固有腺体减少）及肠上皮化生，4 个分级为无、轻度、中度和重度 4 级（0、+、++、+++）。临床医师可结合病理结果和内镜所见做出病变范围与程度的判断。

（三）实验室检查

（1）Hp 检测：慢性胃炎患者建议常规检测。常用的 Hp 检测方法分为侵入性和非侵入性方法。侵入性方法需要通过胃镜获取胃黏膜标本进行检测，主要包括快速尿素酶试验、胃黏膜组织切片染色镜检及 Hp 培养等。非侵入性方法以 $^{13}C-$ 或 $^{14}C-$ 尿素呼气试验为首选，是评估根除治疗后结果的最佳方法，目前已广泛应用，但需避免抗生素、铋剂、抑酸药物的干扰；单克隆粪便抗原试验可作为备选；血清学试验只用于特殊情况，如流行病学调查、消化性溃疡出血、胃黏膜相关淋巴组织严重的胃黏膜萎缩。

（2）胃蛋白酶原（PG）Ⅰ、Ⅱ及胃泌素–17（G–17）检测，有助于慢性萎缩性胃炎的诊断。PGⅠ、PGⅠ/PGⅡ比值降低，血清 G–17 水平升高，提示胃体萎缩为主；若 PGⅠ 及 PGⅠ/PGⅡ比值正常，血清 G–17 水平降低，提示胃窦萎缩为主；全胃萎缩者，PG 及 G–17 均降低。

（3）血清抗壁细胞抗体、抗内因子抗体及维生素 B_{12} 水平测定有助于诊断自身免疫性胃炎。

四、诊断及鉴别诊断

（一）诊断

鉴于多数慢性胃炎患者无任何症状，或即使有症状也缺乏特异性，且缺乏特异性体征，因此根据症状和体征难以做出慢性胃炎的准诊断，慢性胃炎的确诊主要依赖内镜检查、胃黏膜活检、组织学检查，尤其是后者的诊断价值更大。

按照悉尼胃炎标准要求，完整的诊断应包括病因、部位和形态学 3 个方面。

对于自身免疫胃炎的诊断，要予以足够的重视。因为胃体活检者甚少，或者很少开展 PCA 和 IFA 的检测，诊断该病者很少。因此，如果遇到以全身衰弱和贫血为主要表现，而上消化道症状不明显者，应做血清胃泌素测定和（或）胃液分析，异常者进一步做维生素 B_{12} 吸收试验，血清维生素 B_{12} 浓度测定可获确诊。注意不能仅凭活检组织学诊断本病，特别是标本数少时，这是因为 Hp 感染性胃炎后期，胃窦肠上皮化生，Hp 上移，胃体炎症变得显著，可与自身免疫性胃炎表现相重叠，但后者胃窦黏膜的变化很轻微。另外，淋巴细胞性胃炎也可出现类似情况，而其并无泌酸腺萎缩。

（二）鉴别诊断

慢性胃炎患者可出现上腹部不适、疼痛、反酸、腹胀等消化不良症状，需要与消化性溃疡、胃癌、慢性胆囊炎、胆结石以及肝、胰腺疾病相鉴别。消化性溃疡常表现为上腹部疼痛，具有周期性、节律性的特点，常伴反酸；胃癌早期往往无明显症状，进展期可出现上腹部痛、呕吐、黑便，甚至呕血；胆囊结石患者常于餐后、夜间发生右上腹痛，涉及背部，呈发作性。

胃镜、肝胆胰超声、腹部 CT 或磁共振、血液生化检查、肿瘤标志物等有助于诊断和鉴别；对于出现纳差、体重减轻、贫血、呕血或黑便、黄疸等报警征象，尤其是 45 岁以上、新近出现症状，或症状加重者应及时进行上述检查。

五、治疗

治疗的目标是去除病因，缓解症状，改善胃黏膜组织学，提高生命质量，预防复发和并发症。

（一）生活方式干预

宜清淡饮食，避免刺激、粗糙食物，避免过多饮用咖啡、大量饮酒和长期吸烟。对于需要服用抗血小板药物、NSAID 的患者，是否停药应权衡获益和风险，酌情选择。

（二）药物治疗

应根据患者的病因、类型及临床表现进行个体化治疗，增加黏膜防御能力，促进损伤黏膜愈合是治疗基础。

1. 对因治疗

（1）Hp 阳性慢性胃炎：根除 Hp 有利于胃黏膜的修复，显著改善胃黏膜炎性反应，阻止或延缓胃黏膜萎缩、肠上皮化生的发生和发展，甚至有可能部分逆转萎缩。目前，推荐根除治疗方案为铋剂四联方案：质子泵抑制剂（PPI）＋铋剂＋2 种抗生素，疗程为 10 天或 14 天，停药 1 个月后复查。需要注意的是，Hp 对克拉霉素、甲硝唑和左氧氟沙星的耐药率（包括多重耐药率）高，而对阿莫西林、四环素和呋喃唑酮的耐药率仍很低。我国多数地区为抗生素高耐药地区，推荐经验性铋剂四联治疗方案疗程为 14 天，除非当地的研究证实 10 天治疗有效（根除率＞90%）。

（2）伴胆汁反流的慢性胃炎：可应用促动力药和（或）有结合胆酸作用的胃黏膜保护剂。促动力药物如多潘立酮（每次 10mg、每日 3 次）、莫沙比利（每次 5mg、每日 3 次）等；铝碳酸镁（每次 1g、每日 3～4 次）可以结合胆汁酸，增强胃黏膜屏障，减轻或消除胆汁反流所致的胃黏膜损伤。熊去氧胆酸可以降低胆汁内其他的胆汁酸，缓解胆汁酸对细胞的毒性，对胃黏膜起保护作用。

（3）药物相关性慢性胃炎：首先根据患者使用药物的治疗目的评估患者是否可停相关药物；对于必须长期服用的患者应进行 Hp 检测，阳性者应进行 Hp 根除治疗，并根据病情或症状严重程度加强抑酸和胃黏膜保护治疗。PPI 是预防和治疗 NSAID 相关消化道损伤的首选药物，优于 H_2 受体抑制剂（H_2RA）和胃黏膜保护剂。常用的 PPI 有奥美拉唑、兰索拉唑、泮托拉唑、艾司奥美拉唑、雷贝拉唑、艾普拉唑等。应避免长期服用，并注意 PPI 的不良反应。

2. 对症治疗

（1）以上腹部灼热感或上腹痛为主要症状者，可根据病情或症状严重程度选用 PPI 或 H_2RA、抗酸剂、胃黏膜保护剂。胃黏膜保护剂是慢性胃炎治疗的基础，如硫糖铝、铝碳酸镁、替普瑞酮、瑞巴派特片等。

（2）以上腹饱胀、嗳气、早饱、恶心等为主要表现时，可选择促动力药物如莫沙必利、伊托必利等。与进食相关的中上腹部饱胀、纳差等可应用消化酶，如米曲菌胰酶片、复方阿嗪米特肠溶片、复方消化酶等。消化酶联合促动力药效果更为明显。

（3）伴焦虑、抑郁等精神心理因素、常规治疗无效和疗效差的患者可给予抗抑郁药物或抗焦虑药物。如焦虑抑郁症状比较明显，应建议患者就诊精神卫生专科。

3. 中医药及其他治疗

中医治疗胃炎有一定的效果，但需辨证施治，目前缺乏高质量的临床研究证据；针灸治疗对慢性胃炎的症状改善有作用，用温灸配合艾灸，可有效缓解慢性胃炎脾胃虚寒证患者的症状，适用于基层临床工作者。

（聂志红）

参考文献

［1］人民军医出版社.消化系统疾病用药指南2021[M].北京：人民军医出版社，2021.

［2］丁彦青，张庆玲.消化系统疾病[M].北京：人民卫生出版社，2020.

［3］王清.消化内科常见病诊疗新进展[M].上海：上海交通大学出版社，2019.

［4］张善红.消化内科疾病临床护理实践手册[M].西安：西安交通大学出版社，2018.

［5］杜婷婷，张志明，雍文兴，等.现代医学慢性胃炎发病及机制研究现状[J].实用中医内科杂志，2021，35（6）：65-69.

［6］《慢性胃炎基层诊疗指南（2019年）》发布[J].中华医学信息导报，2020，35（18）：16-16.

［7］AHU SOYOCAK, DILEK DUZGUN ERGUN, GULSAH KOC, et al. Investigation of Aryl Hydrocarbon Receptor, Zinc, and Vitamin B12 Levels in Chronic Gastritis with Helicobacter pylori Infection[J].Biological Trace Element Research, 2021, 1997(7): 2431-2437.

第四节　溃疡性结肠炎

溃疡性结肠炎（UC）是一种可能与免疫病理机制和遗传有关的不明原因的非特异性直肠、结肠黏膜及黏膜下层的炎症。肠道微生物感染和精神因素等可成为诱发因素，病变主要限于结肠的黏膜，且以溃疡为主，多累及直肠和远端结肠，但可向近端扩展，以至遍及整个结肠。临床上以慢性腹泻、腹痛、黏液和脓血便、里急后重等为主要症状。病情轻重不一，常反复发作，迁延不愈。本病可发生于任何年龄，但青壮年较为常见，发病年龄在20～50岁的约占80%，男性稍多于女性。本病在西方人群中有较高的发生率，据统计，每年新病例的发生率为（3～6）/10万人，患病率为（40～80）/10万人，我国发病率近年来也有所升高。

一、病因与发病机制

慢性非特异性溃疡性结肠炎的发病原因尚未完全明确。目前，一般认为本病的发病涉及免疫异常，是一种自身免疫性疾病，与变态反应及遗传因素有关，感染、精神等因素在本病发病中的地位尚难确定。

（一）自身免疫因素

近年来，从免疫学角度探索本病的发病取得了一些进展，如发现患者血清中存在非特异性的抗结肠抗体，且在患者的大肠组织内层分离出抗体，此种抗体作用于肠黏膜的上皮细胞；患者的淋巴细胞在组织培养中可使结肠上皮细胞遭受损伤，其血清中也常含有1种或几种抑制巨噬细胞移行的因子。此外，本病患者常伴有免疫性疾病，多有关节炎、结节性红斑、眼色素层炎、血管炎等自身免疫肠外表现，肾上腺皮质激素治疗能使病情缓解，特别是在患者血清中能检出单核抗体，因此提示本病的发生与自身免疫反应可能有关。

有学者认为，变态反应参与了本病的发病机制，是速发型超敏反应，因此可见急性起病或骤然复发。有资料说明，在溃疡性结肠炎活动期，病变结肠黏膜组织中嗜酸性粒细胞增多，肥大细胞脱颗粒及血浆组织浓度升高，提示抗原 IgE 复合物和肥大细胞的激肽释放酶—激肽系统，发生微循环改变，引起血管通透性增高，肠壁充血水肿，平滑肌痉挛，黏膜糜烂与溃疡。也有学者认为，这种肠壁的过敏反应可能是本病的局部表现，并不能确定是基本病因。

（二）遗传因素

本病发病率在种族之间有明显差别。系统的家系研究显示，本病血缘家族的发病率较高。据国外报道，欧美家族发病率与种族间的发病率有明显差异，本病与某些 HLA 有一定关联性，均提示遗传因素存在本病的发病中占有一定地位。

（三）过敏因素

少数病例对某种食物有过敏反应，如从食谱中排除致敏原或脱敏后，病情即见好转或痊愈。

（四）其他因素

如感染因素、精神神经因素、溶菌酶的破坏作用、保护物质缺乏等都被认为与本病的发生有关联，多属诱发或继发因素，或由多种因素作用改变了患者的免疫状态所致。

二、病理变化

本病的病变主要在直肠和乙状结肠，也可延伸到降结肠和整个直肠。病变之初是肠腺基底部出现隐窝炎，隐窝部损伤，多形核白细胞侵入而形成隐窝脓肿，结肠黏膜水肿、充血、出血等病变，随着炎症与坏死的过程扩大而形成溃疡。溃疡先沿直肠纵轴发展，继而融合成为广泛不规则的大片溃疡，严重者几乎没有完整的结肠黏膜、黏膜有炎性渗出物覆盖，炎症反应为非特异性，组织病理检查可见肠腺隐窝糜烂和溃疡边缘炎细胞浸润，以淋巴细胞和浆细胞为主，在急性发作期和有继发感染时可见到大量中性粒细胞浸润，病变肠壁血管常有血栓形成。溃疡穿孔所引起的腹膜炎、结肠或直肠周围脓肿、瘘管形成、炎性息肉及癌变为主要并发症。溃疡愈合时大量瘢痕形成可导致结肠短缩及肠腔狭窄。

三、临床表现

（一）症状

1.消化道症状

（1）腹泻：为本病主要症状。炎症刺激使肠蠕动增加，肠道对水钠吸收障碍，患者一般都有腹泻，腹泻次数取决于病变轻重和广泛程度。轻者每日 2～4 次，重者达每日 10～30 次，可致失水电解质紊乱。粪质含黏液、脓血，也可只排黏液便和脓血而无粪质。大便带血多见，偶呈全血便。病变限于直肠时，表现为大便表面带血；病变广泛时，血混于粪便中。

（2）腹痛：疼痛多位于左下腹或下腹，可涉及全腹，多为阵发性痉挛性绞痛，一般为轻至中度腹痛，轻型患者或缓解期可无腹痛或仅有腹部不适。重症患者并中毒性巨结肠或并发腹膜炎可有持续剧烈腹痛。腹痛呈疼痛—便意—缓解的规律。

（3）里急后重：由直肠炎症刺激所致，常有骶部不适。

（4）其他：如腹胀、食欲缺乏、恶心、呕吐等。

2. 全身症状

发热常提示溃疡性结肠炎急性发作或急性期，或伴有感染。多为低到中度发热，重症者可有高热、心率加速。病情进展、恶化者可出现衰弱、消瘦、贫血、水电解质紊乱、低蛋白血症、营养障碍。约3%的患者表现为情绪不稳定，如抑郁、焦虑、失眠等。

3. 肠外表现

在本病较少见，约占10%，可能与毒素、肠吸收障碍、衰弱、自身免疫有关。关节痛多见，多为一过性游走性关节痛，偶见强直性脊柱炎。另外，可有结节性红斑、多形红斑、阿弗他口炎、皮下结节、坏疽性脓皮病、虹膜炎、眼色素层炎、脂肪肝、慢性活动性肝炎、坏死后性肝硬化、胆管周围炎、硬化性胆管炎、肾盂肾炎、尿石症、贫血等，儿童生长发育也可受影响。

（二）体征

左下腹或全腹压痛，伴肠鸣音亢进，可触及痉挛或增厚的降结肠或乙状结肠。重症或暴发型患者有发热、脉速、失水体征；结肠扩张者有明显腹胀，上腹明显膨隆，腹肌紧张，腹部压痛，反跳痛，肠鸣音减弱或消失。在轻型或缓解期患者可无阳性体征。直肠指检常有触痛，肛门括约肌常痉挛（但急性中毒症状较重者可松弛），可有指套染血。

（三）并发症

1. 中毒性巨结肠

本病严重并发症之一，发生率约为2%，病死率高达20%～30%，国内较少见。多发生在暴发型或重症患者。由于溃疡深而广泛，可累及全结肠，深达肌层，甚至结肠全受累，肠壁血管及肠肌神经丛受损害，结肠张力减弱或消失，肠内容物及积聚的气体使结肠急性扩张，扩张的压力使肠内容物、细菌经溃疡进入肠壁和血流，造成毒血症、脓毒血症，又使结肠进一步扩张。临床表现为肠管高度扩张，腹部明显胀气，以横结肠扩张最显著。患者病情急剧变化，毒血症状明显，有高热、脱水、脉速、电解质紊乱、腹部膨隆、压痛、肠鸣音消失，白细胞计数显著升高。在结肠扩张基础上容易发生肠穿孔、腹膜炎。

2. 直肠、结肠癌

国外报道本病有5%的癌变率，国内发病率较低。癌变趋势与病程长短、病情轻重、病变范围有关。主要发生在重症患者，病变累及全结肠或病程漫长者。故对病程长者要注意癌变可能。有学者曾经统计，全结肠炎患者及病期超过10年者，发生结肠癌的危险性比普通人群高10～20倍。

3. 下消化道出血

下消化道出血发生率小于5%。在短时间内大量肠出血，并迅速出现脉搏加快、血压下降、贫血等。

4. 肠穿孔

肠穿孔多发生在中毒性巨结肠患者，也可见于重型患者。穿孔多位于左半结肠。

5. 结肠狭窄、肠梗阻

溃疡修复时形成大量瘢痕，致肠腔狭窄，炎性息肉也可阻塞肠腔致肠腔狭窄，严重时发生肠梗阻。多发生在病程长、病变广泛的患者，左半结肠、乙状结肠、直肠狭窄多见。

四、辅助检查

（一）血液检查

1.血常规和红细胞沉降率

由于失血、缺铁而贫血常见，多为小细胞低色素性贫血。急性期白细胞计数升高、红细胞沉降率加速。红细胞沉降率的加快常反映病变的活动性而不能反映病情的轻重。

2.凝血功能

第Ⅴ、第Ⅶ、第Ⅷ因子活性增加，纤维蛋白增加，血小板计数升高。由于血液呈高凝状态，血栓性栓塞常见，如肺栓塞等。

3.血清蛋白电泳

血清蛋白降低，α_1、α_2球蛋白升高。缓解期者如有 α_2 球蛋白增加，提示病情复发可能。γ 球蛋白下降提示预后不良。

4.电解质

钠、钾、氯降低，腹泻明显者低钾尤为突出。

5.C反应蛋白（CRP）

C反应蛋白可鉴别功能性与炎症性肠病，损伤16小时可先于其他蛋白质升高。在克罗恩病患者，CRP较溃疡性结肠炎患者高，提示两者有着不同的急性炎症反应相。

（二）大便检查

外观有脓血、黏液，镜下见大量红、白细胞、脓细胞、巨噬细胞。溶组织阿米巴滋养体、包囊、血吸虫卵及大便孵化、细菌培养（沙门菌、痢疾杆菌、空肠弯曲杆菌、需氧及厌氧菌）及真菌培养阴性。

（三）X线检查

钡灌肠可见多发性溃疡，表现为肠管管壁边缘呈毛刺状或锯齿形，肠腔内有小龛影或条形存钡区，黏膜皱襞粗大紊乱，可见肠腔内炎性息肉引起的颗粒状充盈缺损。早期可见肠壁痉挛，结肠袋形加深，在后期患者由于肠壁纤维组织增生，肠壁变硬，肠管缩短，肠腔变窄，呈铅管状，结肠袋形消失。在中毒性巨结肠患者结肠扩张，结肠袋消失。在重症或暴发型患者一般不做钡灌肠检查，以免加重病情或诱发中毒性结肠扩张。低张气钡双重造影有利于显示微小病变。全消化道钡餐有利于了解整个胃肠道情况。

（四）肠系膜上或肠系膜下动脉选择性血管造影

血管造影可使病变部位的细小血管显影，对溃疡性结肠炎的诊断提供有力的帮助。典型表现为肠壁动脉影像有中断、狭窄及扩张，静脉影像早期则显示高度浓染，而毛细血管像显示中度浓染。

（五）内镜检查

内镜检查对诊断本病有重要价值，并可确定病变范围，摘除较大的炎性息肉。镜检可见病变呈连续性由远端向近端发展，黏膜弥漫性充血、水肿、血管模糊，黏膜粗糙呈细颗粒状，脆性增加，触之易出血，肠黏膜有多发性浅溃疡、糜烂、覆黄白色或血性渗出物，后期见炎性息肉、肠腔狭窄、肠壁增厚、僵直、结肠袋消失、癌变、黏膜较苍白，有萎缩斑片。急性期溃疡及慢性期息肉可同时存在。对急性期重症患者检查应慎重，以防肠穿孔。炎性息肉可有蒂或无蒂，色鲜红，或粉红、苍白，可见桥状形态形成。

五、诊断与鉴别诊断

（一）诊断要点

在排除其他疾病如细菌性痢疾、阿米巴痢疾、慢性血吸虫病、肠结核等感染性结肠炎及克罗恩病、缺血性结肠炎、放射性结肠炎等疾病的基础上，可按下列要点诊断：①具有上述典型临床表现者为临床疑诊，安排进一步检查；②同时具备上述结肠镜和（或）放射影像学特征者，可临床拟诊；③如再具备上述黏膜活检和（或）手术切除标本组织病理学特征者，可以确诊；④初发病例如临床表现、结肠镜及活检组织学改变不典型者，暂不确诊 UC，应予随访；⑤结肠镜检查发现的轻度慢性直肠炎、乙状结肠炎不能与 UC 等同，应观察病情变化，认真寻找病因。

（二）鉴别诊断

1. 克罗恩病

根据临床表现、内镜和组织病理学特征不难鉴别。克罗恩病患者有腹泻但脓血便较少见。多发生于回肠末端，右半结肠也是其好发部位，一般不累及直肠，病变呈节段性分布。内镜下可见纵行溃疡，卵石样外观，病变间黏膜外观正常（非弥漫性），多见肠腔狭窄。病理示裂隙状溃疡，非干酪样肉芽肿，黏膜下层淋巴细胞聚集。

2. 急性感染性肠炎

各种细菌感染，如志贺菌、空肠弯曲杆菌、沙门菌、产气单胞菌、大肠埃希菌、耶尔森菌等。常有流行病学特点（如不洁食物史或疫区接触史），急性起病常伴发热和腹痛，具有自限性（病程一般数天至 1 周，不超过 6 周）；抗生素治疗有效；粪便检出病原体可确诊。

3. 阿米巴肠病

阿米巴肠病有流行病学特征，果酱样大便，结肠镜下见溃疡较深、边缘潜行，间以外观正常的黏膜。确诊有赖于粪便或组织中找到病原体，非流行区患者血清阿米巴抗体阳性有助于确诊，高度疑诊病例抗阿米巴治疗有效。

4. 肠道血吸虫病

有疫水接触史，常有肝、脾肿大。确诊有赖于粪便检查，可见血吸虫卵或孵化毛蚴阳性。急性期结肠镜下可见直肠、乙状结肠黏膜黄褐色颗粒，活检黏膜压片或组织病理学检查见血吸虫卵。免疫学检查有助于鉴别。

六、治疗

溃疡性结肠炎的治疗目的主要是：①控制急性发作；②缓解病情，减少复发；③防止并发症。按照疾病分期、严重程度及病变部位等制订相应的治疗方案。

（一）活动期的治疗

1. 轻度 UC

（1）对氨基水杨酸制剂：是治疗轻度 UC 的主要药物。柳氮磺吡啶（SASP）主要在结肠释放，常用量为每日 3～4g、分次口服。巴柳氮和奥沙拉秦均为 5-ASA 前体药，均在结肠释放，巴柳氮的常用量为每日 4～6g、分次口服；奥沙拉秦的常用量为每日 2～4g、分次口服。美沙拉秦在回肠末端、结肠释放，常用量为每日 2～4g、分次口服。

SASP 疗效与 5–ASA 制剂相似，但不良反应远较 5–ASA 制剂多。

对病变局限在直肠或直肠乙状结肠者，强调局部用药（病变局限在直肠用栓剂，局限在直肠乙状结肠用灌肠剂），口服与局部用药联合应用疗效最佳。对病变广泛者口服与局部用药联合应用也可提高疗效。局部用药有美沙拉秦栓剂每次 0.5～1g、每日 1～2 次；美沙拉秦灌肠剂每次 2～4g、每日 1～2 次。糖皮质激素如氢化可的松琥珀酸钠盐（禁用酒石酸制剂）每晚 100～200mg。布地奈德泡沫剂每次 2mg，每日 1～2 次，适用于病变局限在直肠者。

（2）对氨基水杨酸制剂治疗无效者，特别是病变较广泛者，可改用口服全身作用糖皮质激素。

2. 中度 UC

（1）对氨基水杨酸制剂：仍是主要药物，用法同前。

（2）糖皮质激素：足量对氨基水杨酸类制剂治疗（一般 2～4 周），症状控制不佳者，尤其是病变较广泛者，应及时改用糖皮质激素。按泼尼松 0.75～1mg/（kg·d）（其他类型全身作用糖皮质激素的剂量按相当于上述泼尼松剂量折算）给药，达到症状缓解，开始逐渐缓慢减量至停药，注意快速减量会导致早期复发。

（3）硫嘌呤类药物：包括硫唑嘌呤（AZA）和 6- 巯基嘌呤（6–MP）。适用于激素无效或依赖患者。AZA 欧美推荐的目标剂量为 1.5～2.5/（kg·d），有学者认为亚裔人种剂量宜偏低如 50mg/d，对此尚未达成共识。UC 的临床治疗中有时会将对氨基水杨酸制剂与硫嘌呤类药物合用，但对氨基水杨酸制剂会增加硫嘌呤类药物骨髓抑制的毒性，故此时特别需要严密监测。

3. 重度 UC

病情重、发展快，处理不当会危及生命，应予以积极治疗。

（1）一般治疗。

1）补液、补充电解质，防止水电解质、酸碱平衡紊乱，特别是注意补钾。便血多、血红蛋白过低者适当输红细胞。病情严重者暂禁食，予胃肠外营养。

2）大便培养排除肠道细菌感染。检查是否合并艰难梭菌及巨细胞病毒感染。如有则做相应处理。

3）忌用止泻剂、抗胆碱能药物、阿片制剂、非甾体抗炎药等，以避免诱发结肠扩张。

4）对中毒症状明显者可考虑静脉用广谱抗生素。

（2）静脉用糖皮质激素：为首选治疗。甲基泼尼松龙 40～60mg/d，或氢化可的松 300～400mg/d，剂量再大不会增加疗效，但剂量不足也会降低疗效。

（3）需要转换治疗的判断及转换治疗方案的选择。

1）需要转换治疗的判断：在静脉用足量糖皮质激素治疗大约 5 天仍然无效，应转换治疗方案。所谓"无效"除看排便频率和血便量外，宜参考全身状况、腹部检查及血清炎症指标进行判断。判断的时间点定为"约 5 天"，这是 ECCO 和亚太共识的推荐，也宜视病情严重程度和恶化倾向适当提前（如 3 天）或延迟（如 7 天）。但不恰当的拖延势必大大增加手术风险。

2）转换治疗方案的选择：两大选择，一是转换药物的所谓"拯救"治疗，依然无效才手术治疗；二是立即手术治疗。

环孢素（CsA）：2 ～ 4mg/（kg·d）、静脉滴注。该药起效快，短期有效率可达 60% ～ 80%，可有效减少急症手术率。使用期间需定期监测血药浓度（有效浓度 100 ～ 200ng/mL），严密监测不良反应。有效者，待症状缓解改为口服继续使用一段时间，逐渐过渡到硫嘌呤类药物维持治疗。5 ～ 7 天无效者及时转手术治疗。

立即手术治疗：在转换治疗前应与外科医师和患者密切沟通，以权衡先予"拯救"治疗与立即手术治疗的利弊，视具体情况决定。对中毒性巨结肠者一般宜早期手术。

（二）缓解期的维持治疗

1. 需要维持治疗的对象

除轻度初发病例、很少复发且复发时为轻度而易于控制者外，均应接受维持治疗。

2. 维持治疗的药物

糖皮质激素不能作为维持治疗药物。维持治疗药物选择视诱导缓解时用药情况而定。

（1）对氨基水杨酸制剂：由对氨基水杨酸制剂或糖皮质激素诱导缓解后以对氨基水杨酸制剂维持。用柳氮磺吡啶 2 ～ 3g/d，并补充叶酸。也可用原诱导缓解剂量的全量或半量的 5-ASA 制剂。远段结肠炎以美沙拉秦局部用药为主（直肠炎用栓剂每晚 1 次；直乙结肠炎灌肠剂隔天至数天 1 次），加上口服对氨基水杨酸制剂更好。

（2）硫嘌呤类药物：激素依赖者、对氨基水杨酸制剂不耐受者。剂量与诱导缓解时相同。

（三）外科手术治疗

1. 绝对指征

大出血、穿孔、癌变及高度疑为癌变。

2. 相对指征

（1）积极内科治疗无效的重度 UC（见上述重度 UC 治疗），合并中毒性巨结肠内科治疗无效者宜更早行外科干预。

（2）内科治疗疗效不佳或（及）药物不良反应已严重影响生存质量者，可考虑外科手术。

（四）癌变监测

1. 监测的时间

起病 8 ～ 10 年的所有 UC 患者均应行一次肠镜检查以确定当前病变范围。如为 E3 型，则从此隔年肠镜复查，20 年后每年肠镜复查；如为 E2 型，则从起病 15 年开始隔年肠镜复查；如为 E1 型，无须肠镜监测。合并原发性硬化性胆管炎者，从该诊断确立开始每年肠镜复查。

2. 肠黏膜活检

多部位、多块活检及怀疑病变部位取活检。色素内镜有助识别病变、指导活检。放大内镜、共聚焦内镜等可进一步提高活检的针对性和准确性。

3. 病变的处理

癌变、平坦黏膜上的高度异型增生应行全结肠切除；平坦黏膜上的低度异型增生可行全结肠切除，或 3 ～ 6 个月后随访，如仍为同样改变也应行全结肠切除。隆起型肿块上发现异型增生而不伴有周围平坦黏膜上的异型增生，可予内镜下肿块摘除，之后密切随访，如无法行内镜下摘除则行全结肠切除。

七、预防调护

溃疡性结肠炎，常常迁延不愈，反复发作，迄今无可治愈的特异性药物，是公认的难治性疾病，患者的工作质量和生活质量均受到影响。

（一）预防

UC 的发病是多环节、多因素协同作用的结果。因此，在预防方面也要从多个方面和多个角度进行预防。

1. 饮食预防

饮食结构的西化、高蛋白食品的摄入及冷藏食品、垃圾食品的摄入是近年来亚太地区，尤其是中国 UC 发病率上升的主要原因之一。因此，从饮食结构方面进行预防具有积极的作用，尤其是对于在家族中有 UC 病史的人群这一方面尤为重要。中国人一般的饮食结构以淀粉类食物和蔬菜为主，辅以肉类、鱼类，保持这种传统的饮食习惯能够有效降低 UC 的发病。另外，饮食卫生也是需要关注的方面，卫生条件较差的欠发达地区诱发 UC 的主要原因是肠道细菌感染，这种细菌的感染会破坏肠道黏膜的正常结构，增加发病率；因此，减少外出进食，尤其是减少去卫生条件比较差的场所进食，就可以降低肠道感染的概率，从而减少 UC 的发生。

2. 生活预防

免疫紊乱是 UC 发病的关键，而生活没有规律，经常熬夜，过度劳累等会造成免疫紊乱。因此，建议生活规律，作息有序，休作有时，能使人体的各项生理功能处于正常的状态，从而降低本病的发生，这也符合中医"正气存内，邪不可干"的观点。

（二）调护

1. 生活调护

对于患者来讲，肠黏膜的修复是治疗的关键，而充足的睡眠更有利于肠黏膜的修复。因此，每天应该在夜晚 12 点之前入睡，保证每天 8 小时的睡眠（包括午睡），同时，应该保证睡眠质量，存在睡眠障碍的患者应该进行诊治，必要时需要给予安眠或镇静类药物。本病患者多数伴有营养不良的情况，因此抵抗力较差，这种情况在使用免疫抑制剂的患者中表现尤为明显。因此，要注意保暖，适寒温，保持居住环境安静整洁、空气清新，特别要注意腹部的保暖，以防外寒直中而诱发溃疡性结肠炎。非甾体抗炎药（如对乙酰氨基酚）有加重病情的可能，因此，平时应该减少或避免这类药物的使用。在需要使用其他药物时，应向主诊医师告知所患疾病，以免因为用药而导致病情反复。

2. 饮食调养

UC 的患者对饮食比较敏感，因此饮食宜忌在本病治疗中相当重要。

溃疡性结肠炎的治疗，根据虚实、寒热、久暂而定，饮食治疗也应遵循这一原则。本病初起或反复发作较重之时，多属湿热俱重，呈实象，应以消导清热化湿为主，食性当偏凉；久病便次不甚多而呈虚寒象者，则以补益为主，食性宜偏温；便次较多时，也可酌用酸涩收敛的食物以助止泻。本病无论虚实，脾胃均有损伤，食疗方面当以扶正为主，参以祛邪，尤须注意进食不当或饮食不节更伤脾胃。因此，饮食以柔软、易消化、营养丰富、有足够热量为原则，宜少食多餐，并补充足量维生素。生冷、肥厚、黏腻、刺激之品，损伤脾胃，均属不宜，牛奶过敏者慎食牛奶及乳类制品。在平时无高热、呕吐等情况时，宜多食以下食品：荞麦、芋头、刀豆、荠菜、香椿、刺苋菜、马齿苋、萝卜、冬瓜、山楂、无花果、石榴、向日葵、藕菱、山药、鲫鱼、鸡蛋、龟肉、猪肝、莲子、绿茶等。

3. 精神调理

由于 UC 属于少见疾病，患者普遍对疾病缺乏认识，从而容易产生恐惧心理；加之本病治疗疗程较长，尚没有根治的方法，患者的经济负担也比较重。因此，病程较长的患者就诊时多伴有焦虑、紧张、多疑等不良情绪，而这些不良情绪又会影响自主神经，使肠道运动功能失调，使临床症状反复及加重。因此，精神调理对于 UC 患者是非常重要的。

通过医护人员的健康宣教，使患者对疾病有充分的了解和认识，可以减轻患者的恐惧心理，增加患者治疗的信心，使治疗的依从性增加，能够更为规范、系统地进行诊治，从而提高临床疗效。通过患友会的交流，可以使患者对疾病的长期治疗有一定的心理准备，而且可以通过"模范患者"来增加患者治疗的信心，同时，患者之间的交流比医患交流更能贴近生活，也更容易使患者获得信任感。

（吴汉周）

参考文献

［1］苗秋实. 现代消化内科临床精要 [M]. 北京：中国纺织出版社，2021.
［2］钱家鸣，张澍田. 消化内科学 [M].3 版. 北京：人民卫生出版社，2021.
［3］袁洪，左笑丛. 消化系统疾病处方速查 [M]. 北京：人民卫生出版社，2021.
［4］丁彦青，张庆玲. 消化系统疾病 [M]. 北京：人民卫生出版社，2020.
［5］袁浩壬，付晓林. 克罗恩病、溃疡性结肠炎患者 Th22 细胞亚群、IL-6、PCT 水平变化及临床意义 [J]. 海南医学，2022，33（9）：1119-1121.
［6］Bai Bingqing, Li Huihui, Han Liang, et al. Molecular mechanism of the TGF-β/Smad7 signaling pathway in ulcerative colitis[J]. Molecular medicine reports, 2022, 25(4): 116.

第五节　甲状腺肿

甲状腺肿是甲状腺的常见病和多发病，全球有 4%～10% 的人口受到影响，是临床常见的内分泌系统疾病，以甲状腺弥漫性或结节性肿大伴或不伴有甲状腺功能的异常为特征。本节以单纯性甲状腺肿为主，其余引起甲状腺肿大的疾病详见本书相关章节。

甲状腺肿是指良性甲状腺上皮细胞增生形成的甲状腺肿大。甲状腺肿大是常见的甲状腺疾病症状，以颈部出现肿物、可随吞咽动作而上下移动为主要特征，可由单纯性甲状腺肿、结节性甲状腺肿、甲状腺功能亢进症、甲状腺炎、甲状腺囊肿、甲状腺腺瘤、甲状腺癌等一些相关的甲状腺疾病引起。

体内甲状腺所分泌的甲状腺激素（TH）和垂体所分泌的促甲状腺激素（TSH）间

存在着相互依赖、相互制约的反馈关系。缺碘时，甲状腺细胞不能合成足够的甲状腺激素，血中甲状腺激素浓度下降，对垂体分泌 TSH 的抑制作用减弱，垂体 TSH 的分泌增加，血中 TSH 水平升高，引起甲状腺肥大增生。

一、分类

（一）按发病范围分类

1. 地方性甲状腺肿

地方性甲状腺肿是碘缺乏病的主要表现之一。地方性甲状腺肿的主要原因是碘缺乏，所以又称为碘缺乏性甲状腺肿，多见于山区和远离海洋的地区。碘是甲状腺合成甲状腺激素的重要原料之一，碘缺乏时合成甲状腺激素不足，反馈引起垂体分泌过量的 TSH，刺激甲状腺增生肥大。甲状腺长期在 TSH 刺激下出现增生、出血、纤维化和钙化，也可出现自主性功能增高。WHO 提出正常人每日碘摄入量 $1000\,\mu g/d$ 是安全的。中国营养学会制订的成人碘推荐摄入量（RNI）为 $150\,\mu g/d$。尿碘是监测碘营养水平的公认指标，尿碘中位数（median urinary iodine concentration，MUI）$100\sim200\,\mu g/L$ 是最适当的碘营养状态。一般用学龄儿童的尿碘值反映地区的碘营养状态：MUI $80\sim100\,\mu g/L$ 为轻度碘缺乏，MUI $50\sim80\,\mu g/L$ 为中度碘缺乏，MUI $<50\,\mu g/L$ 为重度碘缺乏。甲状腺肿的患病率和甲状腺体积随着碘缺乏程度的加重而增加，补充碘剂后，甲状腺肿的患病率显著下降。部分轻度碘缺乏地区的人群在机体碘需要增加的情况下可出现甲状腺肿，如妊娠期、哺乳期、青春期等。碘与甲状腺肿的患病率呈现一条 U 字形曲线。即碘缺乏时，甲状腺肿的患病率增加，称为"低碘性甲状腺肿"。随着摄碘量的增加，甲状腺肿的患病率逐渐下降，达到 5% 以下（即 U 的底端）。如果碘摄入量继续增加，甲状腺肿的患病率则回升，部分学者称这类甲状腺肿为"高碘性甲状腺肿"。

2. 散发性甲状腺肿

由外源性和内源性两种因素引起。外源性因素包括食物中的致甲状腺肿物质、致甲状腺肿药物和碘过量等。一种新的观点是应用甲状腺生长免疫球蛋白解释本病：甲状腺生长刺激免疫球蛋白（TGI）仅能刺激甲状腺细胞生长，不能刺激甲状腺细胞的腺苷酸环化酶的活性，所以仅有甲状腺肿而无甲状腺功能亢进。内源性因素还包括儿童先天性甲状腺激素合成障碍，这些障碍包括甲状腺内的碘转运障碍、过氧化物酶活性缺乏、碘化酪氨酸耦联障碍、异常甲状腺球蛋白形成、甲状腺球蛋白水解障碍、脱碘酶缺乏等，上述的障碍导致甲状腺肿，部分患者发生甲状腺功能减退（呆小病）。

（二）按症状分类

1. 代偿性甲状腺肿

这种疾病多发于青春期或青春期后期，是一种生理性的代偿性的甲状腺肿，女性发病较为多见，也包括妊娠期的甲状腺肿。此种类型甲状腺多为轻度或中度肿大，质地较软，或中等硬度，甲状腺功能正常，多无局部压迫表现。这是由于机体内甲状腺激素的合成不能满足不断增加的生理需要，因此甲状腺呈代偿性肿大。

2. 多结节性甲状腺肿

大部分是由患者自身甲状腺激素轻度合成障碍导致。因为自身血清甲状腺素（T4）下降，患者体内的垂体会反应性地分泌，使得 TSH 也会轻度增高，引起自身甲状腺肿。多数临床无症状，仅在体格检查时发现甲状腺肿大，并伴有结节。

3. 先天性甲状腺肿

先天性甲状腺肿大是先天性甲状腺激素合成的一种障碍，其中，散发性的呆小症是黏液性水肿的一种综合征，它的特点就是生长和发育障碍，智力会发生迟钝，全身弥漫性黏液水肿，同时还会有明显的甲状腺功能减退的症状和体征。

（三）按是否有功能亢进分类

1. 毒性甲状腺肿

毒性甲状腺肿多见于 Graves 病（Graves Disease，GD），常伴有高代谢症群、交感神经兴奋、突眼症、弥漫性甲状腺肿等，故又称为"毒性弥漫性甲状腺肿"。毒性多结节性甲状腺肿多由非毒性结节性甲状腺肿逐渐发展而成，如结节相关基因变化、食物中碘含量及环境因素均可影响其发展，使其产生自主功能且不受下丘脑—垂体—甲状腺的调控。

2. 非毒性甲状腺肿

非毒性甲状腺肿又称为单纯性甲状腺肿，是由甲状腺非炎性或非肿瘤性原因阻碍 TSH 合成而导致代偿性甲状腺肿大，在通常情况下，患者既无甲亢又无甲减表现。甲状腺呈弥漫性或多结节性肿大，女性多见。

二、病因

（一）先天缺陷

因胎儿碘转运障碍、甲状腺内碘化机制的缺陷、酪氨酸酶缺陷、甲状腺球蛋白合成缺陷，导致甲状腺激素无法合成或合成量少，最终导致胎儿甲状腺肿大。

（二）自身免疫性

如毒性弥漫性甲状腺肿和慢性淋巴细胞性甲状腺炎（即桥本甲状腺炎）、病因未明的慢性纤维甲状腺炎。

（三）自身需要

因青春期、妊娠、哺乳期需碘量相对增多又摄入不足所致的散发性甲状腺肿。

（四）感染

如细菌感染引起的急性化脓性甲状腺炎，病毒感染引起的病毒性甲状腺炎又称为亚急性甲状腺炎。

（五）甲状腺的新生物

包括良性肿瘤，如甲状腺乳头状瘤；甲状腺恶性肿瘤，如甲状腺滤泡细胞癌。

（六）长期食用致肿物质

如卷心菜，其含有机氰化物，会抑制碘的吸收，萝卜和芸香菜含有硫脲类致甲状腺肿的物质；久食大豆还可妨碍肠道内甲状腺激素的重吸收，继而引起甲状腺激素的相对不足；长期食用豌豆、花生也有可能引起甲状腺肿。

（七）久服某些药物

如氰化钾、过氯酸钾、对氨基水杨酸、保泰松、磺胺类及硫脲类药物等。

（八）自然环境影响

因饮水、饮食摄碘过低或过高所致的地方性甲状腺肿。

三、临床表现

无毒性甲状腺肿的临床表现是由甲状腺增大引起的。最常见到的有颈部变粗，患者常诉说衣领发紧；当甲状腺肿明显时，气管或食管受压或者有移位，可有咽下困难、憋气，吸气时可有喘鸣；由于压迫，使得胸腔入口变窄，头部的静脉回流受阻，可致颈及上肢的静脉充血、肿胀，当患者上臂高举时阻塞表现加剧。有些患者甲状腺肿较大时可有眩晕。少数患者由于结节的出血产生急剧疼痛、局部肿大，依据出血病变部位，可使原有压迫症状加重，或引起阻塞表现。在成人可出现多结节性自主功能性甲亢。

（一）生理性代偿的甲状腺肿

生理性代偿的甲状腺肿较常见。指青春期或青春期以后发生的甲状腺肿，大多见于女性，也包括妊娠期的甲状腺肿。这是由于机体内甲状腺激素的合成不能满足不断增加的生理需要，因此甲状腺呈代偿性肿大。此种类型中，甲状腺多是轻度或中度肿大，质地较软，或为中等硬度，甲状腺功能正常，多无局部压迫表现。

（二）多结节性甲状腺肿

多结节性甲状腺肿多发生在成人，可能由甲状腺激素的轻度合成障碍引起。在血清T4浓度下降时，由于垂体反应性的分泌，使TSH水平轻度增高，引起甲状腺肿。正因为甲状腺肿是代偿性的，所以大多数患者的甲状腺功能是正常的。常见的临床情况是患者无症状，仅在常规体格检查时发现甲状腺肿大、有结节。本病患者可以因呼吸道阻塞或吞咽困难来就诊；对症状不明显者，也应仔细询问有无呼吸道阻塞情况，患者的甲状腺可能向胸骨后肿大，有时患者在向上伸展双臂时可以看出。患者有明显的胸骨后甲状腺肿时，可见到颈静脉扩张及面部充血。在年龄较大的多结节性甲状腺肿患者，也可出现甲状腺功能亢进，即普卢默甲亢。

（三）先天性甲状腺肿

先天性甲状腺肿为先天的甲状腺激素合成障碍，严重时即是散发性呆小病；后者是婴儿时的一种黏液水肿综合征，特点是生长发育障碍，智力迟钝，全身弥漫性黏液水肿，同时有明显的甲状腺功能减退的症状和体征。在甲状腺激素合成过程中，任何步骤的缺陷都可使患者产生甲状腺功能减退，但这些缺陷均很少见；其中最常见的是碘的有机化障碍产生甲状腺功能减退。

四、辅助检查

（一）甲状腺功能检测

根据TSH、三碘甲腺原氨酸（T_3）、T_4等相关指标判断是否伴有甲状腺功能亢进或减退，以便于相关甲状腺疾病鉴别。

（二）甲状腺摄[131]I率测定

给正常人[131]I，在24小时内能被甲状腺摄取，如2小时内甲状腺所摄取的[131]I为人体总量的25%以上，或24小时为人体总量的50%以上，且吸[131]I高峰提前出现，都表示伴甲状腺功能亢进。

（三）B超检查

甲状腺扪及结节时首选B超，它可以探测甲状腺肿块的形态、大小、数目及与颈动脉鞘的位置关系，确定肿块是囊性还是实性，明确颈部淋巴结的情况。

（四）核素扫描

实体性结节应常规进行核素扫描检查，如为冷结节，则有20%的可能为癌肿。

（五）颈部正侧位 X 线检查

颈部正侧位摄片可了解肿大的范围、不同的钙化影像及与气管、食管的关系，有利于制订治疗方案。

（六）颈部 CT、磁共振成像检查

颈部 CT、磁共振成像（MRI）检查是在明确甲状腺肿瘤性质后，对甲状腺癌患者实施的手术前检查，颈部 CT 及 MRI 检查可清楚地显示甲状腺肿瘤的大小、形态及与食管、气管、血管，甚至神经的位置关系，充分明确肿大侵犯范围，为手术实施提供科学依据。

临床上多依据临床表现、体格检查及辅助检查以明确甲状腺肿的诊断。

五、诊断与鉴别诊断

（一）诊断依据

（1）居住于碘缺乏地区，或具有高碘饮食史，部分患者呈现典型甲状腺肿大家族史。

（2）甲状腺肿大，但无明显的甲状腺功能异常征象。

（3）血清游离 T_3（FT_3）、游离 T_4（FT_4）一般在正常水平，促甲状腺激素无异常。

（4）甲状腺摄碘率正常或增高，但高峰不提前，且能被 T_3 抑制。甲状腺结节出现自主功能时，则不被 T_3 抑制。

（5）放射性核素扫描见弥漫性甲状腺肿，核素分布均匀，少数可呈无功能性结节图像。

（6）缺碘性甲状腺肿者，尿碘排出率明显降低。

（二）鉴别诊断

1. Graves 病

患者以青年女性居多。甲状腺呈弥漫性肿大，高代谢综合征及交感神经兴奋等甲亢症状明显。如听到腺体血管杂音或有眼球突出，胫前黏液性水肿则诊断容易。血中甲状腺激素增高，高敏感度法测得血清 TSH ＜ 0.5mU/L。TRH 兴奋试验不能被兴奋，T 抑制试验不能被抑制。

2. 自主性功能性甲状腺腺瘤

中年以后女性居多。腺内扪到孤立性结节，扫描示热结节，结节周围几乎无放射性碘浓集。高代谢症状不明显，但心血管并发症多见。甲状腺摄碘增高，少数在正常范围，T_4 增高。有的病例血 T_2 不高，只有 T_3 增高，表现为轻型甲亢，称为 T_3 甲亢。

3. 毒性多结节性甲状腺肿

见于中老年患者。常因原有甲状腺肿多年而继发甲亢，腺体扫描示腺内可含有热结节，如非热结节则结节周围可能为功能亢进态，后一种情况也可能属于弥漫性结节状增生伴甲亢，即 Graves 病。

4. 非毒性甲状腺肿

此病包含地方性甲状腺肿、散发性甲状腺肿，前者发病具地方性，诊断不难。后者病因复杂，发生于青春期程度不重的弥漫性肿大，排除 Graves 病者，称为青春期甲状腺肿。非毒性甲状腺肿病程长，甲状腺呈结节状增生，即形成结节性甲状腺肿。甲状腺弥漫性肿大，腺体中含多个结节，日久有的结节增生、功能活跃，有的退化、出血，形成囊肿或钙化。腺体肿大明显、形状多样，易产生周围压迫症状。超声检查证实结节，为实质性或囊肿性病变，扫描见同时存在冷结节及热结节，此症可继发甲亢，如碘甲亢，也可发展为甲状腺功能减退。无功能结节日后有癌变可能，对此症应行甲状腺功能常规检查、甲状腺自身抗体检查。

5. 亚急性甲状腺炎

甲状腺肿大、发病急、腺体疼痛，起病前常有上呼吸道感染过程，一般 2～4 个月自愈，少数复发。个别形成甲状腺功能减退。急性期出现甲亢症状，血中甲状腺激素增高，红细胞沉降率快，但摄 ^{131}I 率减低区别于真正的甲亢。本症也可呈结节性病变，需与相应的疾病鉴别，必要时做细胞学或活体检查证实。

6. 桥本甲状腺炎

此病女性患病率为男性的 5～20 倍。甲状腺对称性弥漫性肿大，也可呈结节状，重要特征是腺体质硬，如橡皮状，表面不平滑，起病缓慢，半数多年后合并甲状腺功能减退。本症血中甲状腺自身抗体强阳性，有重要诊断意义。必要时做细胞学或活体组织检查证实，腺体中有大量淋巴细胞浸润及嗜酸性变性的滤泡上皮细胞，可以确诊。少数病例病程中出现甲亢症状，甚至伴有眼球突出，除腺体硬度大，病理上为桥本甲状腺炎所见以外，与 Graves 病表现相同，甲状腺摄碘率也增高，且不能被 T_4 抑制，称为桥本甲亢。因两病同为自身免疫性甲状腺病，在不同病期可以互相转化。此外，尚有"安静型甲状腺炎"或称"无痛性甲状腺炎"，也是桥本甲状腺炎的一种类型，为桥本甲状腺炎基础上并发的炎症性破坏。

7. 甲状腺癌

腺体肿大迅速、质硬、移动性小者均应考虑甲状腺癌的可能，女性偏多，年老者恶性度大。肿块进展快，出现压迫症状。但分化型者，也可有 10 年以上的病史。可以发生淋巴结、肺、骨内转移及周围浸润，但少数于转移后，原发灶仍小于 1.0cm，不能触到。X 线检查可发现腺体内钙化影。甲状腺髓样癌者可伴有高血压及腹泻，合并嗜铬细胞瘤、甲状旁腺功能亢进症，称为 M_1N_2 型，M_1N_2 型常有家族性发病特征，因此凡疑有甲状腺癌者应查血钙、血压，必要时按 M_1N_2 型详细检查。

六、治疗

（一）病因治疗

缺碘所致者，应进食含碘丰富的食品，适当补充碘盐。缺碘性甲状腺肿流行地区可采用碘化食盐防治，正常成年人（包括青春期）每日需碘约 100μg，1～10 岁小儿 60～100μg/d，婴幼儿 35～40μg/d。过多的碘则由尿液及粪便排泄。但结节性甲状腺肿的成年患者应避免大剂量碘治疗，以免诱发碘甲状腺功能亢进症。对于摄入致甲状腺肿物质所致者，停用药物或食物后，甲状腺肿一般可自行消失。

（二）甲状腺激素替代或抑制治疗

早期轻度甲状腺肿，服用碘化钾 10～30mg/d，或复方碘口服溶液每天 3～5 滴。一般用 3～6 个月。对中度以上甲状腺肿者和（或）伴有甲状腺激素分泌不足时，可予以甲状腺激素替代，以补充内源性甲状腺激素不足，抑制促甲状腺激素分泌。加服甲状腺片 40～80mg/d，经 6～12 个月可使腺体缩小或消失，半数患者可获治愈。多发结节型及混合型甲状腺肿可能缩小，但难以完全消失，因结节的形成往往标志着甲状腺肿进入了不可逆阶段。妊娠哺乳期适当增加甲状腺片剂量，每天不超过 160mg。

（三）手术治疗

一般而言，非毒性甲状腺肿无论是散发性还是地方性，不宜行外科手术治疗，但若是腺体过于肿大特别是巨大结节性甲状腺肿，或有并发症引起压迫症状或疑有癌变者且给予 TH 治疗无效，宜手术治疗。

1. 适应证

①凡结节型与混合型合并有坏死、囊性变、出血及其他退行性变者；②可疑恶性变者；③X 线检查证实甲状腺肿有继发钙化者；④瘘管形成者；⑤气管受压，引起呼吸困难，有急性窒息危险者；⑥食管受压，导致吞咽困难，影响正常进食者；⑦喉返神经受压，声音嘶哑者；⑧坠入性或异位性胸骨后甲状腺肿，压迫肺部或造成肺不张，压迫气管引起狭窄者；⑨影响美观，患者迫切要求手术者或巨大甲状腺肿悬垂于胸前，影响日常生活和劳动者；⑩合并继发性甲状腺功能亢进症者。

2. 禁忌证

①弥漫性甲状腺肿，除有明显并发症者，原则上不需手术；②儿童和青年期生理性甲状腺肿，禁忌手术；儿童和青年期的结节型和混合型甲状腺肿，也尽可能先用药物治疗；③有严重慢性病者（高血压、动脉硬化、心脏病、糖尿病等）；④年龄过大的结节型或混合型甲状腺肿，且无严重压迫症状者；⑤妊娠及月经期暂不施行手术；⑥继发性甲状腺功能亢进症，未经术前严格准备者；⑦颈部有伤口、感染及皮肤病者，尚未治愈者。

（四）疗效评估

①甲状腺肿明显缩小或基本消失；②局部压迫症状明显缓解；③甲状腺功能正常。

（刘洋贝）

参考文献

［1］宁光，邢小平 . 内分泌内科学研究生 [M].3 版 . 北京：人民卫生出版社，2022.

［2］冯念苹 . 常见内科疾病治疗与用药指导 [M]. 北京：中国纺织出版社，2022.

［3］夏维波，李玉秀，朱惠娟 . 协和内分泌疾病诊疗常规 [M]. 北京：中国协和医科大学出版社，2021.

［4］李文艳，刘燕飞，黄慧君 .B 超与 CT 对结节性甲状腺肿合并甲状腺癌的诊断价值分析 [J]. 中国实用医药，2022，17（7）：107-109.

［5］MACHBOUA ALIA, THUMEREL MATHIEU, HUSTACHECASTAING ROMAIN, et al. Cervicotomy using a hemi-clamshell approach for a rare enlarged substernal goitre[J]. Interactive cardiovascular and thoracic surgery, 2022, 35(1): ivac056.

第六节　甲状腺功能亢进症

甲状腺功能亢进症（简称甲亢）是由多种病因引起的甲状腺功能增强，甲状腺激素分泌过多所致的临床综合征。其中 Graves 病（简称 GD）又称为毒性弥漫性甲状腺肿或巴泽多病，是甲亢中最常见的一种，属器官特异性自身免疫性疾病。由于甲状腺激素分泌过多，造成机体神经、循环、消化等系统兴奋性增高，代谢亢进等。GD 患者可伴有浸润性突眼，少数伴胫前黏液性水肿及指端粗厚。本节重点阐述 GD。

一、病因

病因和发病机制尚未完全阐明，近代研究发现与下列因素有关。

（一）遗传因素

（1）与人类白细胞抗原（human leukocyte antigen，HLA）的某些易感基因有关，但有地区和种族差异，如高加索白人中 HLA-A_1、B_8、DR_3，日本人 HLA-B_{35} 以及国外华人 HLA-BW_{46} 阳性者本病发生率高。在免疫应答中 GD 的发生与 GM 基因有关。

（2）GD 患者本人或其直系亲属中易患自身免疫性甲状腺疾病或其他自身免疫性疾病。

（3）单卵双生者本病的共显率高达 30% ～ 60%，而异卵双生者仅 3% ～ 9%。

（二）自身免疫反应

1. 体液免疫

GD 患者血清中可检出 TSH 受体抗体，包括如下。

（1）促甲状腺激素受体刺激性抗体（TSAb）。

（2）促甲状腺激素刺激阻断性抗体，又称为 TSH 结合抑制免疫球蛋白（TSBAb）。

近年来研究证明，不同程度的 TSAb 和 TSBAb 及其相互作用导致自身免疫性甲状腺疾病（包括 GD）的各种病理生理变化。其证据包括如下。

1）未治疗的 GD 患者，TSAb 阳性率可高达 90% 以上，其中大多数 TSBAb 也为阳性，并在治疗缓解后减低或转阴。

2）TSAb 或 TSBAb 阳性的 GD 患者若停用抗甲状腺药治疗，则复发率较高。

3）GD 复发时，TSAb 及 TSBAb 活性可再度增高。

4）TSAb 或 TSBAb 阳性的孕妇分娩后，其新生儿可发生 GD。

5）GD 患者亲属中 TSBAb 阳性人群，当发生 GD 时，TSAb 活性明显增高。

2. 细胞免疫

GD 存在 T 细胞亚群紊乱。

（1）外周血液中淋巴细胞绝对值和百分比增高。

（2）淋巴组织（如淋巴结、胸腺和脾脏）：有淋巴组织增生。

（3）肿大的甲状腺和眼球后组织有大量淋巴细胞和浆细胞浸润，甲状腺局部有合成分泌促甲状腺受体抗体（TRAb）的淋巴细胞浸润及大量积聚，同时也发现 GD 患者甲状腺静脉血中 TRAb 活性较外周静脉血高。

这些都提示甲状腺是 GD 器官特异自身抗体的主要制造场所，而且存在抑制性 T 淋巴细胞（Ts 细胞）功能缺陷。

（三）环境因素

环境因素（应激、感染、创伤等）作为一种诱因作用于免疫系统。

（1）可引起 Ts 细胞的功能和数量减低，加重特异性 Ts 细胞的损害，从而减低了对甲状腺辅助性 T 淋巴细胞（Th 细胞）的抑制。

（2）特异 B 淋巴细胞在特异 Th 细胞的辅助下，产生一组异质性免疫球蛋白，大量自身抗体 TSAb 和 TSBAb 的作用导致甲状腺激素生产过多和甲状腺抗原表达增强而发生 GD。

二、临床表现

Graves 病的临床症状和体征可分为与其他甲状腺毒症相似的甲亢表现（表2-8）和 Graves 病特有的表现——特异性眼眶病、眼病以及少见的皮肤病变。眼病很少单独存在或与桥本甲状腺炎并存，但它常与甲亢同时发生，或者在甲亢发生前后发生。

表 2-8 甲状腺毒症的常见表现

症状	体征
心悸	心动过速
情绪紧张	甲状腺肿大
易疲劳	体重减轻
易动	震颤
腹泻	心房纤颤
多汗	肌肉萎缩
怕热	凝视
食欲亢进	眼睑回缩

（一）高代谢综合征

常见症状有：①由于甲状腺激素分泌过多和交感神经兴奋性增高，促进物质代谢，加速氧化，使产热和散热明显增加，患者常有怕热、多汗、皮肤温暖湿润、面部皮肤红润，不少患者伴有低热，体温常在38℃左右；发生甲状腺危象时可出现高热，体温可达40℃以上；②甲状腺激素可促进肠道糖吸收，加速糖的氧化利用和肝糖原分解等，可引起糖耐量异常或使糖尿病加重；甲状腺激素除影响胰岛素的分泌与作用、糖的清除和利用以外，对胰岛素受体也有影响；③甲状腺激素促进脂肪的氧化与分解，胆固醇合成、转化及排泄均加速，因而常导致血总胆固醇水平降低；④蛋白质代谢加速，引起负氮平衡、体重下降、尿酸排出增多；⑤骨骼代谢和骨胶原更新加速，尿钙磷等排出增加；⑥肌肉体积减少约20%。

（二）甲状腺肿

甲状腺只有在病理情况（甲状腺疾病）和某些生理情况下（如青春期和妊娠期）才可在颈部触摸到。Graves 病患者的甲状腺一般呈不同程度弥漫性肿大，为正常的 2～3 倍，也可呈巨大型，质地变异较大，可分软、硬、韧。通常呈对称性肿大，无压痛，随吞咽上下移动。表面一般平滑，但有时可触到分叶。严重病例，可触到震颤，通常在上极，震颤总是伴随可听到的血管杂音。震颤和血管杂音是血流增加的结果，一般呈连续性，但有时只出现于收缩期。但少数 Graves 病甲状腺功能亢进患者甲状腺也可为正常大小，而且有 20% 的老年患者无甲状腺肿。

（三）眼部表现

可有眼球突出、上睑挛缩、眼裂增宽、瞬目减少、惊恐眼神、内聚不能，甚至有双眼充血、水肿，眼睛不能闭合，角膜溃疡，失明等。

（四）精神及神经系统表现

患者神经过敏、兴奋、紧张易激动、多言多动、失眠、烦躁多虑、思想不集中、记忆力减退，重者可出现多疑、幻觉，甚至发生躁狂症，有类似精神病表现但也有寡言、抑郁者，以老年多见。伸舌和手平举时，可见舌和手指细颤。腱反射活跃，时间缩短等。

（五）心血管系统表现

1. 心动过速

心动过速是心血管系统最早、最突出的表现，心动过速多为窦性，一般每分钟为90～120次，休息和睡眠时心率仍快，并与代谢增高程度明显相关。静息状态下窦性心动过速主要与 T_3 兴奋窦房节肌细胞 f 通道蛋白质的转录，细胞质 f 通道的电导性增加有关。

2. 心律失常

以期前收缩，尤其是房性期前收缩常见，阵发性或持续性心房纤颤或心房扑动、房室传导阻滞等也可发生，有些患者可仅表现为原因不明的阵发性或持续性心房颤动，在老年人多见。

3. 心音改变

由于心肌收缩力增强，使心搏量增多，心音增强，尤其是在心尖部，第一心音亢进，常有收缩期杂音，偶尔在心尖部可闻及舒张期杂音。

4. 心脏扩大

病期较长的患者或老年患者，可有心脏扩大和充血性心力衰竭。如遇额外增加心脏负荷时，如合并感染、β 肾上腺素能阻滞剂使用不当，可影响心肌收缩力，诱发充血性心力衰竭。持久的房颤也可诱发充血性心力衰竭，出现心脏扩大和心脏杂音可能是由长期高排出量使左室流出道扩张所致，心脏并无明显解剖学异常。

5. 血压改变

甲亢患者血压改变为收缩压增高、舒张压下降和脉压增大，循环时间缩短，每搏输出量和每分钟排出量均增加，有时可出现毛细血管搏动、水冲脉等周围血管征，发生原因为心脏收缩力加强，心排出量增加和外周血管扩张、阻力降低。

6. 甲亢性心脏病

略。

（六）消化系统表现

患者食欲亢进，但体重下降，少数老年患者可出现畏食，以致消瘦更加明显。有些患者可达到恶病质状态，也有少数患者呈顽固性恶心、呕吐，以致体重在短期内迅速下降。当甲状腺明显肿大，压迫食管时可出现吞咽梗死症状，由于肠蠕动增加，不少患者发生顽固性腹泻，大便次数增多，内含不消化食物。甲状腺激素对肝脏也有直接毒性作用，可致肝肿大、肝功能异常、转氨酶升高或黄疸，发生甲亢性肝病。

（七）血液系统表现

1. 白细胞总数偏低

本病末梢血中细胞总数常可偏低，一般为（3.0～4.0）×10^9/L。但淋巴细胞及单核细胞相对增加可能是由于大量甲状腺激素抑制骨髓正常的造血功能或甲亢患者体内产生了针对白细胞的抗体，白细胞的破坏增多，而致白细胞减少；或者在大量甲状腺激素作用下，白细胞分布异常。

2. 血小板减少

部分患者可出现皮肤、黏膜紫癜，其原因可能是在甲亢状态下，机体代谢旺盛，能量消耗过多，形成铁、维生素、叶酸等营养物质不足，进而影响巨核细胞生成而致血小板减少；也可因过多的甲状腺激素损伤干细胞，影响巨核细胞或血小板的生成而使血小板减少；也可能是由于血小板破坏过多，血小板寿命缩短，或免疫因素使血小板减少。

（八）运动系统表现

主要表现为肌无力、肌萎缩，严重者发生甲亢性肌病。

1. 浸润性突眼伴眼肌麻痹

可有突眼及眼外肌无力、复视，双眼球可同时受累或一侧早于另一侧，在疾病发展过程中，眼外肌受累逐渐增多，最终整个眼球突出且固定，眼球转动困难。

2. 急性甲亢性肌病或急性延髓麻痹

起病急，严重肌无力、迅速发生软瘫，可发生急性呼吸肌麻痹而危及生命。

3. 慢性甲亢性肌病

患者有消瘦表现，肌肉有不同程度萎缩，部分患者可进行性加重，多见于中年男性，女性少见，以手部大、小鱼际、肩肌、骨盆肌等较为明显，严重者将影响日常生活。

4. 甲亢性周期性瘫痪

4% 的患者可发生四肢或下肢麻痹，男性甲亢患者多见，血钾降低，疲劳、精神紧张为诱发因素，多在夜间发作，发作频率不一致，长者 1 年，短者 1 天内数次发作，发作持续时间长者数天，短者数十分钟，为可逆性病变，甲亢控制后肢体麻痹不再发作。

5. 甲亢伴重症肌无力

主要表现为受累肌肉易疲劳，活动后加重，休息后减轻或恢复，最常累及眼外肌、呼吸肌、颈肌、肩胛肌等，甲亢控制后重症肌无力可减轻，甚至缓解，此外，甲亢时可伴骨密度降低。

（九）生殖系统表现

50% ～ 60% 的女性患者可发生月经紊乱，早期月经量减少，周期延长，久病者可闭经，部分患者仍能妊娠和生育。甲亢经控制后 3 个月内，月经可恢复正常。很多证据显示，甲亢患者生育能力降低，甲亢病情越重，生育能力越低，甲亢治愈后，生育能力可完全恢复正常。约 25% 的男性阳痿，半数男性性欲降低，偶见乳腺发育。黄体生成素（luteinizing hormone，LH）分泌增多（男女性），男性的卵泡刺激素（follicle-stimulating hormone，FSH）升高，LH 和 FSH 的脉冲式分泌不受影响。泌乳素（prolactin，PRL）分泌正常。

（十）皮肤病变

患者大多皮肤湿润，面部及颈部皮肤呈现弥漫性斑状色素加深征象。不到 5% 的 Graves 病患者可发生皮肤病变，几乎总伴有浸润性眼病，而且眼病病情通常较重。皮肤病损可引起腿部，尤其是胫前和足背皮肤色素过度沉着、非凹陷性硬化，通常表现为大小不等的结节和斑块，偶可融合成片，边界清楚，也可发生于面部、肘部或手背，但较罕见。甲亢治愈后,皮损多不能完全消退而长期存在。皮肤病变发生于胫前的原因尚不清楚,可能是由暴露区域的创伤引起。事实上,这些组织的手术创伤可显著加重病情。

（十一）指端病变

有的患者手指、足趾肥大粗厚,外形呈杵状指和肥大性骨关节病,指骨和四肢长骨远端的骨膜下新骨形成,受到累及的骨表现为软组织肿胀,但血液循环不增加。指甲脆薄、萎缩,或见反甲,其特点是指甲或趾甲的甲床附着缘与甲床分离。X线检查显示,病变区有广泛性、对称性骨膜下新骨形成,似肥皂泡样粗糙突起,有局部皮肤增粗增厚,称为甲亢指端病。

（十二）其他内分泌腺异常

甲状腺激素分泌过多,可引起除性腺以外的其他内分泌腺体功能不平衡。如肾上腺皮质功能在本病早期常较活跃,血促肾上腺皮质激素、皮质醇及24小时尿17-羟皮质类固醇（17-OHCS）升高,而在重症（如危象）患者中,因受过多T3、T4抑制而尿17-OHCS、17-酮类固醇（17-KS）均下降,皮质醇半衰期缩短,其功能相对减退,肾上腺皮质储备功能轻微受损。

三、特殊的临床表现和类型

（一）甲状腺危象

甲状腺危象也称为甲亢危象,是甲状腺毒症急性加重的一个综合征,甲亢危象的病死率在20%以上。发生原因可能与循环内甲状腺激素水平增高有关。多发生于较重甲亢未予治疗或治疗不充分的患者。常见诱因有感染、手术、创伤、精神刺激等。临床表现有:高热或过高热、大汗、心动过速（140次/分以上）、烦躁、焦虑不安、谵妄、恶心、呕吐、腹泻,严重患者可有心力衰竭、休克及昏迷等。甲亢危象的诊断主要靠临床表现,需综合判断。临床高度疑似本症及有危象前兆者应按甲亢危象处理。

（二）甲状腺毒症性心脏病

甲状腺毒症对心脏有3个作用:①增强心脏 β 受体对儿茶酚胺的敏感性;②直接作用于心肌收缩蛋白,发挥正性肌力作用;③继发于甲状腺激素导致的外周血管扩张,阻力下降,心脏输出量代偿性增加。上述作用导致心动过速、心脏排出量增加、心房颤动和心力衰竭。心力衰竭分为两种类型,一类是心动过速和心脏排出量增加导致的心力衰竭,主要发生在年轻甲亢患者,此类心力衰竭非心脏泵衰竭所致,而是由心脏高排出量后失代偿引起,称为"高排出量型心力衰竭",常随甲亢的控制而得以恢复;另一类是诱发和加重已有或潜在缺血性心脏病者发生的心力衰竭,多发生在老年患者,此类心力衰竭是心脏泵衰竭,心房颤动也是影响心脏功能的因素之一,甲亢患者中10%～15%发生心房颤动。甲亢患者发生心力衰竭时,30%～50%与心房颤动并存。

（三）淡漠型甲亢

多见于老年患者,起病隐匿,高代谢综合征、眼征和甲状腺肿均不明显。主要表现为明显消瘦、心悸、乏力、头晕、昏厥、神经质或神志淡漠、腹泻、食欲缺乏,可伴有心房颤动、震颤和肌病等体征,70%的患者无甲状腺肿大。临床中患者常因明显消瘦而被误诊为恶性肿瘤,因心房颤动被误诊为冠心病,所以老年人不明原因的突然消瘦、新发生心房颤动时应考虑本病。

（四）T_3 型甲亢、T_4 型甲亢

1. T_3 型甲亢

原因是甲状腺功能亢进时，产生 T_3 和 T_4 的比例失调，T_3 产生量显著多于 T_4，形成 T_3 型甲亢。发生的机制尚不清楚。Graves 病、毒性多结节性甲状腺肿和自主高功能性腺瘤都可以发生 T_3 型甲亢。碘缺乏地区甲亢的 12% 为 T_3 型甲亢。老年人多见。实验室检查总 T_4（TT_4）、FT_4 正常，总 T_3（TT_3）、FT_3 升高，TSH 减低，^{131}I 摄取率增加。文献报道，T_3 型甲亢停用抗甲状腺药物（ATD）后缓解率高于典型甲亢患者。

2. T_4 型甲亢

此型甲亢见于两种情况，一种情况是发生在碘甲亢，有 1/3 的碘甲亢患者 T_3 是正常的；另一种情况发生在甲亢伴其他严重性疾病，此时由于外周组织 5- 脱碘酶活性减低或者缺乏，T_4 转换为 T_3 减少，所以仅表现为 T_4 升高。

（五）妊娠期甲状腺功能亢进症

妊娠期甲亢有其特殊性，需注意以下几个问题。

（1）妊娠期雌激素刺激肝脏甲状腺激素结合球蛋白（thyroxine binding globulin，TBG）增加，引起血清 TT_4 和 TT_3 增高，所以妊娠期甲亢的诊断应依赖血清 FT_4、FT_3 和 TSH。

（2）妊娠一过性甲状腺毒症（gestational transient thyrotoxicosis，GTT）：本病需要与 GD 甲亢鉴别。GTT 是由人绒毛膜促性腺激素（human chorionic gonadotrophin，hCG）刺激甲状腺 TSH 受体所致，在妊娠三个月达到高峰。

（3）新生儿甲状腺功能亢进症：母体的 TSAb 可以透过胎盘刺激胎儿的甲状腺引起胎儿或新生儿甲亢。

（4）产后由于免疫抑制的解除，GD 易于发生，称为产后 GD。

（5）甲亢对妊娠的负面影响主要是流产、早产、先兆子痫、胎盘早剥等。如果患者甲亢未控制，建议不要怀孕；如果患者正在接受抗甲状腺药物（antithyroid drug，ATD）治疗，血清 TT_4、TT_3 达到正常范围，停 ATD 或者应用 ATD 的最小剂量，可以怀孕；如果患者为妊娠期间发现甲亢，选择继续妊娠，则选择 ATD 治疗和妊娠中期手术治疗。有效地控制甲亢可以明显改善妊娠的不良结果。

四、辅助检查

（一）一般实验室检查

1. 甲状腺激素

甲状腺分泌的有活性的甲状腺激素分为两种：三碘甲状腺原氨酸（T_3）和甲状腺素（T_4）。T_3 和 T_4 释放入血后，绝大部分与血浆甲状腺激素结合球蛋白（thyroid binding globulin，TBG）结合，极少部分呈游离状态。总三碘甲状腺原氨酸（TT_3）和总甲状腺素（TT_4）分别是游离形式与结合形式的综合。血清游离三碘甲状腺原氨酸（FT_3）和游离甲状腺素（FT_4）（即血中以游离形式存在的甲状腺激素）不受 TBG 影响，是真正发挥生理作用的部分。测定 FT_3 和 FT_4 的浓度能够最直接、准确地判断甲状腺功能。通常 TT_3 和 TT_4 的浓度与 FT_3 和 FT_4 平行。当 TBG 含量变化时，则与游离甲状腺激素不平行，从而判断甲状腺功能的准确性降低。TBG 受妊娠、雌激素、病毒性肝炎的影响升高，受雄激素、低蛋白血症、泼尼松的影响下降。

2. 促甲状腺激素

促甲状腺激素（TSH）是垂体前叶分泌的调节甲状腺功能的重要激素，能促进甲状腺合成和分泌甲状腺激素，对甲状腺激素起负反馈调节。甲状腺功能改变时，TSH 的波动较 T_3、T_4 更迅速、显著，故血中 TSH 是反映下丘脑—垂体—甲状腺轴的敏感指标，尤其是对亚临床甲状腺功能亢进症和亚临床甲状腺功能减退症的诊断具有重要意义。

3. 甲状腺自身抗体测定

促甲状腺激素受体抗体（TRAb）、甲状腺球蛋白抗体（TGAb）、甲状腺过氧化物酶抗体（TPOAb）是 3 种重要的甲状腺自身抗体，对于甲状腺自身免疫性疾病的诊断和疗效评价有重要的参考价值。未经治疗的 Graves 病患者 TRAb 阳性检出率可达 80% ～ 100%，对该病的诊断及疗效随访有重要参考价值。50% ～ 90% 的 Graves 病患者血中可检出 TGAb 和（或）TPOAb，但滴度较低。如果持续阳性，且滴度较高，提示患者有进展为自身免疫性甲状腺功能减退的可能。

（二）特殊甲状腺功能试验

对临床表现不典型的疑似病例，可选做下列检查协助诊断。

1. 甲状腺摄 ^{131}I 率

碘是甲状腺合成甲状腺激素的原料之一，放射性 ^{131}I 也能被甲状腺摄取并参与甲状腺激素的合成，其被摄取的量和速度与甲状腺功能密切相关。测定前应注意停用含碘丰富的食物和药物（如海产品、碘制剂、甲状腺激素和抗甲状腺药物）1 ～ 2 个月。正常人的甲状腺摄 ^{131}I 率随时间逐渐上升，3 小时及 24 小时值分别为 5% ～ 25% 和 20% ～ 45%，24 小时达高峰。甲状腺功能亢进症者：甲状腺摄 ^{131}I 率 3 小时＞ 25%，24 小时＞ 45%，且高峰前移。

2. T_3 抑制试验

甲状腺功能受垂体分泌的 TSH 调节。给予外源性的 T_3 后，血中甲状腺激素水平升高，通过负反馈调节使 TSH 分泌减少，甲状腺摄 ^{131}I 率随之下降，明显受抑。该试验主要用于判断甲状腺肿伴摄 ^{131}I 率增高是由甲状腺功能亢进症还是单纯性甲状腺肿导致。正常人及单纯性甲状腺肿患者摄 ^{131}I 率下降 50% 以上，而甲状腺功能亢进症时甲状腺功能表现为自主性，不能被抑制。伴冠心病、甲状腺功能亢进症性心脏病或严重甲状腺功能亢进症者禁止此试验，以免诱发心律失常、心绞痛、甲状腺危象。

（三）影像学检查

1. 甲状腺 B 超

甲状腺 B 超可反映甲状腺及其病灶的形态学改变，具有方便、迅速、经济、对身体无放射性的优点。甲状腺功能亢进症时 B 超表现为甲状腺内血流异常丰富，弥散分布，称为甲状腺火海征，提示甲状腺功能异常活跃。

2. 甲状腺 ECT

锝 ^{99m}（^{99m}Tc）也能被甲状腺组织摄取，摄 ^{99m}Tc 高低与甲状腺功能强弱关系密切，能间接反映甲状腺的功能状态。甲状腺功能亢进症时摄 ^{99m}Tc 增高。

3. CT 扫描

CT 扫描有助于异位甲状腺肿和球后病变性质的诊断，可根据需要选用。

五、诊断与鉴别诊断

（一）诊断

典型的 Graves 病经详细询问病史并结合临床表现多数可做出诊断，而不典型者往往需依靠甲状腺功能检查协助诊断。临床工作中，遇有长期不明原因低热、腹泻、体重下降、心悸、手抖、心房颤动、肌无力、月经紊乱者，应考虑甲状腺功能亢进症可能。甲状腺功能亢进症确诊后，应先排除其他原因所致的甲状腺功能亢进症，再结合弥漫性甲状腺肿、眼征、血 TRAb 阳性，方可诊断为 Graves 病。我们多年的临床体会是：凡患者有高代谢综合征及神经、消化等系统功能亢进的临床表现，并伴有甲状腺肿大、突眼，应考虑本病可能，并辅以下列相应的实验室检查进一步诊断：①甲状腺功能（FT_3、FT_4、TSH、TGAb、TPOAb、TRAb）；②肝功能；③血常规；④不典型的病例可考虑做甲状腺摄 ^{131}I 率。

需要注意的是：①T_3 抑制试验在老年人不宜应用；②伴有甲状腺结节者，需行甲状腺 B 超和（或）核素显像检查；③怀疑胸骨后甲状腺肿者可行 CT 检查；④怀疑亚急性甲状腺炎引起的甲状腺功能亢进症，应行甲状腺 B 超、甲状腺摄 ^{131}I 率及红细胞沉降率。

（二）鉴别诊断

1. 与其他甲状腺功能亢进症的鉴别

主要与结节性甲状腺肿伴甲状腺功能亢进症、甲状腺自主高功能腺瘤、碘甲状腺功能亢进症、甲状腺癌伴甲状腺功能亢进症、亚急性甲状腺炎、桥本甲状腺炎伴甲状腺功能亢进症相鉴别。结节性甲状腺肿伴甲状腺功能亢进症、甲状腺自主高功能腺瘤患者一般无突眼，甲状腺功能亢进症状较轻，甲状腺扫描为热结节，结节外甲状腺组织摄碘功能受抑制。亚急性甲状腺炎伴甲状腺功能亢进症患者甲状腺摄碘率降低，桥本甲状腺炎伴甲状腺功能亢进症患者血自身抗体阳性。还要与非甲状腺功能亢进症疾病鉴别，如单纯性甲状腺肿、神经官能症、更年期综合征、抑郁症、消化系统疾病、肿瘤、原发性肌病等鉴别，单侧突眼注意与眶内肿瘤、炎性假瘤等鉴别。

2. 单纯性甲状腺肿

无甲状腺功能亢进症状。T_4 正常或偏低，T_3、TSH 正常或偏高，血 TGAb、TPOAb、TRAb 均为阴性。

3. 其他

应注意与糖尿病、结核、恶性肿瘤、慢性结肠炎、冠心病相鉴别，突眼注意与眶内肿瘤鉴别，还要与伴有单纯性甲状腺肿的神经官能症鉴别。

六、治疗

虽已知 Graves 病的病因是自身免疫，但目前尚无特异性的病因治疗，治疗主要针对甲状腺功能亢进本身。除适当休息、加强营养、避免精神刺激和劳累、酌情选用镇静剂等一般性治疗外，主要的治疗方法有抗甲状腺药物治疗、手术治疗和放射性碘治疗。采用手术或放射性碘治疗也先应给予抗甲状腺药物治疗，待甲状腺功能正常后才能开始。这三种疗法各有优、缺点，临床医师应正确掌握适应证，根据每个患者的具体病情，选择适宜的治疗方案。

（一）抗甲状腺药物治疗

1.硫脲类

硫脲类是最主要的抗甲状腺药物，包括甲硫氧嘧啶（methylthiouracil，MTU）、丙硫氧嘧啶（propylthiouracil，PTU）、甲巯咪唑和卡比马唑。硫脲类药物都具有一共同的化学基因。

丙硫氧嘧啶和甲巯咪唑被视为一线药物，目前广泛应用于临床。卡比马唑与甲巯咪唑结构基本相同，仅多一侧链，进入体内后脱去侧链，变成甲巯咪唑而发挥作用。硫脲类药物的主要药理作用是阻止碘离子的氧化、酪氨酸的碘化和碘化酪氨酸的缩合，从而抑制甲状腺激素的合成，其确切的作用机制尚不明确，可能包括：①药物本身作为还原剂，使甲状腺内的碘离子不能氧化为 IO 或 IO⁻，从而碘不能与酪氨酸进行有机结合；②在碘的氧化过程中，先形成一含碘的中间物——碘化氧硫基（–S–I），它连接在蛋白质的半胱氨酸上，硫脲类药物可能与蛋白质的（–S–I）基结合成硫化物。此外，丙硫氧嘧啶可抑制 T4 在外周组织转化为 T3，而甲巯咪唑无此作用；甲巯咪唑可抑制 TRAb 的产生，而丙硫氧嘧啶有无此作用尚无定论。

硫脲类药物口服后由胃肠道迅速吸收，并被高功能的甲状腺所浓集。丙硫氧嘧啶和甲巯咪唑的血浆半衰期分别为 1 小时和 5 小时，故每日给药 1～3 次，足以抑制甲状腺激素的合成。被摄取的硫脲类药物 80% 在体内降解破坏，其余的于 24 小时内从尿中排出。硫脲类药物能透过胎血屏障，也可由乳汁分泌。

硫脲类药物既可作为甲亢患者的决定性治疗，也可作为甲亢患者手术疗法或放射性碘疗法的术前准备或辅助性治疗。作为甲亢的决定性治疗，硫脲类药物原则上可以用于几乎所有的甲亢患者。其主要指征为：①青少年及儿童甲亢；②病情不重，病程不长及甲状腺肿大较轻者；③甲亢合并妊娠者；④甲状腺次全切除后复发且不宜用 ¹³¹I 治疗者；⑤甲亢伴心脏病、出血性疾病，不适于 ¹³¹I 治疗者；⑥甲亢伴严重突眼者。以下情况不适合给予硫脲类药物治疗：①对该类药物有严重变态反应或不良反应；②病情严重难以获持久缓解；③药物治疗后复发 2 次以上者；④哺乳期的甲亢患者；⑤难以长期坚持服药和随访者。硫脲类药物治疗的优点为：①是唯一不损害甲状腺及其周围组织的疗法，对绝大多数患者有效；②比较安全，严重的不良反应少见；③简便易行，可广泛开展。缺点为：①疗程较长，需一年以上；②停药后复发率较高。

治疗经历控制阶段、减量阶段和维持阶段，最终停药。开始用药剂量应依据病情的严重程度而定。一般开始剂量丙硫氧嘧啶为 300～450mg/d、甲巯咪唑为 30～45mg/d，均分为 3～4 次口服。病情较轻者也可减至丙硫氧嘧啶 100～120mg/d、甲巯咪唑 10～20mg/d；病情严重者也可加至丙硫氧嘧啶 600～1200mg/d、甲巯咪唑 60～120mg/d，甚至更多。严重突眼或合并妊娠者剂量宜小。由于 Graves 病患者甲状腺内储备有丰富的甲状腺激素，治疗期间可继续释放；这些患者的 T4 半衰期为 5 天；又由于即使最大剂量的硫脲类药物也不能完全抑制甲状腺激素的合成，因此用药后临床症状好转需 2～4 周，症状基本得到控制，血清 T₃ 和 T₄ 水平恢复至正常需 4 周以上。甲亢症状得到控制后，尚需巩固疗效 2 周左右，才能进入减量阶段。若治疗 4 周后临床症状无改善、血清甲状腺激素水平无明显下降，则应增加药物剂量。减量阶段一般历时 4～8 周，在此期间内逐渐减少药物剂量，直至维持量。减药的幅度和速度应视患者具体情况而定，要保持病情稳定。维持量也应因人而异，一般丙硫氧嘧啶 $50 \sim 100mg/d$，或甲巯咪唑 $5 \sim 10mg/d$，维持阶段至少需 1 年。整个疗程为 $1.5 \sim 2$ 年，甚至更长。不超过 6 个月的短程疗法疗效较差。在治疗过程中，患者须坚持持续用药、定期复诊和监测甲状腺功能。

停药后的复发率过去为 50%，近年有上升趋势，国外报告可高达 80%。这种变化的原因还不清楚，可能与通过饮食摄入的碘量增加有关。复发可发生在停药后的数月至数年。复发后可再次应用药物治疗，如再复发，则应改用手术或放射性碘治疗。如认真选择病例（甲亢病情较轻，甲状腺肿大和突眼不明显），复发率可能会减低。符合以下情况的患者，可望获得长期缓解：①控制病情所需药物剂量不大；②甲状腺可恢复正常大小、杂音消失；③突眼明显减轻；④血清 TSI 或 TRAb 转阴或明显下降；⑤ T_3 抑制试验或 TRH 兴奋试验恢复正常。有学者报道 Graves 病的复发与患者血清 TGAb 和甲状腺微粒体抗体（TMAb）水平有关。经硫脲类药物治疗 2 年后，如 TGAb 和 TMAb 水平均高，复发率仅为 11%；如仅 TMAb 水平高，复发率为 27%；如 TGAb 和 TMAb 水平均低，复发率达 39%。

获长期缓解的 Graves 病患者中，甲状腺功能减退的发生率为 20%。这种桥本甲状腺炎所造成的甲状腺功能减退症发生可早可晚，甚至可发生在 Craves 病长期缓解 20 年后。Graves 病与桥本甲状腺炎两者在自身免疫性发病机制方面密切相关。

经数周治疗后，部分患者可能会出现突眼加重和（或）甲状腺肿大加重。通过临床表现和实验室检查，很容易鉴别是由甲亢病情控制不好或由用药量过大所致。如为前者，应加大硫脲类药物剂量；如为后者，由甲状腺合成、分泌甲状腺激素减少，垂体负反馈减弱，造成 TSH 分泌增多所致。此时应在减少硫脲类药物剂量的同时，加用甲状腺片，一般 $20 \sim 60mg/d$，少数患者需 $60 \sim 80mg/d$，如治疗前即有严重突眼，也可在开始硫脲类药物治疗的同时加用甲状腺片。

硫脲类药物最严重的不良反应是粒细胞缺乏症，如不能及时发现和治疗，可危及生命。这种不良反应少见，丙硫氧嘧啶的发生率为 0.5%、甲巯咪唑为 0.1%。粒细胞缺乏症可发生在治疗过程中的任何时间，但多见于开始用药后的 $4 \sim 8$ 周。年龄较大（> 40 岁）和应用药物剂量较大（丙硫氧嘧啶 > 400mg/d 或甲巯咪唑 > 40mg/d）的患者相对发生较多。临床常表现为发热、咽痛或其他感染。Graves 病患者常有白细胞减少和粒细胞偏低，故治疗开始前即应检测白细胞计数和分类。在治疗过程中也应定期监测，但由于粒细胞减少可突然发生，定期监测常难以及时发现，故应强调对患者进行有关知识的教育，告知患者一旦出现发热、咽痛等可疑迹象时，立即停药并报告医师。粒细胞减少症一旦确立，应立即停药，给予支持疗法、大量肾上腺皮质激素和抗生素，并应在严格消毒的环境中隔离。经及时治疗，几乎所有的患者均可恢复。恢复后不应再用硫脲类药物，而应改用其他治疗方法。硫脲类药物之间存在明显的交叉不良反应，一种药物出现不良反应，换另一种药物也往往发生同样的不良反应。所以，一旦发生较严重的不良反应，即应永远停止使用所有的硫脲类药物。硫脲类药物造成的粒细胞缺乏症虽然少见，但粒细胞减少却不少见，其中少数患者可发展为粒细胞缺乏症。如粒细胞减少并不严重，可在密切观察下继续用药，并酌情加用鲨肝醇、利血生等升白细胞药物。如白细胞计数 $< 3.0 \times 10^9/L$（$3000/mm^3$）或粒细胞 $< 1.5 \times 10^9$（$1500/mm^3$），则应停药，并给予

肾上腺皮质激素。白细胞和粒细胞上升后，再从小剂量开始试用。皮疹是硫脲类药物常见的不良反应，发生率为 2% ～ 8%。一般症状轻，不必停药，加用抗组胺类药物即可；少数患者可发生剥脱性皮炎等严重的全身性皮肤损害，应考虑停药。其他少见的不良反应有发热、骨关节痛、肌痛、头痛、血小板减少、血清病、食欲缺乏（甲巯咪唑）、胆汁淤滞性黄疸（甲巯咪唑）、肝炎和急性重型肝炎（丙硫氧嘧啶）、胰岛素自身免疫综合征（甲巯咪唑）等。出现上述较严重反应者应停药，并改用其他疗法。

2. 碘和碘化物

碘是非常有效的抗甲状腺药物，作用迅速而强大，用药后 24 小时即可出现疗效，2 周后疗效达到高峰。碘对甲状腺的作用如下。①抑制已合成的甲状腺激素的释放，这是碘对甲状腺最主要的作用，也是其迅速控制甲亢的主要药理作用。其机制可能为碘抑制谷胱苷肽还原酶的活性，从而使还原型谷胱苷肽生成减少，而甲状腺球蛋白分子中的二硫键必须先在还原型谷胱苷肽的影响下还原成巯基，甲状腺球蛋白才能被水解和释放甲状腺激素。②通过沃尔夫 – 契可夫效应抑制甲状腺激素的合成，但这种作用只是短暂性的，应用数周后可发生"脱逸"现象，使甲亢症状重现且加重，给抗甲状腺药物治疗造成困难。"脱逸"现象发生的原因是甲状腺摄碘率自动调节作用，当甲状腺上皮细胞内碘含量增多时，碘泵关闭，碘主动转运停止，甲状腺内含碘量因之减少，于是碘对甲状腺激素合成的抑制作用被解除。③使功能亢进的甲状腺血液供应减少，甲状腺腺体缩小变硬。

碘不能作为甲亢的决定性治疗而长期使用，也不宜单独使用。目前，临床使用碘剂仅限于需快速取得临床疗效的情况，如甲状腺危象和甲状腺功能亢进症的手术前准备，且应短期（不超过 3 周）使用和与硫脲类药物联合使用（理论上应先开始硫脲类药物治疗后再给予碘剂）。常用的碘剂有供口服的鲁氏碘液和饱和碘化钾溶液，供静脉滴注用的碘化钠。近年推荐使用胺碘苯丙酸，这是一种含碘造影剂，短期使用（不超过一个月）可以迅速有效地控制甲状腺毒症，且安全、不良反应少。胺碘苯丙酸可在甲状腺外抑制 T_4 向 T_3 的转化，其释放出的碘化物可以减少甲状腺激素的释放。

使用碘剂前应仔细询问有无碘过敏史。碘的不良反应少见，仅少数人用碘后发生不良反应，包括上呼吸道刺激症状、皮疹、药热、结膜炎、鼻炎、涎腺炎、结节性动脉周围炎、血栓性血小板减少性紫癜、类白血病样嗜酸性粒细胞增多症等。严重反应者应停药，停药后反应可消退。

成人每日碘的最小生理需要量为 100μg/d，正常血清无机碘浓度为 24nmol/L（0.3μg/dL）。抑制甲状腺激素释放每日所需碘的最小剂量为 5 ～ 10mg/d，血清碘浓度为 1576nmol/L（20μg/dL）。治疗时所用的碘剂量大得多，故碘治疗可抑制甲状腺对放射性碘的摄取，从而影响应用放射性碘的治疗或诊断。至少应停用碘剂治疗后 4 周，才可应用放射性碘进行治疗或诊断。

3. 锂剂

用锂剂治疗精神疾患时，可使甲状腺功能正常的患者发生甲状腺功能减退和甲状腺肿。锂可以抑制甲状腺球蛋白水解，从而抑制甲状腺激素的释放。锂还可以抑制 T_4 在外周转化为 T_3。因此，锂可以用于治疗甲状腺功能亢进。但与其他抗甲状腺药物相比，锂剂并无优点，且易出现不良反应如共济失调和嗜睡，故临床上不作为首选的抗甲状腺的药物使用。当患者对硫脲类药物和碘剂过敏时，可给予锂剂，一般用碳酸锂 0.9 ～ 1.7g/d（血清锂浓度达 0.5 ～ 1.0mEq/I）可有效控制甲亢。有学者报道锂与硫脲类药物合用比单用硫脲类药物更能有效地降低血清甲状腺激素水平。锂的某些不良反应与甲亢表现类似，故用药期间应密切监测血清锂水平。

4. β 受体阻滞剂

β 受体阻滞剂是非常有效的甲亢治疗药物，但在绝大多数病例中仅起辅助作用。临床主要用普萘洛尔，10 ～ 40mg，每日 3 ～ 4 次。甲亢的许多症状和体征如心动过速、震颤等，与交感神经系统过度兴奋的表现相似。甲亢患者血儿茶酚胺水平正常，但儿茶酚胺受体增加。β 受体阻滞剂如普萘洛尔等能在 β 肾上腺素受体处竞争性地对抗儿茶酚胺的作用，故可迅速减轻心动过速、震颤等症状，普萘洛尔还具有轻微的抑制 T_3 向 T_4 转变的作用。普萘洛尔等 β 受体阻滞剂可使甲亢患者的心率减慢，震颤多汗减轻，一般情况改善，但不能使甲状腺功能正常，也不能使突眼、甲状腺肿和杂音减轻，遇到应激情况，仍可发生甲状腺危象。凡有哮喘史、慢性肺疾病、窦性心动过缓、二度以上房室传导阻滞、充血性心力衰竭和正接受心肌抑制药物者禁用。

抗甲状腺药物主要用于治疗 Graves 甲状腺功能亢进症，按其作用可归纳为 5 类：①在细胞水平干扰甲状腺激素合成的药物包括丙硫氧嘧啶、甲巯咪唑和卡比马唑；高氯酸盐和硫氰酸盐可竞争性抑制碘的摄取，但由于不良反应严重，已不用于甲亢治疗；②干扰已形成的甲状腺激素释放的药物，无机碘主要通过此种机制发挥治疗作用；锂剂也有类似作用；③干扰外周组织中 T_4 转化为 T_3 的药物，丙硫氧嘧啶具有较弱的此种作用，实际意义可能不大；胺碘苯丙酸等含碘造影剂可以此种方式发挥作用；④干扰甲状腺激素对外周组织作用的药物，β 受体阻滞剂；⑤具有免疫作用的药物包括甲巯咪唑和丙硫氧嘧啶，对此存在争论，而减少甲状腺激素的合成才是它们最主要的作用，真正的免疫抑制剂不适于常规甲亢治疗。

（二）放射性碘治疗

1941 年放射性碘首次作为治疗手段被用于临床，所用的放射性核素是 ^{130}I。1943 年放射性碘被单独使用治疗甲亢患者，1946 年 ^{131}I 始用于临床治疗甲亢。1969 年首次报道用 ^{125}I 治疗甲亢。目前，广泛用于临床的放射性碘是 ^{131}I，应用 ^{125}I 治疗甲亢仅处于实验性阶段，尚未肯定 ^{125}I 比 ^{131}I 更为优越。

放射性碘进入血液循环后，与无机碘一样被甲状腺大量摄取，其中大部分被迅速有机化和以甲状腺球蛋白的形式贮存于胶质中。^{131}I 主要放出射程仅 0.5 ～ 2mm 的 β 射线，使甲状腺组织受到破坏，而邻近组织器官受影响很小，在 Graves 病患者的甲状腺中，^{131}I 分布相当均匀，且滤泡的直径短于 β 射程，故滤泡上皮细胞可均匀一致地受到照射和破坏。甲状腺破坏的程度和速度取决于浓集于甲状腺内的 ^{131}I 的放射量大小。^{131}I 还放出穿透力强的高能量的 γ 射线，它仅占对甲状腺照射量的不足 10%。

放射性碘治疗甲亢的主要适应证为：① 30 岁以上的病情中度的弥漫性甲状腺肿大者；②对抗甲状腺药物过敏、长期治疗无效或停药后复发者；③甲状腺次全切除术后复发者；④有严重并发症而不适宜手术治疗者。禁忌证为：①妊娠或哺乳妇女；② 20 岁以下者；③有严重或活动性肝、肾疾病或活动性肺结核者；④甲状腺过大有压迫者；⑤重度浸润性突眼者；⑥血白细胞低于 $3.0 \times 10^9/L$ 或中性粒细胞低于 $1.5 \times 10^9/L$ 者。

^{131}I 的剂量要适当，一般每克甲状腺组织给予 50 ～ 100 μCi，根据甲状腺估计重量和甲状腺最高摄 ^{131}I 率，按下列公式计算 ^{131}I 剂量。

$$^{131}I 剂量（\mu Ci）= \frac{（50 \sim 100）\mu Ci/g \times 甲状腺估计重量（g）}{甲状腺最高摄 ^{131}I 率}$$

上述剂量一般一次口服。若甲状腺肿大明显、症状严重而剂量较大时，可分次口服，即先服总剂量的 1/2 ～ 2/3 量，间隔 5 ～ 7 天后再服其余量。

^{131}I 治疗前应停用一切含碘药物及含碘较多的食物 2 ～ 4 周。甲亢病情较重者应在 ^{131}I 治疗前先用抗甲状腺药物（有时加用普萘洛尔）治疗 2 ～ 3 个月，待病情控制后再给予治疗。服 ^{131}I 前 3 ～ 4 天停用丙硫氧嘧啶，前 4 ～ 7 天停用甲巯咪唑（普萘洛尔可断续服用）。对育龄女患者应在 ^{131}I 治疗前认真询问月经史，并测血清 β–hCG（人绒毛膜促性腺激素）水平，以除外妊娠。

^{131}I 治疗甲亢疗效出现较慢，对因病情较重服 ^{131}I 前曾接受抗甲状腺药物治疗者，可在服 ^{131}I 治疗 5 天后再给予抗甲状腺药物治疗，以暂时控制病情。抗甲状腺药物应根据病情缓解情况和甲状腺激素水平监测逐渐减量至停药，疗程一般为 0.5 ～ 3 个月。服 ^{131}I 后一般需要经 2 周以上才开始逐渐出现疗效，症状逐渐减轻，甲状腺明显缩小，突眼也可有不同程度好转。一般 3 个月疗效充分达到，病情趋于稳定。但部分患者病情好转缓慢，3 个月后病情仍在继续缓解，甚至延至服 ^{131}I 后 6 个月才达到最充分的疗效。因此，一次服 ^{131}I 后至少应观察半年，确实疗效不理想，才能开始第二次 ^{131}I 治疗。一次服 ^{131}I 后 15% 的病例需接受 2 次治疗，5% 的病例需要接受 3 次治疗，80% 的病例甲状腺功能减退者，应及时补充适量的甲状腺片或 L-T$_4$。少数学者主张多次给予小剂量 ^{131}I 的治疗方法，以减少放射性碘治疗后甲状腺功能减退的发生率，但未被多数医师接受。

一般用于治疗 Graves 病的 ^{131}I 剂量为 5 ～ 15mCi，而用于治疗甲状腺癌的剂量可高达 100mCi。凡所需剂量 > 30mCi 者，应住院治疗；大多数患者所需剂量较小，可在门诊治疗。接受放射性碘治疗后一周内不应与家庭成员密切接触，患者应独睡一床，不能与家人共用餐具和水杯（唾液内含有放射性碘）。如家中有孕妇或儿童，尤应注意隔离。接受 ^{131}I 治疗后 6 个月内女患者不宜妊娠。

放射性碘治疗甲亢疗效可靠、经济价廉、简便易行、比较安全，近期不良反应和并发症主要包括：①^{131}I 治疗后数日可发生甲亢病情加重，此种情况并非少见，主要由于甲状腺滤泡破坏后，其内贮存的甲状腺激素释放入血；②甲状腺危象少见，常发生于 ^{131}I 治疗后的 1 ～ 20 天，患者多大于 40 岁，甲亢多较严重，常有心脏合并症；^{131}I 治疗前给予抗甲状腺药物进行准备性治疗，可减少危象的发生；③放射性甲状腺炎十分少见，表现为甲状腺局部皮肤发红、疼痛及对触诊敏感，疼痛可向耳及下颌放射；可给予止痛剂，严重时应给予激素治疗；④涎腺炎少见，常累及腮腺，多发生于接受较大剂量 ^{131}I 治疗的患者如甲状腺癌；一般无须治疗，可自行消退；⑤少数患者服 ^{131}I 一周内可发生轻微反应，表现为乏力、纳呆、恶心、皮肤瘙痒、甲状腺局部胀痛等，数日内可自行缓解。远期并发症包括：①甲状腺功能减退是放射性碘治疗的最主要并发症。国外报道发生率很高，第一年即达 15% ～ 20%，治疗后 20 年高达 70% ～ 80%，国内报道第一年仅为 5% 左右，以后每年增加 1% ～ 2%；不过，甲状腺功能减退也可能是由 Graves 病自然发展而来。②过去曾有 ^{131}I 致癌及胎儿发育畸形一说；经广泛研究，目前认为 ^{131}I

治疗不会增加白血病、癌瘤及发育畸形的发病率；③突眼加重仅见于 5% 的患者，且也不能除外由突眼的自然发展所致；④有发生低钙血症、甲状旁腺功能减退或甲状旁腺功能亢进的病例报道，非常少见。发病机制尚不十分明确。

（三）手术治疗

手术是最早用于治疗 Graves 病的方法，至今已有 100 多年的历史，直到 20 世纪 40 年代初期外科手术一直是 Graves 病的唯一疗法。后来由于放射性碘和抗甲状腺药物治疗方法的出现，手术治疗在临床上的应用已大大减少。目前，手术仅是 Graves 病的一个重要的、但不是主要的治疗方法。

甲状腺次全切除术能迅速有效地控制甲亢，但由于可以引起不少并发症，其中有些是比较严重和不可逆的，因此应慎重选择病例。适应证有：①甲状腺肿大严重，尤其是有压迫症状者；②妊娠期间使用小剂量抗甲状腺药物不能有效控制病情者（手术应在妊娠中期进行）；③甲状腺有结节者；④拒绝或不适宜 ^{131}I 治疗或抗甲状腺药物治疗者；⑤异位甲状腺如胸骨后甲状腺肿者；⑥甲状腺肿有可疑恶变迹象者，如腺体内出现结节或迅速增大、颈部淋巴结肿大、声音嘶哑及腺体疼痛等。禁忌证有：①老年人及有较重的心、肝、肾等疾病，一般情况较差者；②有浸润性突眼者；③妊娠早期（前 3 个月）和晚期（后 3 个月）；④病情较轻和甲状腺无明显肿大者。

手术前应常规地进行药物准备，使患者甲状腺功能恢复正常，以防止手术诱发甲状腺危象的发生。一般采用硫脲类药物治疗 8～12 周，待甲亢症状得到控制、甲状腺功能恢复正常后，于手术前 2 周开始加服碘剂，用复方碘溶液或饱和碘化钾溶液，每日 3 次，每次 3～5 滴。加用碘剂可使甲状腺血运减少、腺体缩小，手术中出血减少。但不能在甲状腺功能尚未恢复正常时即加服碘剂，也不能在服用碘剂后停用硫脲类药物。手术后不应再给予上述药物。术前单用碘剂准备疗效不可靠，手术易诱发甲状腺危象，故目前已不被采用。少数学者主张单用 β 受体阻滞剂作为术前准备，给予口服普萘洛尔每日 4 次，每次 40mg，可在数日内迅速控制症状。但多数学者认为此法不如硫脲类药物准备安全可靠，甲状腺功能不能恢复正常，而且甲状腺次全切除术并非急症手术，无强调快速准备的必要。因此，只有在患者对硫脲类药有不良反应时，才不得已采用，而且最好应与碘剂联合应用作术前准备。手术后还应断续给予普萘洛尔，以防甲状腺危象发生，一周后酌情减、停。

手术理想的结果是既能切除足够多的甲状腺组织以治愈甲亢，又能保留充分的甲状腺组织以预防甲状腺功能减退的发生，但实际上不可能在全部病例中均达到上述目的。手术的疗效与切除（或保留）的甲状腺组织的多少有关。一般而言，甲状腺组织切除得越多（保留得越少），甲亢复发率越低，但甲状腺功能减退的发生率越高，反之亦然。20 世纪 70 年代时甲亢的复发率和甲状腺功能减退发生率平均为 10% 左右。近年来国外报道术后甲状腺功能减退的发生率逐年增加，甚至高达 50% 左右，同时甲亢的术后复发率极低，甚至近于 0。这是由外科医师的主导思想变化，手术切除甲状腺组织过多所致。他们认为术后发生的甲状腺功能减退易诊断、易治疗，不应视为术后并发症，一旦发生甲状腺功能减退，患者便不会发生甲亢复发，应认为手术成功。甲状腺功能减退多发生于术后一年内，尤其是术后 3 个月内。以后甲状腺功能减退症逐年缓慢增加，但较放射性碘治疗后为低。甲亢复发多发生在术后 1～5 年内，手术后复发的患者不宜再行手术治疗，以采用 ^{131}I 治疗为好。

经认真术前准备的患者一般不发生甲状腺危象，手术病死率极低，但可发生以下并发症：①术后发生的手术局部出血是一重要并发症，可迅速发生，需及时再次手术止血；② 30% 的患者术后发音改变，一部分患者是由气管插管所致，另一部分患者是由喉返神经麻痹所致，大多为暂时性的，永久性的喉返神经损伤少见；③术后低钙血症和手足搐搦的发生率为 2%。一个原因是手术时甲状旁腺或其血供受到损伤，导致暂时性或永久性的甲状旁腺功能减退；另一原因是甲亢时的负钙平衡，骨处于钙饥饿状态，甲状腺手术后，钙迅速大量向骨内转移，导致低钙血症。低钙血症多在术后 7 天内发生，一般表现为手足搐搦，严重者可发生喉头痉挛。应给予钙剂和维生素 D 治疗，永久性甲状旁腺功能减退需终身用药，其余病例数日至数周后逐渐缓解。

（四）甲状腺危象的治疗

（1）针对诱因治疗。

（2）ATD：PTU 500 ～ 1000mg 首次口服或者经胃管注入，以后每次 250mg，每 4 小时口服 1 次。作用机制是抑制甲状腺激素合成和抑制外周组织 T_4 向 T_3 转换。

（3）碘剂：复方碘溶液（SSPI）每次 5 滴（0.25mL 或者 250mg），每 6 小时 1 次。服用 PTU 1 小时后开始服用，一般使用 3 ～ 7 天。作用机制是抑制甲状腺激素释放。

（4）β 受体阻滞剂：普萘洛尔 60 ～ 80mg/d，每 4 小时 1 次。作用机制是阻断甲状腺激素对心脏的刺激作用和抑制外周组织 T_4 向 T_3 转换。

（5）糖皮质激素：氢化可的松 300mg 首次静脉滴注，以后每次 100mg，每 8 小时 1 次。作用机制是防止肾上腺皮质功能降低。

（6）透析：在上述常规治疗效果不满意时，可选用腹膜透析、血液透析或血浆置换等措施迅速降低血浆甲状腺激素浓度。

（7）降温：高热者予物理降温，避免用乙酰水杨酸类药物。

（8）其他支持治疗。

（五）妊娠期甲亢的治疗

1. 妊娠期甲亢

首选 ATD 治疗。T_1 期首选 PTU，因为甲巯咪唑（methimazole，MMI）的致畸作用已经有明确报道。T_2、T_3 期、哺乳期首选 MMI，因为 PTU 的致急性重型肝炎已经有数十例报道。美国 FDA 明确规定 PTU 的适应证是在 T_1 期和对 MMI 过敏的患者。服用 MMI 期间怀孕的患者要立即换用 PTU，MMI 与 PTU 剂量的比例是 1 ∶（20 ～ 30）。因为 ATD 可以少量通过胎盘抑制胎儿的甲状腺功能，所以尽可能减低 ATD 的剂量。母体血清 FT4 是主要的监测指标和调整药物剂量的依据，每 2 周到 1 个月测定一次，使其维持在轻度高于非妊娠成人参考值上限的水平。TSH 一般不作为监测指标，因为它的变化滞后。另外，妊娠 ATD 治疗不用左甲状腺素治疗，因为这种治疗会增加 ATD 的剂量。在妊娠的后 6 个月，由于妊娠的免疫抑制作用，ATD 的剂量可以减少。分娩以后，免疫抑制解除，甲亢易于复发，ATD 的需要量也增加。

2. 手术治疗

妊娠是手术治疗的相对禁忌证，因为手术可以引起早产、流产，麻醉剂可以致畸。如果经 PTU 治疗未能控制甲亢，可以选择在妊娠 T_2 期（4 ～ 6 个月）手术治疗。此时的早产发生率仍然可以达到 4.5% ～ 5.5%。

3. 哺乳期的 ATD

治疗首选 MMI，监测方法同妊娠期。

4. ^{131}I 治疗

妊娠期禁忌。

5. 新生儿甲亢

一般在出生后数天发作。表现为易激惹、皮肤潮红、高血压、体重增加缓慢、甲状腺肿大、突眼、心动过速、黄疸、心力衰竭等。诊断依赖新生儿血清 TT_4、FT_4、TT_3的增高。治疗目的是尽快降低新生儿循环血内的甲状腺激素浓度。① MMI 0.5 ～ 1.0mg/（kg·d）或者 PTU 5 ～ 10mg/（kg·d），每 8 小时 1 次；②心得安 1 ～ 2mg/d，减慢心率和缓解症状；③鲁氏碘液：每 8 小时 1 滴（相当于 8mg 碘）。如果上述治疗在 24 ～ 36小时效果不显著，可以增加 50% 的剂量，并且给予糖皮质激素治疗。

（六）碘甲亢的治疗

碘甲亢的特点是多发生于碘缺乏地区补碘以后，或者服用含碘药物，使用碘造影剂、碘消毒剂以后。我国学者认为在轻度碘缺乏地区（尿碘中位数为 50 ～ 100μg/L）补碘不会引起甲亢发病率增加。适量补碘不会增加普通人群的 Graves 病的发病率。本病呈自限性，临床症状较轻，老年人多见。碘甲亢的发生与补碘前该地区碘缺乏的程度有关，其发病机制可能与碘缺乏导致的甲状腺自主功能结节在接受增加的碘原料以后合成甲状腺激素的功能增强有关。

胺碘酮含碘 37.2%，它引起的甲状腺毒症分为两个类型：Ⅰ型是碘甲亢，甲状腺合成甲状腺激素增加；Ⅱ型是碘导致的甲状腺细胞的损伤，甲状腺毒症是由甲状腺滤泡破坏，甲状腺激素漏出所致。两型的相同点在于都存在高甲状腺激素血症。区别点在于：① ^{131}I 摄取率，Ⅰ型正常，Ⅱ型低下或被抑制；②血清 IL-6，Ⅰ型正常或者轻度增加，Ⅱ型显著增加；③彩色超声，Ⅰ型显示甲状腺血流正常或者增加，Ⅱ型无血流显示。胺碘酮引起的Ⅱ型是严重的，因为患者通常已有心脏疾病。甲巯咪唑与过氯酸钾合并治疗效果较好。对于Ⅱ型患者的甲状腺毒症期给予泼尼松 40mg/d 治疗。

（七）亚临床甲状腺功能亢进症的治疗

简称亚临床甲亢，是指血清 TSH 水平低于正常值下限，而 TT_3、TT_4 在正常范围，不伴或伴有轻微的甲亢症状。持续性亚临床甲亢的原因包括外源性甲状腺激素替代、甲状腺自主功能腺瘤、结节性甲状腺肿、Graves 病等。根据 TSH 减低的程度，本症又分为 TSH 部分抑制，血清 TSH 0.1 ～ 0.4mU/L；TSH 完全抑制，血清 TSH ＜ 0.1mU/L。文献报道本病的患病率男性为 2.8% ～ 4.4%，女性为 7.5% ～ 8.5%，60 岁以上女性达15%；我国学者报道的患病率是 3.2%（血清 TSH ＜ 0.3mU/L）。

1. 本病的不良结果

①发展为临床甲亢。Logistic 分析显示：TSH ＜ 0.3mU/L、TPOAb 阳性和甲状腺肿是发展为临床甲亢的危险因素；②对心血管系统影响：全身血管张力下降、心率加快、心排出量增加、心房纤颤等；③加重骨质疏松和促进骨折发生；④老年性痴呆。

2. 诊断

如果检测 TSH 低于正常范围下限，TT_3、TT_4 正常者，首先要排除上述的引起 TSH

增高的因素。并且在 2～4 个月内再次复查，以确定 TSH 降低为持续性而非一过性。

3. 治疗

对本病的治疗意见尚不一致。原则上是对完全 TSH 抑制者给予抗甲状腺药物或者病因治疗；对部分 TSH 抑制者不予处理，观察 TSH 的变化。对甲状腺切除术后甲减和 ^{131}I 治疗后甲减行甲状腺激素替代治疗时要及时适当地调整甲状腺激素用量，将 TSH 维持在正常范围；分化型甲状腺癌行抑制治疗者，应权衡肿瘤复发和亚临床甲亢的利弊决定甲状腺激素的替代剂量；绝经后妇女已有骨质疏松者应给予抗甲状腺药物（antithyroid drug，ATD）治疗。有甲亢症状者，如心房纤颤或体重减轻等也应考虑 ATD 治疗。甲状腺有单个或多结节者需要治疗，因其转化为临床甲亢的危险较高。

（刘洋贝）

参考文献

［1］刘志民，冯晓云，邹俊杰.甲状腺功能亢进症 [M].3 版.北京：中国医药科技出版社，2021.

［2］曲建梅.内分泌与代谢系统疾病防与治 [M].北京：中国中医药出版社，2017.

［3］陈适，潘慧，朱惠娟.内分泌临床综合征速查 [M].北京：中国协和医科大学出版社，2016.

［4］左新河.甲状腺功能亢进症 [M].北京：中国医药科技出版社，2010.

［5］倪青.甲状腺功能亢进症病证结合诊疗指南 [J].世界中医药，2021，16（2）：193-196.

［6］LANE LAURA C, CHEETHAM TIM D, PERROS PTTROS, et al. New therapeutic horizons for Graves' hyperthyroidism[J]. Endocrine reviews, 2020, 41(6):873-884.

第七节 糖尿病

糖尿病是一种与遗传因素和多种环境因素相关的以血糖水平增高为特征的代谢紊乱综合征，是由体内胰岛素分泌缺陷和（或）胰岛素作用缺陷引起。糖尿病是临床的常见病、多发病，其患病率日益增高。据世界卫生组织（WHO）估计，全球目前有约 1.75 亿糖尿病患者。中国糖尿病患病率也在急剧增加，估计现有糖尿病患者超过 4000 万。2 型糖尿病的发病正趋向低龄化，儿童及青少年的发病患者数在不断增加。糖尿病已成为严重威胁人类健康的世界性公共卫生问题。

糖尿病属中医学消渴病范畴。消渴是以多饮、多食、多尿、乏力、消瘦，或尿有甜味为主要临床表现的一种疾病。消渴病名最早见于公元前 4 世纪的《黄帝内经》，《金匮要略》对消渴的证治进行阐述，立有白虎汤加人参汤、肾气丸等方剂。《丹溪心法·消渴》提出消渴治应"养肺、降火、生血"为主。

一、病因

总的来说，糖尿病的病因和发病机制未完全明了。胰岛病变致胰岛素分泌不足或缺乏或延迟，循环血液中存在胰岛素抗体，胰岛素受体或受体后缺陷致靶细胞对胰岛素的敏感性降低等，是发生糖尿病的基本环节。通常认为，遗传因素和环境因素之间复杂的相互作用是发生糖尿病的主要原因，而且可能属于多基因遗传疾病的范畴。

（一）遗传因素

糖尿病家族史的研究报道，1型糖尿病患者的父母患病率为11%，三代直系亲属中遗传占6%，患隐性糖尿病子女占8%。对单卵双生中糖尿病发病情况的研究显示，如双生中一人在50岁以后出现糖尿病，另一人在几年内发生糖尿病的概率达90%以上，其中大多数患者为非胰岛素依赖型糖尿病；如双生中有一人40岁以前出现糖尿病，另一人也发生糖尿病的概率接近50%，其中大多数为胰岛素依懒型糖尿病。组织相容（histocompatibility，HLA）的研究，在胰岛素依懒型糖尿病人群中，已发展HLAB8、B15、DW3、DW4等，发生率明显高于正常对照，而在非胰岛素依懒型糖尿病人群中，HL抗原与正常对照无明显差异。

（二）感染因素

在致胰岛素依赖型糖尿病的环境中，已发现若干病毒（如柯萨奇B4病毒、腮腺炎病毒、脑心肌炎病毒等）可致实验动物胰岛感染，B细胞广泛破坏，造成糖尿病。但用病毒感染实验动物，可产生几种不同结果。例如，脑心肌炎感染小鼠后，有些小鼠出现高血糖，有些小鼠仅在给予葡萄糖负荷后出现高血糖，有些小鼠不出现糖尿病，存在着对病毒感染"易感性"或"抵抗性"方面的差异。这种差异可能与胰岛B细胞膜上的病毒体数目有关，也可能与免疫反应有关，即病毒感染激发自体免疫反应，从而导致胰岛进行性破坏。在胰岛素依赖型糖尿病患者中，胰岛细胞抗体阳性和胰岛炎病变也支持自体免疫反应在发病机制上可能起重要作用这一说法。然而，病毒感染和自体免疫都为遗传因素所决定。病毒感染导致人类糖尿病的根据尚不够充分。

（三）肥胖

在各种环境因素中，肥胖是非胰岛素依赖型糖尿病的主要诱发因素之一。肥胖者外周靶细胞胰岛素受体数量减少，肥胖的2型糖尿病不仅靶细胞胰岛素受体减少，而且亲和力减低及（或）存在受体缺陷，因而对胰岛素的敏感性减低，是导致高血糖的又一重要因素。统计资料表明，全世界糖尿病的发病率的普遍规律是随着体重的增加而上升，中度肥胖者糖尿病发病率约是正常人的数倍，而极度肥胖者可上升到30倍。国内30万人口普查表明，超重组患病率约为20.4%，非超重组为3.88%，两组相差5.26倍。

（四）应激反应

应激反应是人类受到外界致病因素刺激时所产生的一种保护性的生理反应。当各种应激反应发生时，均可引起神经系统—脑垂体—肾上腺轴的活动亢进，使肾上腺皮质分泌功能亢进，刺激肝糖原释放入血，并有糖原异生，使血糖升高。如急性心肌梗死、脑血管意外、外科手术、重度烧伤及精神创伤等，均伴有血糖升高，甚至发生酮症酸中毒。但是这是否可引起糖尿病尚无定论。

（五）药物因素

已知某些药物可影响新陈代谢，引起葡萄糖耐糖量减低和高血糖。如苯妥英钠、利尿剂（特别是噻嗪类）、高血糖素、口服类固醇避孕药以及β肾上腺素能激动剂等均可引起葡萄糖的不耐受性，对敏感者可引起糖尿病。如服用肾上腺促皮质激素（治疗剂量），也可引起糖尿病。

（六）妊娠因素

妊娠时，孕妇的胎盘分泌的泌乳素、雌激素等，对胰岛素均有拮抗作用，使血糖升高，孕期多食则发生肥胖。同时，妊娠期间氢化可的松的分泌也有增加。因此，一般认为妊娠会增加糖尿病的发病率，也可加重糖尿病及其症状。

二、临床表现

（一）糖尿病的基本临床表现

糖尿病的发病从理论上说有一个从致病因素、病理生理改变、血糖升高、并发症发生的慢性过程。糖尿病患者由于胰岛素不足，葡萄糖不能有效地被组织氧化利用，出现高血糖，当血糖升高到一定程度的时候，临床上表现为"三多一少"，即多尿、多饮、多食和消瘦的典型症状。但绝大多数糖尿病患者无典型的临床表现。随着病程的延长，糖尿病患者可出现各系统、器官、组织受累的表现。

1. 一般情况

典型糖尿病患者表现为体力减退、精神萎靡、乏力、易疲劳、易感冒、工作能力下降，并发感染时可有发热、食欲缺乏及体重迅速下降。体重下降是糖尿病代谢紊乱的结果，初期主要是由于失水及糖原、脂质的消耗；接着是由于蛋白分解、氨基酸进入糖异生或酮体生成途径而被大量消耗所致的肌蛋白丢失，肌肉萎缩，使体重进一步下降。

2. 心血管系统表现

心血管系统症状可有心悸、气促、脉率不齐、心动过缓、心动过速、心前区不适等，但均无特异性。并发心脏自主神经病变时，可有心动过速或过缓、心律不齐，心脏自主神经功能检查可有异常发现。伴糖尿病心肌病变者常出现顽固性充血性心力衰竭、心脏扩大或心源性猝死。并发冠心病者，尽管病情严重，不一定出现典型心绞痛，无痛性心肌梗死的发生率较高。行冠脉扩张或放置支架手术后，要积极控制糖尿病和脂代谢紊乱，否则发生再度狭窄或再梗死的概率较高。另外，在代谢紊乱过程中，由于体液丢失，血容量降低，可导致直立性低血压，进一步发展可出现失水性休克及昏迷。酸中毒严重时，血管张力下降，血管活性物质大量分泌，但仍出现严重的循环衰竭。血管病变与凝血机制紊乱、高凝状态有密切关系。

3. 呼吸系统表现

糖尿病患者一般无呼吸系统的症状和体征。并发急性呼吸道感染时，出现咳嗽、咳痰，重者可有呼吸困难，甚至发绀。糖尿病患者易并发肺结核，若并发肺结核，可有咯痰、咯血等表现。若发生糖尿病急性并发症，如糖尿病酮症酸中毒时，可出现深大呼吸，呼出的气体可有烂苹果味（是由丙酮从呼吸道呼出所致）。

4. 消化系统表现

无并发症者多表现为食欲亢进、易饥和体重下降；病情较重者多诉食少、食欲缺乏、恶心、呕吐或腹胀。若有自主神经病变，如胃肠神经病变者，食欲缺乏、恶心、腹胀等症状更为明显。有些患者出现顽固性腹泻及吸收不良性营养不良。

5. 泌尿系统表现

早期因多饮而导致多尿和尿频，尿糖阳性，夜尿增多，尿液为等渗或高渗性。并发感染时，出现脓尿、脓血尿，且伴尿急和尿痛；并发膀胱神经病变时，尿淋沥不尽，且膀胱中有较多残存尿液。男性老年糖尿病患者可因合并前列腺肥大而出现尿频、尿急和排尿中断等症状。有时也可出现夜间遗尿和非自主性排尿。并发糖尿病肾病时，尿中蛋白增多，尿比重固定。尿动力学测定可发现患者膀胱的收缩功能差。如伴严重的前列腺肥大，应考虑手术治疗，以防进一步损害排尿功能和泌尿道感染的发生。

6. 生殖系统表现

糖尿病男性患者以阳痿和性欲减退最为常见，而女性可并发月经过少、闭经及性欲减退，部分患者并发卵巢早衰。T1DM 妇女的闭经主要与糖尿病控制不良有关，严格控制糖尿病（以 Hb1Ac 作为指标）可明显改善症状并可使月经恢复正常。T1DM 患者发生闭经的原因未明，一般认为是下丘脑—垂体—卵巢轴的调节功能异常所致。

7. 精神及神经系统表现

患者常有忧虑、急躁、情绪不稳或抑郁。有的患者心理压力重，对生活、工作失去信心；有的患者失眠、多梦、易惊醒。并发急性并发症时，可出现头痛、嗜睡、昏迷或惊厥。多数无神经症状及中枢神经系统功能紊乱的各种异常。由于长期高血糖，糖尿病性大血管、微血管病变和中枢神经系统的氧化应激反应等可导致退行性神经病变。

8. 免疫系统表现

T1DM 的病因主要与自身免疫相关。糖尿病发生后，又伴有各种免疫功能紊乱，一般以甲状腺疾病多见。T1DM 免疫紊乱特征提示其为 T 细胞依赖性免疫性疾病，而 T 细胞的反应性抗原呈递细胞，尤其是巨噬细胞异常导致胰岛炎症；抗原呈递细胞释放的 TNF-α、IL-12 和（或）IL-18 又是抗原呈递细胞存在功能缺陷所致。T2DM 患者血中的 α-酸性糖蛋白、唾液酸、淀粉样物 A、C 反应蛋白、皮质醇、IL-6 等反应标志物升高。这些先天性免疫反应是脑、肝、内皮细胞、脂肪细胞等对糖代谢紊乱应激应答的结果，并可导致凝血过程、脂代谢及水电解质代谢等紊乱，故有学者认为 T2DM 可能也是一种先天性免疫性疾病。

（二）各类糖尿病临床特点

1. 1 型糖尿病

其特征为：①起病较急；②典型病例见于小儿及青少年，但任何年龄均可发病；③血浆胰岛素及 C 肽水平低，服糖刺激后分泌仍呈现低平曲线；④必须依赖胰岛素治疗，一旦骤停胰岛素，则易发生酮症酸中毒；⑤遗传为重要诱因，常表现为第 6 对染色体上 HLA 某些抗原的阳性率增减；⑥胰岛 B 细胞自身抗体常呈阳性反应，包括胰岛细胞自身抗体（islet cell auto antibody，ICA）、胰岛素抗体、谷氨酸脱羧酶抗体（glutamic acid decarboxylase antibody，GADA）和络氨酸磷酸酶自身抗体（IA2 和 IA2β），其中以 GADA 最具特征。85%～90% 的 1 型糖尿病患者空腹血糖开始升高时，可检测到一种或多种上述自身抗体。

2. 2 型糖尿病

其特征为：①起病较慢，隐蔽，病程较长，典型"三多一少"症状较少出现；②典型病例见于中老年人，偶见于青少年；③血浆胰岛素水平相对不足，且在糖刺激后呈延迟释放，但经糖刺激后有胰岛素峰值出现，虽往往可能出现峰值较为低平；肥胖患者，尤其是起病早期的肥胖患者，空腹血浆胰岛素基值可偏高，糖刺激后胰岛素也高于正常人，但比相同体重的非糖尿病肥胖者低；④遗传因素甚为重要，但 HLA 属阴性；⑤ICA

常呈阴性；⑥胰岛素效应往往较差，有胰岛素抵抗的表现；⑦早期单用口服抗糖尿病药物，一般可以控制血糖。

3. 特殊类型糖尿病

特殊类型的糖尿病包括 β 细胞功能遗传缺陷糖尿病、胰岛素作用遗传缺陷糖尿病、外分泌胰腺疾病（如胰腺炎、外伤或胰腺切除后等）糖尿病、其他内分泌疾病（如肢端肥大症、库欣综合征等）糖尿病、药物或化学因素相关型糖尿病、糖尿病的其他遗传综合征（如唐氏综合征、特纳综合征等）。

下面介绍 4 种常见特殊类型糖尿病的临床特点。

（1）妊娠期糖尿病（gestational diabetes mellitus，GDM）：指在妊娠期发生或发现的糖耐量异常或糖尿病。不排除孕前或孕初已有糖耐量减低的可能性。通常在分娩后血糖可恢复至正常范围。妊娠期糖尿病的诊断标准：口服葡萄糖耐量试验（OGTT）空腹血糖 $\geq$ 5.1mmol/L，服糖后 1 小时 $\geq$ 10.0mmol/L，服糖后 2 小时 $\geq$ 8.5mmol/L，1 个以上时间点血糖高于标准即可确定诊断。其临床特点包括如下。

1）妊娠高血糖对母体的影响：①易发生妊娠中毒症、高血压及全身水肿；②易发生生殖泌尿系统感染；③分娩后糖耐量可能恢复正常，但多年后发生 2 型糖尿病的可能性较大。

2）妊娠高血糖对胎儿的影响如下。①形成巨大儿：母体与胎儿之间通过胎盘进行营养物质的循环与交流。葡萄糖、氨基酸等可以自由通过胎盘；妊娠期胎盘血流量丰富，营养物质通过胎盘的量增加。血循环中葡萄糖及氨基酸水平升高可以使 20 周以上胎龄胎儿的胰岛 B 细胞合成和分泌少量胰岛素来维持自身的代谢平衡。其结果是胎儿的 β 细胞肥大，胎儿生长加速，脂肪合成增多，成为超过或等于 4kg 的巨大儿。②新生儿的并发症：新生儿低血糖、高胆红素血症、低钙血症、红细胞增多症、血小板减少症及肺透明膜病等。③胎儿自然流产、胎死宫内及新生儿围生期死亡的发生率显著高于非妊娠糖尿病妇女。

（2）胰腺外分泌疾病：胰腺外分泌的严重或弥漫性病变可以累及胰岛 B 细胞。但是此种情况并不多见。即使是急性或重症胰腺炎也极少并发糖尿病，甚至切除 90% 的胰腺也不能诱发糖尿病。其原因可能在于胰岛细胞占胰腺体积小，散在岛状分布，且胰岛 B 细胞有很强的代偿能力。广泛胰腺囊性纤维化可以累及 β 细胞功能，有 5% ～ 15% 发生糖尿病，其中有一半患者需要胰岛素替代治疗。某些胰腺肿瘤甚至小腺瘤也可引起糖尿病，则可能与癌肿分泌某些致糖尿病的蛋白质因子有关。血色病由于肠道吸收过多的铁，引起过多的含铁血黄素沉积在胰腺，影响 β 细胞功能，放血治疗可以改善糖耐量。纤维钙化性糖尿病常伴有腹痛，并放射到背部，X 线可发现胰腺钙化，活检可见胰腺导管有钙化石形成。

（3）其他内分泌疾病引起的糖代谢紊乱：其他内分泌疾病，如肢端肥大症、库欣综合征等内分泌疾病除引起本系统的激素紊乱外，还会引起糖代谢紊乱。如生长激素、儿茶酚胺、胰升糖素、糖皮质激素等激素都是胰岛素拮抗激素，这些激素在某些疾病状态（如生长激素瘤、嗜铬细胞瘤、库欣综合征、胰升糖素瘤）下的升高能够引起葡萄糖耐量低下，部分患者出现糖尿病。甲状腺激素也可以通过加快葡萄糖的肠道吸收，使部分患者出现糖尿病表现，大多数出现葡萄糖不耐受。生长抑素可以同时抑制胰升糖素和胰岛素的释放，引起轻度糖尿病，可以出现酮症。醛固酮增多症伴有的低钾血症可以导致胰岛素释放障碍，诱发糖尿病。这类糖代谢紊乱除血糖增高外，往往伴有原发疾病的特点。如积极治疗原发疾病，去除诱因，这类糖尿病常常可以治疗。

（4）药物和化学物质诱导的糖尿病：有许多药物或化学物质通过损害胰岛素的释放功能和胰岛素的作用诱发糖尿病。烟酸和皮质激素可以引起胰岛素作用下降，诱导糖耐量异常。α 或 β 肾上腺素能受体阻滞剂的诱发机制可能在于干扰胰岛素释放。噻嗪类利尿剂可引起低钾血症而影响胰岛素的释放，还可能影响胰岛素的外周作用。氯苯甲噻二嗪（二氮嗪）可以迅速降低血压，用于治疗高血压危象，同时也是治疗胰岛 β 细胞瘤的药物，该药可以损伤胰岛素释放。研究已经证明，高血压患者使用 β 受体阻滞剂、利尿剂等药物长期治疗，可使高血压人群糖尿病的患病率明显增高。在新近公布的一项大型临床试验（ALLHAT）中，利尿剂对降压和减少心血管事件有明显优势，但对代谢有不利影响，可导致糖尿病的发生率增加。α 干扰素治疗可能诱发胰岛细胞抗体和 β 细胞自身免疫损伤，引起糖尿病。总之，众多的激素、药物和化学物质可以通过影响胰岛素释放和作用、直接细胞毒性机制、诱导 β 细胞免疫损伤等方式引起糖尿病的发病。

三、辅助检查

（一）糖代谢异常严重程度或控制程度的检查

1. 尿糖测定

大多采用葡萄糖氧化酶法，测定的是尿葡萄糖，尿糖阳性是诊断糖尿病的重要线索。但尿糖阳性只是提示血糖值超过肾糖阈（10mmol/L），因此，尿糖阴性不能排除糖尿病可能。并发肾脏病变时，肾糖阈升高，虽然血糖升高，但尿糖阴性。肾糖阈降低时，虽然血糖正常，尿糖可为阳性。

2. 血糖测定和 OGTT

血糖升高是诊断糖尿病的主要依据，又是判断糖尿病病情和控制情况的主要指标。血糖值反映的是瞬间血糖状态，常用葡萄糖氧化酶法测定。抽静脉血或取毛细血管血，可用血浆、血清或全血。如血细胞比容正常，血浆、血清血糖比全血血糖高 15%。诊断糖尿病时必须用静脉血浆测定血糖，治疗过程中随访血糖控制情况可用便携式血糖计测定末梢血糖。

当血糖高于正常范围而又未达到诊断糖尿病标准时，须进行 OGTT。OGTT 应在无摄入任何热量 8 小时后，清晨空腹进行，成人口服 75g 无水葡萄糖，溶于 250～300mL 水中，5～10 分钟饮完，空腹及开始饮葡萄糖水后 2 小时测静脉血浆葡萄糖。儿童服糖量按每公斤体重 1.75g 计算，总量不超过 75g。

如下因素可影响 OGTT 结果的准确性：试验前连续 3 日膳食中糖类摄入过少、长期卧床或极少活动、应激情况、应用药物（如噻嗪类利尿剂、β 受体阻滞剂、糖皮质激素等）、吸烟等。因此，急性疾病或应激情况时不宜行 OGTT；试验过程中，受试者不喝茶及咖啡、不吸烟、不做剧烈运动；试验前 3 天内摄入足量糖类；试验前 3～7 天停用可能影响的药物。

3. 糖化血红蛋白（GHbA1）和糖化血浆清蛋白测定

GHbA1 是葡萄糖或其他糖与血红蛋白的氨基发生非酶催化反应（一种不可逆的蛋

白糖化反应）的产物，其量与血糖浓度成正相关。GHbA1 有 a、b、c 三种，以 GHbA1c（HbA1c）最为重要。正常人 HbA1c 占血红蛋白总量的 3%～6%，不同实验室之间其参考值有一定差异。血糖控制不良者 HbA1c 升高，并与血糖升高的程度和持续时间相关。由于红细胞在血液循环中的寿命约为 120 天，因此，HbA1c 反映患者近 8～12 周平均血糖水平，为评价糖尿病长期血糖控制水平的主要监测指标之一。需要注意 HbA1c 受检测方法、有无贫血和血红蛋白异常疾病、红细胞转换速度、年龄等因素的影响。另外，HbA1c 不能反映瞬时血糖水平及血糖波动情况，也不能确定是否发生过低血糖。

血浆蛋白（主要为白蛋白）同样也可与葡萄糖发生非酶催化的糖化反应而形成果糖胺（FA），其形成的量也与血糖浓度和持续时间相关，正常值为 1.7～2.8mmol/L。由于白蛋白在血中半衰期为 19 天，故 FA 反映患者近 2～3 周内平均血糖水平，为糖尿病患者近期病情监测的指标。

（二）胰岛 B 细胞功能检查

1. 胰岛素释放试验

正常人空腹基础血浆胰岛素为 35～145pmol/L（5～20mU/L），口服 75g 无水葡萄糖（或 100g 标准面粉制作的馒头）后，血浆胰岛素在 30～60 分钟上升至高峰，峰值为基础值的 5～10 倍，3～4 小时恢复到基础水平。本试验反映基础和葡萄糖介导的胰岛素释放功能。胰岛素测定受血清中胰岛素抗体和外源性胰岛素的干扰。

2. C 肽释放试验

方法同上。正常人空腹基础值不小于 400pmol/L，高峰时间同上，峰值为基础值的 5～6 倍。也反映基础和葡萄糖介导的胰岛素释放功能。C 肽测定不受血清中的胰岛素抗体和外源性胰岛素的影响。

3. 其他检测

B 细胞功能的方法如静脉注射葡萄糖—胰岛素释放试验和高糖钳夹试验可了解胰岛素释放第一时相；胰高糖素 -C 肽刺激试验和精氨酸刺激试验可了解非糖介导的胰岛素分泌功能等。可根据患者的具体情况和检查目的而选用。

（三）其他检查

1. 血脂水平检测

胆固醇，尤其是 LDL-C 在动脉粥样硬化发生和发展中发挥着关键作用。糖尿病患者发生动脉粥样硬化的危险度明显增高，故要严密监测血脂，并结合年龄、性别、吸烟与否、血压水平及有无血管病变等确定个体化血脂治疗方案及达标标准。

2. 足底压力检测

有条件者可行足底压力分析，以指导糖尿病足患者的足部护理及对足矫形器的监测。

3. 有关病因和发病机制的检查

GADA、ICA、IAA 及 IA-2A 的联合检测；胰岛素敏感性检查；基因分析等。

四、诊断与鉴别诊断

大多数早期 T2DM 患者并无明显症状，故容易漏诊和误诊。在临床工作中要善于发现糖尿病，尽可能早期诊断和治疗。糖尿病诊断以血糖升高为依据，血糖的正常值和糖代谢异常的诊断切点是依据血糖值与糖尿病特异性并发症（如视网膜病变）发生风险的关系来确定。应注意如单纯检查空腹血糖，糖尿病漏诊率高，应加测餐后血糖，必要时进行 OGTT。

（一）诊断线索

①有多食、多饮、多尿及体重减轻（三多一少）症状者；②以糖尿病各种急慢性并发症或伴发病首诊就诊者：原因不明的酸中毒、失水、昏迷、休克；反复发作的皮肤疖或痈、真菌性阴道炎等；手足麻木、视物模糊等；③高危人群：有糖调节受损史；年龄＞45 岁；超重或肥胖；T2DM 的一级亲属；有巨大儿生产史或妊娠糖尿病病史等。

（二）诊断标准

我国目前采用国际上通用 WHO 糖尿病专家委员会（1999）提出的诊断和分类标准（表 2-9、表 2-10），要点如下。

（1）糖尿病诊断是基于空腹血糖（fasting plasma glucose，FPG）、任意时间或 OGTT 中 2 小时血糖值（2h PG）。空腹指至少 8 小时内无任何热量摄入；任意时间指一日内任何时间，无论上一次进餐时间及食物摄入量。糖尿病症状指多尿、烦渴多饮和难于解释的体重减轻。FPG 3.9 ～ 6.0mmol/L（70 ～ 108mg/dL）为正常；6.1 ～ 6.9mmol/L（110 ～ 125mg/dL）为 IFG；≥ 7.0mmol/L（126mg/dL）应考虑糖尿病。OGTT 2h PG ＜ 7.7mmol/L（139mg/dL）为正常糖耐量；7.8 ～ 11.0mmol/L（140 ～ 199mg/dL）为糖耐量减低（IGT）；11.1mmol/L（200mg/dL）应考虑糖尿病。

表 2-9　糖尿病诊断标准（WHO 糖尿病专家委员会报告，1999 年）

诊断标准	静脉血浆葡萄糖水平（mmol/L）
（1）糖尿病症状加随机血糖	≥ 11.1
或	
（2）空腹血糖（FPG）	≥ 7.0
或	
（3）OGTT 2 小时血糖	≥ 11.1

注：需再测一次予以证实，诊断才能成立。随机血糖指不考虑上次用餐时间，一天中任意时间的血糖，不能用来诊断 IFG 或 IGT。

表 2-10　糖代谢状态分类（WHO 糖尿病专家委员会报告，1999 年）

糖代谢分类	静脉血浆葡萄糖（mmol/L）	
	空腹血糖（FPG）	糖负荷后 2 小时血糖（2h PPG）
正常血糖（NGR）	3.9 ～ 6.0	＜ 7.7
空腹血糖受损（IFG）	6.1 ～ 6.9	＜ 7.8
糖耐量减低（IGT）	＜ 7.0	7.8 ～ 11.0
糖尿病（DM）	≥ 7.0	≥ 11.1

注：2003 年 11 月国际糖尿病专家委员会建议将 IFG 的界限值修订为 5.6 ～ 6.9mmol/L。

（2）糖尿病的临床诊断推荐采用葡萄糖氧化酶法测定静脉血浆葡萄糖。

（3）对于无糖尿病症状，仅一次血糖值达到糖尿病诊断标准者，必须在另一天复查核实而确定诊断；如复查结果未达到糖尿病诊断标准，应定期复查。IFG 或 IGT 的诊断应根据 3 个月内的两次 OGTT 结果，用其平均值来判断。严重疾病（急性严重感染、创伤）或其他应激情况下，可因拮抗胰岛素的激素（如儿茶酚胺、皮质醇等）分泌增多而发生应激性高血糖；但这种代谢紊乱常为暂时性和自限性，因此，在应激因素消失前，不能据此时血糖诊断糖尿病，必须在应激消除后复查才能明确其糖代谢状况。

（4）儿童糖尿病诊断标准与成人相同。

（5）孕期首次产前检查时，使用普通糖尿病诊断标准筛查孕前未诊断的 T2DM，如达到糖尿病诊断标准即可判断孕前就患有糖尿病。如初次检查结果正常，则在孕 24～28 周筛查有无 GDM。

（6）近年对应用 HbA1c 作为糖尿病诊断指标的国内外研究很多，并得到了广泛的关注。HbA1c 是评价长期血糖控制的"金标准"。流行病学和循证医学研究证明 HbA1c 能稳定和可靠地反映患者的预后。且 HbA1c 具有检测变异小、更稳定、可采用与 DCCT/UKPDS 一致的方法并进行标化、无须空腹或定时采血且受应激等急性状态影响小等优点。美国糖尿病协会（ADA）已经把 HbA1c > 6.5% 作为糖尿病的诊断标准，WHO 也建议在条件成熟的地方采用 HbA1c 作为诊断糖尿病的指标。然而，由于我国有关 HbA1c 诊断糖尿病切点的相关资料尚不足，而且我国尚缺乏 HbA1c 检测方法的标准化，包括测定仪器和测定方法的质量控制存在着明显的地区差异，故目前在我国尚不推荐采用 HbA1c 诊断糖尿病。

（三）鉴别诊断

注意鉴别其他原因所致的尿糖阳性。肾性糖尿因肾糖阈降低所致，尿糖阳性，但血糖及 OGTT 正常。某些非葡萄糖的糖尿如果糖、乳糖、半乳糖尿，用班氏试剂（硫酸铜）检测呈阳性反应，用葡萄糖氧化酶试剂检测呈阴性反应。

甲状腺功能亢进症、胃空肠吻合术后，因糖类在肠道吸收快，可引起进食后 0.5～1 小时血糖过高，出现糖尿，但 FPG 和 2h PG 正常。严重弥漫性肝病患者，葡萄糖转化为肝糖原功能减弱，肝糖原贮存减少，进食后 0.5～1 小时血糖过高，出现糖尿，但 FPG 偏低，餐后 2～3 小时血糖正常或低于正常。急性应激状态时，胰岛素拮抗激素（如肾上腺素、促肾上腺皮质激素、肾上腺皮质激素和生长激素）分泌增加，可使糖耐量减低，出现一过性血糖升高、尿糖阳性，应激过后可恢复正常。

（四）分型

最重要的是鉴别 1 型或 2 型，由于两者缺乏明确的生化或遗传学标志，主要根据临床特点和发展过程，从发病年龄、起病缓急、症状轻重、体重、有无酮症酸中毒倾向、是否依赖外源性胰岛素维持生命等方面，结合胰岛 B 细胞自身抗体和 B 细胞功能检查结果而进行临床综合分析判断。一般来说，1 型发病年龄轻，起病急、症状较重，明显消瘦，有酮症倾向，需要胰岛素治疗。但两者的区别都是相对的，临床单靠血糖水平不能区分 1 型还是 2 型，有些患者诊断初期可能同时具有 1 型和 2 型的特点，如这些患者发病年龄较小但进展慢、一般不胖、胰岛素分泌功能降低但尚未达容易发生酮症的程度。其中相当部分患者使用口服降糖药即可达良好血糖控制，这些患者确实暂时很难明确归为 1 型或 2 型。这时可先做一个临时性分型，用于指导治疗，然后依据对治疗的初始反应和 B 细胞功能的动态变化再重新评估和分型。随着疾病的进展，诊断会越来越明确。从发病机制角度来讲，胰岛 B 细胞自身抗体是诊断 1 型糖尿病的特异指标。

MODY 和线粒体基因突变糖尿病有一定临床特点，但确诊有赖于基因分析。

许多内分泌疾病，如肢端肥大症（或巨人症）、库欣综合征、嗜铬细胞瘤可分泌生长激素、皮质醇、儿茶酚胺，抵抗胰岛素而引起继发性糖尿病。还要注意药物影响和其他特殊类型糖尿病。

（五）并发症和伴发病的诊断

对糖尿病的各种并发症及经常伴随出现的肥胖、高血压、血脂异常等也须进行相应检查和诊断以便及时治疗。

1 型糖尿病应根据体征和症状考虑自身免疫性甲状腺疾病、系统性红斑狼疮等的筛查。

五、治疗

（一）基础治疗

1. 糖尿病健康教育

使患者对糖尿病有充分的认识，提高患者的自我保健能力和自我护理，让其树立正确的抗病态度和信心。积极检测血糖。

2. 饮食治疗

严格控制饮食，控制每天摄入的总热量、合理搭配营养成分，定量定时进餐，以控制血糖、血脂和体重。

3. 运动治疗

糖尿病患者应进行有规律的合适运动。

（二）其他治疗

糖尿病的医学营养治疗和运动治疗是控制 2 型糖尿病高血糖的基本措施，在饮食和运动不能使血糖控制达标时应及时采用包括口服药治疗在内的药物治疗。2 型糖尿病是一种进展性的疾病。在 2 型糖尿病的自然病程中，胰岛 B 细胞功能随着病程的延长而逐渐下降，胰岛素抵抗的程度变化不大。因此，随着 2 型糖尿病病程的进展，对外源性的血糖控制手段的依赖逐渐增大，临床上常需要口服降糖药物及口服降糖药物和注射降糖药物（胰岛素、CLP-1 受体激动剂）的联合治疗。

1. 口服降糖药物

高血糖的药物治疗多基于纠正导致人类血糖升高的两个主要病理生理改变——胰岛素抵抗和胰岛素分泌受损。根据作用效果的不同，口服降糖药物可分为主要以促进胰岛素分泌为主要作用的药物（磺脲类、格列奈类、DPP-4 抑制剂）和通过其他机制降低血糖的药物［双胍类、噻唑烷二酮类（TZD）、α-糖苷酶抑制剂］。磺脲类和格列奈类直接刺激胰岛 B 细胞分泌胰岛素，DPP-4 抑制剂通过减少体内 CLP-1 的分解而增加 CLP-1 浓度并进而促进胰岛 B 细胞分泌胰岛素，双胍类的主要药理作用是减少肝脏葡萄糖的输出，TZD 的主要药理作用为改善胰岛素抵抗，α-糖苷酶抑制剂的主要药理作用为延缓糖类在肠道内的消化吸收。

（1）二甲双胍：目前，临床上使用的双胍类药物主要是盐酸二甲双胍。双胍类药物的主要药理作用是通过减少肝脏葡萄糖的输出和改善外周胰岛素抵抗而降低血糖。多年的临床研究结果显示，二甲双胍是 2 型糖尿病患者的一线首选和全程用药。对临床试验的系统评价显示，二甲双胍可以使 HbA1c 下降 1.0% ～ 2.0%，并可减轻体重。二甲双胍的疗效与体重无关。UKPDS 的研究结果证实，二甲双胍还可减少肥胖的 2 型糖尿病患者心血管事件和死亡。在我国，伴冠心病的 2 型糖尿病患者中开展的针对二甲双胍与磺脲类药物对再发心血管事件影响的临床随机分组对照试验结果显示，二甲双胍的治疗与主要心血管事件的显著下降相关。单独使用二甲双胍不导致低血糖，但二甲双胍与胰岛素或胰岛素促泌剂联合使用时可增加低血糖发生的风险。二甲双胍的主要不良反应为胃肠道反应。从小剂量开始并逐渐加量是减少其不良反应的有效方法。二甲双胍的疗效不受体重的影响。目前，尚无确切的证据支持二甲双胍的使用与乳酸酸中毒有关，肝、肾功能正常者长期应用并不增加乳酸酸中毒风险。因为二甲双胍直接以原形经肾脏排泄，所以有肾功能损害时易发生二甲双胍与乳酸在体内蓄积，有可能会增加乳酸酸中毒风险。建议肾功能受损 $[eGFR < 45mL (min \times 1.73m^2)]$ 和低氧血症患者避免使用二甲双胍，肝功能不全、严重感染、缺氧或接受大手术的患者，在造影检查使用碘化造影剂时，应暂时停用二甲双胍。

（2）磺脲类药物：属于胰岛素促泌剂，主要药理作用是通过刺激胰岛 B 细胞分泌胰岛素，增加体内的胰岛素水平而降低血糖。临床实验显示，磺脲类药物可使 HbA1c 降低 1.0% ～ 1.5%，是目前许多国家和国际组织制订的糖尿病诊治指南中推荐的控制 2 型糖尿病患者高血糖的主要用药。前瞻性、随机分组的临床研究结果显示，磺脲类药物的使用与糖尿病微血管病变和大血管病变发生的风险下降相关。目前，在我国上市的磺脲类药物主要为格列苯脲、格列美脲、格列齐特、格列吡嗪和格列喹酮。磺脲类药物如果使用不当可导致低血糖，特别是老年患者和肝、肾功能不全者，磺脲类药物还可导致体重增加。肾功能轻度不全患者，宜选择格列喹酮。患者依从性差时，建议采用每天只服用 1 次的磺脲类药物。消渴丸是含有格列苯脲和多种中药成分的固定剂量复方制剂。消渴丸的降糖效果与格列苯脲相当。与格列苯脲相比，消渴丸低血糖发生的风险低，改善糖尿病相关中医证候的效果更显著。

（3）噻唑烷二酮类药物（thiazolidinedione，TZD）：主要通过增加靶细胞对胰岛素作用的敏感性而降低血糖。目前，在我国上市的主要有罗格列酮和吡格列酮。临床实验显示，TZD 可使 HbA1c 下降 1.0% ～ 1.5%。TZD 单独使用时不导致低血糖，但与胰岛素或胰岛素联合使用时可增加低血糖发生的风险。体重增加和水肿是 TZD 的常见不良反应。这些不良反应在与胰岛素联合使用时表现得更加明显。TZD 的使用与骨折和心力衰竭风险增加相关。有心力衰竭 [纽约心脏学会（New York Heart Association，NYHA）心功能分级 Ⅱ 级以上]、活动性肝病或转氨酶升高超过正常上限 2.5 倍及严重骨质疏松和有骨折病史的患者应禁用本类药物。

（4）格列奈类药物：为非磺脲类胰岛素促分泌剂，我国上市的主要有瑞格列奈、那格列奈和米格列奈。本类药物主要通过刺激胰岛素的早时相分泌而降低餐后血糖，可将 HbA1c 下降 0.5% ～ 1.5%。此类药物需在餐前即刻服用，可单独使用或与其他降糖药联合应用（磺脲类除外）。对在中国 2 型糖尿病人群中开展的临床研究的系统评价显示，在降低 HbA1c 方面，瑞格列奈与 α - 糖苷酶抑制剂、那格列奈、二甲双胍、TZD 相当。对在包括中国人在内的亚洲 2 型糖尿病人群中开展的临床研究的系统评价显示，在降低 HbA1c 方面那格列奈的效果优于 α - 糖苷酶抑制剂，与磺脲类药物相当，与瑞格列奈和米格列奈相当。在我国新诊断的 2 型糖尿患者群中，瑞格列奈与二甲双胍联合治疗较单用瑞格列奈可更显著地降低 HbA1c，但低血糖的风险显著增加。格列奈类药物的常见不良反应是低血糖和体重增加，但低血糖的风险和程度较磺脲类药物轻。格列奈类药物可以在肾功能不全的患者中使用。

（5）α-糖苷酶抑制剂：通过抑制糖类在小肠上部的吸收而降低餐后血糖。适用于以糖类为主要食物成分和餐后血糖升高的患者。国内上市的 α-糖苷酶抑制剂有阿卡波糖、伏格列波糖和米格列醇。包括中国人在内的 2 型糖尿病人群中开展的临床研究的系统评价显示，仅 α-糖苷酶抑制剂可以使 HbA1c 下降 0.5%，并能使体重下降。在中国人 2 型糖尿病人群开展的临床研究结果显示，每天服用 300mg 阿卡波糖的降糖疗效与每天服用 1500mg 二甲双胍的疗效相当。α-糖苷酶抑制剂可与双胍类、磺脲类、TZD 或胰岛素合用。α-糖苷酶抑制剂的常见不良反应为胃肠道反应如腹胀、排气等。从小剂量开始，逐渐加量是减少不良反应的有效方法。单独服用本类药物通常不会发生低血糖，并可减少餐前反应性低血糖的风险。在老年患者中使用，无须调整服药剂量和次数，也不增加低血糖发生，且耐受性良好。合用 α-糖苷酶抑制剂的患者如果出现低血糖，治疗时需使用葡萄糖或蜂蜜，而食用蔗糖或淀粉类食物纠正低血糖的效果差。

（6）DPP-4 抑制剂：通过抑制 DPP4 而减少 GLP-1 在体内的失活，使内源性 GLP-1 的水平升高。GLP-1 以葡萄糖浓度依赖的方式，增强胰岛素分泌，抑制胰升糖素分泌。目前，在国内上市的 DPP-4 抑制剂有西格列汀、沙格列汀、维格列汀、利格列汀和阿格列汀。我国 2 型糖尿病患者的临床试验显示，西格列汀可降低 HbA1c 0.70% ～ 0.90%，沙格列汀可降低 HbA1c 0.40% ～ 0.50%，维格列汀可降低 HbA1c 0.50%。在对比研究中，维格列汀与阿卡波糖降低 HbA1c 的作用相似，利格列汀可降低 HbA1c 0.68%，阿格列汀可降低 HbA1c 0.57% ～ 0.68%。需要特别注意的是，DPP-4 抑制剂降低 HbA1c 程度与基线 HbA1c 水平有一定的关系，即基线 HbA1c 水平高的降得多一些。单独使用 DPP-4 抑制剂不增加低血糖发生的风险。DPP-4 抑制剂对体重的作用为中性或轻度增加。西格列汀、沙格列汀、阿格列汀不增加心血管病变、胰腺炎和胰腺癌发生的风险。在患肾功能不全的患者中使用西格列汀、沙格列汀、阿格列汀和维格列汀时，应注意按照药物说明书来减少药物剂量。在患肝、肾功能不全的患者中使用时，利格列汀不需要调整剂量。

（7）GLP-1 受体激动剂：是通过激动 GLP-1 受体而发挥降低血糖的作用。GIP-1 受体激动剂以葡萄糖浓度依赖的方式，增强胰岛素分泌，抑制胰升糖素分泌，并能延缓胃排空，通过中枢性的食欲抑制减少进食量。目前，国内上市的 GLP-1 受体激动剂为艾塞那肽和利拉鲁肽，均需皮下注射。GLP-1 受体激动剂可有效降低血糖，并有显著降低体重和改善三酰甘油、血压和体重的作用。单独使用 GLP-1 受体激动剂不明显增加低血糖发生的风险。包括我国 2 型糖尿病患者在内的临床试验显示，利拉鲁肽降低 HbA1c 的作用与格列美脲相似，体重下降 1.8 ～ 2.4kg，收缩压下降约 3mmHg；艾塞那肽可以使 HbA1c 降低 0.8%，体重下降 1.6 ～ 3.6kg。GLP-1 受体激动剂可以单独使用或与其他口服降糖药联合使用。多项临床研究结果显示，GLP-1 受体激动剂在 1 种口服降糖药（二甲双胍、磺脲类）治疗失效后加用时疗效优于活性对照药物。GLP-1 受体激动剂的常见不良反应为胃肠道症状（如恶心、呕吐等），主要见于初始治疗时，不良反应可随治疗时间延长逐渐减轻。

2. 胰岛素

胰岛素治疗是控制高血糖的重要手段。1 型糖尿病患者需依赖胰岛素维持生命，也必须使用胰岛素控制高血糖并降低糖尿病并发症的发生风险。2 型糖尿病患者虽不需要胰岛素来维持生命，但当口服降糖药效果不佳或存在口服药使用禁忌时，仍需使用胰岛素，以控制高血糖并减少糖尿病并发症的发生危险。在某些时候，尤其是病程较长时，胰岛素治疗可能是最主要甚至是必需的控制血糖措施。

医务人员和患者都必须认识到，与口服药相比，胰岛素治疗涉及更多环节，如药物选择、治疗方案、注射装置、注射技术、自我监测血糖、根据血糖监测结果所采取的行动等。与口服药治疗相比，胰岛素治疗需要医务人员与患者间更多的合作，并且需要患者掌握更多的自我管理技能。开始胰岛素治疗后应继续指导患者坚持饮食控制和运动，并加强对患者的教育和指导，鼓励和指导患者进行血糖自我监测并掌握根据血糖监测结果来适当调节胰岛素剂量的技能，以控制高血糖并预防低血糖的发生。开始胰岛素治疗的患者均应通过接受有针对性的教育来掌握胰岛素治疗相关的自我管理技能，了解低血糖发生的危险因素、症状以及掌握自救措施。

根据来源和化学结构的不同，胰岛素可分为动物胰岛素、人胰岛素和胰岛素类似物。根据作用特点的差异，胰岛素又可分为超短效胰岛素类似物、常规（短效）胰岛素、中效胰岛素、长效胰岛素（包括长效胰岛素类似物）和预混胰岛素（包括预混胰岛素类似物）。胰岛素类似物与人胰岛素相比，控制血糖的能力相似，但在模拟生理性胰岛素分泌和减少低血糖发生风险方面，胰岛素类似物优于人胰岛素。

（1）胰岛素的起始治疗注意事项。

1）1 型糖尿病患者在发病时就需要胰岛素治疗，且需终身胰岛素替代治疗。

2）新发病 2 型糖尿病患者如有明显的高血糖症状、发生酮症或酮症酸中毒，可首选胰岛素治疗，待血糖得到良好控制和症状得到显著缓解后再根据病情确定后续的治疗方案。

3）新诊断的糖尿病患者与 1 型糖尿病鉴别困难时，可首选胰岛素治疗。待血糖得到良好控制、症状得到显著缓解、确定分型后再根据分型和具体病情制订后续的治疗方案。

4）2 型糖尿病患者在生活方式和口服降糖药物联合治疗的基础上，若血糖仍未达到控制目标，即可开始口服降糖药物和胰岛素的联合治疗。一般经过较大剂量多种口服药物联合治疗后仍 HbA1c > 7.001 时，即可考虑启动胰岛素治疗。

5）在糖尿病病程中（包括新诊断的 2 型糖尿病），出现无明显诱因的体重显著下降时，应该尽早使用胰岛素治疗。

6）根据患者具体情况，可选用基础胰岛素或预混胰岛素起始胰岛素治疗。

（2）胰岛素的起始治疗方案。

1）基础胰岛素包括中效人胰岛素和长效胰岛素类似物。当仅使用基础胰岛素治疗时，保留原有口服降糖药物，不必停用。继续口服降糖药物治疗，联合中效人胰岛素或长效胰岛素类似物睡前注射。

2）预混胰岛素包括预混人胰岛素和预混胰岛素类似物。根据患者的血糖水平，可选择每天 1～2 次的注射方案。当使用每日 2 次注射方案时，应停用胰岛素促泌剂。另外，1 型糖尿病在蜜月期阶段，可短期使用预混胰岛素每日 2～3 次注射，但预混胰岛素不宜用于 1 型糖尿病的长期血糖控制。

3）对于 HbA1c ＞ 9.0% 或空腹血糖 ＞ 11.1mmol/L 的新诊断的 2 型糖尿病患者可实施短期胰岛素强化治疗，短期胰岛素强化治疗方案治疗时间在 2 周至 3 个月为宜，治疗目标为空腹血糖 3.9～7.2mmol/L。胰岛素强化治疗时，应同时对患者进行医学营养及运动治疗，并加强对糖尿病患者的教育。胰岛素强化治疗方案包括基础餐食胰岛素治疗方案（多次皮下注射胰岛素或持续皮下胰岛素输注）或预混胰岛素每天注射 2 次或 3 次的方案。

对于短期胰岛素强化治疗未能诱导缓解的患者，是否继续使用胰岛素治疗或改用其他药物治疗，应由糖尿病专科医师根据患者的具体情况确定。对治疗达标且临床缓解者，可定期（如 3 个月）随访监测；当血糖再次升高，即空腹血糖 ＞ 7.0mmol/L 或餐后 2 小时血糖 ＞ 10.0mmol/L 的患者重新起始药物治疗。

（3）胰岛素的强化治疗方案。

1）多次皮下注射胰岛素：在胰岛素起始治疗的基础上，经过充分的剂量调整，如患者的血糖水平仍未达标或出现反复的低血糖，需进一步优化治疗方案。可以采用餐时＋基础胰岛素或每日 3 次预混胰岛素类似物进行胰岛素强化治疗。

2）持续皮下胰岛素输注（continuous subcutaneous insulin infusion，CSII）：CSII 是胰岛素强化治疗的一种形式，需要使用胰岛素泵来实施治疗。经 CSII 给人的胰岛素在体内的药代动力学特征更接近生理性胰岛素分泌模式。与多次皮下注射胰岛素的强化胰岛素治疗方法相比，CSII 治疗与低血糖发生的风险减少相关。在胰岛素泵中只能使用短效胰岛素或速效胰岛素类似物。

CSII 的主要适用人群：1 型糖尿病患者、计划受孕和已孕的糖尿病妇女或需要胰岛素治疗的妊娠糖尿病患者、需要胰岛素强化治疗的 2 型糖尿病患者。

（4）特殊情况下胰岛素的应用：对于血糖较高的初发 2 型糖尿病患者，口服药物很难在短期内使血糖得到满意的控制并改善高血糖症状。临床试验显示，在血糖水平较高的初发 2 型糖尿病患者中，采用短期胰岛素强化治疗，可显著改善高血糖所致的胰岛素抵抗和 B 细胞功能下降，故新诊断的 2 型糖尿病伴有明显高血糖或伴有明显高血糖症状时可短期使用胰岛素治疗，在高血糖得到控制和症状缓解后可根据病情调整治疗方案，如改用口服药物或医学营养和运动治疗。应注意加强血糖的监测，及时调整胰岛素剂量，并注意尽量避免低血糖的发生。

另外，围术期、感染、妊娠等情况下，应根据患者实际情况合理调整胰岛素方案。

（刘洋贝）

参考文献

［1］童南伟，肖海鹏 . 内科学・内分泌代谢科分册 [M].2 版 . 北京：人民卫生出版社，2021.

［2］郭立新 . 内分泌科诊疗常规 2019 版 [M]. 北京：中国医药科学技术出版社，2020.

［3］李平，谢院生.糖尿病肾病中西医结合诊疗与研究 [M].北京：中国医药科技出版社，2018.

［4］郭立新.糖尿病的流行势态和应对策略 [J].中国临床保健杂志，2020，23（4）：433-436.

［5］AGHO EKHOSUEHI THEOPHILUS, OWOTADE FOLUSO JOHN, KOLAWOLE BABATOPE AYODEJI, et al. Salivary inflammatory biomarkers and glycated haemoglobin among patients with type 2 diabetic mellitus[J]. BMC Oral Health, 2021, 21(1): 101.

第三章　外科疾病

第一节　肝外伤

一、病因

肝是腹部损伤时较常见的器官，根据深部组织是否与外界相通可将肝外伤分为闭合性和开放性两种类型。

二、临床表现

肝外伤患者的临床表现与损伤的类型、机制及损伤的严重程度相关，临床表现有较大差异，主要是腹腔内出血和血液、胆汁引起的腹膜刺激症状。开放性损伤可有腹壁伤口，闭合性损伤有时可见到腹壁软组织挫伤、腹壁表皮擦伤和皮下淤血。当合并其他脏器损伤或多发损伤时，临床表现更为复杂。

（一）肝表浅裂伤

出血和胆汁外渗量少，且多在短期内自行停止，腹部体征较轻，一般仅有右上腹痛，腹痛范围随时间推移逐渐减轻。

（二）肝被膜下血肿或肝内血肿

损伤轻时临床表现不典型，仅有肝区疼痛或右上腹胀痛、压痛、肝区叩击痛，可扪及触痛的肝。血肿如没有破裂，则一般没有失血性休克表现，也没有明显的腹膜刺激征；如血肿继发感染可有畏寒、发热等肝脓肿的表现；若出血继续，血肿逐渐增大，可表现为慢性进行性贫血，血肿张力增大可导致迟发性破裂，在距伤后数小时、数天或更长时间，出现迟发性破裂，表现为急性腹痛和内出血的症状和体征；如血肿和胆道相通，可出现胆道出血症状，表现为周期性上腹部绞痛、呕血、便血和黄疸。

（三）中央型肝挫裂伤或肝贯通伤

可因腹腔内出血而出现休克的症状和体征，表现为患者面色苍白、四肢冰冷、脉搏细速、血压下降。如合并胆管损伤，血液和胆汁刺激腹膜，表现为腹部压痛、反跳痛和腹肌紧张等腹膜刺激征。胆汁刺激膈肌可出现呃逆及肩背部放射痛。所有的症状和体征随时间推移可加重。

（四）肝严重碎裂伤或合并肝门区大血管、下腔静脉破裂伤

可发生大出血，外伤后立即发生休克和意识不清，腹部逐渐膨隆，脉搏细速，患者常因失血过多、不能及时抢救而死亡。

（五）肝挫裂伤

肝挫裂伤者有合并伤的约占65%，而穿通伤中仅占59%。合并伤中最常见的是合并右下胸的肋骨骨折和血气胸，此外，还可合并脾破裂，肾挫伤，胰腺挫伤，胃、十二

指肠损伤，横膈破裂，腰椎损伤，四肢骨折和颅脑损伤等。患者可伴有腹部其他器官或身体其他部位损伤的表现，甚至神志改变，掩盖肝外伤的临床表现，造成诊治的延误。

三、辅助检查

（一）实验室检查

血常规、尿常规、血生化检查、血气分析等检查都是必要的，尤其是红细胞、血红蛋白和血细胞比容，动态观察其变化，如有进行性下降，提示有内出血。

（二）腹部 X 线检查

如有被膜下血肿或肝内血肿，可见肝脏阴影扩大和膈肌抬高。如同时发现膈下游离气体，提示合并空腔脏器损伤。

（三）诊断性穿刺或诊断性腹腔灌洗

诊断性穿刺如能抽出不凝固血液即为阳性。诊断性腹腔灌洗虽对腹腔内出血更为敏感，能显著提高对腹腔内损伤的诊断率，但是会干扰随后 CT 扫描结果的分析，已经很大程度上被超声和 CT 检查取代。

（四）超声检查

超声可见到肝损伤时肝被膜的连续性中断，肝被膜下血肿和中央型血肿、肝裂伤的深度和腹腔内积液、积血等。能快速、可靠、重复检查、动态观察伤情变化。腹部超声对肝损伤的敏感度为 81.5%，探测腹腔内损伤出血的特异度高达 99.7%。超声分辨率不如 CT，且超声漏诊约 5% 的腹腔内损伤。

（五）CT 检查

增强 CT 检查对肝损伤的诊断具有确定性作用，对腹腔内实质性脏器损伤和腹腔内出血能提供更准确的依据，能准确显示肝损伤的部位和范围、性质和程度、腹水的量、活动性出血情况、合并血管的损伤，可据此做出肝损伤的分级，同时诊断复合伤的存在，并且可根据需要重复检查，是筛选患者进行手术，或者严密观察和血管造影栓塞的重要依据。病情危重不宜过多搬动者不可勉强行 CT 检查。

（六）其他检查

在生命体征稳定和医疗条件允许的情况下，可行选择性肝动脉造影、下腔静脉或肝静脉造影等检查，可以更全面了解肝外伤的情况，如肝实质挫伤、肝动脉破裂出血、假性动脉瘤、评估损伤肝的组织血供等，有时比手术探查能发现更全面的资料。

四、诊断与鉴别诊断

（一）诊断

开放性损伤有胸、腹、背部伤口，根据伤情容易诊断。应该注意到胸部穿通伤可能贯通膈肌引起肝损伤。右下胸、上腹部遭受钝性伤，特别是右下胸部肋骨骨折时，应密切观察有无肝破裂征象，如果有明显的腹腔内出血和腹膜刺激征，腹腔内抽出不凝血，诊断不困难。如果症状和体征不明显，特别是多发严重伤时，腹部情况容易被忽略，应结合超声或 CT 检查的结果做出诊断，有条件时也可行腹腔镜探查。血流动力学不稳定的患者，可行床边超声检查，能快速判断是否有腹腔内出血；对于血流动力学稳定者，采用多排 CT 增强扫描检查，联合超声检查诊断价值更高。对血流动力学不稳定患者，可予以急诊开腹探查，明确诊断创伤严重程度。

肝外伤伤情的初步评估和处理至关重要。目前，临床上对肝外伤伤情分级方法较多，临床上比较常用的有美国创伤外科学会（American Association for Surgery of Trauma，AAST）1989 年提出，1994 年修改的肝外伤分级标准。具体分级方法，见表 3–1。

表 3–1　美国创伤外科学会（AAST）肝损伤分级

Ⅰ级	包膜下血肿，占肝表面积＜ 10%；包膜撕裂，实质裂伤深度＜ 1cm
Ⅱ级	包膜下血肿，占肝表面积 10% ～ 50%，实质内血肿直径＜ 10cm；裂伤深度 1 ～ 3cm，长度＜ 10cm
Ⅲ级	包膜下血肿，大于肝表面积 50% 或正在扩张；包膜下血肿或肝实质血肿破裂；实质内血肿＞ 10cm 或正在扩张；实质裂伤深度＞ 3cm
Ⅳ级	实质破裂累及肝叶 25% ～ 75% 或者在一叶内累及 1 ～ 3 个 Couinaud 肝段
Ⅴ级	实质破裂累及肝叶＞ 75% 或在一叶内累及 3 个以上 Couinaud 肝段；近肝静脉损伤，例如肝后下腔静脉 / 肝静脉主支
Ⅵ级	肝撕脱

以上分级如为多发性肝损伤，其损伤程度则增加 1 级，但最多不超过Ⅲ级。

一般而言，伤情在Ⅰ级或Ⅱ级的是轻度肝损伤，伤情在Ⅲ～Ⅴ级为重度肝损伤。伤情为Ⅵ级的存活率很低。

国内黄志强提出对肝外伤采用 3 级分法：Ⅰ级，肝裂伤深度＜ 3cm；Ⅱ级，合并肝动脉、门静脉、肝胆管的 2 ～ 3 级分支损伤；Ⅲ级，肝损伤累及肝动脉、门静脉、胆总管或其一级分支。

（二）鉴别诊断

1. 其他腹腔脏器损伤

可与脾破裂、胰腺损伤、胃肠道损伤并存，肝破裂后可能有胆汁溢入腹腔，故腹痛和腹膜刺激征常较脾破裂伤者更为明显，腹部超声可鉴别肝脾破裂，如腹腔穿刺抽出胃、肠内容物，应考虑空腔脏器损伤。因受气体干扰，超声对胰腺显示不清时，需要腹部 CT 检查以鉴别，剖腹探查可明确诊断。

2. 原发性肝癌自发破裂、出血

可无明确外伤史，突发急腹症表现，患者多有乙型病毒性肝炎病史和肝癌家族史，结合腹部超声、CT 检查以及甲胎蛋白（AFP）检测可鉴别。

五、治疗

（一）非手术治疗

由于 60% ～ 80% 的肝外伤患者在手术探查时出血已经停止，所发生的胆漏、感染等不良后果也没有想象的那么严重。近年来，随着超声、CT 等影像技术的发展以及外科临床诊疗技术的进步，肝外伤的非手术治疗在临床上逐渐被接受认可，肝钝性伤选择非手术治疗已成为国外各大创伤中心的标准治疗方法，尽管大多数的穿通性肝损伤仍然使用手术治疗，已有证据表明，经选择的穿通伤可以安全地非手术治疗。非手术治疗的优势有减少住院日、降低输血量、减少并发症发生率和降低病死率。对于 AAST Ⅰ级和Ⅱ级的肝外伤患者，非手术治疗成功率在 90% 以上，多主张保守治疗；对于 AAST Ⅲ级和Ⅳ级的严重肝外伤患者，非手术治疗使病死率下降了 23.5%。随着肝外伤分级的加重，非手术治疗的成功率逐步降低。多次输血、肝的慢性疾病，如肝硬化，会增加非手术治疗失败的风险。

1. 非手术治疗的适应证

①患者血流动力学稳定或经补充血容量后保持稳定；②没有需要处理的其他腹部损伤；③没有腹膜炎体征；④具备严密的监护手段，除监护生命体征外，还要能进行超声或 CT 检查，动态观察肝损伤伤情变化和腹腔内积液情况，了解有无活动性出血，并可在超声引导下穿刺引流；⑤具备随时中转开腹抢救患者的条件。对于不具备上述条件的医院，非手术治疗的指征应从严把握。

2. 非手术治疗的主要措施

包括输血、输液、镇静、止痛、应用抗生素及正确使用止血药物、吸氧、胃肠减压、卧床休息等治疗。

3. 非手术治疗期间注意事项

（1）频繁、动态的临床评估是非手术治疗成功的基础：血流动力学是否稳定是决定是否中转手术的重要标准之一。应严密观察和动态监测伤情变化，特别是血流动力学的监测，应动态监测血常规及红细胞比容等指标，注意观察腹部症状和体征的变化，定期复查超声或 CT。如果患者短时间内出现腹胀加重，减少输液、输血不能维持血流动力学稳定，超声或 CT 提示伤情加重，应及时中转手术治疗，以免延误手术时机造成不良后果。

（2）血流动力学稳定的患者，如肝被膜下血肿或肝实质血肿，条件允许时，可行经皮选择性肝动脉造影及栓塞，有可能使血肿停止扩张，提高非手术治疗的成功率。如伴有腹腔局限性的胆汁集聚或局限性积液、积脓，可行超声或 CT 引导下腹腔穿刺抽液或经皮穿刺置管引流术，部分患者可避免中转手术。

（3）非手术治疗的期限：肝实质内血肿迟发性破裂多发生在外伤后 2 周以内，且多与腹内压突然异常增加、剧烈活动或再次外伤有关，故患者应绝对卧床休息 2 周，避免腹内压增高，3 个月内避免剧烈活动，半年内避免重体力劳动。一旦发生血肿迟发性破裂，应中转手术治疗。重复的 CT 扫描有助于判断肝损伤的好转和决定恢复正常生活的时间，强烈推荐所有严重肝损伤的患者在恢复剧烈体力活动之前进行 CT 扫描以重新评估。

（4）非手术治疗失败的定义：尽管患者已行血管造影栓塞术，但患者发展成血流动力学不稳定或者肝损伤相关的大量输血、出现腹膜炎体征或者腹腔筋膜室综合征，这些患者需要剖腹探查和外科手术控制损伤。

4. 非手术治疗的并发症

①肝的再出血是最常见的并发症，最常发生于最初的几周或几天内。再出血偶尔发生于头几天内，多和假性动脉瘤以及肝实质坏死密切相关。大多数的再出血可以用动脉造影栓塞术治疗；②胆道出血、上消化道出血，对于肝实质内血肿，如破裂的胆管及血管同时开口于血肿内，很可能导致胆道和血管之间"漏"的形成，出现黄疸、胆道出血、上消化道出血的表现；③其他的并发症包括胆汁瘤、胆瘘、肝脓肿、假性动脉瘤、动静脉瘘、胆管狭窄、继发于下腔静脉被肝内血肿压迫引起的巴德－基亚里综合征，大多数的并发症可以经穿刺引流或者肝动脉造影栓塞术治疗，很少需要手术治疗。

（二）手术治疗

约 2/3 AAST Ⅲ级以上的重度肝外伤，因损伤程度严重、伤情复杂，需要手术治疗，手术适应证如下。

（1）肝火器伤和累及空腔脏器的非火器伤都应手术治疗。

（2）其他的刺伤和钝性伤的手术指征：①血流动力学经液体复苏仍不稳定或需要大量的输血（＞2000mL）才能维持血流动力学稳定，血红蛋白、血细胞比容进行性下降；②疑有腹内脏器合并伤或发现腹腔内空腔脏器穿孔；③超声或CT检查发现肝包膜下血肿增大，有破裂迹象或腹腔积血量增多＞200mL/h；④出现全身中毒症状伴腹膜炎体征加重；⑤非手术治疗失败者。

（杨　亮）

参考文献

[1] 田浩. 普通外科疾病诊疗方法与手术要点 [M]. 北京：中国纺织出版社，2022.

[2] 姜兴明. 普通外科围术期管理及并发症处理 [M]. 北京：中国纺织出版社，2022.

[3] 汪泓，李新建，陈保华，等. 联合3D成像微波消融止血在严重肝外伤中的应用研究 [J]. 江西医药，2021，56（5）：654-655，664.

[4] MANSOUR KRISTY, CHEN RUFI, PENG CALVIN, et al. Camera, action, liver injury: a preventable case of extreme sports body camera causing severe blunt abdominal liver trauma[J/OL].ANZ journal of surgery, 2022[2022-2-22]. http://doi. org/10.1111/ans.17574.

第二节　肝硬化

肝硬化是一种常见的由不同病因引起的慢性、进行性、弥漫性病变。常见的病因有病毒性肝炎、慢性乙醇中毒、血吸虫病、心源性疾病、自身免疫性疾病等，其病理特点为广泛的肝细胞变性坏死、纤维组织增生、假小叶形成、肝脏逐渐变形变硬而成为肝硬化。临床上早期可无症状，后期可出现肝功能衰退和门静脉高压的种种表现。

一、病因与发病机制

引起肝硬化的原因很多，在国内以病毒性肝炎最为常见，在欧美国家则以酒精性肝炎最多见。

（一）病毒性肝炎

甲型和戊型肝炎一般不会引起肝硬化。慢性乙型与丙型、丁型肝炎易发展成肝硬化。急性乙型肝炎病毒感染者有10%～20%发生慢性肝炎，其中又有10%～20%发展为肝硬化。急性丙型肝炎一半以上患者发展为慢性肝炎，其中10%～30%会发生肝硬化。丁型肝炎病毒依赖乙型肝炎病毒方能发生肝炎，有部分患者发展为肝硬化。

（二）慢性酒精中毒

近年来，慢性酒精中毒在我国有增加趋势，其发病机制主要是酒精中间代谢产物乙醛对肝脏的直接损害。长期大量饮酒导致肝细胞损害，发生脂肪变性、坏死、肝脏纤维化，严重者发生肝硬化。导致肝硬化的酒精剂量为：平均每日每千克体重超过1g，长期饮酒10年以上。

（三）寄生虫感染

血吸虫感染可导致血吸虫病，治疗不及时可发生肝硬化。

（四）胆汁淤积

长期慢性胆汁淤积，导致肝细胞炎症及胆小管反应，甚至出现坏死，形成胆汁性肝硬化。

（五）遗传和代谢疾病

由遗传性和代谢性的肝脏病变逐渐发展而成的肝硬化，称为代谢性肝硬化。例如由铁代谢障碍引起的血色病、先天性铜代谢异常导致的肝豆状核变性。

（六）药物性或化学毒物因素

长期服用某些药物，如双醋酚汀、辛可芬、甲基多巴等可导致药物性肝炎，最后发展为肝硬化。长期接触某些化学毒物，如四氯化碳、砷、磷等可引起中毒性肝炎，发展为肝硬化。

此外，α－抗胰蛋白酶缺乏、糖原贮积病、酪氨酸代谢紊乱、慢性充血性心力衰竭、慢性缩窄性心包炎和各种病因引起的肝静脉阻塞综合征（巴德－基亚里综合征），以及长期营养不良、营养失调等均可导致肝硬化的发生。

二、临床表现

肝硬化在临床上分为代偿期和失代偿期。

（一）代偿期

症状较轻，常缺乏特征性，有乏力、食欲减退、恶心呕吐、消化不良、腹胀、右上腹不适、隐痛等症状。体检常常可见蜘蛛痣、肝掌、肝脾肿大。症状往往是间歇性的，常因过度劳累或伴发病而诱发，经过适当的休息和治疗可缓解。肝功能检查多在正常范围内或有轻度异常，部分患者可没有任何症状。

（二）失代偿期

症状显著，主要为肝功能减退和门静脉高压所致的两大类临床表现，并可有全身多系统症状。

1. 肝功能减退的临床表现

（1）全身症状：主要有乏力、易疲倦、体力减退。少数患者可出现脸部色素沉着。

（2）消化道症状：食纳减退、腹胀或伴便秘、腹泻或肝区隐痛，劳累后明显。

（3）出血倾向及贫血：肝硬化患者容易出现牙龈出血、鼻腔出血，皮肤摩擦处有瘀点、瘀斑、血肿等，女性出现月经量过多或经期延长，或为外伤后出血不易止住等出血倾向。

（4）内分泌失调：肝硬化时，由于肝功能减退，雌激素的灭活减少及雌激素分泌增加，导致血中雌激素增多，同时也抑制了雄激素的产生；有些患者肾上腺皮质激素、促性腺激素分泌减少，导致男性患者乳房肿大、阴毛稀少，女性患者月经过少和闭经、不孕等内分泌失调表现。

2. 门静脉高压症的临床表现

构成门静脉高压症的三个临床表现为脾肿大、侧支循环的建立和开放、腹水，在临床上均有重要意义。尤其是侧支循环的建立和开放对诊断具有特征性价值。

（1）脾肿大：一般为中度肿大（是正常的 2～3 倍），有时为巨脾，并能出现左上腹不适及隐痛、胀满，伴有血白细胞、红细胞及血小板数量减少，称为脾功能亢进。

（2）侧支循环的建立与开放：门静脉与体静脉之间有广泛的交通支。在门静脉高压时，为了使淤滞在门静脉系统的血液回流，这些交通支大量开放，经扩张或曲张的静脉与体循环的静脉发生吻合而建立侧支循环。主要有：①食管下段与胃底静脉曲张；②脐周围的上腹部皮下静脉曲张；③上痔静脉与中下痔静脉吻合形成痔核；④其他：肝至膈的脐旁静脉、脾肾韧带和网膜中的静脉、腰静脉或后腹壁静脉等。

（3）腹水：是肝硬化门静脉高压最突出的临床表现，腹部隆起，感觉腹胀。提示肝病属晚期。

3. 肝脏触诊

肝脏大小硬度与是否平滑，与肝内脂肪浸润的多少，与肝细胞再生、纤维组织增生和收缩的情况有关。晚期肝脏缩小、坚硬，表面呈结节状。

三、并发症

（一）肝性脑病

肝性脑病是常见的死亡原因，表现为精神错乱，定向力和理解力减退，嗜睡，终至昏迷。

（二）上消化道大量出血

多是由于食管—胃底静脉曲张破裂，也可因消化性溃疡、门静脉高压性胃黏膜病变、出血性胃炎等引起，常表现为呕血与黑便，出血量多，可仅有黑便；大量出血，则可导致休克并诱发腹水和肝性脑病，甚至休克死亡。

（三）感染

常见的是原发性腹膜炎，可表现为发热、腹痛与腹壁压痛和反跳痛，血白细胞可有增高，腹水浑浊，腹水培养有细菌生长。

（四）原发性肝癌

短期内病情迅速发展与恶化，进行性肝肿大，无其他原因可解释的肝区痛，血性腹水，长期发热，甲胎蛋白（α-fetoprotein，AFP）持续性或进行性增高，B超、CT等影像学检查发现肝内占位性病变者，应特别警惕肝癌的发生。

（五）肝肾综合征

肝硬化合并顽固性腹水且未获恰当治疗时可出现肝肾综合征，其特点为少尿或无尿、氮质血症、低钠血症与低尿钠。

四、诊断与鉴别诊断

失代偿期肝硬化，根据临床表现和有关检查常可做出诊断。对早期患者应仔细询问过去有无病毒性肝炎、血吸虫病、长期酗酒或营养失调等病史，注意检查肝脾情况，结合肝功能及其他必要的检查，方能确定诊断。肝硬化的主要诊断依据是：病毒性肝炎（乙型及丙型）史、血吸虫病、酗酒及营养失调史；肝脏可稍大，晚期常缩小、质地变硬、表面不平；肝功能减退、门静脉高压的临床表现；肝活检有假小叶形成。

肝硬化诊断时需注意与慢性肝炎、原发性肝癌、肝棘球蚴病、先天性肝囊肿及其并发症相鉴别。

五、治疗

目前，肝硬化的治疗以综合治疗为主。肝硬化早期以保养为主，防止病情进一步加重；失代偿期除了保肝、恢复肝功能外，还要积极防治并发症。一般来说，治疗如下。

（一）合理饮食及营养

肝硬化患者合理饮食及营养，有利于恢复肝细胞功能，稳定病情。优质高蛋白饮食，可以减轻体内蛋白质分解，促进肝脏蛋白质的合成，维持蛋白质代谢平衡。如肝功能显著减退或有肝性脑病先兆时，应严格限制蛋白质食物。足够的糖类供应，既保护肝脏，又增强机体抵抗力，减少蛋白质分解。肝功能减退，脂肪代谢障碍，要求低脂肪饮食，否则易形成脂肪肝。富含维生素及微量元素丰富的饮食，可以满足机体需要。

（二）改善肝功能

肝功能中的转氨酶及胆红素异常多提示肝细胞损害，应按照肝炎的治疗原则给予中西药结合治疗。合理应用维生素 C、B 族维生素、肌苷、甘利欣、茵栀黄、黄芪、丹参、冬虫夏草、灵芝及猪苓多糖等药物。

（三）抗肝纤维化治疗

近年国内研究显示，应用黄芪、丹参、促肝细胞生长素等药物治疗肝纤维化和早期肝硬化，取得较好效果。青霉胺疗效不肯定，不良反应多，多不主张应用；秋水仙碱 1mg/d 分 2 次服，每周服药 5 天，抗肝纤维化有一定效果。

（四）积极防治并发症

肝硬化失代偿期并发症较多，可导致严重后果。对于食管—胃底静脉曲张、腹水、肝性脑病、并发感染等并发症，根据患者的具体情况，选择有效的方法。

（五）外科治疗

腹腔—颈静脉引流（Leveen 引流术）是外科治疗血吸虫病性肝纤维化的有效方法之一，通过引流增加有效血容量，改善肾血流量，补充蛋白质等。门静脉高压和脾亢也常用各种分流术和脾切除术的手术治疗。

（杨　亮）

参考文献

［1］杨东红. 临床外科疾病诊治与微创技术应用 [M]. 北京：中国纺织出版社，2021.

［2］王洪涛. 普通外科疾病诊治与手术应用 [M]. 北京：中国纺织出版社，2021.

［3］陈洲，郭力硕，冉辰辰，等. 血清人连蛋白在肝硬化患者中的表达及其与肝硬化分级的关联性 [J]. 淮海医药，2022，40（3）：230-233.

［4］WU Zhaoqin, TANG Haodong, WANG Lishan, et al. Postoperative survival analysis of hepatocellular carcinoma patients with liver cirrhosis based on propensity score matching[J]. BMC surgery, 2022, 22(1): 103.

第三节　肝囊肿

肝囊肿是一种比较常见的肝脏良性疾病。它可分为寄生虫性和非寄生虫性肝囊肿。前者以肝包虫病为多见；后者又可分为先天性、创伤性、炎症性和肿瘤性肝囊肿，其中以先天性肝囊肿最常见，通常指的肝囊肿就是先天性肝囊肿。由于近年来影像诊断技术的发展和普及，肝囊肿在临床上并不少见。

也有学者将先天性肝囊肿称为真性囊肿，创伤性、炎症性和肿瘤性肝囊肿称为假性囊肿。由于肿瘤性囊肿在临床上罕见，所以在这里主要讨论先天性肝囊肿。

一、病因

先天性肝囊肿的病因尚不清楚。一般认为起源于肝内迷走的胆管，或因肝内胆管和淋巴管在胚胎期的发育障碍所致。也有学者认为可能为胎儿患胆管炎、肝内小胆管闭塞，近端小胆管逐渐呈囊性扩大；或因肝内胆管变性后，局部增生阻塞而成。

二、病理学

肝囊肿一般是多发性的，单发性少见。小的直径数毫米，大的可占据整个肝叶，有的囊液可达 10 000mL 以上。囊肿呈圆形或卵圆形，多数为单房性，也有呈多房性，有时还有蒂。囊肿有完整的包膜，表面呈乳白色，也有呈灰蓝色，囊壁厚薄不一，厚者可达 0.5 ～ 5cm，内层为柱状上皮细胞，外层为纤维组织，被覆有较大胆管血管束。囊液清亮透明，或染有胆汁，囊内出血时，可呈咖啡色，囊液呈中性或碱性，含有少量蛋白、黏液蛋白、胆固醇、红细胞、胆红素、酪氨酸和胆汁等。多发性肝囊肿很少引起门静脉高压和食管静脉曲张，但可并发胆管狭窄、胆管炎和肝炎。

三、临床表现

先天性肝囊肿生长缓慢，小的囊肿可无任何症状，临床上多数是在体检 B 超意外发现，当囊肿增大到一定程度时，可因压迫邻近脏器而出现症状，常见有食后饱胀、恶心、呕吐、右上腹不适和隐痛等。少数可因囊肿破裂或囊内出血而出现急腹症。若带蒂囊肿扭转，可出现突然的右上腹绞痛。如囊内发生感染，则患者往往有畏寒、发热、白细胞增高等。体检时右上腹可触及到肿块和肝肿大，肿块随呼吸上下移动，表面光滑，有囊性感，无明显压痛。

四、诊断

肝囊肿的诊断并不困难，除上述临床表现外，B 超是首选的检查方法，对诊断肝囊肿，是经济可靠而非介入性的简单方法。放射性核素肝扫描能显示肝区占位性病变，边界光整，对囊肿定位诊断有价值。CT 检查可发现 1 ～ 2cm 的肝囊肿，可帮助临床医师准确病变定位，尤其是多发性囊肿的分布状态定位，有利于治疗。在发现多发性肝囊肿的同时，还要注意肾、肺以及其他脏器有无囊肿或先天性畸形，如多囊肾，则对确诊多囊肝很有帮助。

在诊断巨大孤立性肝囊肿过程中，应注意与卵巢囊肿、肠系膜囊肿、肝包虫囊肿、胆囊积水、胰腺囊肿和肾囊肿相鉴别。只要考虑到了，一般容易鉴别。同时还要注意与肝海绵状血管瘤、肝癌等相鉴别。临床上误诊的并不罕见。

五、治疗

对于小的肝囊肿而又无任何症状者，可不需特殊治疗，但对大的而又出现压迫症状者，应给予适当治疗。肝囊肿的治疗方法包括囊肿穿刺抽液术、囊肿开窗术、囊肿引流术或囊肿切除术等。

（杨　亮）

参考文献

[1] 姚磊. 临床常见外科疾病诊疗与手术技巧 [M]. 北京：中国纺织出版社，2021.

[2] 张福涛. 普外科常见疾病诊疗新进展 [M]. 上海：上海科学普及出版社，2021.

[3] 张祁，吴科敏. 普外科常见病临床诊疗方案与护理技术 [M]. 北京：中国纺织出版社，2021.

[4] 廖朝兴，李跃华，龚建平. 先天性肝囊肿的治疗现状及研究进展 [J]. 现代医药卫生，2022，38（6）：983-986.

[5] HE Yemei, ZHOU Yue, WU Weihua, et al. Bartter syndrome with multiple renal and liver cysts: a case report[J/OL]. International urology and nephrology, 2022[2022-6-29]. http://doi.org/10.1007/s11255-022-03274-6.

第四节　胆囊炎

一、急性胆囊炎

（一）病因

造成胆囊内胆汁排出受阻并出现急性炎性反应的最常见原因是胆石。在正常情况下，胆汁在进入胆囊后能浓缩到原有体积的 1/10，以后根据需要在餐后呈间歇性地经胆总管排放入十二指肠内。胆囊内有结石时，在排放胆汁的过程中，胆石可被推向胆囊颈而堵塞胆囊管出口。胆囊病变刚开始时，疼痛仅起因于胆囊内压力的逐渐增高，没有引起胆囊内壁强有力的收缩，因而临床上表现为持久性胀痛不适，类似小肠梗阻开始时的满腹痞胀感。如果胆囊颈部的堵塞逐渐加重，胆囊平滑肌出现强有力的收缩，患者就有典型的胆绞痛。胆绞痛是胆管系统不正常的强力收缩或痉挛造成的，呈阵发性，通过支配胆管系统的迷走神经纤维传入中枢。当感染进一步发展，炎症由胆囊黏膜发展到胆囊浆膜层及其周围腹膜时，疼痛就由第 8、第 9、第 10 胸神经传递，呈持久性，同时在右上腹部出现腹膜刺激症状。

由于胆石或感染胆汁对胆囊黏膜的直接刺激，或由于胆囊内压力的不断增高，影响胆囊壁血管的供应，在胆囊颈或底部可引起坏死或穿孔，但很少造成弥漫性腹膜炎，因为病变的发展有一个过程。在此期间，胆囊周围组织包括大网膜、结肠肝曲及胃和十二指肠在胆囊的四周已构成一个包围圈。一旦胆囊坏死穿孔，如同阑尾脓肿一样成了胆囊脓肿，脓肿及其周围毒素的吸收，患者在临床上可出现脓毒血症的症状。当脓肿腔内的压力不断增大和感染的日趋严重，脓肿可向四周破溃。如突向腹腔由局限性腹膜炎转为弥漫性腹膜炎，或穿向十二指肠形成胆囊十二指肠瘘。胆囊与肠道构通后胆石可经过瘘道排入肠腔；少数过大的胆结石在小肠内可造成胆石性肠梗阻。如果抗感染措施得力，炎症得到控制急性胆囊炎可转化为慢性胆囊炎或脓肿消失，但因病因未除，可以再次发作。急性胆囊炎时肿大的胆囊可以压迫胆总管而在临床上出现阻塞性黄疸。

（二）病理

病变早期，主要表现为胆囊壁的炎性水肿或增厚，有大量的炎性细胞出现。随着病变的逐渐加重，黏膜和肌层有破坏，或因结石压迫引起的溃疡。浆膜层可有纤维性或脓性渗出物与周围脏器相粘连。当胆囊梗阻解除，炎症消退，大部组织恢复原有结构。黏膜溃疡在愈合后形成瘢痕组织。如反复发作，胆囊壁纤维瘢痕化，肌纤维萎缩，胆囊黏膜消失，胆囊呈萎缩状。

（三）临床表现

急性胆囊炎的临床表现主要是疼痛，疼痛在发病的早期和晚期表现不一样。在早期，胆囊管刚开始有堵塞，临床表现为持续性胀痛，稍后发生胆囊强烈收缩，引起阵发性绞痛；当炎症发展到胆囊浆膜层或影响到壁层腹膜时，除了阵发性绞痛外，还有右上腹部的持续性剧烈疼痛。疼痛可放射到右肩部或右肩胛骨下。由于局部有炎性渗出，刺激了腹膜，患者在深呼吸时疼痛加剧。

急性胆囊炎患者中约有 1/4 出现黄疸。黄疸一般不深，也不伴有瘙痒等症状。这类黄疸是因肿大的胆囊压迫胆总管或胆囊的严重感染波及肝胆管引起的，在感染控制炎症消退后就自行消失。

胆囊内结石堵塞胆囊管后，胆囊壁平滑肌强烈收缩可引起恶心、呕吐。经过抗感染及解痉药物等治疗后，梗阻消失，恶心、呕吐大多在短时期内得到缓解。但如结石经胆囊管进入胆总管，压迫并刺激奥迪括约肌后，呕吐就变得频繁和严重，这种呕吐是胆总管突然扩张的反射所引起的。因此，如果患者的上腹部疼痛不减轻，呕吐呈持续性，必须认真考虑胆总管内有结石或伴有胰腺炎的可能。

急性胆囊炎早期仅有右上腹部的区域性压痛，叩击右上腹部时疼痛加剧。在胆囊周围有炎性渗出时，右上腹部的压痛范围变大，并出现肌紧张，墨菲征阳性。当炎症进一步加重，局部有脓肿形成时，在肿大的肝脏下可触及边缘不清的炎性肿块。根据病情的变化，患者可能还有高热和白细胞增高等现象。

（四）诊断

急性胆囊炎在临床上有典型的症状和体征，诊断不困难。当怀疑可能并发急性胰腺炎时，要检查血及尿的淀粉酶值。除血清胆红质及碱性磷酸酶值有轻度增高外，各项肝功能指标很少有变化。少数患者血清转氨酶值升高明显，达正常值的 5 倍，表明肝细胞因急性感染而受到损害。在感染得到控制后转氨酶值很快就恢复到正常。

一种经静脉注射有同位素标记的胆管系统显像剂，通常用的是 ^{99m}Tc，在诊断急性胆囊炎时很有用，能早期诊断出胆囊管是否堵塞。其机制同一般的胆囊造影相同。在检查时如不能看到胆囊显影，说明胆囊管有堵塞。

超声波检查诊断急性胆囊炎的价值在于它能发现胆囊肿大，胆囊壁有增厚及胆囊内有结石存在。结石在超声波荧光屏上可见强回声光团并伴有声影，但胆囊内的小结石及沙砾没有声影。超声波诊断胆囊炎的正确率在 65% ～ 90%，误诊主要是因为部分肠内积气掩盖了胆囊部位，影响超声波对结石探查。

肝胆区 X 线平片很少能见到不透光的结石阴影，但在急性气肿性胆囊炎或存在胆囊十二指肠瘘时可在胆囊内发现积气。

急性胆囊炎应与急性阑尾炎，肝脓肿以及胆囊癌相鉴别，除病史与体检外可借助于超声波探查，X线造影或经胆管排泄的放射性同位素肝胆区扫描等检查方法。

（五）治疗

急性胆囊炎发作时要随时准备手术。病程短、病情较轻时可在严密观察下先采用内科治疗，包括留置胃管以减少胃及胰液对胆囊的刺激，减少痉挛的发作。内科治疗期间需给予充分营养、水电解质，预防及纠正酸碱平衡的失调。应用止痛剂要慎重，以免掩盖症状。如疼痛在3～4小时缓解，患者可留待作进一步的观察和检查。

急性胆管感染时应选用有针对性的抗生素，以抑制胆管内需氧菌和厌氧菌的生长，防止感染向全身扩散。常用的抗生素有氨苄青霉素和头孢菌素，配合庆大霉素或氯霉素。

在采用上述措施后如患者腹痛依然存在，或转为持续性加重，局部压痛肌紧张明显，或出现包块，体温升高或白细胞计数继续增加等，说明内科治疗效果不好，应及早采用手术疗法。老年患者反应差，要考虑有早期胆囊坏疽或穿孔的可能。

由于胆汁内细菌随胆囊堵塞时间的增长而繁殖加快，胆囊内压力骤增，大量毒素被吸收，胆囊手术的病死率与发病的迟早、胆囊是否有穿孔关系密切，因此早期手术是很重要的。早期手术可以及时地去除感染病灶以及防止因胆囊坏疽或穿孔所造成的局限性或弥漫性腹膜炎。手术方式可根据患者术前及术中的情况选用胆囊造瘘或胆囊切除术。

胆囊造瘘术是针对病情危重、年老、有严重的全身性疾病或局部水肿严重、解剖不清、估计患者不能耐受较复杂手术时所采用的一种治疗急性胆囊炎的比较简单的减压手术。手术常在局部麻醉下进行，剖腹后仅仅在肿大的胆囊上做一切口，取出嵌顿结石，然后放置一导管，使感染的胆汁和脓液能顺利地流出体外。在患者感染得到控制后1～2周，再从造瘘管内注入适量造影剂，显示胆囊及整个胆管系统，在证明没有胆管梗阻后再拔除造瘘管。3个月后根据患者体力恢复程度再考虑作择期性胆囊切除术。

如病情允许或局部粘连水肿不影响进行手术的患者，应一期切除胆囊，对可疑有胆总管结石时，应做术中造影或同时行胆总管探查和T管引流术。

急性胆囊炎可能出现的较常见的严重并发症有胆囊穿孔和胆囊内瘘。

1. 胆囊穿孔

急性胆囊穿孔有两种模式，一种是因为供应胆囊壁的主要血管或其分支受到胆囊颈部结石的机械性压迫，或胆囊动脉内出现栓子，胆囊壁出现局灶性缺血坏死而穿孔。这类穿孔出现得比较突然，临床上很快出现弥漫性腹膜炎。另一种是由于胆囊管出口受阻，胆囊内压不断增高，胆囊高度膨大，胆汁感染、化脓等影响到胆囊壁的血液循环，造成胆囊壁的坏疽。这类胆囊穿孔由于炎症过程较长，在穿孔前周围已有明显包裹，很少成为弥漫性腹膜炎。个别患者的胆囊可穿向肝脏，形成肝脓肿。

2. 胆囊内瘘

胆囊穿孔形成胆囊及周围脓肿后，少部分患者经保守治疗病情稳定留待以后择期切除胆囊外，大部分病情进一步发展，脓肿向粘连的周围脏器溃破，发生内瘘。十二指肠、胆总管、胃及横结肠都有可能与胆囊沟通，其中以十二指肠、胆总管为多见。形成内瘘后胆压下降，部分结石随化脓胆汁流入肠道或胆总管。排出的结石进入胆总管或肠道可再次形成梗阻，如胆总管结石嵌顿或胆石性肠梗阻等。由于胆肠已有沟通，X线片或超声波探查可发现胆管内有积气。个别患者在结石溃破入十二指肠时发生消化道大出血。

二、慢性胆囊炎

慢性胆囊炎是指胆囊因长期或间断性地受到刺激而产生的明显慢性炎性改变。

（一）病因

引起慢性胆囊炎的因素有下列3种。①感染：细菌可来自门静脉系统或附近淋巴结，也可继发于胆汁的淤滞（如结石、肿瘤等）。②排空受阻：胆囊内有结石存在或附近有外来压迫等，引起胆汁潴留，为细菌生长繁殖提供了条件。结石还可因长期压迫胆囊壁的黏膜，局部造成溃疡，溃疡修复后瘢痕挛缩产生狭窄，又阻碍胆汁的排空。③化学刺激：胆汁成分的改变对胆囊黏膜是一种长期刺激，产生慢性炎性变，或形成结石；结石又可使胆汁潴留。

（二）病理

由于细菌感染、机械和化学的刺激，胆囊壁的黏膜及肌层增厚明显，有时有黏膜上皮萎缩和溃疡形成。胆囊壁各层有明显的结缔组织增生和数量不等的慢性炎性细胞浸润，或同时有血管的变形和减少。病变的胆囊可因瘢痕组织的不断增生而萎缩变小。有的慢性炎性胆囊，胆囊管完全堵塞，胆汁停止流动，在没有感染的情况下胆囊内的胆汁由于胆红素被吸收，胆囊黏膜不断分泌黏液而逐渐形成黏稠透亮的白胆汁，胆囊因而逐渐肿大，肿大的胆囊称为胆囊积水。95%以上的慢性胆囊炎有胆囊结石存在。胆囊内没有结石存在，胆囊外观炎症不显著，切下的胆囊标本的病理检查显示胆囊壁组织内仅含有少量炎性细胞，而做出慢性胆囊炎的结论显然是不全面的，这类患者在切除胆囊后，术前的症状不会消失。

（三）临床表现

慢性胆囊炎分为结石性慢性胆囊炎和非结石性慢性胆囊炎，前者常常是急性胆囊发作的间歇阶段。

慢性胆囊炎的临床表现很不典型。在胆囊管没有堵塞存在时，患者可无特殊不适，或偶有剑突下隐痛及轻度消化道症状。胆囊积水的患者，有时可在右上腹部触及一随呼吸运动上下移动的肿大包块。有的患者在晚间饱餐，尤其是食用含大量脂肪的食物后可诱发急性症状。典型的发作表现为右上腹阵发性绞痛、恶心、呕吐等。疼痛可放射到右肩胛下或胸骨后。检查右上腹有压痛及肌紧张，与急性胆囊炎的发作极为相似。

（四）诊断

慢性胆囊炎的诊断，除了病史和临床表现外，主要根据以下检查确诊。①X线检查：X线在很少的情况下可发现不透光的结石阴影。胆囊造影是口服造影剂后，造影剂由肠道经门静脉系统进入肝脏后再分泌入胆汁内，胆汁在胆囊内高度浓缩后显影，这是诊断慢性胆囊炎的主要手段。通过口服胆囊造影可以看到胆囊的浓缩功能和透光的结石负影。进行上述检查时，患者有腹泻、肝功能不良等现象均能影响造影剂进入胆管系统，使胆囊不能显影，所以在造影前要充分了解患者的胃肠道功能和肝细胞的分泌功能。在胆囊造影不显影时，需间隔一段时间重复检查一次。如两次造影胆囊均不显影，则说明胆囊管开口不通畅，或胆囊有慢性病变，不能起到浓缩胆汁的作用。②超声波检查：在正常胆囊部位超声波检查不能显示胆囊时，说明胆囊已成为一收缩成团的实质性器官，不少患者在其间还可发现结石声影。因胆囊颈阻塞而出现胆囊积水时，超声波可在胆囊区发现一较大的囊性包块。③十二指肠引流胆汁分析及 CT 检查等也有助于慢性胆囊炎的诊断。

慢性胆囊炎需要与胃、十二指肠溃疡和心脏冠状动脉疾病相鉴别。有些慢性胆囊炎患者常因剑突下隐痛和消化不良以"胃病"长期接受抗胃酸药物治疗；有的患者又因疼痛放射到胸骨后而成为"心脏病"患者。

（五）治疗

1. 治疗原则

（1）如慢性胆囊炎伴有胆石者，症状反复不缓解，无其他严重疾病，可收住院行外科手术治疗。

（2）如患者不同意手术或症状较轻无反复发作者，可内科保守治疗。嘱患者平时低脂饮食，可口服消炎利胆片 6 片，每日 3 次；或 33%～50% 硫酸镁 10mL，每日 3 次。另外，可口服一些溶石或排石的中药治疗。

（3）如患者有急性发作，按急性胆囊炎处理。

2. 治疗方法

（1）内科治疗慢性胆囊炎的方法：内科治疗主要是消炎利胆的方法，如消炎利胆片、利胆醇、舒胆通、胆通、去氢胆酸以及熊脱氧胆酸等。有些患者有效，但难根治。

（2）外科治疗慢性胆囊炎的方法：反复发作胆绞痛、胆囊无功能、有急性发作，尤其是伴有结石者，应手术治疗。80% 的胆囊癌并有慢性胆囊炎胆石症，手术可起到预防胆囊癌的作用。

1）手术适应证：手术治疗胆囊炎，是目前腹部外科最常见的手术之一。全世界每年有上百万的患者要做这种手术，但是手术治疗也不是十分理想的治疗方法，有的术后还会产生并发症，仍有 0.5%～3% 的病死率。特别是因病情突然恶化而被迫施行手术者，病死率更高。一般来说，手术疗效取决于患者年龄、手术时机。年龄越大，手术时间越晚，效果越差。随着现代医学的发展和手术方法的改进，手术安全性和治愈率有了很大提高，术后一般都能取得满意的效果。临床上对于有下列情况者，就要及时选择手术治疗。①临床症状严重，药物治疗无效，病情继续恶化，非手术治疗不易缓解的患者。②胆囊肿大或逐渐增大，腹部压痛明显，腹肌严重紧张或胆囊坏疽及穿孔，并发弥漫性腹膜炎者。③急性胆囊炎反复发作，诊断明确，经治疗后腹部体征加重，有明显腹膜刺激征者。④实验室检查，血中白细胞明显升高，总数在 $20×10^9$/L 以上者。⑤黄疸加深，属总胆管结石梗阻者。⑥畏寒、寒战、高热并有中毒休克倾向者。

2）手术方式：手术治疗急性胆囊炎，其手术方式一般有两种：一是胆囊切除术；二是胆囊造瘘术。造瘘术多用于较晚期的患者，估计难以耐受胆囊切除或者有严重并发症的患者，以引流脓液或去除结石，一般经 6～8 周，病情稳定后行胆囊切除术，如全身情况极度虚弱，也可长期安置胆囊造瘘管引流，至经胆管系统造影无结石存在时，可以拔除造瘘管。如果诊断不能十分确定，或合并有心肺等严重疾病者，可待诊断明确或全身状况得到改善后再行胆囊切除术。临床实践表明，发病后 48 小时内施行手术治疗者，其中 15% 已有胆囊坏疽甚至穿孔，如发病超过 72 小时，手术病死率增加，所以一旦出现手术指征应及早手术治疗。

（3）经常保持愉快的心情：注意劳逸结合，寒温适宜。劳累、气候突变、悲观忧虑均可诱发此病急性发作。常服用利胆药物及食物，保持大便通畅。

（杨 亮）

参考文献

［1］杨亚娟，彭飞，王蓓.外科疾病健康宣教手册[M].上海：上海科学技术出版社，2020.

［2］马克高.常见外科疾病诊断与治疗[M].上海：上海交通大学出版社，2020.

［3］王艳丽.现代外科疾病诊疗[M].青岛：中国海洋大学出版社，2019.

［4］杨提，王雪，杨云云，等.基于网络药理学探讨胆宁片治疗慢性胆囊炎的活性成分及其分子作用机制[J].中国医院用药评价与分析，2022，22（5）：532–538.

［5］LIU Yifan, XUE Dongdong, PENG Yanhui. The Value of Ultrasonography in Predicting Acute Gangrenous Cholecystitis[J].C urrent medical imaging, 2022, 18(12): 1257–1260.

第五节 胆囊结石

一、流行病学

胆囊结石为胆固醇结石或以胆固醇为主的混合性结石和黑色胆色素结石。胆囊结石与多种因素有关，任何影响胆固醇与胆汁酸浓度比例改变和造成胆汁淤滞的因素都能导致结石形成。

从发病率上看，胆囊结石的发病在 20 岁以上的人逐渐增高，女性以 45 岁左右达到高峰，男性在更年期以后也明显升高，儿童少见，一般中年以上者多见。女性略多于男性，男女发病率之比为 1 ∶（1.9 ～ 3），经产妇或肥胖者也多见。个别地区和种族的居民、女性激素、肥胖、妊娠、高脂肪饮食、长期肠外营养、糖尿病、高脂血症、胃切除或胃肠吻合手术后、回肠末段疾病和回肠切除术后、肝硬化、溶血性贫血等因素都可引起胆囊结石。在我国西北地区的胆囊结石发病率相对较高，可能与饮食习惯有关。

二、发病机制

（一）代谢因素

胆囊胆汁中胆盐、卵磷脂、胆固醇按比例共存于一稳定的胶态离子团中。一般胆固醇与胆盐之比为 1 ∶（20 ～ 30），如某些代谢原因造成胆盐、卵磷脂减少，或胆固醇量增加，当其比例低于 1 ∶ 13 以下时，胆固醇便沉淀析出，经聚合就形成较大结石。如妊娠后期、老年者，血内胆固醇含量明显增高，故多次妊娠者与老年人易患此病。又如肝功能受损者，胆酸分泌减少也易形成结石。先天性溶血患者，因长期大量红细胞破坏，可产生胆色素性结石。

（二）胆道感染

胆石核心中已培养出伤寒杆菌、链球菌、魏氏芽孢杆菌、放线菌等，足见细菌感染在结石形成上有着重要作用。细菌感染除引起胆囊炎外，其菌落、脱落上皮细胞等可成为结石的核心，胆囊内炎性渗出物的蛋白成分，可成为结石的支架。

（三）胆囊功能异常

胆囊收缩功能异常，排空延迟，使胆囊内过饱和胆汁形成的胆固醇结晶不能被及时排入肠道，从而在胆汁中析出并聚集成石，这是胆石形成机制的经典学说。

（四）遗传易感性

流行病学调查显示，胆囊胆固醇结石的发病率在各人种间存在很大差别。一级亲属胆囊切除术阳性家族史是胆囊胆固醇结石发病的显著危险因素。

（五）其他

如胆汁 pH 过低、维生素 A 缺乏等，也都是结石形成的原因之一。

三、胆囊结石分类

按其所含成分可分为 3 类：①胆固醇结石含胆固醇为主，X 线上不显影，此种结石多在胆囊内；②胆色素性结石以胆红素为主要成分，是我国最多见的一种结石，结石由胆色素、钙盐、细菌、虫卵等组成，X 线上多不显影，多在肝内、外胆管中；③混合性结石由胆固醇、胆色素和钙盐等间隔而成。含钙质较多，在 X 线上有时显影（称为阳性结石）。多在胆囊内也可见于胆管中。

四、临床表现

（一）症状

20%～40% 的胆囊结石患者可终身无症状，称为静止性胆囊结石，仅在超声体检时发现。也可以表现为胆绞痛或急、慢性胆囊炎，症状出现与否和结石的大小、部位、是否合并感染、梗阻及胆囊的功能有关。有症状型胆囊结石的主要临床表现如下。

1. 胃肠道症状

进食后，特别是进油腻食物后，出现上腹部或右上腹部隐痛不适、饱胀，伴嗳气、呃逆等，常被误诊为"胃病"。有时感右上腹及肝区隐痛，多为持续性，同时出现一些胃肠道症状，可被误认为是肝炎。

2. 胆绞痛

胆绞痛是其典型表现，当饱餐、进食油腻食物后胆囊收缩，或睡眠时体位改变，结石移位并嵌顿于胆囊壶腹部或颈部，胆囊排空胆汁受阻，胆囊内压力升高。胆囊强力收缩而发生绞痛。疼痛位于上腹部或右上腹部，呈阵发性，可向肩胛部和背部放射，多伴恶心、呕吐。

3. 米里齐综合征

持续嵌顿和压迫胆囊壶腹部和颈部的较大结石，可引起肝总管狭窄或胆囊胆管瘘，以及反复发作的胆囊炎、胆管炎及梗阻性黄疸，称为米里齐综合征。

4. 胆囊积液

胆囊结石长期嵌顿但未合并感染时，胆汁中的胆色素被胆囊黏膜吸收，并分泌黏液性物质，而致胆囊积液。积液呈透明无色，称为"白胆汁"。

5. 其他

（1）很少引起黄疸，即使有黄疸也较轻。

（2）小结石可通过胆囊管进入胆总管内成为胆总管结石。

（3）胆总管的结石通过奥迪括约肌嵌顿于壶腹部导致胰腺炎，称为胆源性胰腺炎。

（4）因结石压迫引起胆囊炎症并慢性穿孔，可造成胆囊十二指肠瘘或胆囊结肠瘘，大的结石通过瘘管进入肠道引起肠梗阻，称为胆石性肠梗阻。

（5）结石及长期的炎症刺激可诱发胆囊癌。

（二）体征

急性胆囊炎者表现为局部腹膜刺激征，腹式呼吸减弱受限，右上腹或剑突下压痛、腹肌紧张，或有反跳痛，以胆囊区较明显，有时 1/3 ～ 1/2 的患者可扪及肿大而有压痛的胆囊，墨菲征阳性。有反复发作史者可触摸不到胆囊，但常有肝肿大，偶有脾肿大。如发生胆囊穿孔，可有弥漫性腹膜炎的体征。1/3 的患者出现轻度黄疸。

慢性胆囊炎者，体检时可无腹部阳性体征，或右上腹有轻度压痛，无肌紧张。如结石堵塞于胆囊颈部，可引起胆囊积液，此时右肋缘下可触及梨状胆囊包块，随呼吸上下移动，易误为右肾下垂。

（三）实验室检查

肝功能的实验室检查多无阳性检查结果，但是有时可发现黄疸，有利于追溯病因。胆囊结石引起的胆囊炎，白细胞总数和中性白细胞计数增高，与感染程度成比例上升。

五、诊断与鉴别诊断

诊断首先根据病史，如常有右上腹部疼痛，并向右肩部放射，伴有发热等，其次是对患者进行体格检查，将所得的结果进行分析，再辅助一些必要的特殊检查，即可明确诊断。对那些无症状的胆囊结石主要依靠超声检查来确诊。

（一）影像学检查

1. 超声

可以发现胆囊内结石、胆囊壁增厚、胆囊缺乏收缩，结果常是准确可靠的。阳性率极高，对胆囊结石的诊断率高达 95% 以上，能够发现直径 0.3cm 以上的结石。超声对胆囊结石的诊断优于 CT 及口服胆囊造影等。

2. X 线

约 20% 的胆囊结石因含钙量高，可呈阳性影像。但 X 线可显示肿大的胆囊及炎性肿块的软组织影以及在气性胆囊炎时可见胆囊内及胆囊周围的气体影。胆囊下方小肠的扩张、充气等反射性肠淤积症，右侧的腹膜脂肪线模糊或消失、右侧膈肌抬高，一些间接的 X 线征象，往往有助于急性胆囊炎的诊断。

3. 口服法胆囊造影

可显示胆囊内结石的负影，当胆囊管通畅、胆囊的浓缩功能尚好时，准确率可达95%，静脉法胆囊造影可显示胆囊内的结石负影。

4. CT

图像上可见胆囊壁厚，囊内有结石和胆囊壁周围炎性改变。增强 CT 扫描检查，可增加对结石的分辨力。

5. 磁共振胆胰管成像（MRCP）

有利于胆囊结石及胆囊炎的判断，同时可观察胆囊管及肝外胆管的走向及变异，术前检查非常有必要。

（二）鉴别诊断

具有典型症状的胆囊结石诊断比较容易，但由于有些胆囊结石的患者没有什么症状或症状比较轻微，没有明显的胆石症特点，以致在诊断方面会有一些困难。

与胆囊结石表现很相似的疾病主要有以下几类。

1. 肝脏疾病

如病毒性肝炎、肝硬化等。

2. 胃肠道疾病

如胃肠道功能紊乱、消化性溃疡、位置高的阑尾炎及右侧结肠疾病等。

3. 胆道疾病

如胆道功能失调、胆囊肿瘤、胆囊息肉样病变及胆道寄生虫等。

4. 其他

如右侧肾盂肾炎、带状疱疹及神经根炎等。

六、治疗

对于慢性胆囊炎、胆囊结石患者的治疗应按有无症状、有无并发症分别进行个体化治疗。治疗目标是控制症状、预防复发和防治并发症。

（一）无症状的慢性胆囊炎、胆囊结石治疗

无症状者治疗原则是饮食调整，有症状时可利胆对症治疗，继续观察。对某些高风险患者可采取预防性胆囊切除。

1. 饮食调理

胆囊结石及慢性胆囊炎的发病与饮食及肥胖有关，建议规律、低脂、低热量膳食，提倡定量、定时的规律饮食方式。

2. 利胆治疗

①熊去氧胆酸对胆石症患者有助于降低胆源性疼痛的发生风险、避免急性胆囊炎的发生，改善胆囊平滑肌收缩性和炎性浸润。剂量为 250mg，每日 1 次口服；②复方阿嗪米特肠溶片能够促进消化，促进胃内气体排出，改善腹胀等不适症状。用法：成人，每日 3 次，餐后服用，每次 1～2 片；③茴三硫具有促胆汁分泌和轻度的促胆道动力作用。用法：口服，1 次 25mg（1 片），每日 3 次。

3. 预防性胆囊切除

①易患胆囊癌的高危人群；②糖尿病、严重冠心病患者；③器官移植免疫抑制的患者；④体重迅速下降的患者；⑤胆囊结石导致胆囊癌风险增加者；⑥儿童胆囊结石患者。

（二）有症状的慢性胆囊炎、胆囊结石治疗

治疗以控制症状、消除炎性反应为主。

1. 解痉止痛

用于慢性胆囊炎急性发作时的胆绞痛。可用硝酸甘油 0.6mg 舌下含服，3～4 小时 1 次，或阿托品 0.5mg 肌内注射，4 小时 1 次，可同时用异丙嗪 25mg 肌内注射；镇痛药应用哌替啶 50～100mg 肌内注射，与解痉药合用可增强镇痛效果。

2. 缓解胆源性消化不良症状

对于有明确胆囊结石的消化不良患者，10%～33% 的症状可在胆囊切除术后得到缓解。但部分病例可能还具有胆囊外消化系统功能紊乱的发病机制，需要在消化不良出现的早期应用复方阿嗪米特或其他胰酶改善腹胀症状和营养水平。

3. 抗感染治疗

2010年度原卫生部全国细菌耐药监测网报告显示，胆汁中革兰阴性菌对第三代、第四代头孢菌素和氟喹诺酮类药物的耐药率高达56.6%～94.1%，因此，对于慢性胆囊炎、胆囊结石伴急性发作者，推荐使用哌拉西林/他唑巴坦、头孢哌酮/舒巴坦治疗，同时针对厌氧菌使用甲硝唑类药物。慢性胆囊炎患者可以待胆汁培养及药物敏感试验结果完善后再选择使用抗生素。

4. 外科治疗

中华医学会外科学分会胆道外科学组建议：①对无症状和症状轻微的胆囊结石患者不需要常规行预防性胆囊切除术；②对期待治疗可能显著增加手术风险的老年患者可选择预防性胆囊切除术；③胆囊结石症状明显影响工作、生活，既往曾有胆绞痛、急性胆囊炎、胆源性胰腺炎等发作的患者应择期实施胆囊切除术；④对于有胆囊癌高危因素或怀疑胆囊癌的胆囊结石患者，无论有无症状，均应手术。

5. 手术时机

①急性胆囊炎无论是否采用非手术治疗，具备急症手术指征者，在短期术前准备后，都宜在发病48小时以内，施行急诊手术。已逾48小时者宜非手术治疗，但学者对此有不同见解；②慢性胆囊炎胆石症者若无明显禁忌证，胆道影像学证实有结石存在或胆囊不显示者，均应择期施行手术。

6. 手术方式

（1）胆囊切除术：是胆囊结石、急慢性胆囊炎的主要外科治疗方法，可彻底消除病灶，手术效果满意。但非结石性胆囊炎胆囊切除效果不及结石者，故宜取慎重态度。胆囊切除后，胆管可代偿性扩大，对生理影响不大，仅对胆汁不能充分浓缩，使脂肪消化稍减弱。①腹腔镜胆囊切除术：腹腔镜胆囊切除术（LC），操作要点如下。体位，多采用头高足低、左倾位；建立气腹，沿脐窝下缘做弧形切口，长约1.0cm，也可取脐上缘切口。插入气腹针进气，当腹腔压力达到10mmHg（一般不超过12mmHg）时，用1.0cm的TROCAR穿刺腹壁；建立腹腔镜观察孔，进镜观察腹腔情况；分别于剑突下，右缘肋下2.0cm右锁骨中线、右腋前线或腋中线建立1.0cm、0.5cm的操作孔；解剖Calot三角，术者用抓钳抓持胆囊壶腹，助手根据情况抓持胆囊底或按压结肠、十二指肠球部或大网膜显露出Calot三角；术者用电钩切开胆囊壶腹与胆囊管移行处的腹膜，钝性分离胆Calot三角；处理胆囊管、胆囊动脉；辨明肝总管、胆总管后用钛夹或可吸收夹夹闭胆囊管、胆囊动脉，用剪刀剪断胆囊管，胆囊动脉可电凝切断；将胆囊置入标本袋中，从剑突下戳孔取出。②机器人手术系统：目前应用较多的机器人手术系统是由Intuitive Surgical公司制造的"达芬奇"（dVSS）系统包括高质量的图像传送显示器，医师手控的计算机辅助手术器械，能翻译和传送外科医师手部动作的网络以及支撑移动该系统机械臂的活动支架。在手术中，医师都是坐在控制台上，观察患者体腔内三维图像，利用操作手柄控制分别"扶镜"和执行手术操作的三只机械臂完成外科手术。"达芬奇"的手术器械头端增加"手腕关节"，扩大了活动范围和灵活性，于2000年7月11日通过了美国FDA市场认证后，成为世界上首套可以正式在医院手术室腹腔手术中使用的机器人手术系统。

手术机器人的最大优点是能消除外科医师不同程度存在的操作时手的颤抖而使手术解剖更加精细和平稳，这对于高精度的手术尤其重要。从而使得外科介入对患者创伤再次微小化。尽管称为机器人手术，但操作意图和指令是由医师发出的，外科操作则以腹腔镜技术为基础，仍然需要造气腹创造手术空间，腹壁打孔建立手术器械通道，手术方式仍需遵循传统外科手术原则。手术机器人与常规腹腔镜手术不同之处在于：手术者无须站在手术台上，而是坐在远离手术台的机器人控制台上；手术器械不是由手术者直接操作，而是由机器人的机械手臂，按手术者遥控的指令实施切割、分离、止血、结扎、缝合等外科操作动作；通过计算机处理提供给手术者的是清晰明亮放大了 20 倍的三维空间，手术者感觉好像置身于患者的腹腔，几乎没有视野死角；所谓智能化器械比常规的腹腔镜器械的关节灵活，可以提供与人手相媲美的手的旋转、弯曲等动作，在重要脏器和血管、神经的分离和处理时，提供了精确性的保证。机器人辅助胆囊切除虽然同样安全可靠，但手术时间和手术费用均较传统腔镜增加；多数学者建议机器人手术初学者可用其训练腹腔布孔、机器的摆放和机械臂的安装。

机器人手术系统胆囊切除术多用来培训、熟练机器人系统，为肝、胰腺癌等需要复杂操作和消化道重建等大型手术作准备。其他胆囊切除术操作与腹腔镜胆囊切除术相同。

（2）胆囊造瘘术：仅适用于胆囊周围炎性粘连严重、切除胆囊困难很大，可能误伤胆（肝）总管等重要组织者；胆囊周围脓肿；胆囊坏疽、穿孔、腹膜炎；病情危重者；或年老全身情况衰竭、不能耐受胆囊切除术者。

7. 保胆取石术

中华医学会外科学分会胆道外科学组于 2011 年发布的《胆囊良性疾病治疗决策的专家共识》在述及制订胆囊良性疾病的基本原则中提出："胆囊切除术是胆囊良性疾病的标准术式，LC 应作为首选""胆囊取石术的实用价值有待于进一步研究，目前只宜用于急诊条件下的紧急处理，不作为择期手术的推荐术式"。在无大宗长期前瞻性研究证实保胆取石术确切疗效之前，目前还应该是在胆囊结石病的 2 个阶段试行，一是对症状和组织病理学变化较轻微、胆囊功能良好、结石体积小、数量少、无家族史、代谢综合征，而且个人保胆意愿非常强烈的患者，术后辅以有效的抗结石复发治疗，并应做好复发后再手术切除胆囊的准备。二是对于胆囊炎急性发作、并存病较多、不能耐受胆囊切除的老年人和高危人群，作为缓解难以控制的临床症状的应急暂行手术，待病情缓解后，有条件者仍应实施择期胆囊切除，以解决根本问题。现阶段，对以大量文献为支持背景所制订的《胆囊良性疾病治疗决策的专家共识》仍应基本恪守，而不应是盲目保胆。

（杨 亮）

参考文献

[1] 石会乔，魏静. 外科疾病观察与护理技能 [M]. 北京：中国医药科技出版社，2019.
[2] 任晓斌. 实用普外科疾病诊疗学 [M]. 北京：中国纺织出版社，2019.
[3] 徐延德. 实用外科疾病诊疗与护理 [M]. 北京：中国纺织出版社，2019.

［4］冯矗，罗浩，万柳华，等.胆囊结石药物治疗现状[J].临床军医杂志，2022，50（5）：544-546.

［5］LIU Ling, GUO Qiqi, SHEN Weimin.Clinical Effectiveness of Laparoscopic Fiberoptic Choledochoscopy versus Conventional Open Surgery for Gallbladder Stones Complicated with Common Bile Duct Stones[J]. Evidence-Based Complementary and Alternative Medicine, 2022, 5668482.

第六节　胆道结石

胆道结石是胆道系统中最常见的疾病，其成因一般与胆道感染（尤其是寄生虫感染）有关。胆汁的淤积及胆固醇代谢失调为结石的主要原因，且往往是多种因素综合作用形成结石。

一、临床表现

一般平时无症状或仅有上腹不适，当结石造成胆管梗阻时可出现腹痛或黄疸，如继发胆管炎，可有较典型的查科三联征：腹痛、寒战高热、黄疸。

（一）腹痛

发生在剑突下或右上腹，多为绞痛，呈阵发性发作，或为持续性疼痛阵发性加剧，可向右肩或背部放射，常伴恶心、呕吐。这是结石下移嵌顿于胆总管下端或壶腹部，胆总管平滑肌或奥迪括约肌痉挛所致。

（二）寒战高热

胆管梗阻继发感染导致胆管炎，胆管黏膜炎症水肿，加重梗阻致胆管内压升高，细菌及毒素逆行经毛细胆管入肝窦至肝静脉，再进入体循环引起全身性感染。约2/3的患者可在病程中出现寒战高热，一般表现为弛张热，体温可高达39～40℃。

（三）黄疸

胆管梗阻后可出现黄疸，其轻重程度、发生和持续时间取决于胆管梗阻的程度、部位和有无并发感染。出现黄疸时常伴有尿色变深，粪色变浅，完全梗阻时呈陶土样大便；随着黄疸加深，不少患者可出现皮肤瘙痒。

1. 体格检查

无发作时可无阳性体征，或仅有剑突下和右上腹深压痛。如胆管梗阻可出现皮肤、巩膜黄染；如合并胆管炎，可有不同程度的腹膜炎征象，主要在右上腹，严重时也可出现弥漫性腹膜刺激征，并有肝区叩击痛。胆囊或可触及，有触痛。

2. 实验室检查

当合并胆管炎时可见白细胞计数及中性粒细胞升高，血清总胆红素及结合胆红素增高，血清转氨酶和碱性磷酸酶升高，尿中胆红素升高，尿胆原降低或消失，粪中尿胆原减少。

3. 影像学检查

超声检查能发现结石并明确大小和部位，如合并梗阻可见肝内、外胆管扩张，胆总管远端结石可因肥胖或肠气干扰而观察不清，对胆总管远端结石的诊断有重要价值。经皮穿刺肝胆道成像（PTC）及经内镜逆行胆胰管成像（ERCP）能清楚地显示结石及部位，但可诱发胆管炎及急性胰腺炎和导致出血、胆漏等并发症，有时 ERCP 需做奥迪括约肌切开，使括约肌功能受损。CT 扫描能发现胆管扩张和结石的部位，但由于 CT 图像中胆道为负影，影响不含钙结石的观察。MRCP 是无损伤的检查方法，可以发现胆管梗阻的部位，有助于诊断。

临床表现有右上腹的胆绞痛，往往在饱餐后或腹部受到震动，一般在中上腹或右上腹呈持续性逐渐加重的疼痛，常放射至右肩胛处或肩部，有时合并呕吐。胆绞痛可以呈间歇性发作。如果胆石嵌顿在胆囊管则会导致胆囊的肿胀；如果胆石位于胆总管开口或胆总管开口壶腹区，则会引致梗阻性黄疸。肝内胆管结石临床症状较轻，以反复腹痛、发冷发热为主，偶有黄疸出现。

二、诊断与鉴别诊断

根据患者症状、体格检查、实验室和影像学检查，可以诊断。

（一）胆总管结石

多位于胆总管的中下段。但随着结石增多、增大和胆总管扩张、结石堆积或上下移动，常累及肝总管。多数患者过去曾有一次或多次急、慢性胆囊炎发作史或胆道蛔虫病史，然后在一次剧烈的胆绞痛后出现黄疸，表示结石已进入胆总管，或在胆总管内形成后已发生嵌顿和阻塞。

（1）原发性胆总管结石：为原发性胆管结石的组成部分，它可在胆总管中形成，或原发于肝内胆管的结石下降落入胆总管。

（2）继发性胆总管结石：是指原发于胆囊内的结石通过胆囊管下降到胆总管。

（二）肝内胆管结石

单纯肝内胆管结石、无急性炎症发作时，患者可以毫无症状或仅有轻微的肝区不适、隐痛，往往在超声、CT 等检查时才被发现。肝内胆管结石的病例中有 2/3～3/4 与肝门或肝外胆管结石并存，因此，大部分病例的临床表现与肝外胆管结石相似。

（三）肝外胆管结石

可原发于胆管系统，也可从胆囊排出至胆管。大多数胆管结石患者都有在进油脂食后、体位改变后胆绞痛，这是因为结石在胆管内向下移动，刺激胆管痉挛，同时阻塞胆汁流过。腹痛多发生在剑突下和右上腹部，呈阵发性剧烈刀割样绞痛，常向右后肩背部放射，同时有恶心、呕吐等消化道症状。

（四）鉴别诊断

1. 右肾绞痛

始发于右腰或胁腹部，可向右股内侧或外生殖器放射，伴肉眼或镜下血尿，无发热，腹软，无腹膜刺激征，有右肾区叩击痛或脐旁输尿管行程压痛。腹部平片多可显示肾、输尿管区结石。

2. 肠绞痛

以脐周为主。如为机械性肠梗阻，则伴有恶心、呕吐、腹胀，无肛门排气排便。腹部可见肠型，肠鸣音亢进，可有高调肠鸣音，或可闻气过水声；可有不同程度和范围的压痛和（或）腹膜刺激征。腹部平片显示有肠胀气和气—液平面。

3. 壶腹癌或胰头癌

有黄疸者需作鉴别，该病起病缓慢，黄疸呈进行性且较深；可无腹痛或腹痛较轻或仅有上腹不适，一般不伴寒战高热，体检时腹软、无腹膜刺激征，肝肿大，常可触及肿大胆囊；晚期有腹水或恶病质表现。ERCP 或 MRCP 和 CT 检查有助于诊断。超声内镜检查术（EUS）检查对鉴别诊断有较大帮助。

4. 其他疾病

如病毒性肝炎、消化性溃疡、位置高的阑尾炎、右侧结肠疾病、胆囊肿瘤、胆囊息肉样病变、胆道寄生虫、右侧肾盂肾炎、带状疱疹及神经根炎等。可通过相关检查加以鉴别。

三、治疗

（一）非手术治疗

主要治疗措施包括：①抗感染治疗，应根据敏感细菌选择用药，经验治疗可选用胆汁浓度高的、主要针对革兰阴性菌的抗生素；②解痉；③利胆；④纠正水电解质及酸碱平衡紊乱；⑤加强营养支持和补充维生素；⑥护肝及纠正凝血功能异常的治疗。

（二）内镜治疗

经内镜逆行胰胆管成像（ERCP）＋内镜乳头括约肌切开取石术（EST）是经口内镜胆道治疗技术，包括 ERCP、奥迪括约肌切开术、十二指肠乳头球囊扩张术、胆管结石碎石取石术、胆总管支架植入术和鼻胆导管引流术。

（三）手术治疗

肝外胆管结石仍以手术治疗为主。术中应尽量取尽结石、解除胆道梗阻、术后保持胆汁引流通畅。方法主要有以下几项。

1. 胆总管切开取石、T 形管引流术

适用于单纯胆总管结石，胆管上、下端通畅，无狭窄或其他病变者。若伴有胆囊结石和胆囊炎，可同时行胆囊切除术。术中可采用胆道造影、超声或纤维胆道镜检查，应尽量取尽结石，如条件不允许，也可以在胆总管内留置橡胶 T 形管（不提倡应用硅胶管），术后行造影或胆道镜检查、取石。术中应细致缝合胆总管壁和妥善固定 T 形管，防止 T 形管扭曲、松脱、受压。放置 T 形管后应注意：①观察胆汁引流的量和性状，术后 T 形管引流胆汁 200～300mL/d，较澄清；如 T 形管无胆汁引出，应检查 T 形管有无脱出或扭曲；如胆汁过多，应检查胆管下端有无梗阻；如胆汁浑浊，应注意结石遗留或胆管炎症未控制；②术后 10～14 天可行 T 管造影，造影后应继续引流 24 小时以上；③如造影发现有结石遗留，应在术后 6 周待纤维窦道形成后行纤维胆道镜检查和取石；④如胆道通畅无结石和其他病变，应夹闭 T 形管 24～48 小时，无腹痛、黄疸、发热等症状可予拔管。

2. 胆肠吻合术

也称为胆汁内引流术。适应证：①胆总管远端炎症狭窄造成的梗阻无法解除，胆总管扩张；②胆胰汇合部异常，胰液直接流入胆管；③胆管因病变而部分切除无法再吻合。常用的吻合方式为胆管空肠 Roux-en-Y 吻合，为防止胆道逆行感染，Y 袢长度应超过 40cm，并可采用如人工乳头、人工瓣膜等各种抗反流措施。胆肠吻合术后，胆囊的功能已消失，故应同时切除胆囊。近年已认识到内引流术废弃了奥迪括约肌的功能，因此使用逐渐减少。

3.腹腔镜手术

胆总管切开取石及T管引流，该术式一般可取尽结石，对结石取不尽者尚可通过T管窦道应用胆道镜取石，但其局限性也很明显，即创伤大、带管时间长，对伴有其他器官严重疾病的老年患者存在一定风险。

近年来使用腹腔镜、胆道镜、十二指肠镜治疗胆道系统结石已成为一种趋势，但其中任何一种方法单用时都有其局限性和不足之处。三镜联合起来治疗胆道系统结石能够取长补短，将微创技术的优势发挥到极致。

（1）腹腔镜和胆道镜联合应用：腹腔镜胆囊切除（LC）＋经胆囊管探查胆总管取石术。LC术中经胆囊管取石，可一次手术解决2个问题，其术后并发症和恢复过程与LC相似。但此术易受胆囊管径的大小、长度以及走向限制，同时受结石的大小和数目影响，仅有30%的患者适合行该手术。

LC＋腹腔镜胆总管探查术（LCBDE）具有成功率高、创伤小、并发症少等优点，目前被认为是治疗胆总管结石（CBDS）的最佳方法。患者体位和腹壁操作孔的位置同腹腔镜胆囊切除术，先行LC，然后分离、显露胆总管前壁。穿刺证实后，沿胆总管纵轴切开胆总管约1.0cm，由剑突下穿刺孔置入胆道镜并进入胆管，先检查肝内外胆管并取出结石，胆道镜最好能够进入十二指肠。腹腔镜、胆道镜联合手术和开腹手术效果对比，结果两组结石均全部取净，手术时间无明显差异，但两镜联合手术组平均住院天数明显短于开腹手术组。其优点显而易见。

（2）腹腔镜和十二指肠镜联合应用：随着内镜技术及取石器械的发展，经十二指肠镜胆总管取石已成为胆总管结石治疗的主要手段之一。十二指肠镜取石需行EST或气囊扩张（EPBD）。腹腔镜术和十二指肠镜术治疗胆管结石应该同时实施还是分阶段实施较有争议。一般分2个阶段，尤其是合并胆源性胰腺炎、梗阻性胆管炎者，即对怀疑或确定胆总管结石的患者在LC前行ERCP，行十二指肠镜下取石并鼻胆管引流术，成功率为95%以上，待病情稳定后，后期再实施LC。

（3）腹腔镜、胆道镜、十二指肠镜三镜联合应用：术前利用十二指肠镜完成内镜下乳头切开取石、鼻胆管引流术（endoscopic nasobiliary drainage，ENBD），腹腔镜下行LC、胆总管切开，胆道镜完成胆道探查取石，冲洗胆道后或Ⅰ期缝合胆总管，或置T管引流术。腹腔镜、胆道镜、十二指肠镜联合应用完成LCBD。其有效的实施依赖于手术适应证和手术时机的严格选择及三镜技术的熟练操作。

四、术后残余结石的治疗

治疗方法应根据残石的大小、部位，有无T形管，治疗条件，有无其他合并症进行选择。

（一）再次手术

在基层医院如果患者T形管已拔除，再次手术是经常采用的方法。如合并有急性重症胆管炎、胆道狭窄，应首选手术治疗，以便同时处理合并症。

（二）十二指肠镜取石

文献报道成功率达86%～91%。适用于没有T形管、结石较小、数目较少的肝外胆管结石。对胆管下段狭窄者先经内镜放置胆道支架引流（endoscopic retrograde biliary drainage，ERBD）管支撑狭窄段，松弛括约肌，3个月后再次取石，大多数能成功。

（三）胆道镜取石

胆道镜经T管窦道进行操作，路径较短，并可进行胆道内观察，配合碎石网篮和气囊导管可取出视野范围内的大部分结石。但T形管放置不合理，窦道狭窄弯曲，则胆道镜无法进入胆总管。所以术中要放置粗短直，合理的T形管以便术后必要时的胆道镜的检查治疗。

（杨 亮）

参考文献

［1］孙蓉蓉. 外科疾病护理学 [M]. 上海：上海交通大学出版社，2019.

［2］鲁存林. 实用临床神经外科疾病诊治 [M]. 上海：上海交通大学出版社，2019.

［3］沈象吉. 临床普外科疾病诊疗常规 [M]. 上海：上海交通大学出版社，2019.

［4］吴培生，蒋居毅，叶开华，等. 自制T管负压吸引清石系统在胆道镜下胆道结石取石术中的应用效果 [J]. 中外医学研究，2022，20（15）：155–158.

［5］ZARNESCU NARCIS OCTAVIAN, ZAARNESCU EUGENIA CLAUDIA, DUMITRASCU IOANA, et al.Synchronous biliary gallstones and colorectal cancer: A single center analysis[J].Experimental and therapeutic medicine, 2022, 23(2): 138.

第七节　胆管狭窄

一、概述

胆管狭窄一般指肝门部或肝外胆管狭窄，伴或不伴胆汁漏，一般无较大的组织缺损。胆管良性狭窄绝大多数是由胆道损伤造成的，而90%以上的胆道损伤为医源性损伤，多发生在肝脏、胆道手术、内镜操作及胃大部切除术等。随着腹腔镜胆囊切除术的大量应用，医源性胆道损伤及狭窄在一定程度上有增多的趋势。由于医源性胆道狭窄可带来一系列严重的病理变化，预防和治疗该病有十分重要的意义。

二、病因及病理

胆管狭窄通常是由于受损部位胆管纤维瘢痕增生挛缩，导致胆道梗阻、胆汁引流不畅及反复胆道感染。术中过度游离胆管或手术操作粗暴，损伤胆管滋养动脉可致胆管缺血，纤维瘢痕形成。具体原因包括行胆道探查中，所用金属探条过粗，强行通过胆总管远端可能致胆管壁受损致瘢痕形成，或使用刮匙取石时过于粗暴，损伤大面积胆管上皮；手术中因炎症粘连、解剖变异等原因部分或全部横断胆管，电刀灼伤胆管等；切除胆囊，结扎胆囊管时牵拉过度可将胆总管提起部分误扎，或在止血过程中盲目缝扎而损及胆管；胆汁漏引起胆管周围的化学性炎症和感染致纤维瘢痕组织增生、压迫或包绕胆管而引起狭窄。

三、临床表现及诊断

（一）胆道闭锁

大多数有关胆道闭锁的发病率和流行病学均基于"日本胆道闭锁登记处"的资料。近年来，发病率似乎趋于稳定，女：男发病比为 1.3 ∶ 1。在日本，每 10 000 名新生儿中出现 1 例。

出生前得到确诊的很少，如果有通常也基于胆管树的一些囊性畸形改变。出生前和分娩史通常正常，出生时的胎龄和体重也正常。胆道闭锁典型的首发症状是黄疸持续存在，超过正常的新生儿生理性黄疸期。随着时间的推移，黄疸进一步加重，伴有无色素性大便和尿色加深。随访评估这些症状和体征的时间通常较晚。据"日本胆道闭锁登记处"的调查，自从 1989 年登记处成立以来，胆道闭锁患儿的登记年龄和手术年龄无明显改善。

术前诊断胆道闭锁富于挑战性。在这个年龄段可见到其他通过非手术治疗、以高直接胆红素血症为特征的疾病，如 α_1-抗胰蛋白酶缺乏、阿拉日耶综合征、新生儿肝炎和囊性纤维化。由于胆道闭锁患者早期经外科纠正手术的效果较好，因此快速确立诊断是关键性的。尚没有单一的术前检查能明确诊断胆道闭锁。

初步评估包括腹部超声和血液检验，后者包括 α_1-抗胰蛋白酶水平，以及累积病和其他遗传性疾病的代谢筛查。除高直接胆红素血症外，肝功能检查具有预后价值。一些指标已显示具有潜在的预后价值，但无一被证明对诊断有用。通过超声寻找到囊性成分，可能提示婴儿期胆总管囊肿，此时经肝脏的胆道造影可能会有帮助。最近，"三角索"征象被证实具有 95% 的诊断准确性。三角索代表纤维性的皱缩胆囊位于门静脉分叉部的上方；相类似，"胆囊鬼影三联征"——胆囊短小（＜1.9cm）、不规则和缺少内衬的回声波，在 31 例胆道闭锁的婴儿中发现有 30 例阳性，并且无假阳性。虽然这些数字令人印象深刻，但在被普遍接受前仍需进一步证实。

亚氨基二乙酸盐放射性药物的核素排泄闪烁扫描术对于排除胆道闭锁是有用的（如果造影剂被排泄并进入十二指肠），但是其他鉴别诊断的疾病也会有阳性的结果（意思是无造影剂排泄进入十二指肠）。先给予 3～5 天的苯巴比妥以利胆可能有助于防止出现假阳性结果，但这样也会延误外科治疗。十二指肠置管已用了很多年，目的是从十二指肠中得到含胆汁的体液以排除胆道闭锁。应用闪烁扫描术得出假阳性结果常见，但其优点是简便和费用低。

由于缺少明确的诊断方法，很多淤胆的婴儿最后只好做肝活检，典型的表现先前已描述（见组织病理学一节），但仍可能与肝炎混淆，神经细胞黏附分子的免疫组化方法已被用来鉴别胆道闭锁与其他的淤胆性疾病。Torbenson 及其同事根据神经细胞黏附分子（CD56）的染色阳性从 14 例胆道闭锁患者中确诊出 13 例，另 1 例阴性结果可能是由于标本量不足的缘故。

一些研究所目前正采用一种更新的诊断胆道闭锁的方法，即经内镜逆行胰胆管成像（endoscopic retrograde cholangio pancreatography，ERCP）。随着小儿侧视内镜的发展，大大促进了 ERCP 在胆道闭锁诊断中的应用。有报道称 ERCP 成功应用于 80% 的新生儿，这种检查对技术，尤其是术者的要求较高。此检查的主要优点在于可显示整个胆管树，正如在新生儿肝炎和阿拉日耶综合征诊断时所期望的那样。胆管不显影需剖腹探查。与

ERCP 相似，磁共振胰胆管成像对于婴幼儿淤胆性黄疸的诊断具有很大潜能，完全无创性是其优点，但这一方式依赖于专门的仪器设备和专业人员，在这一点上只能被看作是实验性的。

（二）原发性硬化性胆管炎

尽管原发性硬化性胆管炎（primary sclerosing cholangitis，PSC）可见于任何年龄段，但一般男性平均诊断年龄是 30 岁以上，女性相对少见，平均诊断年龄是 30～40 岁。小儿也可发生 PSC。PSC 患儿常出现肝病，表现类似于自身免疫性肝炎，提示小儿 PSC 不同于成人的 PSC。根据一项研究报道，小儿 PSC 与自身免疫性肝炎相重叠者占 35%，相比之下，成人只有 5%。

PSC 的临床表现不完全一致，根据就诊时病情所处阶段不同而有所变化。有些 PSC 患者没有症状，而是在体检时发现肝功能异常而来就诊。当临床表现明显时，没有特定的症状和体征。有症状的患者可以表现为胆汁淤积性肝病的症状、体征和并发症，或肝功能衰竭，其症状包括瘙痒、右上腹痛和体重减轻，肝病晚期有门静脉高压表现。细菌性胆管炎并不常见，除非出现并发症，如主胆管狭窄或胆管结石。

查体可见黄疸、肝脾肿大和脱屑。随着胆汁性肝硬化和门静脉高压的发展，可出现腹水和四肢水肿。然而，这些体征目前不多见，因为 PSC 患者常在终末期肝病之前就得到确诊。临床上常见到的是慢性溃疡性结肠炎患者表现为胆汁淤积的酶学变化，进一步检查确诊为 PSC 与慢性溃疡性结肠炎并存。伴有其他并发症如原发性胆汁性肝硬化（primary biliary cirrhosis，PBC）、慢性乙型或丙型病毒性肝炎的患者，与正常人相比生活质量受到明显影响。

PSC 的诊断主要根据临床表现、生化检查和胆道影像学特征。20 世纪 60 年代前，诊断 PSC 是通过剖腹探查活检，排除了胆道肿瘤后做出的。自 20 世纪 60 年代认识了 PSC 和炎性肠病的关系，PSC 的诊断率提高。20 世纪 70 年代随着 ERCP 和经皮穿刺肝胆道成像（percutaneous transhepatic cholangiography，PTC）的出现，确认了 PSC 胆道造影呈串珠样或枯树样特征，对 PSC 的认识有了提高，不再需要剖腹探查来诊断 PSC。

最初的诊断标准包括：①既往没有胆道外伤史；②肝外胆道全部或大部分有硬化和狭窄；③排除胆道系统恶性病变；④胆囊和胆总管没有结石。ERCP 应用于临床后，这个标准得到扩展，没有肝外胆管病变，仅有肝内胆管病变的患者也可诊断为 PSC。此外，PSC 患者连续跟踪 ERCP 检查，发现可并发胆管癌，后者现被认为是 PSC 的一种并发症，为此硬化性胆管炎基础上出现的恶性病变不再是排除标准。影像学检查（如 ERCP）也显示许多已诊断为 PSC 的患者有胆道结石，那么取出结石可作为排除标准。

目前 PSC 的诊断依据为：①影像学检查显示胆道树异常；②临床和生化检查一致（典型表现是胆汁淤积伴有碱性磷酸酶升高，时间至少超过 6 个月）；③排除了其他原因引起的硬化性胆管炎。目前，最常见的是患者无症状，常规体检时发现碱性磷酸酶升高，并呈持续性。在临床工作中，根据胆管的特征性影像学表现，足以做出诊断。

诊断 PSC 不必每一例都做肝活检。临床上已明确是 PSC 的患者，肝活检不会提供更多的新信息而影响临床处置。在一项 79 例 PSC 患者的研究中，患者经胆道造影确诊，其中 78 例没有因肝活检而改变了临床处置。PSC 患者进行肝活检的意义是：①排除其他原因造成的胆汁淤积性肝病；②诊断小胆管的 PSC（见后）；③开始临床试验性治疗前确定患者的病程分期，以判断临床试验的预后和评定疗效。小胆管 PSC 常有炎性肠病（inflammatory bowel disease，IBD），肝功能检查呈淤胆型酶学变化，但是胆道造影结果正常。然而，肝活检可提供 PSC 的证据。小胆管 PSC 占经组织学检查得到确诊的 PSC 病例的 5%，且远期预后明显好于经典的 PSC。一些小胆管 PSC 多年后可发展为经典的 PSC。大部分患者通过组织学、血清生化检查和胆道造影，即可与其他原因引起的慢性淤胆型肝病相区别。

（三）胆道损伤导致的狭窄

大多数胆囊切除后胆道损伤的患者，如果术中没有诊断的话，术后早期即出现症状。开腹胆囊切除术患者术后第 1 周怀疑胆道损伤的只占 10%，将近 70% 的患者在术后 6 周内才被诊断。相反，腹腔镜胆囊切除后损伤较早得以诊断。这反映了两者损伤的类型不同，以及应高度警惕腹腔镜胆囊切除损伤的可能性。

临床表现取决于胆管损伤的类型，相反，从临床表现也可以推断出损伤的类型。严重的胆漏（A、C、D 型）患者通常在术后第 1 周出现症状，一些患者可在数周后才变得明显，但几乎没有在术中得到诊断的。大多数患者有腹痛合并发热及其他非常常见的感染征象，胆汁可从切口漏出。少数患者可无这些症状和体征，而具有一些非特异性表现，如虚弱、疲倦、食欲下降等。碱性磷酸酶升高具有特异性，胆红素可中度升高，但胆红素明显升高（> 3mg/dL）并不常见。

尽管胆总管的严重损伤（E 型损伤）较易在术中看到，但大部分直至术后才被发现。与胆漏一样，这些损伤经常在术后几周内得以诊断。发展缓慢的狭窄与胆漏不同，在数月内也不被发现，大多数的患者表现出黄疸，常合并腹痛，偶尔合并感染。黄疸不一定在疾病的早期出现，一些患者的狭窄缓慢发展或只引起部分的狭窄。这种患者可能无特别的主诉，或有瘙痒、肝功能异常等，这些表现均提示应该进行检查。另外，单纯右侧肝段胆管损伤（B 型）或胆瘘患者可表现出不明原因的发热、疼痛、全身无力等。

体格检查通常无特殊的表现，若有黄疸存在，可能有明显的因瘙痒而造成的多处皮肤抓破痕。胆汁性腹膜炎的患者可有腹胀、腹痛，局部压痛提示为胆汁聚集或脓肿的位置。肝脏增大可见于长期胆管梗阻患者。脾脏肿大及其他一些门静脉高压的表现不常见，但一旦出现，外科医师要警惕合并门静脉损伤或严重肝细胞损害的可能性。如门静脉高压伴有胆道狭窄，预示预后不良（见后），它的诊断不仅对制订治疗计划，而且对法医学鉴定具有重要意义。

四、治疗

（一）胆管狭窄的内镜治疗

1. 适应证

各种胆管狭窄，包括手术损伤引起者、胆肠吻合口狭窄，或恶性肿瘤引起的管腔狭窄等。有胆道引流管者最好，可直接用胆道镜进行内镜内瘘术治疗；无胆道引流管者，可用 PTCD 和 PTCS 治疗，或用 ERCP、EST、ERBD 等方法治疗，或用胆道镜、十二指肠镜两镜联合治疗。

2. 禁忌证

无特殊禁忌证。心功能不全者和有出血倾向者暂不做。因为在扩张狭窄的过程中，有可能引起局部的渗血，凝血功能异常者，恐有出血不止的危险，故暂时不做。

3. 并发症

无严重并发症，更无病死率。

外科手术治疗胆管狭窄常施行狭窄段切除，胆管端端吻合、胆肠吻合或借其他组织修补术等方法，无疑带来了吻合口的胆漏和肠漏的严重并发症，甚至危及生命。然而，内镜内瘘术治疗胆管狭窄，不借其他器官组织，也不伤及其他器官，十分安全。况且无须住院、无须麻醉、无须禁食，门诊即可施行。常见并发症为术后一过性发热，多为低热，一般无须抗生素治疗，只要保持胆管引流通畅，发热大部分可自行消退。

如前所述，胆管狭窄的治疗是胆道外科领域中的疑难课题。以往治疗的方法主要为手术治疗。对于Ⅰ级胆管狭窄的治疗，大都是生硬地、被动地将狭窄部分切除或旷置，然后再将正常的肝总管或肝门部的胆管与空肠行各种方式的吻合术（如 Roux-en-Y 吻合术）。其中 Roux-en-Y 式的胆肠吻合术似乎最为合理，表面上解决了胆管反流的问题，但实际上，在胆道镜经胆肠吻合口检查时，仍然可见反流到肝内胆管的食糜和菜叶。不言而喻，一旦切断和旷置胆总管，那么胆总管的奥迪括约肌功能也就完全消失了，胆总管的复杂功能也就不存在了。这对患者调节胆道压力平衡、胆汁的肝肠循环具有重大的影响和打击，黄志强院士最近指出：胆总管的血管供应和走行方向是从胆总管末端向上、向肝门走行和分布。因此，一旦切断胆总管，所保留的近端胆总管即发生明显的血供障碍、营养不良。故多数胆肠吻合术术后病例往往发生吻合口再狭窄，效果不好。胆管缺损的修补方法取材困难，效果更差。因此，尽管手术方式几经改革，但效果不佳。此时，外科医师术式做尽，进退维谷，无计可施，而患者处于绝望的境地，临床急需寻找更有效的治疗方法。

内镜技术的问世是医学史上的一次革命，具有划时代的意义。特别是近几十年来开展的内镜内窥术，用来治疗肝内外胆管狭窄的病症，起到了外科手术所起不到的作用，收到了满意的效果。

4. 所用设备

（1）纤维胆道镜，十二指肠镜，PTCD 用具及各种支撑支架，X 线设备等。

（2）放置支架的种类有以下两种。①记忆型合金支架：一般金属支架的内径较粗，直径为 0.5～1cm，不易阻塞。此种支架是由特殊记忆型合金金属丝制成的，在体温环境下可恢复自行膨胀，故称为记忆型合金支架。此种支架多呈网状，一经放置，一般不能随意取出（但手术除外）；而且狭窄周围的肉芽组织和肿瘤组织仍可穿过网眼阻塞管腔，再次引起狭窄，此点为其缺点。为克服此种缺点，研制了装有薄膜的金属支架，可防止肉芽或肿瘤组织穿过网孔梗阻管腔。临床上多用于晚期胆管肿瘤的患者。此种支架内腔直径较粗，不易阻塞，为其优点；但价格昂贵，多不能更换，为其缺点。②塑料支架：一般用高分子材料制成，内径较细，为 1～3mm，易阻塞。为防止支架自行脱落，可制成倒刺状、猪尾巴状或圣诞树样支架。此种支架的管腔较细，容易阻塞，3 个月需要置换一次。另有自制长形鼠尾外引流管或山川引流管等。此种引流管一端暴露于体外，一端通向胆管，犹如 T 管，所以更换容易；反之，其他引流管一端不通向体外，引流管更换需要在十二指肠镜下进行。

5. 关于内镜内瘘术

根据胆管狭窄的部位、形状和目前患者是否带有胆道引流管，分别采取不同的内镜内瘘术治疗。对于带有胆道引流管者（T形管、U形管、蘑菇头引流管及直型管等肝内、肝外引流管）均可用胆道镜放置支架治疗；对无胆道引流管者，可经十二指肠镜进行 ERBD 支架治疗，也可用 PTCS 方法放置支架治疗。

内镜内瘘术指在十二指肠镜或胆道镜直视下，行治疗性 ERCP 处理。即通过内镜用气囊或扩张子扩张狭窄部分，然后放置支架行支撑扩张长期治疗，使之形成一条内瘘管道。在等待狭窄部位被扩张后，狭窄局部的胆管黏膜溃疡形成瘢痕，上皮修复后，解除胆道梗阻，常可取得满意的效果。

（1）Ⅰ级胆管狭窄的治疗：此级胆管狭窄多发生在胆总管的肝门处及胆总管的任何部位，多为管状狭窄。大都有明显的胆道梗阻临床症状，急需治疗。如果患者带有胆道引流管，则可在术后 6 周即拔除引流管，经窦道在胆道镜直视下行内镜内瘘术。检查狭窄部位的具体情况，进行扩张，放置胆道支架支撑治疗。此种方法是真正的非手术内镜微创治疗，不需要住院，在门诊即可进行，十分安全方便。

如果患者目前已无任何胆道引流管，治疗起来则比较麻烦，因为胆道镜无从下手。可先行 PTCD，扩张穿刺窦道和创造通向胆道的径路，然后再行 PTCS 处理，即在胆道镜直视下放置各种支架，行内镜内瘘术治疗。

也可经口在十二指肠镜直视下，先行 ERCP 或 EST 切开乳头或用气囊导管扩张乳头开口，从胆总管的下方向上放置各种支架行内镜内瘘术治疗。即 ENBD 治疗或 ERBD 治疗。如此，均不需要外科手术，同样也取得了满意的效果。这是近年来在胆道外科领域内新兴的内镜外科新技术，使患者真正免除了手术之苦，为手术方法所不能比拟。

（2）Ⅱ级胆管狭窄的治疗：此型胆管狭窄常发生在二级或三级胆管内，且常遇有膜状狭窄，这是在内镜下的特殊发现，一般的胆道造影和 CT、B 超检查难以发现。

如果患者仍有胆道外引流管者（T形管引流或肝内胆管外引流管），此时可在胆道镜直视下，用活检钳将其造成狭窄的薄膜撕破，解除狭窄或用胆道镜镜身直接扩张后再放置支架，行胆道镜内瘘术治疗。

如果患者已无任何胆道引流管，胆道镜无径路可进入胆道，此时可先行 PTCD，再行 PTCS 治疗。少数患者可行十二指肠镜的 ENBD 或 ERBD 治疗。

（3）Ⅲ级胆管狭窄的治疗：多见于肝内胆管结石伴有胆管狭窄，并且多为膜状狭窄。治疗方法是胆道镜下用活检钳撕破狭窄周围的薄膜，取出结石，不必放置支架。大致与Ⅱ级胆管狭窄的治疗相同。

（4）Ⅳ级胆管狭窄的治疗：Ⅳ级胆管多位于肝边缘，多见肝内胆管结石。因为靠近胆管边缘末梢，对于胆管引流影响不大，只要取净结石，局部也可以不予处理。

6. 内镜内瘘术的分类

（1）胆道镜内镜内瘘术：如图 3-1 所示，肝门胆管癌金属支架治疗，可经 PTCS 或十二指肠镜完成。

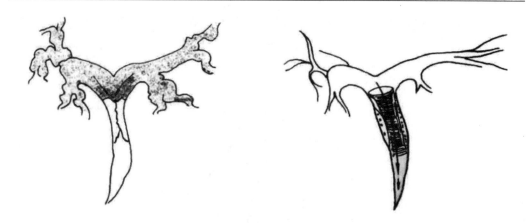

图 3-1 金属支架治疗

如图 3-2 所示，肝门胆管狭窄的内镜内瘘术。

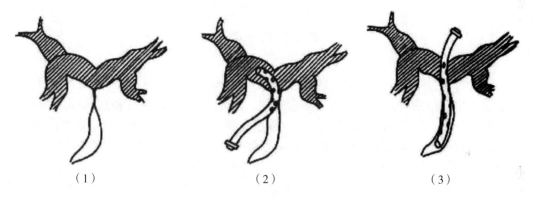

（1） （2） （3）

图 3-2 肝门胆管狭窄的内镜内瘘术（山川胆道引流管）

（1）肝门胆管良性狭窄；（2）经 T 管窦道胆道镜内瘘术；（3）经 PTCS 内镜内瘘术

（2）经胆肠吻合口内镜内瘘术：如图 3-3 所示。

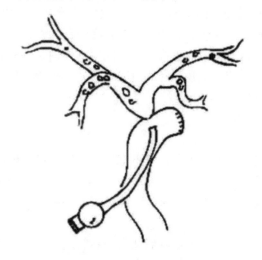

图 3-3 经胆肠吻合口内镜内瘘术

（3）经十二指肠镜内镜内瘘术（ENBD，ERBD）：如图3-4 ENBD治疗。

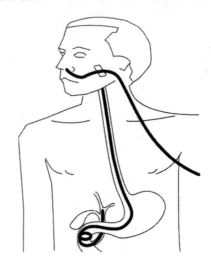

图3-4　ENBD治疗

7. 关于支架放置的时间

对于胆管的良性狭窄的支撑治疗，大都是采用塑料支架支撑。至于支撑的时间，乃由胆管狭窄部位的具体情况决定。如前所述，因为此类支架与周围胆管组织无明显粘连，取出容易，因此可以定期更换。它在能应用胆道镜检查的条件下，一定要看到狭窄部位的胆管黏膜完全修复方能取出（表现为肉芽消失、黏膜光滑）。放置或支撑时间一般为3个月～1年，平均半年左右。当然，放置时间越长越好。

对于金属支架，一般不需要取出，长期支撑治疗。因为金属支架所治疗的胆管狭窄多为恶性狭窄，肿瘤的肉芽组织大都和支架长在一起，故难以取出，如果强行拔出，恐引起胆道出血。如果遇到金属支架阻塞的病例，可先行ERCP检查，发现阻塞，可行金属支架腔内用细胞刷或活检钳等工具清理、疏通，解除梗阻，常可收到较好的效果。也可在导丝的引导下，在其原有的金属支架内再放置一个支架（塑料支架也可），常可达到解除胆道梗阻、减轻黄疸、改善症状、延长寿命的目的。

因为金属支架更换困难或不能更换，长时间留在体内是一种异物，为其缺点。近年来，美国科学家又发明了能够生物降解的可吸收支架，不用取出，不用更换，但价格昂贵，尚未普及。

（二）胆囊空肠吻合术

1. 手术适应证

（1）胆总管末端良性病变，如胆总管下端瘢痕狭窄、结石梗阻、外伤性狭窄等，无法行一期手术根治者。

（2）引起胆总管梗阻的壶腹周围肿瘤、胆总管下段肿瘤、胰头肿瘤等不能施行一期胰头、十二指肠切除者。

（3）胆囊内无结石、炎症瘢痕或肿瘤堵塞胆囊管。

2. 手术前准备

（1）改善营养状况，纠正贫血及低蛋白血症，强化营养治疗。对于恶性肿瘤患者，术前准备时间不宜超过 10 天。

（2）抗生素预防性应用，尤其是对于黄疸患者，可于当日手术开始前 30 ～ 60 分钟输注。

（3）肠道准备，术前日禁食，应用缓泻药物和灌肠以清洁肠道。

（4）对于重度黄疸患者，可考虑术前施行胆道外引流治疗。

（5）心、肺、肾等重要脏器功能的评估能耐受手术。

3. 手术步骤及要点

常取右侧肋缘下斜切口，也可取右侧旁正中或经腹直肌切口。

胆囊空肠吻合操作比较容易，引流效果可靠，常见术式有以下两种。

（1）胆囊空肠 Roux-en-Y 吻合术（见图 3-5）：离空肠十二指肠交界处约 15cm 处切断空肠及空肠系膜的边缘血管弓，注意保留空肠系膜血供，空肠切断的远侧端可于结肠前或在结肠系膜无血管区切开系膜，经结肠后上提到无张力下接近胆囊，远侧端缝合封闭（连续或间断全层缝合＋浆肌层缝合），距切断端约 3cm 处与胆囊行吻合。切开空肠对系膜缘 2 ～ 3cm，止血。

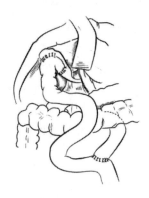

图 3-5　胆囊空肠 Roux-en-Y 吻合术

在胆囊底部切除部分胆囊壁，使切口直径超过 2cm，胆囊壁切缘的出血应仔细止血，同时吸净胆囊内胆汁，如有结石应取净，并看到在对胆总管适当加压时胆囊管内有胆汁反流，以明确胆囊管通畅。以 4-0 或 5-0 的可吸收缝线行胆囊壁与空肠壁全层外翻缝合，可连续或间断缝合，针距约 3mm，线结打在腔外。吻合后检查吻合口无渗漏。

在结肠系膜下方，距离吻合口约 40cm 处，切开空肠对系膜缘，切口长度与空肠近侧断端口径大小相等，止血后做空肠间的端侧吻合。吻合口里层用 4-0 可吸收线或 3-0 丝线间断内翻全层缝合，针距约 3mm，然后再做吻合口浆肌层的间断缝合加强。空肠系膜间的空隙及空肠与横结肠间的空隙需缝合封闭，以防术后内疝。在处理空肠系膜血管弓时，应注意保证空肠断端的血液循环良好。如空肠断端因为系膜血管弓牵拉向胆囊底部拉拢有困难而造成吻合口张力过大时，可选择距离断端稍远处易于靠拢的肠段做吻合，使吻合口无张力，较为安全。空肠的 Y 吻合口必须在胆囊空肠吻合口远端超过 40cm，以防止肠液反流，也有报道认为需超过 60cm 才能达到较好的抗反流作用。

（2）胆囊空肠改良袢式吻合术（见图 3-6）：方法同 Roux-en-Y 吻合，但不切断空肠。

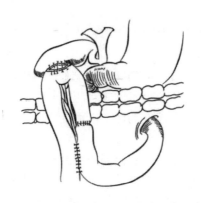

图 3-6　胆囊空肠改良祥式吻合术

经横结肠前方或在结肠系膜无血管区切开系膜，经结肠后上提到无张力下接近胆囊，将空肠提至胆囊处，距十二指肠悬韧带（屈氏韧带）的距离应不压迫横结肠，同上述方法行空肠胆囊侧侧吻合。若作为胰十二指肠切除分期手术的第一期手术，则近端肠祥应留长些，为 50～60cm，以便二期手术时行胰肠吻合及胃空肠吻合。

分别切开胆囊底和胆囊壁全层约 3cm，可切除部分胆囊壁，使胆囊壁开口直径达3cm。以 3-0 可吸收缝线连续或间断缝合胆囊壁及空肠壁全层，线结打在吻合口腔外。

距胆肠吻合口 5cm 处近侧空肠予 1-0 丝线紧贴肠壁捆扎封闭肠管，以 3-0 丝线间断缝合捆扎处肠管的浆肌层包埋丝线。横结肠与空肠系膜间的间隙以丝线缝合关闭，以防内疝。

在距吻合口远侧约 40cm 处，做一空肠近端与吻合口远侧段的侧侧吻合，吻合方法同上述小肠吻合方法，将食糜转流。

4. 术后常见并发症及手术错误

（1）胆漏：是重要的并发症，将空肠经过结肠前或者结肠后上提至胆囊时，应确保上提的肠段无张力，以利于胆囊空肠吻合口的血运，防止吻合口漏的发生。其次，缝合吻合口时，应用带针的缝线，以防止吻合口针眼漏。缝合的针距以每 1cm 缝合 3～4 针，避免过疏或过密。

（2）寻找近段空肠时，应注意从横结肠系膜根部左侧开始，直视下确认空肠上段与屈氏韧带的关系，防止将粘连带误认为屈氏韧带或将回肠下段误认为空肠上段。

（3）切开的胆囊壁应超过 2cm，以防止吻合口狭窄，空肠壁弹性较大，切开应稍小，为胆囊切口的 2/3～3/4，以防止吻合时肠壁口过大，与胆囊开口不匹配。

（4）吻合口闭塞是常见并发症，常因为胆囊空肠吻合口被继续发展的肿瘤或长期的慢性炎症至胆囊管堵塞，使引流失效。患者可再出现黄疸和胆管炎发作。为减少此类情况的出现，可同期加做胆囊颈部与肝总管或胆总管的吻合。

（5）吻合口狭窄也是常见并发症，原因可能是吻合前壁时缝针缝到吻合口后壁；也可能因为胆囊的开口太小，术后发生狭窄；胆囊管是否通畅直接影响到吻合后的胆汁引流效果，吻合前的造影或吻合时确保胆囊管的通畅可防止这种情况发生。

5. 常见远期并发症及防治

术后并发症多与术前原发病和全身疾病状态有关。如梗阻性黄疸、肝功能不全、营养不良、肝硬化、腹水等。应在术前尽量予以纠正，以减轻其在手术后对机体的损害。术后则应加强支持治疗，保护肝脏功能。

对于可预见的狭窄和梗阻，胆囊空肠吻合仅适合某些特殊情况的患者，应严格把握适应证，如有可能应尽量行胆管空肠吻合术。对于已经出现梗阻、引流失效的患者，或可考虑二次手术，或者行胆道外引流治疗。

（三）胆管良性狭窄保留括约肌功能的修复手术

在施行保留括约肌功能的胆管狭窄修复手术后，胆汁依然经人体的天然胆道流入十二指肠，预防肠液反流的胆、胰管末端括约肌功能依然保持完整。施行该类手术的条件除胆管狭窄的病变较局限，狭窄环上下方的胆管壁正常外，患者的奥迪括约肌需无狭窄病变，功能正常。保留括约肌功能的胆管良性狭窄修复手术有胆管狭窄原位成形术、胆管狭窄段切除与胆管对端吻合术及自体组织瓣胆管狭窄修复术3种。

1. 胆管狭窄原位成形术

（1）适应证：①狭窄发生于肝总管或胆总管；②病变长度为0.5cm以内的环状狭窄；③狭窄环上下的胆管壁黏膜完整，管壁无明显炎症与增厚，胆管周围组织也无甚多粘连。

（2）手术步骤与细节。

1）在胆管狭窄段的上方或下方切开胆管探查胆道，当决定行本手术后，纵行切开胆管狭窄段前壁，其长度相仿或稍长于附近正常胆管横径。

2）通过探查胆管的切口，宽松地放置口径适宜的T形管，其一横臂经切开的狭窄段胆管。

3）用5-0可吸收单股缝线将胆管狭窄段的纵切口行横行、间断、无张力的对合缝合。每一针缝线尽可能只深及管壁黏膜下层，线结置管外。

注意术中所采用的T形管口径不宜过粗。过粗的T形管并过紧地将横臂置入胆管狭窄段后，必致管壁缝补处血供减少，影响胆管缝合口正常愈合，促使胆瘘发生，导致手术失败。T形管与肝下间隙放置的负压球引流管，分别另从腹壁戳孔引出体外。

（3）术后注意事项：腹腔引流管一般于术后4～6天且无胆汁及腹腔渗液引出后拔除。T管应持续放置3～6个月。

2. 胆管狭窄段切除与胆管对端吻合术

（1）适应证：管壁无严重炎症的胆管狭窄病变。

（2）禁忌证：①管壁创缘不整齐的胆管撕裂伤；②胆管狭窄处呈瘢痕性缩窄，并与邻近组织有致密粘连；③胆管断端明显炎症或血供不佳。

（3）手术步骤与细节。

1）暴露胆管狭窄段并将其切除后，其上下断端仅做长约0.5cm的游离，若游离过长将损伤其血供。若对端吻合有张力，应做科赫尔切口，充分游离十二指肠及胰头。

2）修剪不整齐的胆管断端，尽可能制作成上下断端倾斜度为20°～30°的对应斜面，以扩大胆管对端吻合口。

3）行胆管端对端的黏膜对黏膜的间断一层缝合法。

4）在胆管吻合口上方或下方另做纵切口放置T形管，其一侧横臂需宽松地通过胆管吻合口做支撑引流。术时，也可在缝合完成胆管吻合口的后壁，并在放置T形管横臂后才缝合吻合口前壁。胆管支撑管也可从肝面经肝实质引入胆道。T形管与放置于肝下间隙的负压球引流管分别从腹壁戳孔引出体外。

（4）术后注意事项：同胆管狭窄原位成形术。

3. 自体组织瓣胆管狭窄修复术

胆管狭窄段经纵行切开后的管壁缺损可用自体带血管蒂的组织瓣进行修复，采用的组织瓣有胆囊、胃壁、肝圆韧带脐静脉及空肠4种。

（1）适应证。

1）腹外伤（如肝外伤合并胆管损伤）或行上腹部手术并发的医源性胆管损伤后，致肝外胆管壁部分缺损。

2）因胆道狭窄施行手术，当纵行切开其狭窄段后，管壁存在缺损。

施行本术的局部条件：①具有可供缝合的足够多的缺损处胆管后壁；②胆管的远、近侧无结石残留，无狭窄和相应肝段萎缩；③奥迪括约肌功能正常。

（2）带血管蒂胆囊瓣胆管狭窄修复术。

1）解剖胆管周围粘连并暴露胆管狭窄段后，将其纵行完全切开，向上切至胆管扩张部，向下切至正常粗细的胆管壁，行胆道冲洗及取出结石。

2）从肝床游离胆囊，术时需确保胆囊壁血供。胆囊动脉无伴行静脉，其主要静脉经胆囊床入肝后汇入肝静脉，从胆囊床剥离胆囊后中断了经该部的静脉回流，胆囊尚有细静脉在胆囊颈、管处外围汇入门静脉，术时该部应尽少分离。制作胆囊瓣时胆囊管可保留也可切断，若将其切断后制作胆囊瓣，则更易按胆管缺损的形状和面积修剪合适的胆囊瓣。胆囊瓣的面积应略大于胆管壁缺损的面积。

3）用5-0可吸收单股缝线或3-0丝线，先将全层胆囊瓣的左侧缘与胆管口的右侧缘，间断缝合完成其后壁，并经另做的胆管切口，宽松地放置支撑引流用的T管后，再将胆囊瓣完全缝盖于胆管壁的缺损口。支撑引流管也可用硅胶管从肝面牵入胆道。

凡手术涉及邻近肝总管的左右肝管分叉处，T形管的两短臂应分别置于左右肝管内。T管与置于肝下间隙的负压球引流管分别另从腹壁戳孔引出体外。

4）术后处理：腹腔引流管一般于术后4～6天且无胆汁及腹腔渗液引出后拔除。T形管放置时间应在1个月以上，拔管前行经T形管造影检查。

（3）带血管蒂胃壁瓣胆管狭窄修复术。

1）暴露并切开胆管狭窄段。

2）选用胃小弯或胃大弯侧胃壁制作相仿于胆管壁缺损面积的胃壁瓣。因胃右动脉具有高达34%的缺如率，故取自带有胃网膜右动、静脉的胃大弯胃壁瓣更易成功，构筑血管蒂与缝合胃壁口的操作也更方便。胃大弯胃壁蒂较长，可绕过幽门前侧后，靠拢更高位的胆管缺损口进行两者间缝合。

3）用间断、内翻、双层缝合方法缝合取瓣处胃壁。

4）胃壁瓣与胆管缺损口间缝合与放置支撑引流管的方法同术式一。

（4）带蒂脐静脉瓣左肝胆管狭窄修复术。

1）沿肝门板向上分离方叶基底部，将后者向上牵引后暴露并切开左肝管狭窄段后，稍做扩大缺损口的整形缝合。决定本手术后，在接近脐处离断肝圆韧带及镰状韧带，并按左肝管缺损面积，相应扩开并剪开肝圆韧带、脐静脉，将该瓣移近左肝管缺损口，用

5-0 可吸收单股线先完成两者间的后壁缝合。

2）经胆管切口置入 T 形管，其一横臂设法置入左肝管内做支撑引流；支撑引流管也可从左肝面引入胆管内。

3）完成肝圆韧带脐静脉瓣与左肝管前壁间缝合。

4）术后处理同（2）。

（5）带血管蒂空肠瓣修复胆管狭窄。

1）暴露胆管狭窄段，先在其上方胆管扩张处做一纵向小切口后进行取石等操作，并用直角伸入狭窄段胆管将其切开。

2）胆管支撑管可用 T 形管另经胆管切口置入胆道，也可用硅胶管从肝面引入胆道。若用后一方法可将 2 或 3 号 Bakes 扩张器经左肝管或右肝管，穿透肝内胆管及肝实质后穿出肝面。在一根导尿管的钝头端缝一根粗线后紧扎于扩张器的头端，该导尿管的尾端内缝一根直径约 5mm 的硅胶管（适用肝总管及胆总管内支撑，若用于左、肝管则可略细），然后相继拔出扩张器、导尿管及准备留置于胆管内的支撑用的硅胶管，除肝外段无侧孔外，该管的其余处均布有侧孔，其头端置于远侧胆总管内。

3）在屈氏韧带下约 15cm 处，按胆管壁缺损长度切取一段相同长度、带血管蒂的空肠段。接着完成空肠端端吻合。

4）在空肠段系膜缘对侧剪开肠壁制作成空肠瓣。间断缝闭肠系膜切口。

5）将带蒂空肠瓣经横结肠系膜无血管区切口，牵向胆管缺损处进行两者的吻合。缝闭横结肠系膜孔。

6）术后处理同（2）。

（杨　亮）

参考文献

［1］陈健．内外科疾病康复学实训指导 [M].北京：人民卫生出版社，2019.

［2］樊盛军．临床常见普通外科疾病诊治 [M].北京：中国人口出版社，2019.

［3］叶永青，王平，龚靖霖．肝胆管结石病合并胆管狭窄的外科治疗进展 [J].中华肝胆外科杂志，2022，28（5）：392-396.

［4］DO MIN YOUNG, JANG SUNG ILL, CHO JAE HEE, et al. Magnetic compression anastomosis for treatment of biliary stricture after cholecystectomy[J]. VideoGIE, 2022, 7(7): 253-255.

第八节　良性前列腺增生

良性前列腺增生（benign prostatic hyperplasia，BPH）是最常见的前列腺良性疾病，简称前列腺增生，俗称前列腺肥大，是指因前列腺间质及上皮细胞增生而致前列腺增大，使尿道受压变长而影响排尿所出现的一组临床症状。BPH 主要临床表现为下尿路症状（lower urinary tract symptoms，LUTS），是 50 岁以上男性常见的疾病，发病率随着老年男性年龄的增长而增加。

一、病因

流行病学调查和遗传学研究已经证实，高龄、雄激素代谢失调、家族病史、种族、民族、地理环境和男性秃顶是 BPH 潜在的危险因素。此外，脂肪摄入、添加过量 B 族维生素和肥胖也可能是危险因素之一。现已明确，睾丸分泌的雄激素是 BPH 发生、发展所必须的，而以雄激素为基础的旁分泌刺激生长作用则离不开睾丸的基质细胞。动物模型研究还显示，雄激素和雌激素协同作用可诱发 BPH。目前，对细胞增生的分子机制虽然尚未完全阐明，但已初步认识到碱性纤维生长因子、上皮生长因子、角蛋白细胞生长因子和转化生长因子等对前列腺增生有一定作用。前列腺本身产生的各种肽类生长因子、间质—上皮细胞相互作用、细胞增生与凋亡属于 BPH 发病的内在因素，外在因素通过内在因素才导致 BPH 的发生。

（一）年龄

年龄是前列腺增生发生的一个不可缺少的重要因素，因为 BPH 多发生在 50 岁以后的男性。男性随着年龄逐渐增长，前列腺也随之增大。有资料显示青春期后（21～29岁），前列腺增长较快，为 1.6g/年；而 30～70 岁时，生长减慢，约为 0.4g/年，成人前列腺约重 20g。前列腺增生最早在 25～30 岁时发生，而组织学病理性前列腺增生结节至少要到 30 岁时方能出现。关于 BPH 发病的学说很多，研究较多的致病因素为雄激素与雌激素、生长因子、上皮与基质的相互作用、细胞凋亡的调控、遗传因素等，但无论何种观点，前列腺增生的过程都需要一个较长的时间来完成，这就是年龄因素。

（二）雄激素与雌激素

1. 雄激素

虽然雄激素不直接引起 BPH，但在前列腺发生、成熟和老化过程中，需要睾丸雄激素的存在。在青春期前被阉割的患者、因染色体疾病而损害雄激素产生或发挥作用的患者则不发生 BPH。前列腺中双氢睾酮（DHT）和雄激素受体（androgen receptor，AR）的水平在老化过程中仍很高，尽管外周组织中睾酮水平降低。Peters 和 Walsh 发现雄激素撤除可使已形成的 BPH 缩小。

2. 雌激素

生理学研究表明，男性体内 30% 的雌激素直接来自睾丸支持细胞，70% 则由肾上腺和睾丸所产生的雄激素经芳香酶作用转化而来。Suzuki 研究发现，老年男性睾丸功能减退致血浆中睾酮水平下降，而雄激素和雌激素的转变却在增加，雌激素水平随年龄增加保持不变，由此出现了血浆中雌/雄激素比例增加，并指出雌激素才是 BPH 的致病因素。老年男性，随年龄的增加，睾丸功能减退，体内雄激素水平下降，致雌/雄激素比例失调，雌激素水平相对升高时，雌激素受体的强阳性表达率也随年龄增加而增加，提示雌激素及雌激素受体的同步增加是老年男性 BPH 发生的重要因素。

（三）生长因子

生长因子是一种小分子肽，可以刺激或（在某种情况下）抑制细胞分裂和分化过程。对生长因子敏感的细胞表面都有特定的受体，这些受体与一系列的跨膜转运和细胞间信息传递相关联。生长因子与类固醇激素的作用会改变细胞增生与凋亡的平衡关系，从而产生 BPH。如果 BPH 发病过程中存在细胞增生，那么很明显，生长刺激因子在双氢睾酮的调控下发挥重要作用，如表皮生长因子（epidermal growth factor，EGF），角质细胞生长因子（keratinocyte growth factor，KGF）和胰岛素生长因子等。相反，TGF-β可以抑制上皮细胞增生，而在 BPH 中这一机制可能丢失或下调了。KFG 被认为是基质细胞合成的激素调节前列腺上皮生长这一机制的主要调节因子。有直接证据表明，在精囊的发生过程中，KFG 在雄激素依赖的间质—上皮相互作用中发挥重要的作用。基质 KGF 合成或上皮 KGF 受体的异常可以促进上皮细胞增生。在人类 BPH 中发现的另一生长因子来源是前列腺标本中的炎症细胞。T 细胞可以表达血管内皮生长因子的一种强效上皮有丝分裂素，而且 T 细胞可以产生分泌大量其他生长因子，包括 HB-EGF 和 β-FGF-2，因此许多学者认为，T 细胞可以通过分泌强效上皮和基质有丝分裂素来促进基质和腺体增生。

（四）上皮与基质的相互作用

大量证据表明，前列腺上皮细胞与基质之间依靠复杂的旁分泌机制相互交流信息。研究证明了一组基质细胞外分泌蛋白（细胞外基质）参与控制上皮细胞的分化。这样 BPH 可能是由于抑制细胞增生的基质组成物发生病变，使得正常抑制细胞增生的机制被打破，这一异常可能是通过一种自分泌模式起作用，并且引起基质细胞的大量增生。

对于前列腺增生时新腺体的形成过程的研究，产生了胚胎唤醒学说，认为是基质诱导了上皮的增生。从正常前列腺发生过程中可以观察到基质—上皮的相互作用，在 BPH 的发生过程中则有可能存在可溶性的生长因子或具有生长因子特性的细胞外基质介导。

（五）细胞凋亡的调控

在多细胞动物中细胞死亡主要有两种不同形式：细胞坏死与细胞凋亡。细胞坏死是细胞在外部损伤的因素，如缺氧、炎症等作用下发生的细胞被动死亡。形态学上主要表现为受损伤的细胞膜通透性增加、细胞质水肿、细胞器肿胀，最后细胞膜破裂，细胞释放溶酶体酶进行自身消化，同时造成周围组织炎症反应及损伤。相反，细胞凋亡是一个主动过程，它涉及一系列基因表达、蛋白质与酶的激活，是细胞为了适应生存环境而主动采取的死亡，也称为程序性细胞死亡（programmed cell death，PCD）。

受控制的细胞死亡（凋亡）是前列腺维持正常腺体重要的生理机制。细胞先发生凝固、崩解，而后被吞噬降解，在后一过程中凋亡细胞被邻近细胞吞噬，被溶酶体酶分解。凋亡不需要免疫系统参与，但需要 RNA 和蛋白合成。鼠的前列腺在血浆睾酮水平正常时，其前列腺腺管系统基底部分细胞存在正常凋亡，雄激素则可以抑制腺体其他部位的正常凋亡。阉割以后腺上皮和管道上皮的凋亡会增加。转化生长因子（TGF）-β家族的成员可能是这一调节过程的成员。不正常的增生（如 BPH）有可能被局部的生长因子或生长因子受体异常所诱导，引起过度增生或凋亡水平下降。

（六）遗传因素

大量资料证明，BPH 可有遗传的基因改变。Sarnia 等研究发现 BPH 有明显的家族遗传倾向。另一项对于此研究的分析认为，BPH 为常染色体优势遗传的模式。Roberts 等研究了 2000 余例同龄男性发现，家族中有 BPH 或前列腺增大的，出现中、重度尿路症状的危险性明显增高。Sarnia 等从参加非那雄胺临床试验的患者中筛选出 69 个患者，其家族中超过 3 名成员患 BPH（包括先证者），回归分析发现家族性 BPH 患者前列腺体积一般较大，平均为 82.7mL，而散发的 BPH 平均体积只有 55.5mL。而两组血清雄激素水平和对 5α - 还原酶的反应无差别。这些研究清晰显示 BPH 具有家族遗传倾向，这一疾病存在基因方面的病变。White 等证明 BPH 存在 DNA 突变，Bedford 等发现 BPH 患者的 DNA 存在低甲基化，Partin 等发现 BPH 患者核基质蛋白异常表达。但至今为止还未找出引起 BPH 的确切的基因或基因组。

二、病理

前列腺组织是一个网状管道系统，前列腺分为 18～24 个小叶，每个小叶都开口于后尿道。前列腺网状管道来源于尿生殖窦的上皮芽，这些上皮芽围绕着米勒管的中肾管生长，形成前列腺各个区带。由内皮来源发育成前列腺外周区；来源中胚层发育成前列腺中央区，腺泡周围间质逐渐被平滑肌取代，腺体内的这种间质，对前列腺发育生长起着至关重要的作用，它是雄激素作用媒介。成人尿道将前列腺分割（隔）形成尿道前方中央区和移行区，主要由纤维和平滑肌组成，尿道后方主要由腺泡组成，形态不规则，较大的细胞胞质含有颗粒，而外周区的腺泡小且圆，形状规则，细胞胞质透明，移行区的腺体逐渐溶入到尿道内括约肌肌纤维中，尿管周围的腺体逐渐把它的导管包埋在尿管周围的平滑肌中。

（一）前列腺增生标本的大体观

典型的前列腺增生标本表现为前列腺组织中布满大小不等的增生结节和被它们压迫的尿道及前列腺周围带组织。这些结节软硬不一，其硬度取决于纤维、肌组织和腺体的比例，但一般不会超过橡胶的硬度。肉眼观察，结节多呈灰黄色。以腺体增生为主的标本颜色偏黄，因其存在大量腺腔结构，增生的结节外观呈海绵状。有时可以见到有白色的分泌物从切面溢出。以基质增生为主的标本呈白色，组织质地较硬，其表现为组织弥漫性增大，无明显可辨的增生结节。此外，有时可见增生组织中存在钙化和梗死病灶，结节因膨胀生长而挤压周围的前列腺组织形成假包膜，结节之间可见宽窄不一的压缩带形成。因为前列腺增生病变主要位于移行带，所以增生结节主要从两侧压迫尿道。

（二）前列腺增生的显微结构

在光镜下，前列腺增生主要表现为腺上皮、平滑肌、纤维结缔组织的结节样增生。在不同病例中，这三种成分增生的比重有所差别。由此而将前列腺增生大致分为 5 种类型：腺肌纤维瘤性增生、纤维肌性增生、肌性增生、纤维腺性增生和基质性增生。腺肌纤维瘤性增生最多见，其主要表现为由腺体与纤维平滑肌组织根互交织形成的结节。纤维肌性增生以纤维基质成分为主，腺泡较小，散在分布于基质中，腺体的基底细胞层较厚，细胞表达肌动蛋白、S-100 蛋白和角化蛋白，故被认为是肌上皮细胞。肌性增生、纤维性增生和基质性增生都是以基质增生为主，基质增生表现为形状规则的增生结节，切面呈圆形，结节外围绕有成纤维细胞和平滑肌细胞。实际上大部分前列腺增生病例同时具有不同类型的增生组织，只是成分比重不一，很难将其归为某种单一的类型。此外前列腺增生尚有其他一些特殊类型的病理改变，如前列腺体萎缩与萎缩后增生、基底细胞增生、筛状增生、非典型腺瘤样增生、硬化性腺瘤、精阜黏胰腺增生、中肾管遗迹增生等。

三、病理生理

McNeal 证实前列腺增生首先发生在前列腺尿道旁的移行带。移行带包括前列腺前括约肌外侧的两个独立腺体。移行带的主要导管源自靠近精阜的近端尿道和远端尿道夹角的尿道侧壁。移行带导管起源的近侧是局限于前列腺前括约肌内的尿道周围区，走行方向与尿道长轴平行。所有前列腺增生结节发生在移行带或尿道周围区。

虽然早期发生的移行带结节靠近或在前列腺前括约肌内，但是当疾病进展及小结节数量增加时，移行带任何部位或尿道周围区都可能出现结节。但是随着年龄增加，移行带也会发生与结节发展无关的增大。

人前列腺独特的特征是前列腺包膜存在，前列腺包膜对下尿路症状的发生有重要作用。犬是除人以外会自然发生前列腺增生的动物，但是膀胱出口梗阻症状和尿路症状很少发生，因为犬前列腺缺少包膜。一般认为包膜会将组织扩张的压力传递给尿道从而增加尿道阻力。因此，人前列腺增生的临床症状不仅由于年龄相关的前列腺体积增加，而且因为人前列腺仅有的解剖特征。临床上，经尿道切开前列腺包膜虽然对前列腺体积没有任何改变，但可以明显改善排尿梗阻，说明了前列腺包膜的重要性。

前列腺体积与梗阻的程度无关。因此，其他因素包括动态尿道阻力、前列腺包膜及解剖差异对临床症状的出现比前列腺体积更为重要。有时候，膀胱颈尿道周围结节显著生长产生"中叶增生"。中叶增生肯定起源于尿道周围区，因为这个位置不存在移行区。人前列腺中叶增生是随机的还是有潜在的遗传易感性，目前还不清楚。

前列腺增生增加了尿道阻力，导致膀胱功能代偿性改变。在膀胱出口阻力增加时，维持排尿逼尿肌压力增加是以牺牲正常膀胱储存功能为代价的。前列腺增生造成膀胱出口梗阻（bladder outlet obstruction，BOO）有两种因素，即机械因素（静力因素）和动力因素。①机械因素：BPH 时，精阜随增大的腺体向下移至接近尿道外括约肌处，前列腺段尿道随之延长，管腔变窄，增生腺体扩张增加尿道阻力；若增生腺体伸向膀胱，造成膀胱颈口狭窄，这些都是造成 BOO 的机械因素。②动力因素：在机械、炎症或其他因素刺激下，肾上腺素能受体（α_1-AR）兴奋，使 BPH 组织中平滑肌收缩，引起 BOO。BPH 合并的 BOO 往往是机械因素和动力因素同时存在。

BOO 患者在排尿时，为克服膀胱流出道梗阻，逼尿肌开始代偿性肥厚，收缩力增强；如梗阻继续存在或加重，逼尿肌收缩力减弱，逼尿肌功能处于失代偿状态。这将引起膀胱逼尿肌一系列细胞内外结构、功能的病理改变。

（一）特发性逼尿肌过度活动（idiopathic detrusor overactivity，IDO）

IDO 又称不稳定膀胱（unstable bladder，USB），是指在膀胱充盈过程中自发或诱发的、不能被主动抑制的逼尿肌不自主地收缩。IDO 发生的机制较复杂，目前认为逼尿肌超微结构的变化、膀胱肾上腺能受体功能异常、传入神经功能紊乱与抑制性机制失衡和逼尿肌超敏反应是 IDO 的发病机制。

（二）逼尿肌收缩功能受损

逼尿肌收缩取决于逼尿肌细胞、间质和神经结构的完整性，神经冲动传递至胆碱能轴末梢，释放乙酰胆碱触发肌细胞收缩。BPH 时，电镜观察发现肌细胞传入神经的超微结构有广泛的退行性改变，肌细胞结构破坏，最终使神经与肌肉连接的效应器丧失，导致逼尿肌收缩无力。平滑肌细胞间充满增生的大量胶原纤维和许多弹力纤维，严重影响肌细胞收缩力的传递，整个逼尿肌难以产生有力协同一致的快速而持续的收缩，还导致膀胱尿液残留。

（三）膀胱顺应性改变

膀胱对容积增加的耐受力称为顺应性。BPH 时，逼尿肌细胞间充满交织的胶原纤维，使膀胱壁僵硬，缺乏弹性，舒张能力下降。不稳定膀胱常伴有膀胱感觉过敏。当膀胱充盈时，即使少量尿液增加，也可引起膀胱内压升高，称为低顺应性膀胱。低顺应性膀胱并未能因膀胱内压升高而使排尿得到改善。膀胱残余尿仍在不断增加，导致慢性尿潴留，而膀胱内压持续处于高水平，称为高压性慢性尿潴留。高压性慢性尿潴留将阻碍上尿路尿液输送，易于发生上尿路扩张，肾功能受损。高压性慢性尿潴留即使手术解除梗阻，术后上尿路功能恢复也较差。

BPH 引起逼尿肌不稳定和膀胱低顺应性改变，可能是 BOO 引起逼尿肌的早期代偿表现，而逼尿肌收缩功能损害和高顺应性膀胱可能是膀胱逼尿肌受损晚期失代偿的标志。

四、临床表现

BPH 的临床表现是随着下尿路梗阻引起的病理生理改变的进展而逐渐出现的，且症状的出现与其组织学所发现的增生程度不成正比。BPH 临床上主要有三组症状，即膀胱刺激症状、梗阻症状及梗阻并发症。

（一）膀胱刺激症状

尿频、尿急、夜尿增多及急迫性尿失禁，这些症状可能与膀胱出口梗阻、非梗阻性逼尿肌过度活动有关。尿频为 BPH 早期和常见症状，开始时为夜尿次数增多，每次尿量不多。随后白天也出现尿频。当夜尿次数 3 次以上时，表示膀胱出口梗阻已达到一定程度。BPH 出现逼尿肌不稳定、低顺应性膀胱时，患者除尿频外，还伴有尿急、尿痛，甚至出现急迫性尿失禁。BPH 患者有 50% ～ 80% 出现不稳定膀胱。当膀胱逼尿肌代偿功能失调，出现高顺应性膀胱时，每次排尿都不能将膀胱内尿液排空，膀胱内残余尿日益增多，膀胱有效容量不断减少，尿频症状更加频繁。膀胱过度充盈时，膀胱内压超过尿道阻力，尿液将不自主地从尿道口溢出，犹如尿失禁，称为充盈性尿失禁。夜间熟睡时，盆底肌松弛，以及夜间迷走神经兴奋，更易使尿液自行溢出，类似"遗尿症"的临床表现。

（二）梗阻症状

1. 排尿困难

排尿困难的程度是由 BOO 梗阻程度和膀胱功能状况共同决定的。初期表现为有尿意时需要等候片刻后才能排出尿液，称为排尿踌躇，排尿费力。随着病程的进展，继而出现尿线变细、无力，射程短，甚至尿不成线，尿液呈滴沥状排出。BOO 梗阻的程度，并不完全取决于增生腺体的大小，而决定于增生的部位以及前列腺包膜、平滑肌的张力。前列腺的体积即使不大，但中叶增生或纤维增生型 BPH 也可以出现明显的排尿困难症状。当膀胱功能受损，逼尿肌收缩无力时排尿困难更为严重。

2. 残余尿、尿潴留及充盈性尿失禁

BPH 患者排尿时不能将膀胱内尿液排空，膀胱内出现残余尿。残余尿量逐渐增加，导致高压性慢性尿潴留。膀胱内压持续处于高水平。膀胱逼尿肌进一步损害，功能失代偿，出现高顺应性膀胱，膀胱感觉迟钝，最后导致低压性慢性尿潴留，膀胱内压处于低水平状态。当膀胱逼尿肌失代偿时，出现剩余尿。随着剩余尿量增多，膀胱过度膨胀，膀胱内压增高至超过尿道的阻力时，可出现充盈性尿失禁。

BPH 患者如遇气候突变、过度疲劳、饮酒、房事或上呼吸道感染，可能诱发急性尿潴留。目前认为，急性尿潴留是膀胱功能失代偿的主要表现，为 BPH 进展的一个重

要事件。

残余尿量的多少对预测上尿路功能和 BPH 的临床进展有着重要意义。残余尿量小于 55mL 时无肾积水发生，当残余尿量在 55～100mL 时，患者肾积水发生率明显增加，而残余尿量在 150mL 以上时，患者肾积水发生率为 55%。

（三）梗阻并发症

1. 血尿

前列腺增生并发血尿约占 20%，通常为初始或终末性血尿，是男性老年人血尿常见原因之一。其原因为前列腺黏膜上毛细血管充血及小血管扩张并受到增大腺体的牵拉，当膀胱收缩时，可出现破裂引起镜下或肉眼血尿。偶有大量血尿，少数严重的可出现血块，增加下尿路梗阻的程度，并可引起急性尿潴留，导致膀胱极度膨胀和阵发性下腹痛，需紧急处理。

2. 尿路感染

前列腺增生引起下尿路梗阻时，易导致尿路感染，有膀胱残余尿则更易引起感染。发生膀胱炎时，尿急、尿频、排尿困难等症状将进一步加重，并伴有尿痛。继发上尿路感染时，出现畏寒、发热、腰痛和全身性中毒症状，肾功能也将受到进一步损害。即使无明显的尿路感染症状，尿中也可有较多的白细胞，尿培养也常有致病性细菌生长，故对需手术治疗的 BPH 患者，术前均应积极治疗。

3. 膀胱结石

下尿路梗阻导致膀胱残余尿的长期存在，尿液中的晶体可沉淀形成结石。如有尿路感染，则更易诱发结石形成。膀胱结石的发生率约为 10%。不合并感染时，膀胱结石多为 X 线阴性的尿酸盐结石，如合并感染，则以磷酸铵镁感染性结石为多见。

4. 肾功能损害

少数患者对长期排尿异常并无察觉或不以为然，以致下尿路梗阻未能得到及时、合理的治疗，结果导致大量残余尿和膀胱内压的持续升高和肾功能损害。前列腺增生引起 BOO 导致上尿路扩张和肾功能严重受损后，常可出现食欲不佳、恶心、腹胀、便秘、消瘦等胃肠道症状及贫血、血压升高、嗜睡和意识障碍等严重肾衰竭和晚期尿毒症的表现。因此，对男性老年人出现不明原因的肾功能不全症状，应首先排除前列腺增生症。

5. 其他

前列腺增生患者因下尿路梗阻出现排尿困难，而长期依靠增加腹压帮助排尿，可引起疝、痔疮、脱肛、便血等的发生或加重。

五、诊断及鉴别诊断

BPH 的诊断不能仅根据病史和症状进行，LUTS 患者在开始就诊时，医师应详细询问病史，仔细查体，并进行必要的辅助检查，排除其他可引起或加重 LUTS 的疾病的存在，对病情做出初步判定。如仅凭患者讲述的症状就做出 BPH 的诊断，匆忙予以治疗，则在以后的诊疗过程就可能需要不断对诊疗计划进行调整，造成经济浪费的同时还可能延误病情。

（一）初始评估

1. 病史询问

（1）下尿路症状的特点、持续时间及其伴随症状：BPH 的临床表现以 LUTS 为主。

在询问病史的过程中，需要强调的是 LUTS 并非 BPH 特有的症状。例如，膀胱刺激症状也常见于前列腺炎、膀胱炎、膀胱结石、泌尿系结核等其他疾病，以及非 BPH 所致（如神经系统疾病）的逼尿肌功能障碍等。同样，梗阻症状也见于尿道狭窄、膀胱颈挛缩、前列腺癌等。

BPH 除 LUTS 的临床表现外，部分患者还伴有相关的并发症状，如反复血尿，尿路感染或附睾炎，膀胱结石伴排尿中断或尿痛，长期腹压增高所伴随的症状，如脱肛、内痔、腹股沟疝等。少数患者以食欲缺乏、贫血、嗜睡等肾功能不全的症状为主就诊。

（2）与 BPH 相关的病史询问：回顾既往有无骨盆骨折、尿道狭窄、尿道炎症、脊柱外伤、糖尿病，以及神经系统疾病，如帕金森病、脑出血、脑梗死后遗症等病史。注意近期是否服用了影响膀胱出口功能的药物，如抗胆碱能药物阿托品，增加膀胱出口阻力的肾上腺素受体激动剂，如舒喘平、异丙肾上腺素类药物。近期有无劳累、饮酒、上呼吸道感染等，这些可以加重 LUTS。

（3）国际前列腺症状评分（International Prostate Symptom Score，I-PSS）：前列腺增生患者治疗前后的疗效分析，需要有一个量化标准。国际评委会（The International Chamber of Commerce，ICC）得到世界卫生组织（WHO）的支持，同意采用美国泌尿协会（AUA）测定委员会所制订的症状评估法，作为世界性公认的评估方法，用以对前列腺增生患者的病情做出评估。国际前列腺症状评分（I-PSS）方法，是由患者根据有关泌尿系统症状的七个调查问题做出回答而给予评分。每一个问题都有 5 个答案来表达患者症状的严重程度。答案以 0～5 的计分法计算，总得分可为 0～35 分（无症状以至严重症状）。按评分将症状分为轻、中、重三度：0～7 分为轻度症状；8～19 分为中度症状；20～35 分为重度症状。

国际协调委员会同时推荐以患者现在对排尿情况的感受，作为生活质量评估标准。生活质量评估（QOL）：答案由高兴至很糟，质量评分范围为 0～6 分。前列腺增生患者 I-PSS 和 QOL 评分见表 3-2。

表 3-2　国际前列腺症状评分表（I-PSS）

在过去 1 个月，您有无以下症状	没有	少于 5 次	少于 半数	半数	多于 半数	几乎 每次	症状 评分
1. 是否经常有尿不尽感	0	1	2	3	4	5	
2. 两次排尿间是否经常短于 2 小时	0	1	2	3	4	5	
3. 是否经常有间断性排尿	0	1	2	3	4	5	
4. 是否经常有憋尿困难	0	1	2	3	4	5	
5. 是否经常有尿线变细现象	0	1	2	3	4	5	
6. 是否经常需要用力才能开始排尿	0	1	2	3	4	5	
7. 从入睡到早起一般需要起来排尿几次	没有	1 次	2 次	3 次	4 次	5 次 以上	
	0	1	2	3	4	5	
症状计分的总评分							

续表

在过去 1 个月，您有无以下症状	没有	少于5次	少于半数	半数	多于半数	几乎每次	症状评分
因排尿的症状而影响了生活质量							
	高兴	满意	大致满意	还可以	不太满意	苦恼	很糟
8. 如果在您的后半生始终伴有现在的排尿症状，您认为如何	0	1	2	3	4	5	6
生活质量评分（QOL）=							

2. 体格检查

全身检查应注意心、肺功能情况，血压情况及是否有直立性低血压病史，以作为使用 α 受体阻滞剂的依据；下肢活动情况及是否能耐受截石位，以备进行膀胱镜检查及经尿道前列腺电切；结膜、口唇、甲床等部位有无贫血表现；神经系统，主要是一些反射的检查可初步判定排尿异常是否有神经因素参与。

（1）泌尿系统及外生殖器检查：首先要排除是否为充盈的膀胱，耻骨上叩诊呈固定浊音，常表示尿潴留。必要时导尿后，直肠腹部双合诊再次检查并与腹腔、盆腔内其他包块相鉴别。注意触摸腹股沟包块能否回纳，阴囊内睾丸、附睾大小及质地，阴茎有无硬结。

（2）直肠指检（digital rectal examination，DRE）：DRE 是 BPH 诊断必须检查的项目，肛检前应先做血清前列腺特异性抗原（PSA）测定，在膀胱排空后进行。典型 BPH，腺体增大，边缘清楚，表面光滑，中央沟变浅或消失，质地柔韧而有弹性。估计前列腺的大小多是凭检查者的个人经验，曾以禽蛋、果实描述前列腺大小。有学者提出前列腺大小分为 4 度，Ⅰ度增生腺体大小达正常腺体的 2 倍，估重为 20 ～ 25g；Ⅱ度为 2 ～ 3 倍，中央沟消失不明显，估重为 25 ～ 50g；Ⅲ度为 3 ～ 4 倍，中央沟消失，指诊可勉强触及前列腺底部，估重为 50 ～ 75g；Ⅳ度腺体增大超过 4 倍，指诊已不能触及腺体上缘，估重在 75g 以上。

（3）局部神经系统检查（包括运动和感觉神经）：该检查目的是排除神经源性膀胱功能障碍。如体检中发现膝反射、踝反射、跗伸反应病理性亢进者，提示脊髓损害（肿瘤、创伤、多发性硬化等）；如膝反射、踝反射消失，腓肠肌、足内附肌无力，会阴感觉丧失及肛门括约肌松弛者，则为马尾节段损害；有膝反射、踝反射消失伴足感觉障碍者，可能为全身性外周神经病；而行动迟缓、帕金森貌、直立性低血压、喉喘鸣及小脑共济失调者，应考虑有神经变性的疾病，如多系统硬化症。

3. 实验室检查

（1）尿常规：尿液分析用来排除尿路感染和血尿，它们是可以引起前列腺增生症状的非前列腺原因。如尿路感染和膀胱癌也可以产生与前列腺增生相似的尿路症状（如尿频、尿急）。

（2）血清肌酐检测：有肾功能不全的前列腺增生患者术后出现并发症的风险大大增加。此外，肾功能不全的前列腺增生患者术后病死率是单纯前列腺增生患者的 6 倍。

BPH 伴血清肌酐升高是上尿路影像学检查的适应证，评估有无肾积水、输尿管扩张反流等情况。

（3）血清前列腺特异性抗原：前列腺癌通过产生与前列腺增生相似的尿道梗阻导致下尿路症状（lower urinary tract symptoms，LUTS）。此外，前列腺癌通常与前列腺增生共同存在。PSA 检测联合直肠指检比单纯直肠指检可以增加前列腺癌的检出率。血清 PSA 速度、游离 PSA 与结合 PSA 比值、PSA 密度可以帮助改善 PSA 对前列腺增生患者的特异性。前列腺增生患者血清 PSA 值与雄激素撤退（非那雄胺等）治疗有特殊关联。血清 PSA 在治疗 3 ～ 6 个月后，减少至原来的 40% ～ 50%。这时如果没有确定治疗前 PSA 水平的话，对治疗后 PSA 水平会有错误的理解。血清 PSA 作为一项危险因素可以预测 BPH 的临床进展，从而指导治疗方法的选择。血清 PSA > 1.6ng/mL 的 BPH 患者发生临床进展的可能性更大。另外，泌尿系感染、前列腺穿刺、急性尿潴留、留置导尿、直肠指检及前列腺按摩、发热等也可以使血清 PSA 升高。因此，对 PSA 升高的老年患者，在做出 BPH 的诊断前，应分析 PSA 升高的原因，进行必要的检查和鉴别诊断。

4. 超声检查

经腹壁超声检查最为常用。前列腺体积计算公式为前列腺体积＝ 0.52 ×（前列腺三个径的乘积）；前列腺重量计算公式为前列腺重量＝ 0.546 ×（前列腺三个径的乘积）。一般认为，直肠超声估计前列腺体积大于 20mL，才能诊断前列腺增大。

经腹壁探测可同时显示膀胱、前列腺、精囊，还能得到 BPH 的间接诊断依据，如膀胱壁小梁小室形成、膀胱憩室、膀胱结石、残余尿量等资料，也可以观察有无上尿路扩张、积水。经腹壁超声检查显示前列腺内部结构和测量前列腺大小不如经直肠途径精确。经直肠 B 超用彩色多普勒血流成像（color Doppler flow imaging，CDFI）能看到前列腺内部血流分布、走向和血流的频谱分析，可以测定整个前列腺和移行区的体积。测定移行区体积有更为实际的意义。现在认为，前列腺体积是 BPH 临床进展的另一风险预测因素。前列腺体积 > 31mL 的 BPH 患者发生临床进展的可能性更大。

5. 尿流率检查

尿流率测定是排尿过程中尿流速率的电子记录。对于存在膀胱出口梗阻的患者常用无创性尿流动力学检查进行诊断评估。尿流量的结果对病因没有特异性，例如异常的低尿流率可能为梗阻（肥大的前列腺、尿道狭窄、尿道口狭窄等）或逼尿肌收缩性降低引起。如果排尿量少于 125mL 时，尿流率检测是不准确的。

尿流率检测是检查下尿路梗阻最好的单项无创尿流动力学检查。但是还不能仅根据尿流率检查结果选择合适的治疗方法。

对于诊断前列腺增生，最大尿流率要比平均尿流率更具特异性。尽管最大尿流率随着年龄的增大和排尿量的减少而降低，未经年龄和排尿量矫正的最大尿流率目前仍推荐用于临床工作。尽管存在许多不确定因素，那些最大尿流率大于 15mL/s 的患者前列腺切除术后的疗效要比最大尿流率小于 15mL/s 的患者差。最大尿流率小于 15mL/s 不能区分梗阻和膀胱失代偿。

主观症状评估和定量的症状评分都与尿流量测定没有密切的关联；它们都是独立的评估手段。最大尿流率大于 15mL/s 的患者要比最大尿流率小于 15mL/s 的患者术后症状的改善差（尽管大多数患者的症状仍然是改善的）。其他研究者应用不同的界值

（12mL/s）报道了相似的结果。前列腺症状严重但最大尿流率大于15mL/s的患者应进一步行尿流动力学检查，以便减少手术治疗的失败率。最大尿流率小于15mL/s不能区分出口梗阻和逼尿肌障碍。很明显，没有可以明确诊断逼尿肌障碍并预测手术疗效差的最大尿流率的最小界值。

（二）根据初始评估结果，部分患者需要进一步检查

1. 排尿日记

让患者自己记录排尿次数、排尿时间、每次尿量、伴随排尿症状、饮水量等。一般连续记录5～7天。对以夜尿为主的下尿路症状患者，排尿日记很有价值，有助于鉴别夜间多尿和饮水过量，排尿次数是白天多还是晚上多。

2. 尿流动力学检查

尿流动力学检查是对下尿路功能评估的一种有价值的检测方法。BPH诊断时常用的尿流动力学检查包括尿流率测定、膀胱压—尿流率检查、充盈性膀胱测压等，其中尿流率测定如前所述。

（1）膀胱压—尿流率研究：常用检查方法有蹲位、立位或坐位，操作同充盈性膀胱测压。记录排尿全过程，分别以膀胱压和尿流率为坐标，即可获得膀胱压—尿流率函数曲线图。检测结果如为高压低流曲线，表示逼尿肌收缩压高，尿流率低，是典型的尿道梗阻曲线，也是尿道梗阻诊断的"金标准"；若低压低流曲线，逼尿肌收缩压和尿流率均低，这是典型的逼尿肌无力曲线。膀胱压—尿流率检查的重复可靠性显示出这种方法的合理性。对于最大尿流率大于15mL/s而症状明显的患者和初诊考虑病因是膀胱功能障碍而不是前列腺增生的患者，膀胱压—尿流率检查最能体现其价值。

（2）充盈性膀胱测压：患者取截石位，经尿道将8F导尿管置入膀胱，记录残余尿量后与尿动力学仪相应通道连接，经肛门将一气囊导管置于直肠下端，气囊适量充气后与尿动力学仪相应通道连接。采用液体递质进行中速膀胱灌注，连续记录储尿期和排尿期膀胱压力和容量的相互关系及膀胱感觉功能，将其描绘成膀胱压力—容积曲线图，可以反映储尿期膀胱感觉功能、逼尿肌顺应性和稳定性以及排尿期逼尿肌的收缩能力。

储尿期正常膀胱压 < 1.47kPa（15cmH$_2$O），无自发或诱发的逼尿肌收缩，膀胱容量和感觉功能正常。若出现自发或诱发的逼尿肌无抑制收缩，膀胱内压 > 1.47kPa（15cmH$_2$O），则为不稳定膀胱。若膀胱空虚静止状态膀胱内压 > 1.47kPa（15cmH$_2$O），或较小的膀胱容量增加即迅速地压力升高，则为低顺应性膀胱。若膀胱容量 > 750mL，且膀胱内压始终处于低水平则为高顺应性膀胱。

排尿期正常膀胱呈持续有力的收缩，最大逼尿肌收缩压力为2.94～5.88kPa（30～60cmH$_2$O）。若逼尿肌收缩压始终 < 1.96kPa（20cmH$_2$O），应考虑为逼尿肌收缩功能受损，若逼尿肌收缩压始终 > 9.8kPa（100cmH$_2$O），提示逼尿肌收缩亢进。

充盈性膀胱测压，对于大多数下尿路症状患者的评估仅增加了有限的信息，常规病例并不推荐使用。对那些已知或可疑有神经性疾病并有下尿路症状的患者应用充盈性膀胱测压有价值，但是膀胱压—尿流率检查可以提供更为特异的信息。可疑原发性膀胱功能受损或神经性疾病导致不能排尿（尿潴留）的患者，充盈性膀胱测压可能有用。尽管充盈性膀胱测压可以证实原发性膀胱功能障碍引起的逼尿肌收缩力差，但膀胱压—尿流率检查可以更好地观察膀胱收缩和尿道阻力间的相互作用。那些因尿潴留不能自行排尿

从而不能行膀胱压—尿流率检查的患者可以考虑选择充盈性膀胱测压。

（3）影像学检查。

1）静脉尿路造影：如果有下尿路症状患者同时伴有反复泌尿系感染、镜下或肉眼血尿，怀疑肾积水或者输尿管扩张反流、泌尿系结石，应行静脉尿路造影检查。但是，血清肌酐值升高超过正常 1 倍者不宜进行此项检查。

2）尿道造影检查：不能排除尿道狭窄的患者建议选用此项检查。

3）CT 和 MRI：CT 可测量前列腺体积，显示前列腺大小、形状以及凸入膀胱情况。正常前列腺的 CT 值约 40HU，BPH 时 CT 值略低。MRI 三维成像可清楚地显示前列腺形态以及凸入膀胱程度，MRI 可以区分前列腺各区域的结构，但在前列腺内结节良恶性的价值不大。

（4）尿道膀胱镜检查：尿道膀胱镜不推荐用于决定是否需要选择手术治疗。这个检查仅推荐用于有下尿路症状并且既往有镜下或肉眼血尿、尿道狭窄（或引起尿道狭窄的危险因素，如尿道炎或尿道损伤病史）、膀胱癌或以前有下尿路手术病史的患者。对于那些症状中到重度并考虑外科治疗的患者，尿道膀胱镜检可以帮助医师选择最为合适的治疗方法。

尿道膀胱镜提供了一个直视下观察前列腺增生患者前列腺部尿道和膀胱的方法。尿道膀胱镜潜在的益处包括可以证实前列腺的增大、直接观察尿道和膀胱颈的梗阻、证实一些需要改变治疗方案的特异的解剖异常、证实膀胱结石、小梁形成、憩室、残余尿的测定以及排除不相关的膀胱尿道疾病。潜在的不良反应包括患者不适、麻醉药或镇静药危险、尿路感染、出血和尿潴留。

（三）鉴别诊断

1. 膀胱颈挛缩

一般发病年龄较轻，40～50岁常见，排尿梗阻症状明显，DRE 和 B 超前列腺不大，确诊依赖尿道膀胱镜检查，可见膀胱颈后唇抬高、颈口环状隆起缩窄变小、输尿管间嵴明显肥厚等特征。

2. 前列腺癌

发病年龄偏大，前列腺癌常发生于前列腺外周带，DRE 可扪及结节，前列腺不规则、质地硬，血清 PSA 明显升高，前列腺癌以 LUTS 就诊时，多数是晚期（常见肺、骨转移），必要时可行前列腺穿刺活检确诊。

3. 尿道狭窄

仔细询问病史，有无骨盆骨折、尿道骑跨伤、尿道炎症、尿道内灌注、尿道内器械操作治疗等病史，必要时尿道造影、尿道膀胱镜检查确诊。

4. 膀胱癌

最常见的临床表现是间歇性无痛性肉眼血尿，肿瘤较大且位于膀胱颈口时可引起排尿困难等症状。肿瘤位于膀胱三角区且有浸润时，可以表现明显的 LUTS 症状。主要依靠尿道膀胱镜检查确诊。

5. 神经源性膀胱

单从临床症状上和 BPH 很难鉴别。有的膀胱刺激症状明显，表现为尿频、尿急、夜尿次数增多，甚至急迫性尿失禁；有的排尿梗阻症状明显，表现为尿潴留、上尿路积水。不过，神经源性膀胱患者多有明显的神经损害病史、体征，往往伴有下肢感觉和（或）运动障碍、肛门括约肌松弛和反射消失。确诊依赖于神经系统检查和尿流动力学评估。

6. 膀胱结石

多数患者有典型的排尿中断现象，常并存尿痛、血尿等，可以通过 X 线、B 超、膀胱镜等检查明确诊断。

7. 米勒管囊肿

米勒管囊肿也可出现尿频、尿线变细而无力。大的囊肿可将膀胱底部和尿道推向前方引起急性尿潴留，直肠指检在前列腺底部正中触及囊肿，易与位于一侧的精囊囊肿鉴别。超声波检查、CT 和 MRI 均能显示囊肿特征。

六、治疗

治疗措施的选择充分考虑患者的意愿，向患者交代包括观察等待、药物治疗、手术治疗、微创治疗在内的各种方法，以及各自的适应证、禁忌证、疗效、并发症、治疗后随访观察的内容。

（一）观察等待

1. 适应证

（1）接受观察等待的患者，应进行 BPH 诊断的初始评估，以除外各种 BPH 相关并发症和鉴别诊断。

（2）轻度下尿路症状（I-PSS 评分＜ 7 分）的患者。

（3）中度以上评分（I-PSS 评分＞ 8 分），但生活质量评分未受到明显影响的患者。

2. 方法

（1）患者健康教育：向接受观察等待的患者提供与 BPH 疾病相关的知识，包括下尿路症状和 BPH 的临床进展，让患者了解观察等待的效果和预后。同时有必要提供前列腺癌的相关知识，告知目前还没有证据显示有下尿路症状人群中前列腺癌的检出率高于无症状的同龄人群。

（2）生活方式指导：告知患者观察等待不是不需要任何处理。适当限制饮水可以缓解尿频症状，例如，夜间和出席公共社交场合时限水。但要保证每日饮水量不要少于 1500mL，酒精和咖啡有利尿和刺激前列腺充血的作用，可以使尿量增多，加重尿频、尿急等排尿刺激症状，因此，应限制酒精类和咖啡因类饮料的摄入。精神放松训练，把注意力从排尿的欲望中解脱出来。指导排空膀胱的技巧，如重复排尿。膀胱训练，鼓励患者适当憋尿，以增加膀胱的容量和延长排尿的间歇时间。

（3）BPH 患者多为老年人，常因合并其他内科疾病同时服用多种药物，医师应了解和评价这些合并用药的情况，如阿托品、山莨菪碱等会抑制膀胱逼尿肌收缩，增加排尿困难。某些降压药含利尿成分，会加重尿频症状。必要时和相关的内科医师讨论调整用药，以减少合并用药对泌尿系统的影响。保持大便通畅，防止便秘加重患者的排尿困难症状。

（4）随访观察，等待不是被动的单纯等待，应明确告知患者需要定期的随访。患者症状没有加剧，没有外科手术指征，观察等待开始后第 6 个月进行第一次随访，以后每年进行一次随访。随访的内容包括 I-PSS 评分、尿流率检查、B 超测定残余尿。直肠指检和血清 PSA 测定可选择每年检查一次。随访过程中，如果患者下尿路症状明显加重，或出现手术指征，要及时调整治疗方案，在重新制订治疗方案时，充分考虑患者的意愿，转为药物治疗或外科治疗。

（二）药物治疗

尽管外科手术是目前治疗 BPH 最有效的方法，外科术式及技术不断完善，手术病死率及术后并发症等大大降低，但是仍给患者带来不同程度的损害。因此，人们开始研究有效而安全的非手术治疗方法，以减轻患者的症状，免除手术痛苦。但目前为止，虽然药物研究取得了明显的临床效果，但只能运用于轻、中度的前列腺增生症患者，尚不能达到手术的效果。BPH 的药物治疗目前有三大类药物：① α_1 肾上腺素能受体（α_1-AR）阻滞剂；② 5α- 还原酶抑制剂；③植物制剂。

1. BPH 药物治疗适应证

（1）接受药物治疗的患者，应进行 BPH 诊断的初始评估，以除外各种与 BPH 相关的并发症和鉴别诊断。

（2）中度以上评分（I-PSS 评分 > 8 分），有膀胱出口梗阻（BOO），但尚无 BPH 的并发症，无外科治疗的绝对指征者。

（3）部分 BPH 患者有手术治疗的绝对指征，但身体条件不能耐受手术者，也可采用药物治疗。

2. α_1-AR 阻滞剂

α_1-AR 阻滞剂是通过阻滞分布在前列腺和膀胱颈部平滑肌表面的肾上腺素能受体，松弛平滑肌，达到缓解膀胱出口动力性梗阻的作用。治疗 BPH 的 α_1-AR 阻滞剂是根据其选择性的不同及其在体内半衰期的长短而分类。

（1）非选择性 α_1-AR 受体阻滞剂：酚苄明可阻滞 α_1-AR 及 α_2-AR，短效，剂量 5～10mg，每日需口服 3 次，目前临床已基本不用。

（2）短效选择性 α_1-AR 阻滞剂：主要有哌唑嗪和阿呋唑嗪。哌唑嗪是最早用于治疗 BPH 的选择性 α_1-AR 阻滞剂，推荐剂量为 2mg，每日 2～3 次，阿呋唑嗪推荐剂量为 7.5～10mg，每日需口服 3 次。

（3）长效选择性 α_1-AR 阻滞剂：有特拉唑嗪及多沙唑嗪。特拉唑嗪是应用最多的 α_1-AR 阻滞剂。特拉唑嗪半衰期为 12 小时，用药要从小剂量开始，先用 1mg，根据疗效及耐受性，逐渐调整剂量至 5mg 或 10mg，每日 1 次。其疗效作用有剂量依赖性，剂量越大，减轻症状就越明显。剂量在 2mg 以上者，有的会发生直立性低血压。特拉唑嗪对 BPH 伴高血压患者有一定的降压作用，对血清三酰甘油有明显的下降作用，尤其适用于 BPH 伴高血压、高血脂患者。多沙唑嗪半衰期为 22 小时，治疗效果及安全性与特拉唑嗪相似，但多沙唑嗪降低血压作用比特拉唑嗪明显，头晕、头痛、直立性低血压等不良反应稍高于特拉唑嗪。用药也要逐渐调整剂量，从每日 2mg 开始，增加至每日 4mg 或 8mg。其症状改善及尿流率的增加有剂量依赖性。

（4）长效选择性 α_1-AR 亚型阻滞剂：坦索罗辛半衰期为 10 小时，其优点是剂量小而减轻症状效果好，对血压影响小，一般不会产生首剂效应，不必逐渐调整剂量，坦索罗辛每日服用 0.2～0.4mg，其疗效与特拉唑嗪每日 5～10mg 及多沙唑嗪每日 4～8mg 相同，且药物耐受性比特拉唑嗪、多沙唑嗪好。坦索罗辛的不良反应有眩晕、头痛和逆行射精。

（5）α_{1A} 和 α_{1D} 受体双重阻滞剂：萘哌地尔半衰期为 10.3～20.1 小时，具有对 α_{1A} 和 α_{1D} 受体的阻滞作用。萘哌地尔不仅能阻滞前列腺内的 α_{1A} 受体，缓解 BOO 的动力学因素，还能阻滞膀胱逼尿肌的 α_{1D} 受体，减轻膀胱逼尿肌不稳定，改善膀胱功能，缓解尿频、尿急及急迫性尿失禁等储尿期症状。推荐剂量 25mg，每日睡前口服 1 次。不良反应偶见头晕、头痛，直立性低血压少见。

应用 α_1-AR 阻滞剂治疗虽然能迅速改善下尿路症状，但评估其疗效应在用药 4 周后进行，连续使用 α_1-AR 阻滞剂 1 个月无明显症状改善则不应继续使用。虽然新型的高选择性 α_1-AR 阻滞剂不断问世，但 BPH 发生于老年患者，多伴有高血压等心血管疾病，仍要注意直立性低血压、心血管系统不良反应的发生。

3. 5α-还原酶抑制剂

5α-还原酶抑制剂通过抑制体内睾酮向双氢睾酮的转变，进而降低前列腺内双氢睾酮的含量，达到缩小前列腺体积、改善排尿困难的治疗目的。目前，国内应用的还原酶抑制剂包括非那雄胺和依立雄胺两种。

（1）非那雄胺：Ⅱ型 5α-还原酶竞争性抑制剂，可抑制睾酮向双氢睾酮（DHT）转化，其半衰期为 17.2 小时。非那雄胺常用剂量为 5mg，每日口服 1 次。服用非那雄胺 12 个月，前列腺内 DHT 下降 80%～90%，但不影响体内睾酮水平，所以一般不会降低性欲和影响性功能，非那雄胺是可耐受且有效的雄激素抑制治疗的药物。非那雄胺最适用于前列腺体积较大，而症状不严重，不一定在短期内就需要使症状有明显减轻的患者。前列腺体积＞40mL、血清 PSA＞1.4ng/mL 而又排除前列腺癌的 BPH 患者，非那雄胺治疗效果好。

非那雄胺的长时间应用后，会出现如下一些不足之处：①非那雄胺起效慢，属于长程疗效，减轻 LUTS 是患者寻求治疗的主要因素对需要短期内缓解症状的患者，单一应用非那雄胺，疗效差，需要加用 α_1-AR 阻滞剂；②BPH 所引起的 LUTS 是多因素决定的，单一运用非那雄胺通过缩小前列腺体积，可能并不能有效缓解 LUTS；③应用非那雄胺能降低血清 PSA 水平，服用非那雄胺每天 5mg，持续 1 年可使 PSA 水平减低 50%；对于长期应用非那雄胺的患者，只有将血清 PSA 水平加倍后，才不影响其对前列腺癌的检测效能；④非那雄胺有轻微的性功能障碍的不良反应。

（2）依立雄胺：一种新型非竞争性 5α-还原酶抑制剂，可与还原酶 NADP$^+$ 形成三元复合物，从而非竞争性抑制 5α-还原酶活性，阻断睾酮向双氢睾酮转化，使前列腺及血清中 DHT 水平降低，而不影响血清中睾酮水平，并使前列腺缩小。其半衰期为 7.5 小时。用法：5mg，每日 2 次口服。临床不良反应多为轻度、中度。

4. α_1-AR 阻滞剂和 5α-还原酶抑制剂联合治疗

5α-还原酶抑制剂是针对 BOO 的机械因素的治疗药物，能缩小前列腺体积，减少尿潴留的发生率和需要手术率，但它是长程治疗才发挥治疗作用的。而 α_1-AR 阻滞剂是针对 BOO 的动力因素，改善 BPH 症状作用比较明显，起效快，在很短的时间内可减轻症状，对需要迅速减轻症状的患者，α_1-AR 阻滞剂是首选的药物。联合应用非那雄胺与 α_1-AR 阻滞剂，可在短期内改善症状，又可抑制 BPH 的进程，同时解除 BOO 机械因素和动力因素。联合用药比单一用药疗效较好，尤其适合前列腺体积大于 40mL、

LUTS 症状严重、BPH 临床危险较大的患者。

多沙唑嗪和非那雄胺均显著降低 BPH 临床进展的危险，而多沙唑嗪和非那雄胺的联合治疗进一步降低了 BPH 临床进展的危险。进一步发现当前列腺体积 ≥ 25mL 时，联合治疗降低 BPH 临床进展危险性的效果显著优于多沙唑嗪或非那雄胺单药治疗。

5. 植物制剂

虽然目前植物药剂的作用机制还未得到充分科学证实，但治疗效果确切，且安全、无毒、无害及无不良反应，可长期服用，容易被患者接受。目前，临床普遍应用的植物制剂有伯泌松、通尿灵、舍尼通等。

（1）伯泌松：口服剂量是 160mg，每日 2 次，1 个疗程为 3 个月。伯泌松的耐受性好，无明显不良反应。

（2）太得恩：非洲臀果木的提取物，对前列腺细胞产生的碱性成纤维细胞生成因子（bFGF）有抑制作用。通尿灵具有同时作用于前列腺及膀胱逼尿肌的双重功效。剂量为 100mg，每日 1 次。

（3）舍尼通：舍尼通是由几种花粉提炼出的一种植物药。舍尼通有两种活性成分：水溶性 T60（P5）和脂溶性 GBX（EA10），这两种活性成分对去甲肾上腺素有竞争拮抗作用，从而能缓解 BOO 动力因素产生的症状。用法：每次 1 片，每日 2 次，疗程不低于 3 个月。

6. 随访

在 BPH 患者 I–PSS 和 QOL 评分无加重，无外科治疗的绝对指征的情况下，药物治疗开始后第 6 个月进行第一次随访，以后每年进行一次随访。随访的内容包括 I–PSS 评分、尿流率检查、B 超测定残余尿。直肠指检和血清 PSA 测定可选择每年检查一次。随访过程中，如果患者下尿路症状明显加重，或出现手术指征。充分考虑患者的意愿，必要时转为外科治疗。对使用 α 受体阻滞剂的患者，在开始服药的第 1 个月应关注药物的不良反应，如果能耐受药物不良反应并能使症状改善，可以继续服药。对使用 5α– 还原酶抑制剂的患者，随访时注意药物对血清 PSA 的影响，并了解药物对性功能的影响。

（三）外科治疗

BPH 的外科治疗依据采取手术径路和创伤大小分为微创治疗和开放手术治疗两大类。目前，经尿道前列腺电切术（TURP）仍是治疗 BPH 的"金标准"。治疗 BPH 各种微创治疗方法不断涌现，如经尿道前列腺汽化电切术（TUVRP）、经尿道等离子前列腺切除（TUPKVP），最近又出现了多种经尿道激光前列腺切/剜除术，可切除的前列腺体积也越来越大，但新的微创治疗方法取代经尿道前列腺电切术，尚需更多的临床研究和实践。

（田　竞）

参考文献

[1] 何家扬 . 前列腺疾病诊断与治疗 [M]. 上海：上海科学技术文献出版社，2020.

[2] 邹如政 . 男科疾病中西医诊断与治疗策略 [M]. 北京：中国科学技术出版社，2019.

［3］邬时民，陈刚．泌尿系统疾病合理用药［M］.上海：华东理工大学出版社，2019.

［4］劳芳志．微创治疗良性前列腺增生症的研究进展［J］.大众科技，2022，24（2）：119-121，155.

［5］CAI Huaijie, FANG Jianhua, KONG Fanlei, et al.Ultrasound-guided transperineal laser ablation for percutaneous treatment of benign prostatic hyperplasia: a new minimally invasive interventional therapy[J]. Acta radiologica (Stockholm, Sweden : 1987), 2022, 63(4): 553-558.

第九节　下肢静脉曲张

下肢静脉曲张是指浅静脉局限性、节段性囊状圆柱状扩张，以双侧大隐静脉最常见。主要原因是静脉瓣膜功能不全、静脉壁薄弱及静脉压力升高。此病常与职业因素有关，经常站立或腹压增高的人，可破坏深静脉瓣膜或直接损害大隐静脉瓣膜，使浅表静脉曲张。

一、临床表现

发病初期，患者多有下肢酸胀不适和疼痛的感觉，同时有肢体沉重感，易疲劳，有时可伴小腿肌肉痉挛现象，多在久站或午后感觉加重，而在平卧或患肢抬高时明显减轻。病变后期，则以静脉曲张引起的并发症为主。受损的静脉隆起、扩张、迂曲，尤以小腿大隐静脉走行区为重。病程较长者，于小腿、特别是在踝部皮肤常出现营养性改变，包括皮肤萎缩、脱屑、色素沉着、皮肤和皮下组织硬结、湿疹和溃疡形成。

二、诊断和鉴别诊断

下肢静脉曲张具有明显的形态特征，诊断并不困难。重要的是必须做以下检查，进一步了解下肢深静脉功能及深浅静脉交通静脉瓣膜功能，以利于采取正确的治疗方法。

（一）下肢静脉瓣膜功能试验

患者平卧，抬高患肢，使曲张静脉中血液回流和排空，在大腿上 1/3 处扎一止血带（仅阻断静脉血流），嘱患者站立，观察静脉充盈情况。若放开止血带后，排空静脉又立即充盈，则表现为大隐静脉进入股静脉处瓣膜闭锁不全。若不放开止血带，排空静脉在30 秒内充盈，则表现为交通支瓣膜闭锁不全，血液由深组静脉逆流至浅组静脉。再用分段试验，即用止血带扎在下肢不同的平面，重复上述的试验，更可确定瓣膜闭锁不全的深浅静脉交通支的部位。

（二）深静脉通畅试验

患者站立，在大腿根部扎一止血带，此时大隐静脉曲张明显，嘱患者用力踢腿或连续做下蹲运动 10 余次，若静脉曲张明显减轻，说明深静脉通畅；相反，静脉曲张更加明显，说明深静脉不通畅。

（三）其他检查

如疑有原发性深静脉瓣膜关闭不全或深静脉血栓形成后遗症等疾病，则需加做血管多普勒超声检查或静脉造影。

因深静脉功能异常也表现为表浅静脉曲张，所以下肢浅静脉曲张需与以下几种疾病鉴别。①原发性下肢深静脉瓣膜功能不全：常并发下肢浅静脉曲张，临床症状重，患者久站时出现明显肿胀和疼痛，最可靠的诊断方法是下肢静脉造影。②下肢深静脉血栓形成后遗症：多有深静脉血栓形成病史（发病急骤，肢体肿胀、疼痛，腓肠肌握痛或体温升高，股三角压痛等），后遗症状也较明显，患肢沉重、胀痛及皮肤营养改变较原发性下肢静脉曲张为重；在血管闭塞期，佩尔特斯试验阳性。③下肢动静脉瘘：浅表静脉曲张十分明显，皮温升高，沿血管走行有震颤及杂音。

三、治疗

下肢静脉曲张的治疗可分为手术疗法、硬化剂注射—加压疗法及姑息疗法3类。

（一）手术疗法

手术疗法是治疗下肢静脉曲张的根本方法。适用于下肢浅静脉瓣膜和交通支瓣膜关闭不全，而深静脉通畅者。主要方法是大隐静脉高位结扎加分段剥脱术，如合并小隐静脉曲张，也应行结扎并剥脱。

（二）硬化剂注射—加压疗法

硬化剂注射—加压疗法即曲张静脉内注入硬化剂后，用弹力绷带加压包扎的方法。适用于：①手术后残余的静脉曲张及术后复发；②孤立的、小的静脉曲张；③小腿交通静脉瓣膜关闭不全，伴有皮肤并发症者。

（三）姑息疗法

姑息疗法主要包括患肢用弹力绷带包扎或穿弹力袜，适当卧床休息，抬高患肢，避免站立过久等。适用于：①早期轻度静脉曲张的患者；②妊娠妇女；③有手术禁忌证的患者。

（田　竞）

参考文献

［1］李海靖.实用普通外科疾病治疗学[M].上海：上海交通大学出版社，2018.

［2］吕民，刘乃杰，陈琪.现代外科疾病手术学[M].南昌：江西科学技术出版社，2018.

［3］张玉国.临床常见普外科疾病学[M].西安：西安交通大学出版社，2018.

［4］周思聪，林晶.腔内射频闭合术治疗下肢静脉曲张患者的临床效果[J].医疗装备，2022，35（10）：101-103.

［5］ZHANG Jia, WU Zhoupeng, FENG Qingbo, et al. Cardiac Doppler Parameters and Progress in Clinical Manifestation of Primary Lower Extremity Varicose Veins: A Prospective Study in China [J]. Frontiers in surgery, 2022, 9: 791598.

第十节　感染性休克

感染性休克，也称为脓毒性休克，是指由微生物及其毒素等产物引起严重感染导致的低血压持续存在，经充分的液体复苏难以纠正的急性循环衰竭。感染灶中的微生物及其毒素、胞壁产物等侵入血循环，激活宿主的各种细胞和体液系统；产生细胞因子和内源性递质，作用于机体各种器官、系统，影响其灌注，导致组织细胞缺血缺氧、代谢紊乱、功能障碍，甚至多器官衰竭。这一危重综合征即为感染性休克。脓毒症是继发于感染的急性器官功能损害，临床表现为发热、寒战、心动过速、神志改变及白细胞增高等。

一、病因

（一）病原菌

感染性休克的常见致病菌为革兰阴性菌，如肠杆菌科细菌（大肠埃希菌、肺炎克雷伯菌、肠杆菌等）、不发酵杆菌（假单胞菌属、不动杆菌属等）、脑膜炎球菌、类杆菌等。革兰阳性菌如葡萄球菌、链球菌、肺炎链球菌、梭状芽孢杆菌等也可引起休克。某些病毒性疾病如流行性出血热，其病程中也易发生休克。某些感染，如革兰阴性菌败血症、暴发性流行性脑脊髓膜炎、肺炎、化脓性胆管炎、腹腔感染、细菌性痢疾（幼儿）易并发休克。

（二）宿主因素

原有慢性基础疾病，如肝硬化、糖尿病、恶性肿瘤、白血病，以及烧伤、器官移植和长期接受肾上腺皮质激素等免疫抑制剂、抗代谢药物、细胞毒性药物和放疗，或应用留置导尿管或静脉导管者可诱发感染性休克。因此，本病较多见于医院内感染患者，老年人、婴幼儿、分娩妇女、大手术后体力恢复较差者尤易发生。

（三）特殊类型的感染性休克

中毒休克综合征（TSS）是由细菌毒素引起的严重综合征。最初报道的TSS是由金黄色葡萄球菌所致，近年来发现类似征群也可由链球菌引起。

二、临床表现

（一）意识和精神状态（反映中枢神经系统的血流量）改变

经初期的躁动后转为抑郁淡漠，甚至昏迷，表明神经细胞的反应性兴奋转抑制，病情由轻转重，原有脑动脉粥样硬化或高血压患者，即使血压降至 10.64/6.65kPa（80/50mmHg）左右时反应即可迟钝；而个别原体质良好者对缺氧的耐受性较高，但为时也极短暂。

（二）呼吸频率和幅度改变

反映是否存在酸碱平衡失调或肺和中枢神经功能不全、酸碱平衡失调和重要脏器功能不全。

（三）皮肤色泽、温度和湿度（反映外周围血流灌注情况）改变

皮肤苍白、发绀伴斑状收缩，微循环灌注不足。甲床毛细血管充盈情况也可作为参考，如前胸或腹壁出现瘀点或瘀斑，提示有弥漫性血管内凝血（DIC）可能。

（四）颈静脉和外周静脉充盈情况

静脉萎陷提示血容量不足，充盈过度提示心功能不足或输液过多。

（五）脉搏变化

在休克早期血压尚未下降之前，脉搏多见细速，甚至不能触及，随着休克好转，脉搏强度往往较血压先恢复。

（六）尿量（反映内脏灌流情况）变化

通常血压在 10.6kPa（80mmHg）上下时，平均尿量为 20～30mL/h，尿量大于 50mL/h，表示肾脏血液灌注已足。

（七）甲周微循环及眼底检查

在低倍镜下观察甲周毛细血管袢数、管径、长度，清晰度和显现规律，血色，血液流速，均匀度和连续性，红细胞聚集程度，血管舒缩状态和神志清晰度等，休克时可见甲周毛细血管袢数减少，管径细而缩短，显现呈断线状，充盈不良，血色变紫，血流迟缓失去均匀性，严重者有凝血。眼底检查可见小动脉痉挛，小静脉淤张，动静脉比例可由正常的 2：3 变为 1：2 或 1：3，严重者有视网膜水肿，颅内压增高者可见视神经盘水肿。

三、辅助检查

（一）血常规

白细胞计数大多增高，在（3.5～9.5）×10^9/L，中性粒细胞增多伴核左移现象。红细胞压积（HCT）和血红蛋白增高为血液浓缩的标志。并发弥漫性血管内凝血（disseminated intravascular coagulation，DIC）时血小板进行性减少。

（二）病原学检查

在抗生素治疗前常规进行血液（或其他体液、渗出物）和脓液培养（包括厌氧菌培养）。分离得致病菌后做药敏试验。鲎溶解物试验（limulus lysate test，LLT）有助于内毒素的检测。

（三）尿常规和肾功能检查

发生肾功能衰竭时，尿比重由初期的偏高转为低而固定（1.010 左右）；血尿素氮和肌酐值升高；尿/血肌酐之比小于 20；尿渗透压降低、尿/血渗之比＜1.1；尿 Na^+ 排泄量＞40mmol/L；肾衰指数大于 1；Na^+ 排泄分数＞1%。

（四）血生化检查

二氧化碳结合力（CO_2CP）为临床常测参数，但在呼吸衰竭和混合性酸中毒时，必须同时做血气分析，测定血 pH、动脉血 PaO_2、$PaCO_2$、标准 HCO_3^- 和实际 HCO_3^-、缓冲碱与碱剩余等。尿 pH 测定简单易行。

（五）电解质检查

休克时血钠多偏低，血钾高低不一，取决于肾功能状态。

（六）血清酶检查

血清丙氨酸转氨酶（ALT）、天冬氨酸转氨酶（AST）、肌酸激酶（CK）、肌酸激酶同工酶（CK-MB）的测量可反映肝、心等脏器的损害情况。

（七）有关 DIC 的检查

休克时血液流速减慢、毛细血管淤滞，血细胞、纤维蛋白、球蛋白等聚集，血液黏滞度增高，故初期血液呈高凝状态，其后纤溶亢进而转为低凝。有关 DIC 的检查包括消耗性凝血障碍和纤溶亢进两方面：前者有血小板计数、凝血酶原时间、纤维蛋白原、部分活化凝血活酶时间等；后者包括凝血酶时间、纤维蛋白降解产物（fibrin degradation produc，FDP）、血浆鱼精蛋白副凝（3P）试验、乙醇胶试验及优球蛋白溶解试验等。

（八）其他检查

心电图、X 线检查等可按需进行。

四、诊断

对易于并发休克的一些感染性疾病患者应密切观察病情变化，进行血常规检查，病原学检查，尿常规和肾功能检查，血液生化检查，血清电解质测定，血清酶学测定，血液流变学有关 DIC 的检查等，以此来进行诊断。

五、治疗

除积极控制感染外，应针对休克的病理生理给予补充血容量、纠正酸中毒、调整血管舒缩功能、消除血细胞聚集以防止微循环淤滞，以及维护重要脏器的功能等。治疗的目的在于恢复全身各脏器组织的血液灌注和正常代谢。在治疗过程中，必须严密观察，充分估计病情的变化，及时加以防治。

（一）初始复苏：早期目标指导治疗（early goal-directed therapy，EGDT）

在进行早期复苏的最初 6 小时内，复苏目标包括以下 4 方面：①中心静脉压（central venous pressure，CVP）：8 ～ 12mmHg；②平均动脉压（mean arterial pressure，MAP）：大于 65mmHg；③尿量：大于 0.5mL/（kg·h）；④中心静脉（上腔静脉）血氧饱和度（ScvO$_2$）或者混合静脉血氧饱和度（SvO$_2$）分别大于 70% 或者大于 65%。

首选晶体液作为初始复苏液体，以输注晶体液大于 1000mL 开始（最初 3 小时内至少 30mL/kg），若患者仍需要大量的晶体液复苏，可加用白蛋白。由于肾脏毒性和凝血功能障碍等，目前不推荐使用羟乙基淀粉来进行脓毒性休克的液体复苏。根据血压、心率、尿量及肢体末梢温度的监测调整补液量。当 CVP 达 8 ～ 12mmHg，但 SvO$_2$ 或 ScvO$_2$ 仍未达标，应输注浓缩红细胞使 HCT 大于 30%，或输注多巴酚丁胺尽快达到复苏目标。如血小板小于 10×10^9/L 时，应立即给予血小板悬液 1 ～ 2U。血小板在 20×10^9/L，且有明显出血倾向时，应考虑输注血小板。但最新的 Meta 分析表明，早期目标指导治疗（early goal-directed therapy，EGDT）并不能改善患者的预后。

2016 脓毒症与脓毒性休克处理国际指南推荐意见：①脓毒症和脓毒性休克是临床急症，推荐立即开始治疗与复苏（最佳实践证明，best practice statements，BPS）；②对脓毒症所致的低灌注进行液体复苏，需要在起始 3 小时内输注至少 30mL/kg 的晶体液；③推荐进行补液试验，如果血流动力学指标持续改善，则可以继续输注液体（BPS）；④在早期液体复苏及随后的血容量扩充时，推荐选择晶体液，建议使用平衡液或者生理盐水进行液体复苏；当需要大量的晶体液时，建议可以加用白蛋白（弱推荐）；不建议使用羟乙基淀粉进行血容量扩充；⑤在完成初始液体复苏后，需要反复评估血流动力学状态以指导进一步的液体使用（BPS）；如果临床检查无法得出明确的诊断，推荐进一步的血流动力学评估（例如评价心功能）以判断休克的类型（BPS）；⑥对于需要使用血管活性药物的脓毒性休克患者，推荐初始的目标平均动脉压为 65mmHg；⑦乳酸升高是组织低灌注的标志，对此类患者建议使用乳酸来指导复苏，使其恢复至正常水平。

（二）控制感染

控制感染是脓毒性休克的基础治疗措施。对于可疑脓毒症或脓毒性休克的患者，推荐只要不明显延迟抗微生物治疗，应先常规进行包括血培养在内的合适的微生物培养。

1. 感染源控制

对于坏死性筋膜炎、腹膜炎、胆管炎、肠梗死等感染急症，应及早对可能的感染灶进行解剖学定位或鉴别诊断，并尽可能采取措施控制感染源（12 小时内）。严重感染的感染源控制，应注意采用损伤最小的引流措施，可经皮穿刺引流脓肿，必要时手术引流。如果怀疑留置导管是感染性休克的感染灶，应在建立其他血管通路后拔除。

2016 脓毒症与脓毒性休克处理国际指南推荐意见：①对于需要紧急控制感染源的脓毒症或脓毒性休克患者，推荐尽早明确或者排除感染的解剖学位置，之后任何用于控制感染源的措施，要和药物及其他合理措施一起尽快实施（BPS）；②当血管内导管是可能的感染源时，推荐在建立其他血管通路后迅速拔除（BPS）。

2. 抗病原微生物治疗

2016 脓毒症与脓毒性休克处理国际指南推荐意见：①在识别脓毒症或脓毒性休克后，推荐在 1 小时内尽快静脉给予抗生素治疗；②推荐使用一种或者更多的抗生素进行经验性的广谱治疗，以期覆盖所有可能的病原体，包括细菌及可能的真菌或者病毒；③推荐一旦确认病原微生物并获得药敏结果和（或）临床情况已充分改善，需要缩小经验性抗生素治疗的范围（BPS）；④对于非感染原因引起的严重炎症状态（如严重胰腺炎、烧伤），不推荐持续的全身预防性抗生素（BPS）；⑤抗生素的剂量优化策略应基于目前公认的药效学 / 药代动力学原则及药物的特性（BPS）；⑥对脓毒性休克的早期处理中，建议经验性联合使用至少两种不同种类的抗生素以覆盖最可能的细菌病原体；⑦对于大多数其他严重感染，包括菌血症及没有休克的脓毒症患者，建议不应常规使用联合方案进行持续的治疗；对于中性粒细胞减少的脓毒症 / 菌血症，反对常规进行联合治疗；⑧对于脓毒性休克，如果初始启动了联合治疗而在之后的几天内临床症状好转 / 感染缓解，推荐停止联合方案的降阶梯治疗，这适合于目标性（培养阳性的感染）和经验性（培养阴性的感染）的联合治疗（BPS）；⑨建议对于导致脓毒症和脓毒性休克的大多数严重感染，使用抗生素治疗 7 ~ 10 天是足够的；⑩建议对下列患者使用长时程的抗生素治疗是合理的，包括临床改善缓慢、感染源难以控制、金黄色葡萄球菌相关的菌血症、某些真菌及病毒感染，以及像中性粒细胞减少症在内的免疫缺陷患者；⑪建议对于某些患者使用更短疗程的抗生素治疗是合理的，尤其是腹腔或者尿路感染导致的脓毒症以及解剖上非复杂性肾盂肾炎在感染源得到有效控制后、临床症状得到迅速缓解的患者；⑫推荐对于脓毒症及脓毒性休克患者，每日评估抗生素降阶梯治疗的可能（BPS）；⑬建议检测降钙素原（procalcitonin，PCT）水平，有助于缩短脓毒症患者抗生素使用的疗程；⑭对于初始怀疑脓毒症、但之后感染证据不足的患者，建议 PCT 水平可作为终止经验性抗生素使用的证据。

按"降阶梯治疗"实行"重拳出击全面覆盖"原则，可选用碳青霉稀类（美罗培南、亚胺培南等）、替加环素、氨基糖苷类、多黏菌素等联合用药，疗效较高，应尽早应用。而对于真菌感染，目前棘白菌素类（如卡泊芬净、阿尼芬净）被推荐为早期有血流动力学不稳定的非中性粒细胞减少患者的侵袭性念珠菌感染的一线治疗选择。

（三）循环障碍的支持治疗

主要的心血管支持治疗在脓毒性休克中被分为 3 个部分：容量复苏、血管活性药物治疗、正性肌力药物治疗。心血管支持的目的是增加心排血量，虽然许多血管活性药物都有收缩血管和影响肌肉收缩的作用，血管活性药升动脉压，影响肌肉收缩，提升心排血量。

1. 容量复苏

早期液体复苏使用 30mL/kg 的晶体液冲击（0.9% 氯化钠或林格溶液）后如果血流动力学恢复，则更进一步的液体复苏变得不必要，而对于需要大量晶体液才能维持 MAP 的患者考虑加用白蛋白，液体复苏的初始治疗目标是使 CVP 至少达到 8mmHg（机械通气患者需达到 12mmHg）。对怀疑有血容量不足的患者进行快速液体复苏时，应根据心脏充盈压（或者肺动脉楔压）与血流动力学的改善情况调整补液速度。2014 年 Critical Care Medicine 发表的回顾性研究指出，脓毒性休克发病 1 小时内充分液体复苏极为重要，1 小时复苏量超过 1L、1 ~ 6 小时复苏超过 2.4L 且 6 ~ 24 小时复苏超过 1.6 ~ 3.5L 液体的患者病死率更低，而血管活性药物在脓毒性休克发生后 1 ~ 6 小时应用病死率最低。脓毒性休克时均有血容量不足，推荐首选晶体液进行液体复苏。

2. 血管活性药物治疗

使用血管活性药物使 MAP 保持在大于 65mmHg，以保证低血压时能维持组织灌注。可以利用超声评估下腔静脉变异率，从而判断容量反应性。血流动力学监测的 Ea' 指标，即脉压差变异率（pulse pressure variation，PPV）与每搏输出量变异率（stroke volume variation，SVV）的比例（PPV/SVV），可以帮助我们判断血管张力：若 Ea' > 2.0，反映血管张力增加；Ea' < 0.9，提示血管张力显著下降。

血管活性药物在脓毒性休克发生后 1 ~ 6 小时应用病死率最低。另外，在达到 MAP 治疗目标时应该考虑到患者既往基础病。脓毒性休克患者推荐将去甲肾上腺素作为首选血管加压药物，静脉用 4 ~ 8μg/（kg·min）；只有当患者心律失常发生风险低、存在显著的左心室收缩功能低下或心率显著减慢，才考虑使用多巴胺作为去甲肾上腺素的替代，多巴胺静脉用量常为 5 ~ 20μg/（kg·min）。不推荐将肾上腺素、去氧肾上腺素或抗利尿激素作为脓毒性休克的首选血管加压药物，因为对内脏血管有害。建议可以加用血管加压素（最大剂量 0.03U/min）（弱推荐）或者肾上腺素以达到目标的平均动脉压，或者加用血管加压素（最大剂量 0.03U/min）（弱推荐）以减少去甲肾上腺素的剂量。反对将低剂量的多巴胺作为肾脏保护药物。在充分的液体复苏及使用血管活性药物之后，如果仍然存在持续的低灌注，建议使用多巴酚丁胺（弱推荐）。

3. 正性肌力药物治疗

心脏充盈压增高和低心排血量提示心功能不全。循环容量充足、MAP 达标但低灌注征象持续存在，可在升压药基础上加用多巴酚丁胺，但不以此增加心脏指数达超常水平。研究发现，使用多巴酚丁胺将脓毒症患者的氧输送提高到超常水平并没有益处。左西孟旦作为一种钙增敏剂，可使每搏输出量（SV）、心排血量（CO）和心脏指数（CI）增加，而心率和心肌耗氧量无明显变化，若液体复苏充足、MAP 达标后 CO 仍低，可考虑使用左西孟旦。

（四）纠正酸中毒

酸中毒可引起高钾血症，还可通过 H^+ 和 Ca^{2+} 的竞争作用直接影响血管活性药物的疗效，并影响心肌收缩力。酸中毒还使肝素灭活加速，肝血管阻力增加，影响内脏血灌注并促进 DIC 发生。休克时纠正酸中毒十分重要，纠正酸中毒可增强心肌收缩力，恢复血管对血管活性药物的反应性，防止 DIC 的发生。可根据血气分析及二氧化碳结合力补充碱性液体，常用药物有 5% 碳酸氢钠（首选）、乳酸钠（肝功能损害者不宜采用）和 THAM 液（适用于需限钠患者）。

纠正酸中毒的根本措施在于改善组织的低灌注状态。对于低灌注导致的乳酸酸中毒，如果 pH > 7.20，不建议使用碳酸氢钠来改善血流动力学或者减少血管活性药物的剂量。

（五）肾上腺皮质激素

严重感染时，因为低皮质醇水平的出现，下丘脑—垂体—肾上腺轴激活。同时，受体对激素的敏感程度增高，都有利于改善机体代谢和微循环状况，从而对器官起到保护作用。但若过量给予外源性糖皮质激素，会引起下丘脑—垂体—肾上腺轴负反馈抑制。糖皮质激素有减轻毒血症和稳定细胞膜和溶酶体膜的作用，大剂量时还能：①增加心搏量，降低外周阻力，扩张微血管，改善组织灌流；②维护血管壁、细胞壁和溶酶体膜的完整性，降低脑血管通透性，抑制炎症渗出反应；稳定补体系统从而抑制过敏毒素、白细胞趋化聚集、黏附和溶酶体释放；③抑制花生四烯酸代谢，控制脂氧化酶和环氧化酶产物的形成；④抑制垂体 β - 内啡肽的分泌；⑤维持肝线粒体正常氧化磷酸化过程。严重感染和感染性休克患者往往存在相当肾上腺皮质功能不全，机体对促肾上腺皮质激素释放激素（ACTH）反应改变，并失去对血管活性药物的敏感性，因此需要应用糖皮质激素。虽然大剂量、短疗程糖皮质激素能够阻止感染性休克时炎症反应的瀑布样释放，但不能提高患者的生存率，且不良反应明显，已被摒弃。2009 年的一项脓毒症激素治疗的 Meta 分析结果显示，应用糖皮质激素总体上不能改善 28 天生存率，但对长期应用小剂量糖皮质激素（氢化可的松小于 300mg/d）患者进行亚组分析，却发现其生存率得以改善，同时低量激素也没有增加胃肠道出血及院内双重感染的风险。

2016 脓毒症与脓毒性休克处理国际指南推荐意见：对于脓毒性休克，如果充分的液体复苏及血管加压药物治疗能够恢复血流动力学稳定，不建议静脉使用氢化可的松。如果无法达到血流动力学稳定，建议静脉使用氢化可的松，剂量为每天 200mg。

（六）血液制品

一旦发现成人组织低灌注难以减轻，如心肌缺血、严重低氧血症、急性出血、发绀型心脏病或乳酸酸中毒，应在血红蛋白下降低于 7.0g/dL（70g/L）时输注红细胞，使血红蛋白维持在 7.0 ～ 9.0g/dL（70 ～ 90g/L），不推荐使用促红细胞生成素作为脓毒症相关性贫血的特殊治疗。在没有出血或有计划的侵入性操作时，如果凝血实验正常，不应该用新鲜冷冻血浆。当有凝血因子缺乏且 PT、APTT 或国际标准化比率延长、活动性出血或外科手术或侵入性操作前，可考虑输注新鲜冷冻血浆。当血小板计数小于 10×10^9/L，无论是否出血，都应输注血小板；当血小板计数在（10 ～ 20）$\times 10^9$/L，并且有明显出血危险时，可以考虑输注血小板；对于活动性出血、外科手术或者侵入性操作，血小板计数需要达到大于 50×10^9/L。对于脓毒症或脓毒性休克患者，不建议静脉使用免疫球蛋白。

（七）血糖控制

对于 ICU 的脓毒症患者，推荐使用基于流程的血糖管理方案，在两次血糖大于 180mg/dL 时，启用胰岛素治疗。目标是控制血糖小于 180mg/dL，而不是小于 110mg/dL。在接受胰岛素治疗时，需每 1 ～ 2 小时监测一次血糖，直到血糖和胰岛素用量稳定后可每 4 小时监测一次。注意避免低血糖的发生。推荐对床旁检验或毛细血管血测得的血糖值要谨慎解读，因为这些测量方法可能无法准确反映动脉血或血浆的糖水平；如果患者有动脉置管，建议使用动脉血而不是毛细血管血进行血糖的床旁检验。

（八）营养支持

2016 脓毒症与脓毒性休克处理国际指南推荐意见：①对于脓毒症和脓毒性休克患者，在能够接受肠内营养的情况下，反对早期单独使用肠外营养或者肠外联合肠内营养，应该早期启动肠内营养；②对于脓毒症或脓毒性休克的危重症患者，如果早期肠内营养不耐受，推荐在最初 7 天内静脉输注葡萄糖联合可耐受的肠内营养，反对早期使用全肠外营养或者肠外营养联合肠内营养治疗；③对于脓毒症或脓毒性休克患者，如果可以耐受肠内营养；建议早期启动肠内营养，而不是完全禁食或者静脉输注葡萄糖；④对于脓毒症或脓毒性休克的危重症患者，建议早期可以采用滋养性 / 低热量肠内营养或者足量的肠内营养；如果早期启动滋养性 / 低热量肠内营养，则应根据患者的耐受性，逐步增加肠内营养的量；⑤反对使用脂肪酸作为脓毒症或脓毒性休克危重患者的免疫补充剂；⑥不建议对脓毒症或脓毒性休克的危重患者常规监测胃残余量，但对于喂养不耐受或者存在高误吸风险的患者，建议监测胃残余量；⑦对于脓毒症或脓毒性休克的危重患者，如果喂养不耐受，建议使用促胃肠动力药物；如果喂养不耐受或者存在高误吸风险，建议留置幽门后喂养管；⑧对于脓毒症或脓毒性休克患者，反对进行静脉补硒治疗；反对应用谷氨酰胺治疗；不建议使用精氨酸治疗。

（余　雷）

参考文献

［1］田浩 . 普通外科疾病诊疗方法与手术要点 [M]. 北京：中国纺织出版社，2022.
［2］张祁，吴科敏 . 普外科常见病临床诊疗方案与护理技术 [M]. 北京：中国纺织出版社，2021.
［3］周美辉 . 实用急危重症基础与临床 [M]. 上海：上海交通大学出版社，2020.
［4］罗柱文 . 临床急危重症诊治与护理 [M]. 北京：中国纺织出版社，2020.
［5］罗君 . 感染性休克 ICU 治疗患者治疗时间超过 1 周危险因素分析 [J]. 当代临床医刊，2022，35（2）：65–66.
［6］BURGUNDER LAUREN, HEYREND CAROLINE, OLSON JARDE, et al. Medication and Fluid Management of Pediatric Sepsis and Septic Shock[J]. Paediatric drugs, 2022, 24(3): 193–205.

第十一节　外科感染的护理

一、软组织的急性化脓性感染护理

软组织感染是指发生于皮肤、皮下组织、淋巴管和淋巴结、肌间隙及其周围的疏松结缔组织间隙等处软组织的外科感染。

（一）护理评估

1.疖

（1）病因及诱因：疖是由金黄色葡萄球菌和表皮葡萄球菌引起的皮肤单个小毛囊和所属皮脂腺的化脓性感染。当皮肤不清洁或经常受到摩擦、刺激及全身或局部抵抗力下降时，毛囊内的细菌即可生长繁殖，造成感染。

（2）症状及体征。

1）局部症状：初起时皮肤局部出现红、肿、痛的小结节，以后肿胀逐渐变大成锥形隆起。结节的中心因组织坏死化脓，形成黄白色的脓栓。

2）全身症状：疖一般无明显的全身症状。但若发生在血液丰富的部位，可出现全身中毒症状，表现为畏寒、发热、头痛和全身不适等。

2.痈

（1）病因及诱因：痈是由金黄色葡萄球菌引起的多个相邻毛囊和所属皮脂腺、汗腺及其周围组织的急性化脓性感染或由多个疖融合而成。糖尿病患者的发生率较高。

（2）症状及体征。

1）局部症状：初始局部迅速形成稍隆起的黯红色、质地坚韧和界限不清的疼痛肿胀浸润区。

2）全身症状：患者多出现程度不同的全身症状，如畏寒、发热、头痛、食欲缺乏和身体乏力。

3.急性蜂窝织炎

（1）病因：致病菌主要为溶血性链球菌、金黄色葡萄球菌。

（2）症状及体征。

1）局部症状：局部出现红肿、剧痛，向四周迅速扩散。中心红肿最明显，常出现缺血性坏死，病变区与周围正常皮肤分界不清。病变部位较深时，局部红肿可不明显，常只有局部水肿和压痛。

2）全身症状：寒战、高热、头痛、乏力、精神不振和白细胞计数增加等，严重者有败血症。口底、颌下和颈部的急性蜂窝织炎，可发生喉头水肿和压迫气管，引起呼吸困难，甚至窒息；炎症有时还可蔓延到纵隔。

4.新生儿皮下坏疽

（1）病因及诱因：新生儿皮下坏疽常由金黄色葡萄球菌引起。好发于新生儿腰骶部和背部的一种常见而严重的急性化脓性感染。

（2）症状及体征。

1）局部症状：皮肤呈现红、肿、发硬，边界不清楚。

2）全身症状：持续性发热、哭闹、拒食，也可发生呕吐和腹泻；严重者可出现精神不振，甚至昏迷。

5.丹毒

（1）病因：由溶血性链球菌感染的皮肤及其网状淋巴管的急性炎症。

（2）症状。

1）局部症状：局部皮肤呈片状鲜红色，中心颜色稍淡，周围深，炎症区与正常皮肤边界清楚，略隆起。病变部位有时可出现含浆液的水疱，局部有烧灼样疼痛。附近淋巴结肿大，并有疼痛和压痛。

2）全身症状：起病急，患者常有怕冷、发热，并伴有头痛、乏力和全身不适等。

6.急性淋巴管炎和淋巴结炎

（1）病因：致病菌经皮肤、黏膜损伤处或其他感染病灶，如疖、痈、溃疡等，经组织淋巴间隙进入淋巴管内及其周围淋巴结造成急性感染。金黄色葡萄球菌和溶血性链球菌是急性淋巴管炎和急性淋巴结炎的主要致病菌。

（2）症状。

1）急性淋巴管炎：多发生于四肢，浅部者常在伤口近侧出现一条或多条"红线"，质硬而有压痛；深部者无"红线"出现，但患肢出现肿胀，具有压痛。全身可出现畏寒、发热、乏力、食欲缺乏等全身症状。

2）急性淋巴结炎：轻者仅局部淋巴结出现肿大，触之有压痛；较重者局部有红肿、疼痛并伴有全身症状；重者也可出现全身不适、寒战、高热等。

7.脓肿

（1）病因：致病菌常为金黄色葡萄球菌。

（2）症状与体征。

1）局部症状：位置较浅的脓肿，局部隆起，有红、肿、热、痛的典型症状，与正常组织界限清楚，压之剧痛，可有波动感。位置较深的脓肿，局部常无波动感，红肿也不明显，但局部有疼痛和压痛，在病变区可出现凹陷性水肿。

2）全身症状：发热、头痛、食欲减退、乏力和白细胞计数增加等。

（3）实验室检查：血常规检查可有白细胞总数、嗜中性粒细胞的比例增高。脓液细菌培养或涂片检查常规做脓液细菌培养及药物敏感试验。血生化检查可见钾、钠、氯及二氧化碳结合力异常。

（二）护理要点

1.护理问题

体温过高，疼痛。

2.护理措施

（1）密切观察患者的局部和全身症状，熟悉脓肿波动征，注意面部、颈部感染的发展，尽早发现并控制颅内海绵窦炎等严重并发症的发生。一旦病情有特殊变化应及时通知医师。

（2）加强营养，增强机体抵抗力，鼓励患者进高蛋白、高热量、含丰富维生素的饮食，多饮水，以增强机体的代谢、促进毒素的排泄。有贫血、低蛋白血症或全身性消耗病患者，应给予输血，特别是败血症患者时，可多次适量输入新鲜血。

（3）监测体温变化，体温过高时，应限制患者活动，保持安静状态，减少产热。当体温超过38.5℃时应采取物理降温，同时鼓励患者多饮水，必要时可静脉输液，补充机体所需的液体量和热量，纠正水电解质和酸碱失衡，并监测24小时出入液量。

（4）感染初起时，可局部使用物理透热法、热敷法和硫酸镁湿敷法，使脓肿消退，局限感染扩散。

（5）感染较重时，可根据细菌培养和药物敏感试验的结果应用有效的抗生素。如用药2～3天后疗效不明显，应更换抗生素的种类，以提高治疗效果。在抗感染治疗时，局部感染病灶的及时处理甚为重要，如施行切开引流或切除术等。

（6）对于严重感染者，可考虑应用肾上腺素皮质激素，以减轻中毒症状，改善患者的自身状况。

（7）病室应通风良好，空气清新，患者的床单、被罩、枕套、病服经常更换，以保证自身清洁，避免院内感染和交叉感染。

（8）手术时动作轻柔，彻底止血，选择合适的引流法。创面要保持清洁，敷料渗透后及时更换，避免异物残留脓腔内。换药、气管切开护理、静脉内插管、留置导尿管及烧伤患者应严格按无菌操作原则，防止或减少感染的发生。对于疼痛不缓解者可给予止痛药和镇静药，以保证患者有充分的休息和睡眠。

（9）对感染较重或肢体感染患者应嘱咐其卧床休息，患肢制动抬高，并协助其做患肢运动，以免病愈后患肢活动障碍。卧床期间，要鼓励患者经常做深呼吸、咳痰、翻身等活动，必要时可给予患者雾化吸入，并协助翻身、叩背、排痰，以预防坠积性肺炎及血栓性静脉炎的发生。

（三）健康教育

（1）教育患者注意个人卫生，经常洗澡、洗头、理发，衣服应经常更换，且要穿得宽松，避免穿硬衣领上衣摩擦刺激颈部皮肤。指导患者正确使用皮肤消毒剂或抗菌肥皂。

（2）嘱患者切忌随意挤压病灶，以免引起感染。

（3）指导患者学会使用抗生素药膏和更换敷料，小心处理污染的敷料并消毒。劝告患者避免使用油性药膏，以防阻塞皮肤毛囊孔、皮脂腺，影响其分泌功能。勿滥用解热药物。

（4）加强营养，锻炼身体，增强抗病能力。

（5）发现糖尿病，应及早治疗。

二、全身化脓性感染护理

全身化脓性感染是指致病菌经局部感染病灶进入血液循环后，引起的严重全身性反应，主要包括败血症、脓血症、毒血症，三者常混合发生，临床上难以截然分开。

（一）护理评估

1. 病因及诱因

（1）败血症常继发于严重损伤和各种化脓性感染，常见的致病菌为金黄色葡萄球菌和大肠埃希菌，其次为铜绿假单胞菌、产气杆菌、脑膜炎球菌等。

（2）脓血症常见于葡萄球菌、链球菌、大肠埃希菌和肺炎球菌的感染。

（3）毒血症多由严重感染和严重损伤使大量细菌或毒素及大量破坏组织的分解代谢产物进入血液循环所致。

2. 症状及体征

（1）败血症：多出现突然寒战、高热，体温可高达 40～41℃，常于皮肤、眼结膜和黏膜出现瘀血点，多伴有神志改变。

（2）脓血症：明显寒战、弛张热和身体各部位不断发生新的脓肿，是脓血症的主要特征。

（3）毒血症：高热、脉快和贫血是毒血症的三大症状；严重者有神志改变，可并发中毒性心肌炎和感染性休克。血培养无细菌生长。

3.实验室检查

（1）血常规检查：白细胞计数明显升高，但老年人和全身情况较差者白细胞总数可不增高或降低。革兰阴性菌败血症时白细胞总数可正常或减少，中性粒细胞多数明显增高，可有明显的核左移。

（2）尿液检查：可出现蛋白、红细胞、白细胞和管型。

（3）血培养：判断患者的血液中是否存在病原菌，有利于判断病原菌的种类。

（二）护理要点

1.护理问题

（1）体温过高。

（2）潜在并发症：如感染性休克、呼吸衰竭、肾衰竭等。

（3）疼痛。

2.护理措施

（1）观察重点。

1）监测生命体征：以随时观察患者血压、脉搏、呼吸、血氧饱和度及心电图的变化。

2）密切注意患者的临床表现：如病情有变化应立刻通知医师，以免延误治疗。

（2）有感染性休克时应首先纠正休克，给予高浓度氧气或人工呼吸机辅助呼吸，使血氧饱和度维持在95%左右，并及时开通多个经脉通路，给予输血、输液及抗休克药物。

（3）保持呼吸道畅通，协助患者翻身、叩背咳痰、深呼吸，如果痰液黏稠给予雾化吸入。

（4）监测24小时出入量，记录患者呕吐和腹泻的次数、量、性状、颜色及尿量，保持静脉输液通畅。单位时间内给予足够液体量，以纠正水电解质失衡。

（5）选用有效的抗生素，首先根据临床症状考虑致病菌的种类，选择敏感的抗生素。对感染严重者可联合应用抗生素。

（6）脓肿切开者，注意观察局部切口情况，引流是否通畅，感染是否得到有效控制。对于有切口疼痛者可适当应用止痛剂。有些患者有头痛的表现，可通过交谈分散注意力或按摩穴位的方法降低痛阈。

（7）体温过高的护理。

1）卧床休息，限制活动，避免情绪激动，以降低新陈代谢，减少产热。

2）调节室内温度，开窗促进室内空气流动。

3）给患者穿宽松的衣物，当体温超过38.5℃时，应局部给予冰袋、冰囊、温水或乙醇擦浴等物理降温。

4）协助患者多饮水，增加液体摄入量，必要时可静脉补液。

5）高热患者口唇干裂、破口，甚至溃疡，要经常用漱口水漱口，按时做好口腔护理。

6）保持皮肤清洁、干燥。出汗多的患者要勤换衣服和被褥；年老体弱、幼儿及抵抗力低下的患者，应加强观察、勤翻身，以免发生压疮。

（三）健康教育

（1）向患者讲解疾病的病因、症状、治疗方法及预后，使其充分了解其病情，缓解焦虑情绪。

（2）注意劳动保护，避免损伤。对已有损伤者，要采取措施防止感染。

（3）指导患者进高蛋白、高热量及含丰富维生素、糖类的低脂肪饮食。

三、特异性感染护理

（一）破伤风

破伤风是由破伤风杆菌经体表破损处侵入组织，大量繁殖并产生毒素，引起局部及全身肌肉阵发性痉挛或抽搐的急性特异性感染。

1. 护理评估

（1）病因及诱因：破伤风杆菌只在具备其繁殖的厌氧条件下，伤口局部生长繁殖，其产生的外毒素才是造成破伤风的原因。

（2）症状及体征。

1）潜伏期：一般为 7 天左右，视个体情况可出现提前或延迟，潜伏期越短，患者临床症状越重。

前驱症状：多先有周身乏力、头痛、失眠、多汗、烦躁不安等。伤口周围皮肤黯红、附近肌肉有紧张牵涉感。继之可出现咽部疼痛、咀嚼无力，并感到舌和颈部发硬及反射亢进等。

2）典型症状：出现前驱症状后，患者很快出现肌肉强直性痉挛和阵发性抽搐的典型症状。诊断检查一般根据患者有受伤史及典型的临床症状，即可确诊。

2. 护理要点

（1）护理问题。

1）有受伤的危险。

2）清理呼吸道无效。

3）有体液不足的危险。

4）有体温改变的危险。

（2）护理措施。

1）严格执行接触性隔离制度。

2）注意观察患者生命体征变化、局部切口情况，保持引流通畅。及时更换切口敷料，防止感染，促进伤口愈合。记录 24 小时出入液量。

3）抽搐的护理：①避免强光刺激，保持室内安静；重型破伤风患者需有专人护理，密切观察患者抽搐情况，防止受伤；②对于轻症患者可给予镇静安眠药物；对于较重患者，如有效血容量正常且无休克威胁时，给予冬眠药物；③冬眠药物应交替使用，在用药期间密切注意患者血压、呼吸、脉搏及神志的变化并详细记录；④对于不能进食的患者，要加强口腔护理，防止口腔炎和口腔溃疡发生；⑤对于发热的患者，应勤换患者衣物、床单、被褥，按时翻身，预防压疮发生；体温超过 38.5℃的高热患者，应给予头部枕冰袋和温水或乙醇擦浴；⑥保持呼吸道通畅，经常鼓励、协助患者咳痰，必要时可用吸痰器。

4）气管切开的护理：①对于痉挛发作频繁，持续时间长且分泌物不易咳出者，应及早做气管切开，以便有效排出气道分泌物，增加通气量，避免窒息，防止肺不张、肺内感染和呼吸性酸中毒的发生；②气管切开后应经常抽吸气道内的分泌物、湿化气道，每日消毒切口、冲洗内套管和更换气管切开处的敷料2次，注意观察切口周围皮肤是否有红、肿、热、痛及异常分泌物。

5）保证足够的营养，维持电解质平衡：①轻症患者，应争取在痉挛发作间歇期鼓励患者进高热量、高蛋白、富含维生素饮食，喂食不可勉强，少量多次，以免引起呛咳、误吸；②重症不能进食的患者，可通过胃管进行鼻饲，但时间不宜过长；③根据机体需要由静脉补充或给予全胃肠外营养。

6）应用有效抗生素，大剂量青霉素可抑制破伤风杆菌，同时还可消灭其他化脓菌，预防伤口混合感染和肺部并发症。

3. 健康教育

（1）加强宣传教育。让人们认识到破伤风的危害性。凡有破损的伤口，均应去医院清创处理，常规注射破伤风抗毒素血清。

（2）加强劳动保护，防止外伤，指导农村妇女选择具有清洁完善的医疗设备的卫生所或医院进行生育、引产、刮宫，以免不洁的接产诱发新生儿破伤风及孕妇产后破伤风。

（3）破伤风患者发生痉挛、抽搐时，意识清醒，这时应陪伴患者。在下次用药前，向患者讲解疾病的发生、发展及预后，采取目前治疗手段的必要性，使患者坚定战胜疾病的信心，积极配合治疗。

（二）气性坏疽

气性坏疽是由梭状芽孢杆菌所致的急性特异性感染性疾病，多见于肌肉组织广泛损伤的患者，特别是伤口较深而污染严重处理不及时者。

1. 护理评估

（1）病因：气性坏疽发病主要决定于人体抵抗力和伤口情况，如伤后缺水、大量失血、体力衰弱等全身抵抗力下降，均可诱发本病。

（2）症状及体征。

1）局部症状：早期患处沉重不适，随之剧烈胀痛，有明显的分裂感，伤口周围皮肤水肿、紧张，颜色苍白、发亮，很快变为黯红色，进而变为紫黑色。皮肤温度降低，伤口常有稀薄带有臭味的浆液样血性分泌物流出。

2）全身症状：早期患者表现为焦虑或表情淡漠，继之烦躁不安、脉搏快速，并有头痛、头晕、恶心、高热、呼吸急促及贫血、黄疸、尿少等。晚期常有严重中毒现象，出现血压下降和中毒性休克，患者呈现神志不清、谵妄和昏迷。

（3）实验室及辅助检查：伤口内分泌物涂片可查出革兰阳性杆菌，而外周血白细胞计数很少升高。X线检查可见伤口肌群间有气体。

2. 护理要点

（1）护理问题。

1）组织完整性受损。

2）疼痛。

（2）护理措施。

1）隔离：按接触性隔离制度执行。

2）重症监护：专人护理，吸氧，抗生素的使用，降温，支持疗法。

3）伤口的处理：①气性坏疽起病急、发展快，一经诊断应立即协助医师在抢救休克或其他严重并发症的同时，对伤口紧急进行局部处理。切除后的伤口应用过氧化氢溶液冲洗，并加含氯化剂湿敷料填塞；为保持氧化剂不易蒸发，可用一层凡士林纱布在外边覆盖，每日更换敷料；不论是切开与切除，患肢均禁用止血带，伤口不缝合；②使用高压氧的护理，提高组织的氧含量，使组织不利于梭状芽孢杆菌的生长繁殖，并停止产生损害组织的各种毒素；注意观察每次氧疗后的伤口变化，并做好记录。

4）疼痛的护理：①对严重创伤患者，尤其是伤口肿胀、疼痛严重者应给予严密观察，特别是突然发作的伤口剧痛更应注意，并详细记录疼痛特点和发作相关的情况；②对清创或截肢者，应经常协助其改变体位，以减轻因肌肉牵拉、外部压力和肢体疲劳引起的疼痛；③对疼痛不能缓解的患者可给予止痛剂，剧痛时还可应用静脉止痛泵止痛，也可通过转移患者注意力的方法，缓解疼痛。伤口愈合过程中，应对伤肢进行理疗、按摩和功能锻炼，恢复其功能。

3. 健康教育

（1）教育患者加强劳动保护，避免受伤。

（2）受伤后的预防非常关键，主要包括及时对伤口进行彻底清创和早期使用大剂量有效的抗生素。

（3）施行大型清创术后或截肢术前，应向患者及其家属讲解手术的必要性及对术后的不良影响，使患者思想上有充分准备。截肢后，鼓励患者适应其身体的改变。

（4）协助伤残者制订出院后功能锻炼计划，恢复其自理能力，提高生活质量。

（刘晓丹）

参考文献

［1］张祁，吴科敏. 普外科常见病临床诊疗方案与护理技术 [M]. 北京：中国纺织出版社，2021.

［2］高薇，狄树亭. 外科护理 [M]. 北京：中国医药科学技术出版社，2021.

［3］狄树亭，董晓，李文利. 外科护理 [M]. 北京：中国协和医科大学出版社，2019.

［4］库尔曼·哈孜. 外科病房预防医院感染护理管理措施探讨 [J]. 实用临床护理学电子杂志，2019，4（21）：141，146.

［5］DAVINA SHARMA, KATE HAYMAN, BARCLAY T STEWART, et al. Care of surgical infections by Médecins Sans Frontières Operations Centre Brussels in 2008－14[J].The Lancet, 2015, 385 suppl 2 : s31.

第十二节　外科疼痛的护理

疼痛是一种不愉快的感觉和情绪上的感受，伴随现有或潜在的组织损伤。疼痛分为急性疼痛和慢性疼痛。

传统上认为，急慢性疼痛的区别在于：自疼痛发作起包括若干时间间隔在内的单个连续时间段，这个时间段通常代表急性疼痛发作的时间或急性疼痛转变成慢性疼痛的转折点。慢性疼痛是指连续性或者复发性的持续疼痛，并对患者的健康、功能及生活质量产生具有足够时间和强度的不良影响。判定慢性疼痛的另一种标准是"疼痛的持续时间超出了预期的愈合时间"。此标准较少受时间的约束，因为即使疼痛的持续时间较短，根据该标准仍可将该疼痛判定为慢性疼痛。

急性疼痛是指近期疼痛发生的持续时间小于3个月的疼痛。普遍认为急性疼痛有重要的生物学功能，是机体处在危险或存在有害刺激时的信号，提醒人们采取必要的行为防止进一步遭受损害。因此，疼痛也是一种强迫性保护性反射的生理性感觉。但必须强调的是，不是所有的急性疼痛都有这种保护性功能，甚或还有病理生理学效应。持久的剧烈疼痛对机体有害，严重的术后疼痛不仅没有保护性功能，若镇痛不全，还会产生异常的生理学的和精神上的反应，往往引起并发症。急性剧烈疼痛除这些生理学效应外，还可引起长时间的严重情绪失调，损害人的精神健康，反过来破坏患者与家庭及社会的关系。

正如国际疼痛研究学会（International Associationforthe Study Pain，IASP）关于疼痛的定义所清楚论述的那样，任何疼痛，无论是否存在明确的组织损伤，均为一种不愉快的体验，并且受各种认知、情感和环境因素的内在影响。可见，心理学因素在慢性疼痛中的作用通常比在急性疼痛中的作用更大。

一、病因

疼痛的病因是多方面的，包括创伤、炎症、神经病变和精神（心理）因素等。

（一）创伤

创伤是指由物理机械性原因导致的皮肤、肌肉、韧带、筋膜、骨等组织的损伤，创伤是引起疼痛的主要原因之一，如刀割伤、撞击伤、骨折、急性或慢性腰扭伤、烧伤等都会引起疼痛。

（二）炎症

当机体发生生物源性炎症、化学源性炎症时所产生的炎症刺激因子会刺激感觉神经末梢，通过神经反射通路将疼痛刺激传递到感觉中枢而引起疼痛感觉。炎症引起的疼痛包括风湿性关节炎、强直性脊柱炎、脓肿等引起的疼痛。

（三）神经病理损伤

神经系统组织包括末梢神经至中枢神经系统中任何部位所发生的病变引起的病理性损伤，都会引起疼痛，表现为痛觉过敏、痛觉异常，如带状疱疹后神经痛、糖尿病性神经病变等。

（四）癌症

肿瘤细胞快速增生所形成的肿块压迫周围组织器官，浸润血管、神经可引起出血、疼痛等症状，可引起明显疼痛的癌症主要包括肝癌、胃癌、胰腺癌和恶性肿瘤骨转移等。

（五）精神（心理）因素

精神（心理）因素也可引起疼痛，患者因为心理障碍而出现全身疼痛或多处顽固性疼痛，检查往往没有确切的躯体病变和阳性体征，实验室检查也无异常，常常伴有失眠、多梦、困倦、反应减退、记忆力下降等。

二、诊断

疼痛的定位与病变诊断须依靠详细的病史采集、体格检查、有关实验室检查与器械检查，有的疾病还需经过动态观察方能确定诊断。

三、治疗

（一）治疗原则

1. 无创途径给药

首选无创途径给药，其中口服给药是 WHO 所提出的合理应用止痛药物（包括吗啡和其他强阿片类药物）的标准途径。口服给药是镇痛治疗首选的给药方法，具有方便、简单、经济、患者易接受、能保持稳定的血药浓度、更易于控制、不易成瘾和产生耐药的优点。对不宜或不能口服的患者可采用其他途径给药，较方便的有经皮给药的透皮贴剂。

2. 按时给药

根据药物的药代动力学及患者的疼痛程度有计划地按时给药，按时给药可使血药浓度长期保持较恒定的水平，既可使药物达到预期的效果，减轻疼痛症状，还可减轻因服药不规律而产生的不良反应。

3. 按阶梯给药

WHO 推广的三阶梯镇痛疗法是指根据不同程度、性质、病因的疼痛，选择不同强度的镇痛药，单独或联合使用非阿片类药物、弱阿片类药物、强阿片类药物，再应用辅助性镇痛药物来进行配合治疗。用药时遵循按疼痛程度逐级选用药物。

4. 个性化给药

对药物的作用效果个体差异很大，恰当的剂量是影响疼痛治疗效果的重要因素。因此，要切实观察患者的具体疗效，必要时，可以上调滴定剂量直至疼痛缓解。阿片类药物无理想标准用药剂量，应根据不同患者疼痛的强度、性质等决定，能使患者疼痛得到缓解的剂量就是正确的剂量。因此，选用阿片类药物，应从小剂量开始，逐步增加剂量至缓解疼痛并无明显不良反应的理想用药剂量。

5. 注意具体细节

对使用镇痛药物的患者要认真观察用药后疼痛的缓解程度和反应，注意联合用药的相互作用，减少不良反应的发生，要及时查找、分析原因并采取合理的处理措施，让患者获物得最佳疗效而不良反应最小。

（二）药物治疗

镇痛药是指能缓解或消除患者疼痛感觉的药物，大部分镇痛药主要作用于中枢神经系统，选择性抑制和缓解各种疼痛，减轻因疼痛导致的恐惧紧张和不安情绪。镇痛药物包括止痛药物和辅助类药物两大类。

1. 止痛药物

世界卫生组织（WHO）的三阶梯镇痛疗法将止痛药物分为 3 种类型。

（1）非阿片类止痛药物：如非甾体抗炎药（阿司匹林、布洛芬、双氯芬酸钠、塞来昔布等）、对乙酰氨基酚和氯胺酮。

（2）弱阿片类止痛药物：如盐酸曲马朵、可待因、氧可酮等。

（3）强阿片类止痛药物：如吗啡、芬太尼、羟考酮等。

2. 辅助类药物

辅助类药物是指第一适应证并不是疼痛，而是对特定性疾病或状态下的疼痛有效的药物。辅助类药物通过不同的方式起作用，可用于癌痛三阶梯的任何一个阶段，一般包括如下。

（1）缓解由特殊原因所致疼痛的其他药物，如抗骨质疏松药物。

（2）控制疼痛的镇痛剂所致不良反应的药物，如缓泻剂、止吐药、抑制胃酸分泌药、助消化药等。

（3）与镇痛药物有协同作用的药物，如抗焦虑药、抗抑郁药、镇静催眠药等。

（三）非药物治疗

1. 床旁超声导入治疗

适用于软组织及骨关节疾病，也可用于神经痛、神经炎等。使用超声波治疗仪，将耦合电极贴片装入仪器发射头内，抽取药物，注入耦合凝胶片，选择治疗部位，皮肤清洁完整无损，设定好参数，将载有凝胶贴片的治疗头粘固于治疗部位，用弹力绷带加以固定，按开始键启动治疗。

2. 超激光治疗

适用于慢性疼痛如三叉神经痛、带状疱疹后神经痛及脑供血不足、失眠、耳聋、面瘫等非疼痛性疾病。

（1）痛点或局部照射：用 B 型透镜组，70%～100% 输出功率，照射 3 秒停一秒，每次 10 分钟，每日 1～2 次。

（2）局部照射：用 C 型透镜组，选 70%～100% 输出功率，照射 3 秒停一秒，每次 10 分钟，每日 1～2 次。

（3）星状神经节照射：使用 SG 型透镜组，选择 70%～80% 输出功率，照射 2 秒停 4 秒，每侧 8～10 分钟，每日 1～2 次，10～15 天为 1 个疗程。

（4）穴位照射：使用 A 型透镜组，以 80%～100% 输出功率，照射 2 秒停 4 秒，每个穴位 5 分钟，每日 1～2 次。

（5）特殊照射法：对鼻腔、外耳道、口腔等部位的炎症、溃疡可采用，过敏性鼻炎、外耳道炎选用 SG 型透镜组，口腔溃疡选用 A 型透镜组，一般用 80% 输出功率，照射 2 秒停 4 秒，每个部位 10 分钟，15 天为 1 个疗程。

四、护理

（一）骨与关节疾病疼痛的护理

1. 缓解疼痛

（1）环境和体位保持病房整洁安静舒适，保持空气流通。疼痛较前减轻者，可采取合适体位，减少局部压迫以缓解疼痛。

（2）局部制动疼痛严重者，要严格卧床休息，减少局部活动，行轴线翻身，局部给予制动，减轻疼痛。

（3）合理用药必要时给予止痛药物。

（4）心理护理在患者身心处于极度痛苦的情况下，要了解患者的心理状态，解除患者的顾虑。

2. 改善营养

（1）鼓励患者进食高热量、高蛋白、富含维生素的饮食，注意膳食结构的均衡。

（2）营养支持，如患者食欲差，经口摄入难以满足营养需要，可以根据医嘱为患者提供肠内或者肠外营养支持。

（3）对于贫血或者低蛋白血症的患者，根据医嘱给予分次输入新鲜血或者人体血清蛋白。

3. 维持有效的气体交换

（1）加强病情观察，严密监测患者生命体征，如遇特殊情况及时通知医师，协助医师给予处理。

（2）保持呼吸道通畅，指导患者进行有效的气体交换和正确的咳嗽。

4. 功能锻炼

活动量可根据患者的病情和体力而定，循序渐进，持之以恒。

5. 健康教育

（1）根据病情采取合适体位。

（2）合理使用止痛药物，监测药物不良反应，在用药过程中注意随时复查。

（3）让患者及其家属了解关节运动的重要性，教会患者如何做各关节的功能锻炼。急性炎症期间不易剧烈运动，股骨头坏死患者应减少负重运动。

（4）定期复诊，了解病情发展变化情况，有利于稳定病情，巩固疗效，加速康复。

（5）保持良好的心理状态，特别是已经出现畸形或者肢残的患者，进行心理疏导，告知患者保持精神愉快也是预防疾病复发的重要因素。

（6）运动前做好准备运动及防护工作，老年人尽量避免爬高及在湿滑不平处行走，夜间起床时特别注意，勿使绊倒。

6. 生活指导

保持室内空气新鲜，多晒太阳，饮食宜清淡，多饮水，进食易消化、高营养均衡食物。应戒烟酒。

（二）风湿性疾病疼痛的护理

1. 一般护理

根据患者的全身情况和受累关节的病变性质、部位、多少及范围，选择不同的休息方式与体位。

2. 协助患者减轻疼痛

（1）为患者创造适宜的环境，以免患者因感觉超负荷加重疼痛感。

（2）合理应用非药物性止痛措施。

（3）使用物理治疗方法止痛。

（4）遵医嘱用药。

3. 躯体活动障碍

（1）功能锻炼：向患者及其家属讲解功能锻炼对恢复和维持关节功能的重要性，鼓励缓解期的患者多参与一些力所能及的活动；根据受累关节的不同部位及病变特点，指导患者有规律的进行具有针对性的功能锻炼。

（2）日常生活自理能力的锻炼：鼓励患者生活自理，进行日常生活锻炼。

4. 焦虑

（1）鼓励患者说出自身感受，与患者一起分析原因，并评估焦虑程度。劝导患者家属多给予关心、理解及心理支持。介绍成功病例及治疗进展，鼓励患者树立战胜疾病的信心。

（2）采用缓解焦虑的技术：教会患者及其家属使用减轻焦虑的措施。

（3）病情观察及安全保护：观察患者的精神状态是否正常，发现情绪不稳定、精神障碍或者意识不清者，应做好安全防护和急救措施，防止发生自伤和意外受伤等。

5. 悲伤

（1）首先认识和疏导患者的负性情绪，重视患者的每一个情绪。鼓励患者自我护理，与患者一起，激发患者对家庭社会的责任感。鼓励患者积极参与各项护理活动。

（2）建立社会支持体系：嘱家属亲友给患者以支持和鼓励。亲人的关心会使患者情绪稳定，从而增强战胜疾病的信心。

6. 健康教育

（1）帮助患者及其家属了解疾病的性质，病程和治疗方案。避免感染、寒冷、潮湿、过劳等各种诱因，注意保暖。强调休息和治疗的重要性，养成良好的生活方式和习惯，在疾病缓解期每天有计划地进行锻炼，增强机体的抗病能力，保护关节功能，延缓功能损害的进程。

（2）指导患者用药方法和注意事项，遵医嘱用药，不要自行停药、换药、增减药量，坚持规则治疗，减少复发。严密观察疗效和不良反应。

（3）让患者及其家属了解关节运动的重要性，教会患者如何做各关节的功能锻炼。急性炎症期间不宜剧烈运动，股骨头坏死患者应减少负重运动。

（4）定期复诊，了解病情发展变化情况，有利于稳定病情，巩固疗效，加速康复。

（5）保持良好的心理状态，特别是已经出现畸形或者肢残的患者，进行心理疏导，告知患者保持精神愉快也是预防疾病复发的重要因素。

（三）神经性疼痛的护理

1. 术前护理

（1）心理护理：加强与患者的沟通交流，介绍疾病相关知识，缓解患者的焦虑紧张情绪，必要时遵医嘱应用镇静剂。

（2）营养：给予流质或半流质饮食，鼓励患者争取在发作后的时间内多进食，以保证营养和增强体质。

（3）疼痛护理：避免发作诱因，指导患者保持心情愉快，生活有规律、合理休息、适度娱乐；保持周围环境安静，室内光线柔和，避免因周围环境刺激而产生焦虑情绪，以致诱发或加重疼痛；与患者讨论减轻疼痛的方法与技巧，鼓励患者运用指导式想象、听轻音乐、阅读报纸杂志等分散注意力，以达到精神放松、减轻疼痛。

（4）体位训练：患者取平卧位，头后仰，每次 15 ～ 30 分钟，每日 3 ～ 5 次。

（5）术前常规准备：完善各项检查，术前禁饮食 6 ～ 8 小时，控制原发病。

2. 术后护理

（1）卧位：患者术后回房，去枕平卧 6 ～ 24 小时。

（2）穿刺部位的观察及护理：观察穿刺部位有无渗血、渗液，若有应及时通知医师并更换敷料，射频术后患者局部轻度加压，穿刺点冰敷 6 小时，减少局部出血和血肿。

（3）并发症的观察及护理：角膜反射消失、低压性头痛、颅内出血、毁损区域麻木、毁损区域感觉异常，如痒感、蚁行感等。角膜反射的检测：被检查者向内上方注视，医师用细棉签毛由角膜外缘轻触患者的角膜。正常时，被检者眼睑迅速闭合。

（4）疼痛护理：评估疼痛情况，警惕颅内压增高的发生，遵医嘱给予脱水剂或激素，提供安静舒适的环境。

（5）口腔护理：患者进食时使用健侧牙齿咀嚼食物。定时检查口腔黏膜有无破溃、出血，保持口腔清洁、湿润。

（6）饮食护理：术后 2 小时禁食，2 小时后遵医嘱给予流质饮食，逐渐过渡至普食，进食高蛋白、富含维生素、易消化的食物，忌生冷、坚硬、尖锐、刺激性食物。

（四）癌症疼痛的护理

（1）注意观察患者生命体征的改变，心率改变，血压升高，患者的面容、体位、行动方式、注意力、对外界刺激的反应和对日常生活的影响，患者心理及性格的改变、社会地位的丧失及社会活动的影响。

（2）制订护理的目标，并能实施有效的止痛方法，维持减轻的状态。

（3）使用各种止痛药物的同时，可配合使用一些干预技术，采取音乐疗法、转移或分散注意力、心理支持、针灸、冷疗、热疗、皮肤刺激等物理疗法。

（4）使用药物时要注意决定最佳的用药途径，如口服、肌内注射、静脉、直肠用药。给药前应测生命体征，特别是呼吸次数，应了解药物的作用，以及可能与其他药物间发生的拮抗作用，为了提高给药效果，应该对用药后的反应进行观察，对住院患者给药后半小时应了解效果，要求患者对用药前后的情况进行比较，指出疼痛加强的时间。

（5）改进饮食，刺激食欲，增加蛋白质的摄取量，在患者能忍受疼痛的范围内尽可能地进食。

（6）皮肤护理：①减轻局部压力；②保持患者衣物清洁干燥，如病情允许，应鼓励患者起床活动或按时扶患者坐起；③对长期卧床的危重患者应设翻身卡，定时更换体位并记录，对极度衰弱者可在骶尾处垫以鸭绒垫或通气性好材料的棉圈将骶尾部悬空，以防受压；④保持床单位的平整、清洁干燥，用红花酒精等活血化瘀的药物按摩受压部位；⑤对大、小便失禁患者应准备一次性尿垫，注意定时清洗，涂以护臀膏保护。

（7）针对患者的不同表现采取相应的心理疏导方式，充分控制疼痛，减轻患者痛苦，增加患者在心理上和生理上的舒适感。

（五）血管性疾病疼痛的护理

（1）观察疼痛的性质、持续时间和程度。

（2）每 4 小时监测 1 次肢端动脉搏动情况。

（3）每 4 小时监测患肢皮肤的温度、弹性和色泽。

（4）每天 1～2 次用温水洗脚，擦干后涂以护肤脂保护。患者若抱膝睡眠，应加床栏保护。

（5）指导患者进行伯尔格运动法锻炼 20 分钟，每天数次，促使侧支循环更好地建立（伯尔格运动法：即患者平卧，先抬高患肢 45°以上，维持 1～2 分钟，再在床边下垂 2～3 分钟，然后放置水平位 2 分钟，并做足部旋转、伸屈活动）。

（6）患肢注意保暖，并保持干燥，避免患肢受冷、受湿，如冬天穿厚袜子、棉裤，不要赤脚泡在冷水里劳动，以免引起血管痉挛，加重肢体缺血缺氧；但也不能用过热的水浸泡患肢，以免增加局部氧的消耗。

（7）按医嘱给予镇痛剂，如安乃近、吲哚美辛、布桂嗪等，并观察其疗效。普鲁卡因行交感神经节阻滞术，可解除血管痉挛和促进侧支循环形成。针灸止痛，如针刺合谷、内关、足三里等穴位。

（8）截肢后若出现幻觉疼痛，可用针灸止痛及给予心理护理，以疏导患者分散注意力。

（王守艳）

参考文献

［1］任洁娜 . 外科护理学实用技术 [M]. 上海：复旦大学出版社，2021.

［2］王杉 . 外科与普通外科诊疗常规 [M]. 北京：中国医药科技出版社，2020.

［3］石会乔，魏静 . 外科疾病观察与护理技能 [M]. 北京：中国医药科技出版社，2019.

［4］韦宝珍 . 疼痛护理干预对改善神经外科颅脑外伤患者生活质量的效果评价 [J]. 外科研究与新技术，2022，11（1）：73-76.

［5］KYLE MARSHALL, KELEIGH MCLAUGHLIN. Pain Management in Thoracic Surgery[J]. Thoracic Surgery Clinics, 2020, 30(3): 339-346.

第四章　妇科疾病

第一节　月经病

一、痛经

凡在行经前后或月经期出现下腹痛、坠胀、腰酸或其他不适，程度较重影响生活和工作者称为痛经。痛经多呈痉挛性，通常还伴有其他症状，如腰腿痛、头痛、头晕、乏力、恶心、呕吐、腹泻、腹胀等。痛经分为原发性痛经和继发性痛经两种，原发性痛经是指不伴有其他明显盆腔疾病的单纯性、功能性痛经；继发性痛经是指由盆腔器质性疾病导致的痛经。

痛经的发生率很高，文献报道为 30%～80%。由于每个人的疼痛阈值存在差异，临床上缺乏客观的评价指标，因此难以计算确切的痛经发病率。1980 年全国抽样调查结果发现：痛经发生率为 33.19%，其中原发性痛经占 36%。在不同年龄段，痛经的发生率也不同。初潮时发生率较低，随后逐渐升高，16～18 岁达顶峰，30～35 岁时开始下降，生育期稳定在 40% 左右，50 岁时约为 20%。

（一）原发性痛经

1. 发生机制

（1）子宫收缩异常：正常月经期子宫的基础压力小于 1.33kPa，宫缩时可达 16kPa，收缩频率为 3～4 次/分。痛经时宫腔的基础压力升高，收缩频率增高且不协调。因此，原发性痛经可能是子宫平滑肌活动增强、过度收缩所致。

（2）前列腺素（prostaglandin，PG）合成和释放过多：子宫内膜是合成前列腺素的重要场所，子宫合成和释放前列腺素过多可能是导致痛经的主要原因。前列腺素的增多不仅可以刺激子宫平滑肌过度收缩，导致子宫缺血，还能使神经末梢对痛觉刺激变得敏感，疼痛阈值降低。

（3）血管紧张素和催产素影响：血管紧张素可以引起子宫平滑肌和血管的平滑肌收缩加强，原发性痛经患者体内升高的血管紧张素水平被认为是引起痛经的另一个重要因素。催产素也可能参与痛经的发生。

（4）其他因素：主要是精神因素，紧张、压抑、焦虑、抑郁等都会影响对疼痛的反应和主观感受。

2. 临床表现

原发性痛经在青春期多见，常在初潮后 1～2 年内发病。原发性痛经的疼痛通常在月经来潮前几小时或刚来时发生，可以持续 48～72 小时。这种疼痛与分娩时的疼痛相似，有耻骨上绞痛，可伴腰骶背痛，疼痛放射至大腿，常伴有恶心、呕吐和面色苍白，偶有昏厥。严重的原发性痛经可影响日常生活和工作。

3. 诊断及鉴别诊断

诊断原发性痛经，首先要排除器质性盆腔疾病的存在。采集病史，进行全面的体格检查，必要时结合辅助检查，如 B 超、腹腔镜、宫腔镜、子宫输卵管碘油造影及生化指标等，排除子宫器质性疾病。鉴别诊断主要是排除子宫内膜异位症、子宫腺肌症、盆腔炎等疾病，还要与慢性盆腔痛相区别。

部分原发性痛经可能由病变轻微的子宫内膜异位症引起，由于子宫内膜异位症很轻，各种检查都不能发现病灶，因此被诊断为原发性痛经。

4. 治疗

（1）一般治疗：对痛经患者，尤其是青春期少女，必须进行有关月经生理知识的教育，消除其对月经的心理恐惧。痛经时可卧床休息，热敷下腹部；还可服用非特异性的止痛药。

（2）药物治疗。

1）前列腺素合成酶抑制剂：非甾体抗炎药是前列腺合成酶抑制剂，通过阻断环氧含酶通路，抑制前列腺素合成，使子宫张力和收缩力下降，达到止痛的效果，有效率达 60% ～ 90%。前列腺素合成酶抑制剂服用简单，不良反应小，还可以缓解其他相关症状，如恶心、呕吐、头痛、腹泻等。一般于月经来潮、痛经出现前开始服用，连续服用 2 ～ 3 天。前列腺素在月经来潮的最初 48 小时释放最多，连续服药的目的是减少前列腺素的合成和释放。疼痛时临时、间断给药效果不佳，往往难以控制疼痛。

布洛芬和酮洛芬的起效很快，服药 30 ～ 60 分钟血药浓度就达到峰值。吲哚美辛等对胃肠道刺激较大，容易引起消化道大出血，不建议作为痛经的一线药物使用。

2）口服避孕药：适用于需要采用避孕措施的痛经患者，口服避孕药可以有效地治疗原发性痛经。可以使 50% 的患者疼痛完全缓解，40% 明显减轻。作用机制是口服避孕药可以抑制子宫内膜生长、抑制排卵、减少前列腺素和血管升压素的合成。各类雌、孕激素的复合避孕药均可以减少痛经的发生，不同避孕药的疗效无显著差异。

用法：如复方去氧孕烯片、环丙孕酮 / 炔雌醇等；从月经周期的第 3 ～ 5 天开始，每天服用 1 片，连续服用 21 天。服药 3 ～ 6 个周期后停药。

（3）麻醉剂：如果患者对口服避孕药治疗没有反应，每月可用氢可酮或可待因治疗 2 ～ 3 天；在加用麻醉剂以前应做诊断性腹腔镜检查以排除心理因素和器质性病变。绝大多数原发性痛经对上述治疗有反应。

（4）手术治疗。

1）扩宫颈术：宫颈狭窄，经血排出不畅时，子宫收缩力会增强，这被认为是原发性痛经的病因之一。当药物治疗效果不佳时，扩宫颈术有可能使痛经缓解。

2）神经节切除术：对药物治疗无效的顽固性病例，也可以采用骶前神经节切除术，该方法疗效好，但有一定的并发症。近年也有采取子宫神经部分切除术治疗原发性痛经者。

（二）继发性痛经

继发性痛经的发病年龄往往较大，但如果是由子宫畸形引起的痛经，患者的年龄也可以较小。继发性痛经的疼痛常在月经来潮前 1 ～ 2 周开始，持续至月经干净后数天。

子宫肌瘤、盆腔粘连和盆腔静脉淤血引起的痛经症状往往较轻，而子宫内膜异位症和子宫腺肌症引起的痛经症状往往较重，且有进行性加重的趋势。盆腔粘连和子宫内膜异位症患者在非经期性交时往往有下腹痛。

1. 病因

继发性痛经的病因较多，下面介绍一些常见的疾病。

（1）处女膜闭锁：表现为原发性闭经，并有周期性下腹痛。痛经时妇科检查发现患者处女膜闭锁，但向外突起。超声检查发现子宫、卵巢正常，阴道内有积血。切开处女膜时有积血流出。

（2）阴道横隔：多为不完全横隔，通过妇科检查和超声检查可以诊断。

（3）子宫腔粘连综合征（阿谢曼综合征）：宫腔手术后月经量明显减少且伴有痛经者应高度怀疑宫腔粘连。超声检查、子宫输卵管碘油造影和宫腔镜检查可以协助诊断。

（4）子宫平滑肌瘤：虽然子宫肌瘤引起痛经的情况较少见，但是当痛经与子宫肌瘤同时存在时不能排除子宫肌瘤引起痛经的可能。妇科检查发现子宫增大，但不规则；超声检查可以协助诊断。

（5）子宫腺肌症：子宫腺肌症大多伴有痛经，妇科检查发现子宫均匀增大，一般不超过孕3个月大小。超声检查可以协助诊断。

（6）子宫内膜异位症：子宫内膜异位症是引起继发性痛经最常见的病因，其痛经严重程度不一定与病灶大小成正比。大的卵巢子宫内膜异位囊肿可能仅引起较轻的痛经，而散在的盆腔小病灶可能会引起非常严重的痛经。另外，许多患者还有性交痛、腰骶痛、月经失调等表现。妇科检查常发现子宫呈后位、固定，有时可触及结节状病灶，尤其是在骶骨韧带处；盆腔两侧可扪及以囊性为主的肿块。超声检查可以协助诊断，腹腔镜检查是诊断子宫内膜异位症的最佳方法。

2. 病理生理机制

继发性痛经可归因于月经血排出不畅、子宫平滑肌过度收缩、月经血刺激子宫峡部和宫颈内口处的神经丛、局部前列腺素合成过多等因素。子宫内膜异位症和子宫腺肌症患者体内产生过多的前列腺素，可能是痛经的主要原因之一。前列腺素合成酶抑制剂可以缓解该类疾病的痛经症状。环氧含酶（cyclooxygenase，COX）是前列腺素合成的限速酶，其在子宫内膜异位症和子宫腺肌症患者体内表达量过高。这些均说明列腺素合成代谢异常与继发性痛经的疼痛有关。

宫内节育器的不良反应主要是月经过多和继发性痛经，其痛经的主要原因可能是子宫的局部损伤和白细胞浸润导致的前列腺素合成增加。

3. 诊断及鉴别诊断

诊断继发性痛经，除了详细的病史外，主要通过盆腔检查和相关的辅助检查，如B超、腹腔镜、宫腔镜、生化指标的检测等，找出相应的病因。

4. 治疗

继发性痛经的处理原则是治疗原发病。非甾体抗炎药和口服避孕药治疗继发性痛经的疗效不如治疗原发性痛经的疗效好。对有生育要求的患者，在治疗时应尽可能地保留其生殖功能。

（1）生殖道畸形和宫腔粘连者通过手术使月经血排出后，痛经就会缓解。

（2）对子宫内膜异位症和子宫腺肌症患者来说，有手术指征者采用手术治疗，无手术指征者采用药物治疗。常用的药物有长效促性腺激素释放激素（gonadotropin-releasing hormone，GnRH）激动剂、孕三烯酮、达那唑和口服避孕药等。月经期疼痛发作时给予前列腺素合成酶抑制剂。子宫内膜异位症患者在行保留生育功能或保留卵巢功能手术后，痛经可能依然存在。术后使用 GnRH 激动剂、孕三烯酮或达那唑可减少痛经的发生。

（3）子宫肌瘤引起的痛经一般可以忍受，无须特殊处理。

（4）盆腔充血者以小剂量雌、孕激素为主的连续口服避孕药、大剂量的孕激素和 GnRH 类似物常能使疼痛缓解。

（5）骶前神经切除术。以前曾用骶前神经切除术或交感神经切除术来治疗痛经，现在成功率高的药物治疗已取代了大部分的骶前神经切除术。尽管如此，骶前神经切除术仍适用于传统治疗不能缓解的或对多学科镇痛治疗无反应的原发性、继发性痛经。继发性痛经对骶前神经切除术的反应发生率为 50%～75%。神经切除只能缓解子宫颈、子宫和输卵管近端来源的疼痛（T_{11}～L_2），骶前神经切除不影响骶前神经的支配，因此正常的排尿、排便和分娩功能不受影响。

（6）子宫切除术。常用于治疗盆腔痛，有资料显示，30% 的痛经患者做该手术后，疼痛并没有缓解。子宫切除术适用于无生育要求且痛经与子宫内膜异位症、子宫腺肌症等子宫疾病有关的患者。

二、闭经

闭经是妇产科临床的一种常见症状，表现为无月经或月经停止。习惯上将闭经分为原发性闭经与继发性闭经。原发性闭经是指女性年满 16 岁，虽有第二性征，而月经未来潮，或年满 14 岁，未出现第二性征也无月经。继发性闭经是指按原有月经周期计算停经 3 个周期以上或正常月经建立后月经停止 6 个月。青春前期、妊娠期、哺乳期、绝经过渡期及绝经后期出现的月经不来潮称为生理性闭经。

本节主要讨论病理性闭经。

（一）病因及分类

正常月经的建立和维持有赖于下丘脑—垂体—卵巢轴的神经内分泌调节，以及靶器官子宫内膜对性激素的周期性反应，其中任何一个环节发生障碍就会出现月经失调，甚至闭经。

1. 子宫性闭经及隐经

子宫内膜缺如或受到破坏或对卵巢激素不能做出反应产生周期性变化，无剥脱和出血，称为子宫性闭经。如子宫内膜功能完好，可以对卵巢激素做出反应，仅由于经血排出通道受阻，经血不能流出，称为假性闭经，也称为隐经。

（1）米勒管发育不全综合征：其是由于副中肾管发育障碍引起的先天畸形。表现为原发性闭经。生殖道的缺陷包括始基子宫或无子宫、无阴道。卵巢发育及功能正常，故第二性征正常，约 34% 的本征患者合并泌尿道畸形，12% 有骨骼畸形。

（2）阿谢曼综合征：阿谢曼综合征又称为子宫腔粘连综合征，是指人工流产、中期引产或足月分娩后以及诊断性刮宫、子宫内膜切除等手术后发生的宫腔粘连。视子宫内膜损伤后宫腔粘连的面积及程度，患者可表现为月经过少或闭经。

（3）无孔处女膜：月经初潮后因处女膜无孔，经血不能外流，逐渐形成阴道血肿、宫腔积血、输卵管血肿、盆腔积血。临床表现为原发性闭经伴周期性下腹坠胀疼痛，进行性加重。腹部检查可扪及一触痛明显的包块，有深压痛。妇科检查可见处女膜膨出，无开口，表面呈紫蓝色。

（4）阴道横隔及阴道闭锁：完全性阴道横隔及阴道闭锁因经血排出障碍，出现原发性闭经、周期性下腹痛等类似于无孔处女膜的临床表现。阴道闭锁者常合并外生殖器发育不良。

2. 卵巢性闭经

卵巢的先天性发育不全或功能缺陷，使卵巢分泌的激素水平低下或缺乏周期性变化而发生闭经。

（1）特纳综合征：因缺少一个 X 染色体或其分化不完全引起。核型为 45，XO 或 45，XO/46，XX 或 45，XO/47，XXX。表现为卵巢不发育及由此引起的原发性闭经，第二性征不发育，子宫发育不良。患者面容呆板，身材矮小，常有蹼颈、盾胸、后发际低、肘外翻、腭高耳低、鱼样嘴等临床特征，可伴主动脉缩窄及肾、骨骼畸形。

（2）单纯性腺发育不全：患者染色体核型为 46，XX 或 46，XY，先天性卵巢发育不全。临床表现为原发性闭经，第二性征不发育或发育不良，内外生殖器一定程度的发育不良，体格发育无异常，卵巢呈条索状，内无生殖细胞或各级卵泡。

（3）卵巢抵抗综合征：卵巢抵抗综合征又称为卵巢不敏感综合征，由于卵巢的胞膜受体缺陷，不能对促性腺激素产生反应。临床表现为原发性闭经、第二性征及生殖器发育不良，卵巢形态饱满，内有众多始基卵泡，少有窦状细胞。卵巢激素水平低下，促性腺激素水平明显增高，使用外源性促性腺激素很难使卵泡发育。

（4）卵巢早衰（premature ovarian failure，POF）：40 岁前绝经者称为卵巢早衰，表现为继发性闭经，常伴更年期症状，具有低雌激素及高促性腺激素特征。卵巢内无卵母细胞或虽有原始卵泡，但对促性腺激素无反应。病因以特发性即无明确诱因的卵巢萎缩及过早绝经最常见，另外，自体免疫性疾病也可引起本病。

（5）卵巢功能性肿瘤：产生雄激素的卵巢支持—间质细胞瘤等，由于过量的雄激素抑制下丘脑—垂体—卵巢功能而闭经。分泌雌激素的卵巢颗粒—卵泡膜细胞瘤，因持续分泌雌激素抑制了排卵，使子宫内膜持续增生而短暂闭经。

（6）多囊卵巢综合征：由持续无排卵和雄激素过多引起，表现为闭经、不孕、多毛、肥胖，双侧卵巢增大，LH/FSH 高于正常。

3. 垂体性闭经

腺垂体器质性病变或功能失调均影响促性腺激素的分泌，继而致卵巢功能低下而引起闭经。

（1）席思综合征：由于产后大出血，特别是伴有较长时间的失血性休克，引起腺垂体缺血坏死，而造成垂体功能不全，继发腺垂体多种激素分泌减退，出现闭经、无泌乳、性欲减退、毛发脱落、第二性征衰退、生殖器官萎缩，还可出现畏寒、嗜睡、低血压及基础代谢率降低。

（2）垂体肿瘤：位于蝶鞍内的腺垂体各种腺细胞可发生催乳素腺瘤、生长激素腺瘤、促甲状腺激素腺瘤、促肾上腺皮质激素腺瘤以及无功能的垂体腺瘤。不同类型的肿瘤可出现不同症状，但都有闭经表现，这是因为肿瘤压迫分泌细胞，使促性腺激素分泌减少。常见的催乳素细胞肿瘤可引起闭经泌乳综合征。

（3）空蝶鞍综合征：因先天性或后天性原因（腺瘤手术和放疗）导致鞍隔不完整，使蛛网膜下隙疝入蝶鞍窝内。疝囊内积聚的脑脊液使垂体受压缩小，蝶鞍扩大，酷似空泡状。如压迫垂体柄，可出现高催乳素血症，常见症状为闭经、泌乳、不育，可伴有多种垂体激素缺乏。X线检查仅见蝶鞍稍增大；CT或MRI检查则精确显示，在扩大的垂体窝中，可见萎缩的垂体和低密度的脑脊液。

4. 下丘脑性闭经

下丘脑性闭经是最常见的一类闭经，以功能性原因为主。下丘脑弓状核含有传导神经内分泌的神经元，接受多处脑区的神经冲动，汇合成信号促使脉冲式释放GnRH。在卵泡期为维持正常卵泡功能，约每90分钟有一次GnRH脉冲频率，若脉冲式分泌模式异常，包括频率、幅度及量的变化，将导致卵泡发育障碍而闭经。

（1）假孕：患者因渴望生育而抑郁，出现闭经、乳汁分泌，自认为怀孕，还可出现早孕样反应。但一旦向患者否定了妊娠的诊断，黄体生成素（LH）、催乳素（PRL）及雌二醇（E_2）、孕激素（P）水平急剧下降，月经可来潮。

（2）精神性闭经：因精神刺激应激，引起下丘脑—垂体—卵巢功能失调，导致闭经。发病机制可能是应激状态时，下丘脑分泌促肾上腺皮质激素释放因子亢进，使内源性阿片肽、多巴胺升高，抑制GnRH神经元的脉冲释放而闭经。

（3）神经性厌食症：神经性厌食症是一种严重的，甚至可以致死的进食行为障碍。患者为保持体型而强迫节食或因受到身体精神刺激而引起下丘脑功能失调。表现为精神性厌食，严重消瘦而闭经，GnRH浓度降至青春期前水平，以致性腺激素水平低下而发生闭经。

（4）运动性闭经：原因是多方面的。脂肪组织是雄激素系统芳香化酶催化生成雌激素的主要场所，初潮发生和月经的维持有赖于一定比例（17%～20%）的机体脂肪，体脂减少可引起闭经。此外，运动剧增后GnRH的释放受到抑制也可引起闭经。

（5）药物性闭经：长期应用抗精神病药物如吩噻嗪衍生物（氯丙嗪、奋乃静等），甾体类避孕药及利血平、灭吐灵、鸦片、地西泮等，可出现闭经和异常乳汁分泌。其机制是通过下丘脑抑制催乳素抑制因子或多巴胺的释放，使催乳素升高而导致泌乳。而GnRH分泌不足或卵泡刺激素（FSH）、LH对GnRH反应迟钝，则引起闭经。此种药物性抑制常是可逆的，一般在停药3～6个月后月经自然恢复。

（6）颅咽管瘤：颅咽管瘤为一先天生长缓慢而多为囊性的肿瘤。多位于蝶鞍之上，少数位于蝶鞍内，肿瘤增大压迫下丘脑和垂体柄时，引起颅内压增高、视力障碍、闭经、生殖器官萎缩、肥胖等症状，称为肥胖生殖无能营养不良症。

5. 其他内分泌疾病引起的闭经

甲状腺、肾上腺、胰腺等功能紊乱也可引起闭经，常见的疾病为甲状腺功能减退或亢进、肾上腺皮质功能亢进、肾上腺皮质肿瘤。

（二）诊断

闭经是一种症状，诊断时首先必须寻找引起闭经的原因，即异常发生在下丘脑—垂体—卵巢轴的哪一环节，然后确定是何种疾病所引起。

1. 询问病史

询问闭经时间、有无诱因，伴随症状，做过什么检查及结果，药物治疗剂量用法及疗效。了解自幼生长发育过程，有无先天性缺陷或其他疾病。详细询问月经史，包括初潮年龄、第二性征、发育情况、月经周期、经期、经量等。已婚妇女需注意其生育史及产后并发症。还应询问其家族史有无类似患者，父母亲是否为近亲结婚。

2. 体格检查

测量身高、体重，检查全身发育状况，有无畸形；有无特殊面貌、四肢与躯干比例；观察精神状况、智力发育、营养和健康状况。第二性征如毛发分布、乳房发育、有无乳汁分泌、有无喉结。妇科检查应注意内外生殖器的发育，有无先天缺陷、畸形，腹股沟区有无肿块。

3. 辅助诊断方法

（1）药物撤退试验。

1）孕激素试验：方法为肌内注射黄体酮 20mg/d，连续 3～5 天；或甲羟孕酮 10mg/d，连续 5 天，停药后 3～7 天有阴道流血者为阳性，提示下生殖道通畅，内膜已受一定水平的雌激素影响，为 I 度闭经。无阴道流血者为阴性，在排除妊娠后，提示下生殖器不正常或子宫内膜异常或体内雌激素水平低下。

2）雌孕激素序贯试验：适用于孕激素试验阴性的闭经患者。方法为口服乙蔗酚 1mg/d 或用孕雌酮 1.25～2.5mg/d，连续 20 天，最后 3～5 天，肌内注射黄体酮 20mg/d，或最后 10 日给甲羟孕酮 10mg/d，停药后 3～7 日内有阴道流血者为阳性，提示子宫内膜反应正常，为 II 度闭经。若无阴道流血者为阴性，提示子宫或其内膜不正常，为子宫性闭经。

（2）内分泌检查。

1）卵巢功能检查。①靶器官反应检查：包括基础体温测定、宫颈黏液评分、阴道脱落细胞检查、子宫内膜活检或诊断性刮宫。②血甾体激素测定：做雌二醇、孕酮及睾酮测定。取样前应肯定至少 1 个月内未用过激素药物，根据检查的目的选择取血时间，结果的解释须结合临床。③卵巢兴奋试验：又称为尿促性素（HMG）刺激试验。用 HMG 75U～150U/d 肌内注射，连用 4 日，自开始注射第 6 日起，用上述方法了解卵巢能否产生雌激素。若卵巢对垂体激素无反应，提示病变在卵巢；若卵巢有反应，则病变在垂体或垂体以上。

2）垂体功能检查。①血 PRL、FSH、LH 测定：多用放射免疫法。PRL 正常值为 0～20μg/L、PRL＞25μg/L 时称高催乳素血症。PRL 升高时应进一步做头颈 X 线片或 CT 检查，排除垂体肿瘤，月经周期中 FSH 正常值为 5～20U/L，LH 为 5～25U/L。若 FSH＞40U/L，提示卵巢衰竭；若 LH＞25U/L 高度怀疑为多囊卵巢综合征；若 FSH、LH 均＜5U/L，提示垂体功能减退，病变可能在垂体或下丘脑。②GnRH 兴奋试验：用以了解垂体功能减退起因于垂体或下丘脑。将 GnRH 25μg/L 于 2mL 生理盐水静脉推注，在注入前与注入后 25、45、90、180 分钟分别取血以放射免疫法测定 LH、FSH，若 25 分钟时 LH 值较基础上升 3～5 倍，FSH 值在 45 分钟时上升 2～5 倍，为正常反应，提示垂体功能正常。若 LH 值上升倍数小于 3，FSH 反应倍数小于 2 或无反应，提示垂体功能低下。若 LH 较基础值明显升高，FSH 升高不明显，伴有 LH/FSH 比值大于 3 时，

GnRH 兴奋试验反应亢进者提示多囊卵巢综合征。③其他垂体激素：如生长激素的测定及功能试验，适用于闭经者身材矮小，或疑肢端肥大症，垂体无功能细胞瘤。

3）甲状腺功能检查。可测定血游离 T_3、T_4 及 TSH 浓度和做甲状腺功能试验。

4）胰岛功能检查。可测空腹血糖、胰岛素浓度，做糖耐量试验。

（3）影像学检查。

1）B 超：可观察盆腔有无肿块，子宫形态大小及内膜厚度，卵巢大小、卵泡数目，有无肿块、腹水，动态监测卵泡发育及排卵情况。

2）子宫输卵管造影：了解宫腔形态大小及输卵管情况，用以诊断生殖系统发育不良、畸形、结核及宫腔粘连等病变。

3）电子计算机断层扫描（CT）或磁共振成像（MRI）：用于盆腔及头部蝶鞍区检查，有助于分析盆腔肿块的性质，诊断空泡蝶鞍、垂体微小腺瘤等。

（4）宫腔镜检查：本检查有助于明确子宫性闭经的病变性质，例如，了解宫腔粘连的部位、范围，估计粘连的组织学类型及月经恢复的可能性。

（5）腹腔镜检查：本检查可直视下观察卵巢的外观，做卵巢活检可确定有无卵泡及确认卵睾，还可观察子宫的形态、卵巢肿块、输卵管及盆腔腹膜的病变。

（6）染色体检查：原发性闭经患者应常规检查外周血染色体，对鉴别先天性卵巢发育不全的病因、性畸形的病因及指导临床处理皆有意义。

（三）治疗

1. 全身治疗

女性生殖器官是整体的一部分，闭经的发生与神经内分泌的调控有关。若闭经由潜在的疾病或营养缺乏引起，应积极治疗全身性疾病，提高机体体质，供给足够的营养，保持标准体重。若闭经受应激或精神因素影响，则应耐心地进行心理治疗，消除精神紧张和焦虑。

2. 病因治疗

闭经若由器质性病变引起，应针对病因治疗。先天性畸形，如处女膜闭锁、阴道横隔或阴道闭锁均可手术切开或做成形术，使经血畅流。诊断为结核性子宫内膜炎者，应积极行抗结核治疗。卵巢或垂体肿瘤患者诊断明确后，应根据肿瘤的部位、大小和性质制订治疗方案。

3. 激素治疗

先确定患者为正常促性腺激素性闭经、高促性腺激素性闭经或低促性腺激素性闭经，据此给予不同的治疗方案。

（1）正常促性腺激素性闭经。

1）阿谢曼综合征的治疗：宫腔镜下分离粘连，插入小儿导尿管持续 7 日，保持通畅。

2）大剂量雌激素和孕激素序贯治疗：即妊马雌酮 2.5mg/d，共用 21 日，甲羟孕酮 10mg/d，共用 7 日（最后 7 日），共用 6 个月，以重建子宫内膜。

（2）高促性腺激素性闭经。

1）雌、激素替代治疗：适用于无子宫者。妊马雌酮 0.625～1.25mg/d（自小剂量开始），连服 21 日，停药 1 周后服用药。

2）雌孕激素序贯治疗：妊马雌酮 0.625mg/d，自出血第 5 日起，连服 20 ～ 22 日；后 10 ～ 12 日配伍甲羟孕酮 6 ～ 10mg/d。

以上两种疗法的目的是：①促进第二性征发育，缓解低雌激素症状；②负反馈，抑制 FSH、LH，停药后月经或能恢复，也可作为试用促排卵药的准备治疗；③防止骨质疏松及心血管疾病。

（3）低促性腺激素性闭经。

1）无生育要求：采用周期性孕激素疗法，即甲羟孕酮 10mg/d，连续口服 12 日，每 8 周 1 次。

2）要求生育：以下各种促排卵药物可单用或联合应用。治疗期间加强监测，警惕可能并发卵巢过度刺激综合征。①氯米芬（CC）：50 ～ 100mg/d，口服，连续 5 日，自撤药性出血第 5 日开始。用药剂量从小量开始，若无效，下一周期可逐步加量。②尿促性腺激素（HMG）：自撤药出血第 5 日起，每日肌内注射 HMG 1 支，连续 7 日，无反应时加至每日 2 支，至宫颈黏液评分大于 8 分，B 超测定卵泡直径大于 18mm，停用 HMG，加用 HCG 10kU 肌内注射，以诱发排卵。③促性腺激素释放激素激动剂（GnRHa）：于撤药性出血第 5 日开始，每日皮下注射 GnRHa 50 ～ 100μg，连续 7 ～ 10 日；待卵泡不成熟时改为每日 2 次，共 2 日。也可加用 HCG 诱发排卵。④溴隐亭：适用于高催乳素血症伴正常垂体或垂体微腺瘤者。根据血 PRL 水平每日口服溴隐亭 2.5 ～ 7.5mg，从小剂量开始。⑤甲状腺粉：适用于甲状腺功能低下引起的闭经。用法 30 ～ 40mg，口服，每日 1 ～ 3 次，连续服用，根据患者症状及基础代谢率调整剂量。⑥肾上腺皮质激素：适用于先天性肾上腺皮质功能亢进所致的闭经，一般用泼尼松或地塞米松。

4. 手术治疗

针对各种器质性病因，采用相应的手术治疗。

（1）生殖器畸形：如处女膜闭锁、阴道闭锁及阴道横隔，可做切开或成形术。

（2）阿谢曼综合征：多采用宫腔镜下直视分离粘连，后加用大剂量雌激素和放置宫腔内节育环的治疗方法。

（3）肿瘤：卵巢肿瘤一经确诊应予手术治疗；中枢神经系统肿瘤应根据肿瘤部位、大小及性质制订治疗方案。

5. 辅助生育技术

采用辅助生育技术。

（田 竞）

参考文献

［1］李佳琳 . 妇产科疾病诊治要点 [M]. 北京：中国纺织出版社，2021.

［2］薛敏，潘琼 . 妇产科疾病处方速查 [M]. 北京：人民卫生出版社，2021.

［3］程蔚蔚 . 妇科疾病健康教育指导手册 [M]. 北京：中国医药科学技术出版社，2020.

［4］刘影哲，付亚杰，康针珍，等 . 基于数据挖掘探讨韩延华教授治疗月经病用药经验 [J]. 世界科学技术 – 中医药现代化，2021，23（12）：4569–4576.

第二节 盆腔炎

盆腔炎（pelvic inflammatory disease，PID）是女性内生殖器及其周围结缔组织、盆腔腹膜等部位发生的炎症，可分为急性盆腔炎和慢性盆腔炎。

一、急性盆腔炎

（一）病因

急性盆腔炎（acute pelvic inflammatory disease，APID）多由葡萄球菌、链球菌、大肠埃希菌及厌氧菌混合感染引起，其传播途径有直接蔓延、上行感染、淋巴传播和血行传播。主要病因如下。

1. 产后或流产后感染

分娩后产妇体质较虚弱，宫颈口未很好关闭，当软产道有损伤或宫腔有胎盘、胎膜残留等，病原体侵入宫腔引起感染；流产手术无菌操作不严格或术后阴道出血时间较长，或宫腔内有组织残留，均可引起流产后感染。

2. 宫腔手术操作后感染

如放置宫内节育器、刮宫术、输卵管通液、通气术、子宫输卵管碘油造影术、宫腔镜检查等。术前适应证选择不当或手术消毒不严格，都可引起感染。

3. 经期卫生不良

使用不洁的月经垫或经期性生活等均可使病原体侵入，而经期子宫内膜剥脱面有扩张的血窦及凝血块，是细菌滋生的最佳环境，易引起感染。

4. 邻近器官的炎症

直接蔓延如阑尾炎、腹膜炎、结肠炎等可蔓延到盆腔引起盆腔炎。

此外，慢性盆腔炎急性发作也可引起急性盆腔炎。

（二）病理

1. 急性子宫内膜炎、子宫肌炎

常见的致病菌多为需氧菌和厌氧菌的混合感染，由炎症侵入子宫而引起，多见于产后、流产后。

2. 急性输卵管炎、输卵管积脓、输卵管卵巢脓肿、急性盆腔结缔组织炎

细菌由宫颈或宫壁的淋巴播散到盆腔结缔组织引起结缔组织充血、水肿、炎性细胞浸润，以宫旁结缔组织最常见。病变累及输卵管浆膜层形成输卵管周围炎，然后累及肌层，输卵管黏膜层受累极轻或不受累。若炎症始于宫内膜向上蔓延者，首先引起输卵管黏膜炎，黏膜充血、肿胀、渗出，管腔内有积脓，大量中性粒细胞浸润，重者上皮变性脱落，管腔粘连、伞端闭塞，形成输卵管积脓。发炎的输卵管伞端可与卵巢粘连而发生卵巢周围炎，称为输卵管卵巢炎或附件炎。若脓肿与输卵管积脓粘连贯通，即形成输卵管卵巢脓肿。病原体经淋巴管入侵盆腔结缔组织而引起急性盆腔结缔组织炎，以盆腔结缔组织最常见。

3.急性盆腔腹膜炎

盆腔感染严重，又未得到及时的控制，往往蔓延到盆腔腹膜，腹膜充血、水肿并有浆液性渗出，形成急性盆腔腹膜炎，盆腔脏器间粘连。当有大量脓性渗出液积聚于粘连的间隙内，则形成散在的小脓肿；若脓液积于子宫直肠陷凹则形成盆腔脓肿，若脓汁流入腹腔可引起弥漫性腹膜炎。

4.败血症及脓毒血症

多见于严重的产褥感染、感染性流产，也可由放置宫内节育器、输卵管结扎术损伤脏器引起，大量细菌进入血液循环并大量繁殖形成败血症，感染的血栓脱落入血引起脓毒血症。若得不到及时的控制，可很快出现感染性休克，甚至死亡。

（三）临床表现

因炎症的轻重及范围大小不同，其临床表现也不同。患者起病时往往出现下腹痛伴发热，疼痛的特点为一侧或双侧剧痛，用力按压则疼痛更明显，严重者可有高热、寒战、头痛、脉快、食欲缺乏、全身乏力，阴道分泌物增多呈脓性或伴臭味，若有脓肿形成，可出现局部压迫症状，也可有腰痛、尿频、尿痛、腹泻、里急后重和排便困难等。有腹膜炎者出现恶心、呕吐、腹胀等消化系统症状。

患者呈急性病容，体温 39～40℃，初期呈持续性，脓肿形成时可转为间歇性，心率快，腹胀，下腹有压痛、反跳痛、肌紧张，肠鸣音减弱或消失。妇科检查：阴道及宫颈充血，宫颈有脓性分泌物流出，表面充血、水肿、举痛明显；子宫体略大，有压痛，活动受限；若为输卵管增粗，压痛明显；若为输卵管积脓，可触及输卵管呈腊肠状；有输卵管卵巢脓肿时，则可触及压痛明显的包块；宫旁结缔组织炎时，可扪到宫旁一侧或双侧有片状增厚；若有脓肿形成且位置较低时，则后穹隆触痛明显，可扪及后穹隆或侧穹隆有肿块且有波动感；若脓肿破裂，则可出现全腹压痛、反跳痛、肌紧张，三合诊可协助进一步了解盆腔情况。

（四）辅助检查

1.实验室检查

白细胞及中性粒细胞升高，红细胞沉降率增快。考虑性传播疾病时，应进行尿道口分泌物及颈管分泌物淋菌涂片及培养，衣原体、支原体培养，细菌培养及药敏试验等。考虑宫腔感染时，应进行宫腔内膜分泌物培养及药敏试验，血培养及药敏试验。

2.特殊检查

（1）阴道后穹隆穿刺有助于盆腔炎诊断。正常情况下白细胞 ≤ 1×10^9/L。盆腔炎时常 ≥ 3×10^9/L，盆腔积脓时吸出物均为脓液，可送细菌培养（包括厌氧菌）及药敏试验。

（2）B超对输卵管卵巢脓肿、盆腔积脓的诊断有价值，可以发现盆腔不同部位的囊肿。

（3）为了明确诊断或考虑手术治疗时，可进行腹腔镜检查。

（五）诊断要点

（1）病史：常有分娩、流产、宫腔手术、经期性交等诱因。有畏寒发热、下腹疼痛、下坠感、腰酸，阴道排液增多，呈血性、脓性或水样白带。

（2）检查：压痛明显，有包块或增厚。压痛和病灶视病变的主要部位而定。

急性输卵管炎、输卵管积脓、输卵管卵巢脓肿时，有双侧下腹压痛、畏寒、发热、体温可达 39～40℃，白带增多，有时伴有尿急、尿频，或有腹泻、恶心等症状；有下腹压痛、肌紧张、宫颈举痛、附件压痛、输卵管增粗或形成积脓的包块。

急性盆腔结缔组织炎时，有寒战、高热、头痛、腹痛。常在分娩后 7～10 天时出现产褥感染的症状。炎症自盆腔腹膜扩散时，腹痛加剧，并向臀部及下肢放射。腹部检查时，下腹部肌紧张，弥漫性压痛，阴道检查子宫不活动，宫旁组织明显有片状增厚，有压痛；当有脓肿形成时，可于三合诊检查时触及有波动感的触痛包块。

急性盆腔腹膜炎时，患者有高热、脉速、痉挛样下腹持续疼痛，常伴有恶心、呕吐、排尿排便疼痛、腹泻或便秘；有腹肌紧张、压痛及反跳痛。阴道检查宫颈举痛明显，常因疼痛剧烈而拒检，阴道后穹隆触痛明显，但无明显包块可及。

（3）白细胞总数及中性粒细胞显著增高。

（六）鉴别诊断

1. 急性阑尾炎

主要是麦氏点的疼痛，一般局限在右下腹，通常不会有双下侧腹痛。

2. 输卵管妊娠流产或破裂

往往有停经史，尿妊娠试验绝大多数情况下为阳性。

3. 卵巢囊肿蒂扭转或破裂

多数有卵巢囊肿病史，然后突然出现腹痛。一般疼痛局限在一侧下腹部，在初期多缺乏炎症所具有的体温升高和外周血白细胞升高的特点。

（七）治疗

1. 一般治疗

卧床休息，半卧位有利于脓液积聚于子宫直肠陷凹而使炎症局限，尽量减少不必要的妇科检查，以免炎症扩散；给予对症处理，若有高热采用物理降温，腹胀可给胃肠减压，加强营养，纠正电解质紊乱和酸碱平衡，必要时少量输血。

2. 抗感染治疗

常选用联合用药。①青霉素或红霉素与氨基糖苷类药物及甲硝唑联合应用。青霉素 240 万～1000 万 U/d 静脉滴注，病情好转后改为 120 万～240 万 U/d；红霉素 1～2g/d，分 3～4 次静脉滴注；庆大霉素 16 万～24 万 U，分 2～3 次静脉滴注；甲硝唑注射液 250mg，静脉滴注每次 8 小时，病情改善后改为口服 400mg，每日 3 次。②第 1 代头孢菌素与甲硝唑联合：头孢噻吩 2g/d，分 4 次肌内注射；头孢唑啉每次 0.5～1g，静脉滴注，每日 2～4 次；甲硝唑用法同上。另外，还有第 2 代、第 3 代头孢等广谱抗生素可根据药物敏感试验选择使用。

3. 中药治疗

清热解毒，凉血化瘀。可用银翘解毒汤加减。

4. 手术治疗

经药物治疗 48～72 小时，体温持续不降，中毒症状加重或肿块增大者，应及时手术，输卵管脓肿或输卵管卵巢脓肿，经药物治疗，肿块仍未消失和有感染扩散的迹象，可手术治疗；若患者突然腹痛加剧，伴有寒战、高热、恶心、呕吐、腹胀、腹痛拒按、腹膜炎及中毒性休克等表现，需立即剖腹探查，有效引流。

二、慢性盆腔炎

慢性盆腔炎(CPID)常为急性盆腔炎治疗不彻底或因患者体质较弱，病程迁延所致，有时可无急性炎症病史。慢性盆腔炎病情较顽固，当机体抵抗力弱时，可急性发作。

（一）病因

（1）慢性盆腔炎常为急性盆腔炎未能彻底治疗或患者体质较差、病程迁延所致。

（2）也可无急性盆腔炎病史，如沙眼衣原体感染引起输卵管炎。慢性盆腔炎病情较顽固，当机体抵抗力较差，可急性发作。

（3）常发生于产后、流产后或剖宫产后，也可见于绝经后妇女。

（二）病理

1. 慢性输卵管炎与输卵管积水

慢性输卵管炎与输卵管积水最常见，多为双侧，输卵管增粗，管腔常粘连，伞端闭锁，并与周围组织粘连。当输卵管伞部和峡部粘连闭锁时，浆液性渗出物即积聚而形成输卵管积水。积水的输卵管表面光滑，形似腊肠或曲颈的蒸馏瓶状，卷曲向后，游离或与周围组织粘连。

2. 输卵管卵巢炎与输卵管卵巢囊肿

输卵管炎症常波及卵巢并发生粘连，形成输卵管卵巢炎。当输卵管积水贯通卵巢，则形成输卵管卵巢囊肿，也可由输卵管卵巢脓肿的脓液吸收而成。

3. 慢性盆腔炎结缔组织炎

炎症蔓延至宫旁结缔组织和子宫骶骨韧带等处，使纤维组织增生变硬，子宫常被粘连牵向一侧或固定不动，形成冰冻骨盆。

（三）临床表现

1. 症状

（1）全身症状不明显，有时仅有低热。病程时间较长，部分患者可出现精神不振、失眠、全身不适等。

（2）慢性炎症可致盆腔充血，常引起下腹部坠胀感和牵拉感、疼痛及腰骶部酸痛，常于劳累、性交后及月经前后加重。

（3）由于盆腔瘀血，常有经量增多；卵巢功能损害时可致月经失调及痛经；输卵管粘连阻塞时可导致不孕。

2. 体征

子宫常呈后位或偏向一侧，活动受限或粘连固定；若为输卵管炎，可触及增粗的输卵管呈条索状，并有轻微压痛；若形成输卵管积水或输卵管卵巢囊肿，则可在盆腔一侧或两侧触到囊性肿物，多粘连于子宫侧后方较低的部位，固定不动；若为盆腔结缔组织炎，子宫一侧或两侧有片状增厚、压痛，子宫骶骨韧带增粗、变硬，压痛明显。

（四）辅助检查

1. B超检查

可发现有输卵管积水或输卵管卵巢囊肿（附件囊肿）及炎性包块。

2. 腹腔镜检查

可清晰地了解盆腔是否有炎性病变，协助鉴别诊断。

（五）诊断

有急性盆腔炎病史或症状、体征明显者不难诊断；无明显急性盆腔炎病史及临床表现不明显的病例诊断必须慎重。应注意与子宫内膜异位症、陈旧性异位妊娠、盆腔结核、卵巢肿瘤等鉴别。确诊有困难者，可借助辅助检查，如 B 超、盆腔 CT、磁共振成像等，必要时可行腹腔镜检查或剖腹探查。

（六）治疗

治疗原则：采取综合措施，积极合理治疗。尽量保留卵巢功能，为不孕患者争取受孕机会，取得根治效果。

1. 一般治疗

为患者解除思想顾虑和精神压力，指导患者增加营养，适当锻炼，增强战胜疾病的信心。

2. 应用抗生素

对局部压痛明显、急性或亚急性发作者，可采用抗生素。常用药物有青霉素、头孢菌素与甲硝唑合用。给药途径可以静脉给药或口服。同时给糜蛋白酶 5mg 或玻璃酸酶（透明质酸酶）1500U，肌内注射，隔日 1 次，5 ～ 10 次为 1 个疗程，可松解粘连，促进炎症吸收。必要时用抗生素的同时口服泼尼松 5mg 或地塞米松 0.75mg，每日 4 次，每周减药 1 次，4 周为 1 个疗程；也可采用经腹穿刺注药治疗，穿刺点取左髂前上棘与脐连线中外 1/3 交界处，留置硬膜外导管 1 枚，取甲硝唑 250mL、庆大霉素 24 万 U、糜蛋白酶 4000U、地塞米松 5mg，经导管注入，每日 1 次，7 ～ 10 天为 1 个疗程。

3. 物理疗法

常用的物理疗法有短波、超短波、离子透入（可加各种药物，如青霉素、链霉素）等。一般主张与抗生素同时应用。其为利用湿热的良性刺激促进盆腔局部血液循环，改善组织的营养状态，提高新陈代谢以利于炎症的吸收和消退。

4. 手术治疗

有肿块如输卵管积水或输卵管卵巢囊肿，长期非手术治疗无效而症状明显或反复性发作者可手术切除病灶；年龄大无生育要求者可行全子宫切除术及双侧附件切除术。

（田 竞）

参考文献

［1］李庆丰，郑勤田. 妇产科常见疾病临床诊疗路径 [M]. 北京：人民卫生出版社，2021.

［2］汤静，吴越. 妇产科临床药师实用手册 [M]. 上海：复旦大学出版社，2021.

［3］苏翠红. 妇产科常见病诊断与治疗要点 [M]. 北京：中国纺织出版社，2021.

［4］张群先，梁慧娜. 解脲支原体、沙眼衣原体、淋球菌感染与盆腔炎患者不同发病状态宫颈、盆腔分泌物菌群分布的关系及优势菌敏感性抗菌药物的筛选 [J]. 中国性科学，2022，31（3）：97-101.

［5］CHAN GRACE MING FEN, LUM LIONEL HON WAI, TONG PEARL SHUANG YE. Pelvic inflammatory disease with obstructive complications: two cases and a literature review

[J/OL]. Singapore medical journal, 2022, 10.11622[2022-2-10].https://doi.org/10.11622/smedj.2022021.

第三节 绝经综合征

绝经综合征（menopausal syndrome，MPS）指妇女绝经前后出现性激素波动或减少所致的一系列躯体及精神心理症状。绝经分为自然绝经和人工绝经。自然绝经指卵巢内卵泡生理性耗竭所致的绝经；人工绝经指两侧卵巢经手术切除或放射线照射等所致的绝经。人工绝经者更易发生绝经综合征。

绝经指永久性无月经状态，是因卵巢功能停止所致。我国妇女平均绝经年龄为49.5岁。更年期综合征是指在此时期由于卵巢功能衰退而引起的下丘脑—垂体—卵巢轴（H-P-O轴）功能障碍，出现一系列躯体症状的综合征，表现为潮热、失眠、情绪变化、阴道干燥等症状，同时心血管疾病和骨质疏松的发病率增加。

一、病因

病理性绝经是由 H-P-O 轴病变（性染色体异常、卵巢发育不全、肿瘤、炎症和药物）或全身性疾病（甲状腺疾病、肾上腺疾病、贫血、营养不良和免疫缺陷等）所致。

人工绝经是基于某些疾病治疗的需要，由手术切除或放疗致卵巢功能永久性损害所致。自然绝经是由于卵泡数目逐年减少终至排卵停止，以至于绝经。卵细胞数目随骨龄呈指数减少，并且这种减少是不可逆性的，是源于出生后卵母细胞的消失。少女初潮时，双卵巢卵泡总数为40～50万，发育期排卵400～500个，余者归于闭锁。30岁时卵泡数目开始减少，37.5岁时卵泡数目减至25 000个，以后卵泡数目不断减少，接近51岁时只剩余1000个。可以根据卵泡细胞的数目，依照数学模型来预测绝经的年龄。当卵泡消耗殆尽或残留细胞对促性腺激素不发生反应时，卵泡停止发育，不再合成激素而发生绝经，H-P-O轴出现相应的变化。

二、临床表现

（一）早、中期症状

1. 月经紊乱

在一项绝经过渡期女性的研究中，82% 的女性存在闭经、月经稀发和（或）月经过少，18% 存在月经过多、月经不规则出血或月经频发。后者发现19% 的患者组织学上有癌前病变和恶性变。此期无排卵功能失调性子宫出血往往先有数周或数月停经，然后有多量出血，也可一开始即为阴道不规则出血。严重出血或出血时间长可导致贫血、休克和感染。一些妇女也可伴随潮热、出汗、情绪改变等更年期症状。

2. 血管舒缩症状

潮热可视为卵巢功能衰退的标志性症状。自然绝经潮热发生率在75%以上，持续1～2年，25% 妇女将持续4～5年或更长。手术绝经潮热发生率更高，往往在手术后1周内开始。

患者有时感自胸部向颈部及面部扩散的阵阵上涌热浪，同时上述部位皮肤有区域性弥漫性或片状发红，伴有出汗，汗后又有畏寒。潮热突然出现，可持续数秒到数十秒，甚至达 1 小时，通常为 1～2 分钟，发作次数由每周 1～2 次到每天数次至数十次。发作的频率、严重限度及持续时间个体差异很大，发作多在凌晨乍醒、黄昏或夜间、活动、进食、穿衣、盖被过多、热量增加的情况下或情绪激动时，伴头痛、心悸。症状严重者影响情绪、工作、睡眠，困扰患者，使之感到痛苦。82% 的患者此症状持续 1 年左右，有时还能维持到绝经后 5 年，在绝经前及绝经早期较严重，随绝经时间进展，发作频度及强度也渐渐减退，最后自然消失。

3. 精神及神经症状

情绪症状如烦躁、焦虑、抑郁等；记忆力可减退及注意力不能集中。

据统计，绝经妇女中精神神经症状发生率为 58%，其中抑郁 78%、淡漠 65%、激动 72%、失眠 52%。约有 1/3 有头痛、头部紧箍感、枕部和颈部疼痛向背部放射。也有患者出现感觉异常，常见的有走路漂浮、登高晕眩、皮肤划痕、瘙痒及蚁走感，咽喉部异物梗阻（俗称梅核气）。

4. 泌尿生殖道萎缩症状

绝经后生殖器官各部均出现萎缩性变化，阴道黏膜变薄，阴道脱落细胞检查以底、中层细胞为主。阴道黏液分泌减少、干燥，阴道缩小狭窄可致性生活困难及反复阴道感染。绝经妇女泌尿道平滑肌和条纹肌有明显退行性改变，膀胱肌纤维化，膀胱容量减少，排尿速度减慢，残余尿量增多。Alroms 及 Torrens 曾对 50 岁前后女性进行了排尿试验，< 50 岁者，排尿速度 > 75mL/s，> 50 岁者，排尿速度 > 18mL/s，每秒排尿少于 15mL，即有尿道梗阻存在。尿道和膀胱黏膜变薄、抵抗力下降可发生尿路感染，脏器脱垂；尿道缩短及萎缩性改变可致尿失禁。

（二）远期症状

1. 骨密度降低与骨质疏松

绝经后骨矿含量将以每年 3%～5% 的速率丢失，前 5 年丢失最快，并将持续 10～15 年。流行病学调查显示，绝经后骨质疏松症严重威胁妇女的健康及生活质量，据统计，年龄超过 50 岁的女性一生可遭受一次或更多次椎体骨折者占 30%；如发生髋部骨折则有 30% 的患者可能因并发症如静脉栓塞、感染等原因死亡，30% 的患者可能致残。

雌激素对骨质疏松的防治作用通过以下骨代谢调节实现：①与成骨细胞和破骨细胞上的雌激素受体结合，直接抑制破骨细胞的溶酶体酶活性，降低其在骨切片上产生陷窝的能力；②调节成骨细胞产生的细胞因子，其中包括 IL-1、IL-6、TNF 等溶骨因子，从而改变破骨细胞的功能；③促进降钙素分泌，抑制骨吸收；④调节骨对甲状旁腺激素（PTH）的敏感性，减少低钙对 PTH 的刺激，抑制 PTH 分泌，减少骨吸收；⑤提高 1α 羟化酶的活性，使 $1,25-(OH)_2-D_3$ 的合成增加，促进肠钙吸收和骨形成。

2. 心血管疾病

雌激素通过对脂代谢的良性作用改善心血管功能并抑制动脉粥样硬化。妇女绝经前冠心病发病率明显低于同龄男性，绝经后冠心病发病率及并发心肌梗死的病死率随年龄增加，成为妇女死亡的主要原因。

多数研究表明，雌激素可降低心血管疾病的发病率及病死率。雌激素对心血管的保护作用主要表现为预防动脉粥样硬化斑块形成、稳定或缩小动脉粥样硬化斑块，并减少发生栓塞的危险性。其中 30% ～ 50% 归因于对脂代谢的有利影响，其他包括雌激素对动脉壁细胞的作用、对糖代谢及对生长因子和细胞因子的调控等。

有关雌激素补充治疗对心血管疾病的影响，目前主张在机会窗口内应用，有防治作用。

3. 阿尔茨海默病（Alzheimer disease，AD）

阿尔茨海默病表现为老年痴呆、记忆丧失、失语失认、定向计算判断障碍及性格行为情绪改变。阿尔茨海默病脑病理改变呈弥漫性脑萎缩，累及额、顶、颞、枕各叶。组织学形态呈现神经纤维缠结、老年斑痕、颗粒空泡变性。脑血流量减少，低氧可抑制脑中乙酰胆碱的合成。雌激素通过改善脑血流量、刺激中枢神经系统乙酰胆碱代谢，增加发育型的胶质细胞数量而支持神经功能。体内随机对照神经显像实验表明，在年轻女性和中年女性，脑功能受到卵巢功能的正常的变化的调节；卵巢激素的急速丧失会增加神经元细胞膜的破裂；卵巢功能的急速抑制与对记忆至关重要的脑区的激活下降有关。

三、辅助检查

（一）阴道细胞学涂片

显示底、中层细胞为主。

（二）血激素测定

1. 雌激素

雌二醇（E_2）低于 20pg/mL，或 150pmol/L，但围绝经期妇女血 E_2 也可不低。

2. 促性腺激素

促性腺激素（FSH）大于 40IU/L。

3. 盆腔超声检查

可展示子宫和卵巢全貌，帮助排除妇科的器质性疾病。

围绝经期也是许多器质性疾病的好发阶段，因此应认真地进行鉴别诊断，应与冠心病、高血压、甲状腺功能亢进、精神病及经前紧张症相鉴别。

四、诊断

根据临床表现，包括年龄、病史、症状及体格检查，诊断较易确定。为便于对症状的严重限度进行评估，在临床及研究工作中采用了评分的方法对绝经综合征进行量化。Kupperman 及 Greene 症状评分标准是较广泛采用的方法之一。具体评分标准分别见表 4-1 与表 4-2。

表 4-1　Kupperman 评分标准

症状		限度评分			
		0	1	2	3
潮热出汗	4	无	＜ 3 次 / 天	3 ～ 9 次 / 天	≥ 10 次 / 天
感觉异常	2	无	有时	经常有刺痛、麻木、耳鸣等	经常且严重
失眠	2	无	有时	经常	经常且严重，需服安定类药
焦躁	2	无	有时	经常	经常不能自控
忧郁	1	无	有时	经常，能自控	失去生活信心

症状		限度评分			
		0	1	2	3
头晕	1	无	有时	经常，不影响生活	影响生活与工作
疲倦乏力	1	无	有时	经常	日常生活受限
肌肉骨关节痛	1	无	有时	经常，不影响功能	功能障碍
头痛	1	无	有时	经常，能忍受	需服药
心悸	1	无	有时	经常，不影响工作	需治疗
皮肤蚁行感	1	无	有时	经常，能忍受	需治疗

注：①症状评分＝基本法 × 限度评分；②各项症状评分相加之和为总分。

表 4-2　Greene 症状评分法

日期

用药时间（月）

1. 心搏加快或加强

2. 容易紧张

3. 失眠

4. 容易激动

5. 焦虑

6. 不能集中注意力

7. 容易疲劳或乏力

8. 对生活和工作失去兴趣

9. 不开心或忧郁

10. 好哭

11. 容易烦躁

12. 眩晕

13. 头脑或身体感觉压力

14. 身体感觉麻木或刺感

15. 头痛

16. 肌肉和关节疼痛

17. 手或脚感觉障碍

18. 憋气

注：评分标准 0 ＝无症状；1 ＝有时有；2 ＝经常有；3 ＝经常有，限度重，影响工作和生活。

心理症状 P（1 ～ 11）＝躯体症状 S（12-18）＝焦虑症状 A（1-6）＝
血管舒缩症状 V（19-20）＝抑郁症状 D（7-11）＝性 S（21）性 S（21）＝

五、治疗

（一）综合治疗

围绝经期妇女健康是重要的公共健康问题。针对围绝经期妇女的健康问题应采取多学科、多层次的综合干预措施。妇女从开始进入围绝经期就应该重视围绝经期保健，积极预防和处理围绝经期综合征。激素补充治疗（hormone replacement therapy，HRT）是围绝经期及绝经后妇女综合保健措施中重要的一项，近几年的多项临床研究更加深我们对其正确应用的认识。其他措施主要包括心理保健、合理饮食、锻炼、戒烟酒、日光照射、非激素药物治疗如降糖降血脂及抗骨质疏松类药物等。

激素补充治疗（HRT）是当机体缺乏性激素，并因此发生或将会发生健康问题时外源性地给予具有性激素活性的药物，以纠正与性激素不足有关的健康问题。HRT 是针对与绝经相关健康问题的必要医疗措施。"HRT"这一术语包括了雌激素、孕激素、联合疗法和替勃龙等各种激素治疗。

1.激素治疗的适应证、禁忌证、慎用情况

（1）中华医学会妇产科学分会绝经学组 2006 年通过的激素治疗适应证。

1）绝经相关症状（A 级推荐）。

2）泌尿生殖道萎缩相关的问题（A 级推荐）。

3）有骨质疏松症的危险因素（含骶骨量）及绝经后骨质疏松症（A 级推荐）。

（2）禁忌证。

1）已知或怀疑妊娠。

2）原因不明的阴道出血。

3）已知或怀疑患有乳腺癌。

4）已知或怀疑患有与性激素相关的恶性肿瘤。

5）患有活动性静脉或动脉血栓栓塞性疾病（最近 6 个月内）。

6）严重肝肾功能障碍。

7）血卟啉症、耳硬化症、系统性红斑狼疮。

8）脑膜瘤（禁用孕激素）。

（3）慎用情况。

1）子宫肌瘤。

2）子宫内膜异位症。

3）子宫内膜增生史。

4）尚未控制的糖尿病及严重高血压。

5）有血栓形成倾向。

6）胆囊疾病、癫痫、偏头痛、哮喘、高催乳素血症。

7）乳腺良性疾病。

8）乳腺癌家族史。

2.激素治疗药物、途径、剂量的选择

（1）雌激素：推荐应用天然雌激素。天然雌激素口服给药有结合雌激素（0.3 ～ 0.625mg/d）、戊酸雌二醇或微粒化雌二醇 1 ～ 2mg/d。长效雌三醇制剂有尼尔雌醇 1 ～ 2mg/2w。经皮肤制剂有雌二醇凝胶，每日涂抹 1.25 ～ 2.50g（含 17β - 雌二醇 0.75 ～

1.50mg）；雌二醇贴剂如松奇，每贴含半水合雌二醇 1.5mg，活性成分释放为 $50\mu g17\beta-$雌二醇 /24 小时，作用时间为 7 天，每周更换一次，每次 1/2 ～ 1 贴。经阴道制剂有倍美力软膏、雌三醇软膏欧维婷、更宝芬胶囊与乳膏等。雌激素经阴道给药，多用于治疗下泌尿生殖道局部低雌激素症状。在仅用于治疗外阴阴道症状时，应首选阴道局部用药，此时短期应用可不加用孕激素。

非口服 HRT（经皮肤治疗系统）是近年来 HRT 取得的重要进展，尤其适用于患慢性肝胆、胃肠道疾病等不能耐受口服给药的绝经妇女。非口服的雌激素和孕激素避开了肝脏的首过效应，因而对肝脏刺激较小，对代谢的影响小，因此在降低心血管和静脉血栓形成的风险方面较为有利。

（2）孕激素：天然孕激素，有微粒化孕酮如琪宁、益马欣等，每日剂量200 ～300mg，每周期 10 ～ 12 天或 100mg/d 连续服用，可有效保护内膜。地屈孕酮是最接近天然孕酮的药物 10 ～ 20mg/d。合成孕激素有 19- 去甲基睾酮衍生物如醋炔诺酮 1mg/d，$17\alpha-$ 羟孕酮衍生物如甲羟孕酮 2.5 ～ 5mg/d，后者雄激素活性较低，对肝代谢影响较小，较接近天然孕酮。建议使用天然孕酮或接近天然孕酮的孕激素。

（3）雄激素：甲睾酮 1.25 ～ 2.5mg/d，动物试验及绝经前妇女去势后用雄激素可能提高性欲。雄激素有肝损伤、水钠潴留、男性化及对血脂的不利影响等不良反应，现已不推荐应用。十一酸睾酮口服有效而对肝脏无不良反应。此药口服后经肠道吸收，然后通过淋巴系统进入血液循环。临床研究证实，每天口服十一酸睾酮 80mg，可有效治疗男子更年期综合征。目前，在国内市场，尚无适合绝经后妇女使用的雄激素补充制剂。替勃龙具有雌、孕、雄激素三种活性作用，诊断雄激素不足的绝经妇女可酌情选用。

（4）其他：克龄蒙和芬吗通是雌、孕激素周期序贯复方制剂。克龄蒙由 11 片戊酸雌二醇（每片 2mg）和 10 片戊酸雌二醇（每片 2mg）加醋酸环丙孕酮（每片 1mg）组成；芬吗通（含两种剂型）由 14 片 $17\beta-$ 雌二醇（每片 1mg 或每片 2mg）和 14 片 $17\beta-$ 雌二醇（每片 1mg 或每片 2mg）加地屈孕酮（每片 10mg）组成。复方制剂配伍的雌、孕激素各有其优势特点且患者服用方便。

替勃龙，其结构为 7- 甲基异炔诺酮，口服后在体内迅速代谢为 A4 异构体、$3\alpha-OH$ 和 $3\beta-OH$ 三种代谢产物，具有雌、孕、雄激素三种活性作用。有学者称为仿性腺药物。欧洲剂量为 2.5mg/d。国内剂量为 1.25 ～ 2.5mg/d。替勃龙是一个具有组织特异性的甾体。"组织特异性"是指激素药物对不同的组织和器官有不同的临床效果，除了对骨质疏松、心血管疾病、萎缩性阴道炎等绝经症状有良好的作用外，且不刺激内膜增生，不增加乳房图像密度及乳房胀痛发生率。与传统的 HRT 不同，有子宫的绝经后妇女应用替勃龙治疗时不需要再使用孕激素对抗内膜的增生。由于含雄激素活性，替勃龙可更有效地改善情绪，提高性欲。

选择性雌激素受体调节剂（selective estrogen receptor modulators，SERM）是一类人工合成的类似雌激素的化合物，选择性地作用于不同组织的雌激素受体，起类似雌激素或抗雌激素作用，有他莫昔芬、雷诺昔芬及其一系列衍生物。他莫昔芬具有抗雌激素及雌激素的双重效应，长期应用可能导致内膜的过度增生与内膜癌。新一代的 SERM 制剂如雷诺昔芬等可以保护心血管、减少骨质丢失、抑制乳腺癌生长、不刺激子宫内膜增生，目前用于绝经后骨质疏松症。但它不能解除围绝经期妇女潮热、出汗症状，也不能防治泌尿生殖道萎缩症状。

剂量推荐选择最低有效剂量。使用低于标准剂量的制剂可以使很大比例的患者维持生活质量。目前，还缺乏关于使用低剂量对骨折风险和心血管相关性的长期资料。尽管减少骨质丢失的量和雌激素的剂量有关，但是对大多数妇女来说，使用低于标准剂量的制剂也可以对骨指数产生积极的影响。妇女 HOPE 研究中的低剂量成分同样可以改善绝经症状，提供适当的子宫内膜保护作用，对脂质、脂蛋白、凝血因子、糖代谢的改变有良好的作用。

3. HRT 方案

（1）单用雌激素：仅运用于子宫已切除的患者。

（2）雌、孕激素合用：主要目的是防止子宫内膜增生及内膜腺癌，具体方案如下。

1）周期序贯疗法：雌激素 21～28 天，后期加孕激素 10～14 天，停药后有撤退性出血。主要应用于绝经过渡期及围绝经期雌激素水平降低的妇女。

2）连续序贯疗法：连续应用雌激素，每月加孕激素 10～14 天。一般有撤退性出血。

3）连续联合疗法：连续应用雌、孕激素而不间断，孕激素剂量可减少。更适用于绝经年限较长的妇女。方法简便，阴道出血率低，依从性好。

4）周期联合疗法：连续应用雌、孕激素各 25 天，停药撤退后再重复。

4. HRT 过程中的医疗监护

初始剂量 4～8 周，以后 3～6 个月复查，了解疗效、顺应性及不良反应。监测指标包括：血压、体重、乳腺、血脂、骨密度、盆腔及肝胆超声等，如有合并症，患者应进行多科协作管理。注意患者的不规则阴道流血，应行超声检查了解子宫内膜厚度，必要时行内膜活检及诊断性刮宫，排除子宫内膜过度增生或子宫内膜癌。一般子宫内膜厚度＜5mm 者可采用 HRT。关于乳腺监测，应教会患者自检。随访时医师应进行扪诊、乳房超声检查，必要时行乳腺 X 线检查。推荐至少每年 1 次盆腔 B 超、血糖、血脂及肝肾功能检查；乳房检查也应至少每年进行一次，根据患者的具体情况，酌情调整检查频率。

目前，我国使用 HRT 人群仍较少（在国内城市妇女中的使用率不到 5%），顾虑及恐惧较多。在有明确指征的情况下，HRT 是有很多潜在益处的，而且风险很小。只要合理掌握 HRT 适应证、禁忌证和慎用情况；权衡利弊、低剂量、个体化；尽量从绝经早期开始用药，多学科协作管理，注意随访及监护；并与其他健康措施联合使用，HRT 是安全的，围绝经期妇女妇女可以从 HRT 中受益，提高生活质量。

（二）非性激素治疗

1. 植物雌激素（phyto estrogen，PE）

是指植物中存在的非甾体雌激素类物质，结构与雌激素类似，可与雌激素受体结合，产生一系列雌激素样和（或）抗雌激素样活性。植物雌激素主要分为三类：异黄酮、香豆素、木脂素。研究得比较多的是异黄酮，主要包括大量苷原、染料木黄酮、黄豆黄素，它们的结构与雌激素相似。

目前，我国人群中多将植物雌激素作为保健品使用，并常被推荐给那些接受传统激素替代治疗有禁忌证的妇女，或者被作为 HRT 的一种安全自然的方法，这是值得注意和谨慎对待的。青少年和生育期妇女不主张补充植物雌激素。目前，我国尚缺乏人群中应用的较大样本的临床资料，对植物雌激素种类、成分、剂量及疗效、安全性的研究将从循证医学基础上阐明其在围绝经期妇女健康中的地位。

2. 植物药

升麻的药用价值在历史上早有记载，其制剂可抑制下丘脑—垂体轴，减少 LH 的释放，从而缓解围绝经期血管舒缩症状。通过激动中枢 5- 羟色胺受体、多巴胺受体和阿片受体，从而解除焦虑、烦躁、失眠和抑郁等症状。升麻制剂选择性对雌激素 β 受体有轻微的激动作用，但对子宫无雌激素样作用。临床应用已证实植物药缓解围绝经期症状的作用，但其在我国临床应用时间不长，对其长期应用的疗效与安全性研究仍是必要的，其作用机制也有待深入研究。

希明婷属中国药典收载的升麻属提取物，主要用于女性围绝经期综合征中出现的潮热、出汗、失眠、焦虑、抑郁等症状的改善。莉芙敏属美国药典收载的黑升麻根茎的异丙醇提取物，属类叶升麻属。两药均为源于天然的、非性激素的植物药物。莉芙敏的临床应用已超过半个世纪，在国际上接受了多角度临床研究和多层次基础研究，已获得 WHO 植物药手册、美国植物药手册、德国药典认可，是治疗围绝经症状的一种安全有效的新选择。

3. 中医药及针灸治疗

中医药对更年期综合征进行个体化辨证论治有悠久的历史，很多临床研究报道中医药疗效显著，且不良反应及潜在的危险性少。更年期病机总属阴阳失调、肾阴肾阳不足，但以肾阴虚为多见，且也有心脾等脏器功能失调。更年期综合征的中医治法为补肾柔肝，清泻心火，调整肾阴阳，以滋肾阴为主，疏肝理气，宁心泻火。

针刺对神经内分泌系统起综合调节作用，可以使紊乱的自主神经功能恢复正常。临床治疗以针刺及耳穴贴压为主，具有很好的镇静安神、止痛等效果。

更年期综合征病因病机、辨证分型、疗效评定尚缺乏统一标准，发病机制研究有待进一步深入。

4. 5- 羟色胺选择性重摄取抑制剂（serotonin-selective reuptake inhibitor，SSRI）

是经过检验对潮热最有效的代替雌激素的药物。SSRI 最大可改善 50% ～ 60% 的潮热症状，其效应似乎是短期的。SSRI 改善情绪的作用不依赖于对潮热的效应。用于治疗更年期综合征时，SSRI 不会对性欲产生不良影响。长期应用可能会产生撤退症状，因此不应该突然停药。

5. 非激素类抗骨质疏松及降血脂药物

如二磷酸盐、降钙素、钙和维生素 D 等抗骨质疏松药，非激素类降血脂药物等，对不适合激素治疗的患者是有效的选择。

6. 健康的生活方式

（1）运动疗法：可增加食欲，加强消化功能，促进思维运动，能有效地预防和治疗神经紧张、失眠、烦躁及忧郁等更年期易产生的神经性不良症状。长期从事有氧运动是绝经后女子骨质疏松干预的最积极疗法；定期运动可以降低总的病死率以及减少由心血管疾病引起的死亡。IMS 最新推荐：最佳锻炼方式是每周至少 3 次，每次至少 30 分钟，强度达中等。另外，每周增加 2 次额外的抗阻力练习会得到更多的益处。

（2）禁烟和限酒：妇女吸烟可伴发过早绝经，易发生压力性尿失禁。吸烟是老年妇女认知功能减退及骨质疏松症的重要危险因素。少量饮酒可有利于预防冠心病的发生；中等量饮用红酒对认知功能具有保护作用。但多量饮酒可损害肝、脑等其他脏器，增加高血压发病率及增加体重指数，影响认知功能，增加骨折危险。

（3）合理营养和平衡膳食：是延缓衰老、预防慢性非传染性疾病以及减少并发症的主要措施。富含钙和维生素、低盐及适量蛋白质的膳食有助于防治骨质疏松。更年期妇女膳食宜：食物多样、谷类为主、油脂适量、粗细搭配、多吃新鲜蔬菜和水果、清淡少盐或少糖饮食、饥饱适当，三餐合理。

（4）精神与心理保健：精神愉快是健康的核心，可增强机体抵抗力。应重新认识老龄概念，树立自信、自立、自强的新观念，保持年轻时的心态。要维护好和谐的家庭关系；培养广泛兴趣，陶冶情操；提高对社会环境和自然环境的适应能力，保持乐观情绪。美国消费者协会对 4246 名 50 ～ 93 岁老人的调查发现，维持性生活与长寿有一定关系，围绝经期、老年期妇女需要适度的性生活。可设立性咨询机构，开设绝经期保健门诊，必要时可予局部雌激素治疗改善阴道干燥、性交困难的症状。

制订与落实合理的生活方式需要多学科协作与管理。这是花费少而获益确切的干预措施，应在群体中积极宣传，并持之以恒。

7. 社区支持

应健全并发挥各级医疗机构及三级妇幼保健网的作用，尤其是应以社区为单位，开展健康教育，建立更年期妇女保健档案，根据需求，有计划有组织地提供多学科多层次的连续性保健与干预措施。

绝经与衰老是影响更年期妇女健康的重要原因。通过积极的综合干预策略，我们可以预防和治疗绝经相关疾病，延缓衰老，提高老年妇女的生活质量。

（田　竞）

参考文献

［1］向阳. 协和妇产科值班医师手册 [M]. 北京：人民卫生出版社，2021.

［2］章志霞. 现代临床常见疾病护理 [M]. 北京：中国纺织出版社，2021.

［3］谭娟. 妇产科疾病诊断基础与诊疗技巧 [M]. 北京：中国纺织出版社，2020.

［4］姚倩，陈赟，商娟，等. 基于 HPLC-Q-TOF/MS 和网络药理学的清心滋肾方防治绝经综合征潜在药效物质基础和作用机制研究 [J]. 中国临床药理学与治疗学，2022，27（5）：481-497.

［5］WANG Jin, WEI Jie, ZHOU Yaxin, et al. Leonurine hydrochloride-a new drug for the treatment of menopausal syndrome: Synthesis, estrogen-like effects and pharmacokinetics[J]. Fitoterapia, 2021, 157: 105108.

第五章 儿科疾病

第一节 小儿肺炎

肺炎是由不同病原体或其他因素所致的肺部炎症性疾病。常见的病原体有细菌、病毒、支原体、衣原体等。按病理形态改变，肺炎可分为小叶性肺炎（支气管肺炎）、大叶性肺炎、间质性肺炎。广义的支气管肺炎包括小叶性肺炎、间质性肺炎。小儿以支气管肺炎最常见，是我国儿童最常见的疾病，尤其是婴幼儿，发病率很高。全年均可发病，以冬春季节较多。营养不良、维生素 D 缺乏性佝偻病、先天性心脏病及低出生体重儿等更易发生本病。

一、诊断

（一）症状与体征

1. 一般表现

肺炎的起病可急骤或缓慢，病初多有上呼吸道感染的前驱症状。主要表现为发热、咳嗽和气促。热型不一，大多为弛张热或不规则发热，早产儿、重度营养不良患儿可无发热或体温不升，咳嗽和肺部体征均不明显，常见拒食、呕吐和呼吸困难。

咳嗽较频，早期为刺激性干咳，极期多加重。呼吸增快，可达 40～80 次 / 分，常见呼吸困难，有鼻翼翕动及三凹征，口周及指甲青紫，肺部听诊早期仅有呼吸音粗糙，以后可听到中、细湿啰音，若病灶融合扩大则出现相应的肺实变体征，可听到管状呼吸音，并有叩诊浊音。重症肺炎由于严重缺氧和毒血症，常有全身中毒症状及其他系统受累的临床表现，如心肌炎及心力衰竭。婴幼儿患肺炎时常伴有呕吐、腹泻、腹痛等消化道症状；脑水肿时，出现意识障碍、惊厥、呼吸不规则、瞳孔反应异常等，如发生中毒性脑病或脑膜炎，则可有反复惊厥及神经系统症状、体征。

2. 细菌性肺炎

（1）肺炎链球菌肺炎：突然高热、胸痛、食欲缺乏、疲乏和烦躁不安，体温可达 39℃以上，呼吸急促达 40～60 次 / 分，鼻翼扇动，面色潮红或发绀，最初咳嗽不重，无痰，以后可有痰，呈铁锈色，早期多有呕吐、腹泻。轻症者神志清醒，重症者可有惊厥、谵妄、昏迷等中毒性脑病表现。早期体征多不明显，可见呼吸音减弱，实变期则有典型的叩诊浊音，可听到管性呼吸音及啰音。

（2）金黄色葡萄球菌性肺炎：起病急骤，突然高热，但新生儿则可见低热或无热。全身中毒症状明显，患儿呼吸及心率增快，口唇青紫，有时可有猩红热样皮疹及消化道症状，如呕吐、腹泻，腹胀。嗜睡或烦躁不安，严重者可有惊厥，甚至休克。肺部体征出现较早，两肺有散在湿啰音。病程中易出现肺脓肿、脓胸、脓气胸。

（3）流感嗜血杆菌肺炎：发病较为隐匿，病程常持续数周，有痉挛性咳嗽，颇似百日咳，有时像毛细支气管炎，全身中毒症状明显，有发热、呼吸急促、鼻翼扇动、三凹征，可听到啰音及管性呼吸音，局部叩诊浊音。

（4）革兰阴性杆菌肺炎：病初常先有数次呼吸道感染症状，短期病情发展，中毒症状明显，发热、精神萎靡、嗜睡，并有咳嗽、呼吸困难、口唇发绀等，铜绿假单胞菌肺炎伴败血症时，可出现皮肤坏死性疱疮，成批的红色斑疹或瘀点。肺部可听到湿啰音，病变融合则出现实变体征。

3. 病毒性肺炎

（1）腺病毒肺炎：多见于 0.5～3 岁，小于 6 个月者较少。起病急骤，开始 1～2 天体温突然高达 39℃以上，呈稽留热或弛张热，咳嗽较剧，频咳或阵咳。3～5 天后，可出现喘憋、呼吸困难、发绀等，伴嗜睡、精神萎靡，重者抽搐、昏迷。易发生病毒性心肌炎、心力衰竭和中毒性脑病。半数以上有消化道症状。肺部体征出现较晚，多于高热 3～7 天后才听到少许湿啰音，并日渐增多。故早期呼吸困难、青紫与肺部啰音不相称。

（2）呼吸道合胞病毒肺炎：初期可见咳嗽、鼻塞，热型不一，轻症病例呼吸困难及神经系统症状不显著，中、重症有较明显的呼吸困难、喘憋、口唇青紫、鼻翼翕动及三凹征，少数并发心力衰竭，胸部听诊多有细小或粗、中啰音。

（3）流感病毒肺炎：发病急，高热持续不退，呼吸道症状显著，喘息严重。肺部体征如叩诊浊音、呼吸音变化及细小湿啰音或捻发音均于起病后逐渐发生。可有呕吐、腹泻，甚至惊厥、昏迷。

4. 其他微生物所致肺炎

（1）支原体肺炎：本病潜伏期 2～3 周，起病较缓，症状轻重不等，发热、食欲缺乏、咳嗽、头痛、胸痛、咽痛等，体温大多在 39℃左右，可为持续性或弛张性；多数咳嗽重，初期干咳，继而分泌痰液，有时阵咳稍似百日咳，一般无呼吸困难表现，但婴幼儿可有喘鸣及呼吸困难。年长儿往往缺乏典型体征，婴幼儿期叩诊浊音，呼吸音减弱，有湿性啰音，有时可呈梗阻性肺气肿体征。

（2）真菌性肺炎：起病较为缓慢，病程较长，除具备一般肺炎的症状和体征外，常有透明黏液痰或胶胨样痰，偶带血丝。可伴有鹅口疮、皮肤或消化道部位的真菌病。

（二）检查

1. 实验室检查

（1）白细胞检查：细菌性肺炎时白细胞总数增高，一般可在（15～30）×10^9/L，中性粒细胞在（0.6～0.9）×10^9/L，并有核左移现象，胞质中可有中毒颗粒。但在重症金黄色葡萄球菌肺炎或革兰阴性杆菌肺炎时白细胞可增高也可降低，病毒性肺炎白细胞大多数正常或降低。

（2）四氮唑蓝试验（nitro-blue tetrazolium，NBT）：细菌性肺炎时中性粒细胞吞噬活力增加，NBT 阳性细胞增多。如阳性细胞 > 10%（正常 < 10%），提示细菌感染，而病毒感染则不增加。

（3）C 反应蛋白（C-reactive protein，CRP）：细菌感染时，CRP 浓度上升（上升的阳性率可达 40%～90%），而非细菌感染时则上升不明显，对细菌性肺炎的诊断和鉴别诊断有较高的价值。

（4）病原学检查。

1）细菌病原学检查：气管吸出物、胸腔积液、脓液及血液做细菌培养，有助于病原学诊断。近年来开展对流免疫电泳法检测肺炎球菌多糖抗原，阳性率高，方法简单，1小时可得出结果。用酶链免疫吸附试验（enzyme linked immunosorbent assay，ELISA）、放射免疫电泳等检测血清中特异性抗体、抗原，均有助于细菌病原学的早期诊断。近年国内外用聚合酶链反应（PCR）对金黄色葡萄球菌、肺炎杆菌、大肠埃希菌等的检测具有准确、快速、特异的优点，易于临床应用。

2）病毒病原学检查：取鼻咽拭子或气管分泌物做病毒分离，虽阳性率高，但需时间较长，不能早期诊断。取急性期和恢复期双份血清IgC抗体测定，若恢复期血清抗体滴度较急性期高4倍，则可确诊。目前，国内用于病毒病原学的快速诊断方法有多种，如免疫荧光法、免疫酶标法、单克隆抗体法、间接免疫荧光法等，并可用PCK检测病毒。

3）其他微生物病原学检查：吸取气管分泌物做肺炎支原体分离，数周后待结果阳性可确诊；吸取咽部分泌物进行分离和培养，从感染局部的涂片中，用吉姆萨染色法检查EB和RB，对衣原体感染的诊断有一定意义。

（5）血液气体分析：对重症肺炎有呼吸衰竭者，血液气体分析在诊断和治疗上都有重要作用。

2. 特殊检查

胸部X线片示病变早期为肺纹理增粗，以后可见两肺中下野有大小不等点片状浸润，或融合成片状阴影，常并发肺气肿、肺不张。

（三）诊断要点

（1）急性发病，发热，热型不规则；咳嗽较频，由刺激性干咳到多痰咳嗽；小婴儿可口吐泡沫。

（2）呼吸急促，呼吸困难，可见鼻翼扇动、三凹征、点头呼吸，重者口鼻周围发绀。

（3）肺部早期仅为呼吸音粗糙，以后为固定的中、细湿啰音。

（4）胸部X线表现早期为肺纹理增粗，以后为两下肺或单侧斑片状阴影。

（5）重症者可并发心力衰竭、中毒性肠麻痹、中毒性脑病、呼吸衰竭、酸中毒等。

具有上述第1～3项或1～4项或1～5项可诊断为肺炎。

（四）鉴别诊断

（1）急性支气管炎：患儿症状较轻，一般无发热或仅有低热，以咳嗽为主要症状，肺部呼吸音粗糙或有不固定的干、湿啰音。如症状较重不易与肺炎区别，则按肺炎处理。

（2）肺结核：患儿有结核接触史，肺部啰音不明显，结核菌素试验及胸部X线检查可供鉴别。

（3）支气管异物：多有异物吸入史，发病突然，呛咳剧烈，常有吸气性喉鸣或呼吸性喘鸣，必要时可行支气管纤维镜检查。

二、治疗

采取综合措施，积极控制炎症，改善通气功能，对症治疗，防治并发症。

治疗的部位、方法等临床决策的制订取决于患者的年龄、病理类型、呼吸窘迫的程度以及是否存在并发症。

（一）家庭治疗

4～6岁以上的儿童患大叶性肺炎，但没有明显的痛苦或并发症者可以在家里治疗。严重的细菌性支气管炎患者口服舒他西林或 coamoxidav（安灭菌）10 天，可获得满意的治疗效果；也可口服第二代头孢菌素头孢呋辛或头孢氯氨苄（头孢克洛）。支原体肺炎患儿可口服红霉素 10 天。

（二）住院治疗

存在呼吸窘迫则需住院治疗。大多数婴幼儿肺炎患者需要住院。医院治疗包括以下 6 方面。

1. 监护

频繁地监测呼吸困难的程度是至关重要的，应每 1～2 小时记录呼吸频率、呼吸深浅度、面色和意识水平。连续动脉血氧饱和度与脉冲血氧饱和度监测是非常有用的。动脉血气分析（ABG）也很重要，可以评估低氧血症的程度和通气功能。$PaCO_2$ 超过 60mmHg 是一个机械通气的指标。

2. 初步检查

全血细胞分析、C 反应蛋白（CRP）是重要的区分细菌性感染与病毒性感染的指标。白细胞增多，中性杆状核粒细胞增加。

3. 呼吸支持

吸氧、肺部物理治疗及雾化吸入都是呼吸支持的主要方式。氧气治疗针对的是呼吸困难的情况，是否采取此治疗方式取决于患者的年龄以及承受能力。婴儿患者可以使用头罩吸氧治疗，年长一点的孩子可以接受呼吸面罩或者鼻导管。治疗所需的氧气浓度取决于呼吸困难的程度及 PaO_2 的等级。在实际临床工作中，浓度为 40%～60% 的氧气已基本满足治疗需要，随后的治疗需要依病情的进展而定。"正压支持"主要针对婴儿出现的极其严重或突发性的支气管肺炎病例。使用机械通气的临床病例是发绀（吸入 60% 的浓度氧气的情况下）或者进行性意识障碍。在实验检查结果方面，动脉血氧饱和度低于 85% 或者 PaO_2 低于 70mmHg（包含 70% 的氧浓度），或者 $PaCO_2$ 高于 60mmHg 都是机械通气的指征。在设备条件不够的地区或医疗单位，也可以选择使用呼吸气囊或气罩人工通气代替机械通气。

4. 抗生素治疗

所有严重的肺炎病例都应看作潜在病菌感染，应该接受口服抗生素治疗 10 天。对于婴幼儿而言，两种口服药物综合使用更加合理，氨苄西林 [100mg/（kg·d）] 和氨基糖苷类抗生素庆大霉素（6mg）综合使用是一种比较令人满意的优选治疗方法。另外，作为替代品，用于胃肠道的第二代头孢菌素头孢呋辛 [75～150mg/（kg·d）] 也是值得推荐的。在严重的突发性支气管肺炎病例中，也可使用第三代头孢菌素头孢哌酮钠 [100～200mg/（kg·d）]。当疑为金黄色葡萄球菌性肺炎时，应该加入万古霉素 [40～60mg/（kg·d）]，静脉注射，分 3～4 次；最合适的万古霉素剂量是 0.5mg。当假单胞菌感染时，应该使用青霉素如哌拉西林进行治疗。抗生素的使用要依照临床反应以及痰培养的检测结果而定，使用途径一般推荐静脉滴注，但肌内注射也有效。

5. 静脉液体治疗

有中度或重度呼吸窘迫的婴儿，经口喂养非常危险并可能导致严重的误吸。最开始的 2 ～ 3 天通常需要静脉输液使其摄取适当的液体。如果患者仍有严重的呼吸窘迫，应通过导管鼻饲逐步代替静脉输液，直到患者的呼吸窘迫症状减轻或消失后再恢复经口喂养。对婴儿而言，如经口喂养可导致严重的呼吸窘迫，应尽量避免。另一方面，静脉液体治疗应该尽量不要超过 3 天。

6. 并发症的管理

临床上怀疑胸膜渗出（胸腔积脓）时，首先应进行放射学检查以确诊，留取痰培养送检并做药敏试验。对于中到大量胸腔积脓的患儿，应当进行肋间胸腔闭式引流，直至积脓完全引流出来、塌陷肺部完全张开才能拔除引流管，这个过程一般需要 2 ～ 5 天。对于支气管胸膜瘘的患儿，胸腔引流管应当留置到瘘完全愈合，大概需要几周的时间，可以通过观察患儿哭闹或深吸气时胸腔闭式引流管在水封瓶中冒气泡的表现来确诊支气管胸膜瘘。值得注意的是，胸腔积脓的患儿预后都非常好，绝大部分无须进行胸部手术治疗；甚至是胸膜增厚、纤维胸或胸部畸形的复杂病例，一般仅需要数月时间就能彻底康复。对于患有严重的细菌性支气管肺炎的婴儿，可能会并发心肌炎及充血性心力衰竭，建议静脉应用地高辛治疗（负荷量和维持量）2 ～ 4 天，此类患儿的液体摄入量应比正常人低 20% ～ 30%。麻痹性肠梗阻可能伴随严重的肺炎出现，特别对于婴儿，呕吐以及腹胀都是主要的临床表现，腹部平片（立位）可发现多个液平面。患者应持续静脉输液治疗，使胃肠道得到完全休息，待胃肠道症状在几天之内得到缓解后可慢慢逐步恢复胃肠道营养。

（王大利）

参考文献

［1］赵小然，代冰，陈继昌 . 儿科常见疾病临床处置 [M]. 北京：中国纺织出版社，2021.

［2］杨作成 . 儿科疾病处方速查 [M]. 北京：人民卫生出版社，2021.

［3］王显鹤 . 现代儿科疾病诊治与急症急救 [M]. 北京：中国纺织出版社，2020.

［4］徐静 . 肺部超声检查在小儿肺炎诊断及疗效判断中的价值研究 [J]. 影像研究与医学应用，2022，6（12）：38-40.

第二节　小儿腹泻

小儿腹泻，或称腹泻病，是一组由多病原、多因素引起的以排便次数增多和粪便性状改变为特点的儿科常见病。是我国婴幼儿最常见的消化道疾病。6 个月～ 2 岁婴幼儿发病率高，1 岁以内约占半数，是造成小儿营养不良、生长发育障碍和死亡的主要原因之一。

一、病因

引起小儿腹泻病的病因分为 2 种。①感染性：多见，如病毒、细菌、真菌、寄生虫等感染；②非感染性：包括饮食性、过敏性、先天酶缺陷及气候等因素引起的腹泻。

（一）易感因素

婴幼儿易患腹泻病，主要与下列因素有关。

（1）婴幼儿消化系统发育尚未成熟，胃酸和消化酶分泌少，酶活力偏低，不能适应食物质和量的较大变化；生长发育快，所需营养物质相对较多，胃肠道负担重，且婴儿食物以液体为主，进入量较多，加重了胃肠道的负担；婴幼儿水分代谢旺盛，1 岁以内每日摄入及排出的水分占体内总液量的 1/2（成人为 1/7），对缺水的耐受力差，一旦失水容易发生体液紊乱；婴儿时期神经、内分泌、循环、肝、肾功能发育不成熟，容易发生消化道功能紊乱。

（2）机体防御功能差：①婴儿胃酸偏低，胃排空较快，对进入胃内的细菌杀灭能力较弱；②血清免疫球蛋白（尤其是 IgM、IgA）和胃肠道分泌型 IgA 均较低；③正常肠道菌群对入侵的致病微生物有拮抗作用，新生儿出生后尚未建立正常肠道菌群，或由于使用抗生素等引起肠道菌群失调，均易患肠道感染。

（3）人工喂养：母乳中含有大量体液因子（SIgA、乳铁蛋白）、巨噬细胞和粒细胞、溶菌酶、溶酶体，有很强的抗肠道感染作用，配方奶中缺乏上述成分，且人工喂养的食物和食具极易受污染，故人工喂养儿肠道感染发生率明显高于母乳喂养儿。

（二）感染因素

1. 肠道内感染

可由病毒、细菌、真菌、寄生虫引起，以前两者多见，尤其是病毒。

（1）病毒感染：婴幼儿腹泻由病毒感染引起。病毒性肠炎主要病原为轮状病毒、诺如病毒，其次有肠道病毒，包括柯萨奇病毒、埃可病毒、肠道腺病毒、诺沃克病毒、冠状病毒、星状病毒和杯状病毒等。

（2）细菌感染（不包括法定传染病）。

1）致腹泻大肠埃希菌：根据能引起腹泻的大肠埃希菌的不同致病毒性和发病机制，已知的菌株分为 5 大组。①肠致病性大肠埃希菌（enteropathogenic Escherichia coli，EPEC）为最早发现的致腹泻大肠埃希菌。致病菌侵入肠道后，黏附在肠黏膜上皮细胞引起炎症反应，导致肠黏膜微绒毛破坏，皱襞萎缩变平，黏膜充血、水肿而致腹泻，可累及全肠道。②肠产毒性大肠埃希菌（enterotoxigenic Escherichia coli，ETEC）致病菌黏附在小肠上皮刷状缘，在细胞外繁殖，产生不耐热肠毒素（heat-labile enterotoxin，LT）和耐热肠毒素（heat-stable enterotoxin，ST）引起腹泻。③肠侵袭性大肠埃希菌（enteroinvasive Escherichia coli，EIEC）致病菌直接侵入小肠黏膜引起炎症反应，也可黏附和侵入结肠黏膜，导致肠上皮细胞炎症和坏死，引起痢疾样腹泻。该菌与志贺菌相似，两者抗原有交叉反应。④肠出血性大肠埃希菌（enterohemor-rhagic Escherichia coli，EHEC）致病菌黏附于结肠产生与志贺杆菌相似的肠毒素，引起肠黏膜坏死和肠液分泌，致出血性肠炎。⑤肠集聚性大肠埃希菌（enteroaggre-gative Escherichia coli，EAEC）致病菌以集聚方式黏附于下段小肠和结肠黏膜致病，不产生肠毒素，不引起组织损伤。

与肠炎有关的弯曲菌有空肠型、结肠型和胎儿亚型 3 种，95%～99% 的弯曲菌肠炎是由胎儿弯曲菌空肠菌种（空肠弯曲菌）引起。致病菌直接侵入空肠、回肠和结肠黏膜，引起炎症性、侵袭性腹泻，某些菌株也能产生肠毒素。

2）耶尔森菌：除侵袭小肠、结肠壁细胞外，还产生肠毒素，引起侵袭性和分泌性腹泻。

3）其他：沙门菌（主要为鼠伤寒和其他非伤寒、副伤寒沙门菌）、嗜水气单胞菌、难辨梭状芽孢杆菌、金黄色葡萄球菌、铜绿假单胞菌、变形杆菌等均可引起腹泻。

（3）真菌：致腹泻的真菌有念珠菌、毛霉菌，小儿以白念珠菌多见。

（4）寄生虫：常见为蓝氏贾第鞭毛虫、阿米巴原虫和隐孢子虫等。

2. 肠道外感染

有时也可产生腹泻症状，如患中耳炎、上呼吸道感染、肺炎、泌尿系感染、皮肤感染或急性传染病时，可由于发热、感染原释放的毒素、抗生素治疗、直肠局部激惹（膀胱炎、阑尾周围脓肿等）作用而并发腹泻。有时病原体（主要是病毒）可同时感染肠道。

使用抗生素引起的肠道菌群紊乱除了一些抗生素可降低糖类的转运和乳糖酶水平之外，肠道外感染长期、大量地使用广谱抗生素可引起肠道菌群紊乱，肠道正常菌群减少，耐药性金黄色葡萄球菌、变形杆菌、铜绿假单胞菌、难辨梭状芽孢杆菌或白念珠菌等可大量繁殖，引起药物较难控制的肠炎，称为抗生素相关性腹泻。

（三）非感染因素

1. 饮食因素

①喂养不当可引起腹泻，多为人工喂养儿，原因为喂养不定时、饮食不当、突然改变食物品种、过早喂给大量淀粉类或脂肪类食品；母乳喂养过早添加辅食；果汁，特别是含高果糖或山梨醇的果汁可产生高渗性腹泻；肠道刺激物（调料、富含纤维素的食物）也可引起腹泻。②过敏性腹泻，如对牛奶蛋白、大豆蛋白等过敏而引起腹泻。③原发性或继发性双糖酶（主要为乳糖酶）缺乏或活性降低，肠道对糖的消化吸收不良而引起腹泻。

2. 气候因素

气候突然变化，腹部受凉，使肠蠕动增加；天气过热，消化液分泌减少或由于口渴饮奶过多等都可能诱发消化功能紊乱致腹泻。

二、发病机制

导致腹泻的发病机制有：①肠腔内存在大量不能吸收的具有渗透活性的物质，"渗透性"腹泻；②肠腔内电解质分泌过多，"分泌性"腹泻；③炎症所致的液体大量渗出，"渗出性"腹泻；④肠道蠕动功能异常，"肠道功能异常性"腹泻等。但在临床上不少腹泻并非由某种单一机制引起，而是在多种机制共同作用下发生的。

三、诊断

不同病因引起的腹泻常具有各自的临床特点和不同的临床过程。故在临床诊断中常包括病程、轻重及估计可能的病原。

临床分期：连续病程在2周以内的腹泻为急性腹泻，病程2周～2个月的为迁延性腹泻，慢性腹泻的病程为2个月以上。

（一）急性腹泻

1. 腹泻的共同临床表现

（1）轻型：常由饮食因素及肠道外感染引起。起病可急可缓，以胃肠道症状为主，食欲缺乏，偶有溢乳或呕吐，排便次数增多，但每次排便量不多，稀薄或带水，呈黄色或黄绿色，有酸味，常见白色或黄白色奶瓣和泡沫。无脱水及全身中毒症状，多在数日内痊愈。

（2）重型：多由肠道内感染引起。常急性起病，也可由轻型逐渐加重、转变而来，除有较重的胃肠道症状外，还有较明显的脱水、电解质紊乱和全身中毒症状，如发热、精神烦躁或萎靡、嗜睡，甚至昏迷、休克。

1）胃肠道症状：食欲差，常有呕吐，严重者可吐咖啡色液体；腹泻频繁，排便每日3次至数10次，多为黄色水样或蛋花样便，含有少量黏液，少数患儿也可有少量血便。

2）水电解质及酸碱平衡紊乱。①脱水：由于吐泻丢失体液和摄入量不足，使体液总量，尤其是细胞外液量减少，导致不同程度（轻、中、重）的脱水。由于腹泻患儿丢失的水和电解质的比例不尽相同，可造成等渗、低渗或高渗性脱水，以前两者多见。出现眼窝、囟门凹陷，尿少泪少，皮肤黏膜干燥、弹性下降，甚至血容量不足引起的末梢循环的改变。②代谢性酸中毒：发生的原因是腹泻丢失大量碱性物质；进食少，肠吸收不良，热能不足使机体得不到正常能量供应导致脂肪分解增加，产生大量酮体；脱水时血容量减少，血液浓缩使血流缓慢，组织缺氧导致无氧酵解增多而使乳酸堆积；脱水使肾血流量不足，其排酸、保钠功能低下，使酸性代谢产物滞留体内。患儿可出现精神不振，口唇樱红，呼吸深大，呼出气体有酮味等症状，但小婴儿症状可以不典型。③低钾血症：由于胃肠液中含钾较多，呕吐和腹泻丢失大量钾盐；进食少，钾的摄入量不足；肾脏保钾功能比保钠差，腹泻病时常有体内缺钾，但在脱水未纠正前，血液浓缩，酸中毒时钾由细胞内向细胞外转移以及尿少而致钾排出量减少等原因，血清钾水平多数正常。随着脱水酸中毒被纠正、排尿后钾排出增加，随之即出现不同程度的缺钾症状，如精神不振、无力、腹胀、心律不齐等。④低钙血症和低镁血症：腹泻患儿进食少，吸收不良，从粪便丢失钙、镁，可使体内钙、镁减少，活动性佝偻病和营养不良患儿更多见。但是脱水、酸中毒时由于血液浓缩、离子钙增多等原因，不出现低钙血症的症状，待脱水、酸中毒纠正后则出现低钙血症症状。极少数久泻和营养不良患儿输液后出现震颤、抽搐，用钙剂治疗无效时应考虑有低镁血症可能。

2. 几种常见类型肠炎的临床特点

（1）轮状病毒肠炎：轮状病毒是秋、冬季小儿腹泻最常见的病原，故又称为秋季腹泻。呈散发或小流行，经粪—口传播，也可通过气溶胶形式经呼吸道感染而致病。潜伏期为1～3天，多发生在6～24个月的婴幼儿，4岁以上者少见。起病急，常伴发热和上呼吸道感染症状，无明显中毒症。病初即有呕吐，常先于腹泻发生。排便次数多、量多，水分多，呈黄色水样或蛋花样便，带少量黏液，无腥臭味。常并发脱水、酸中毒及电解质紊乱。本病为自限性疾病，自然病程为3～8天，少数较长。大便镜检偶有少量白细胞，感染后1～3天即有大量病毒自粪便中排出，最长可达6天。ELISA法、PCR及核酸探针技术检测病毒抗原。

（2）诺沃克病毒性肠炎：主要发病季节为9月～次年4月，发病年龄在1～10岁，多见于年长儿和成人。潜伏期为1～2天，起病急慢不一。可有发热、呼吸道症状。腹泻和呕吐轻重不等，排便量中等，为稀便或水样便，伴有腹痛。病情重者体温较高，伴有乏力、头痛、肌肉痛等。本病为自限性疾病，症状持续1～3天。粪便及周围血常规检查一般无特殊发现。

（3）产毒性细菌引起的肠炎：多发生在夏季。潜伏期为 1～2 天，起病较急。轻症仅排便次数稍增，性状轻微改变；重症腹泻频繁，量多，呈水样或蛋花样混有黏液，镜检无白细胞。伴呕吐，常发生脱水、电解质和酸碱平衡紊乱。自限性疾病，自然病程为 3～7 天，也可较长。

（4）侵袭性细菌（包括肠侵袭性大肠埃希菌、空肠弯曲菌、耶尔森菌、鼠伤寒杆菌等）引起的肠炎：全年均可发病，多见于夏季。潜伏期长短不等。常引起志贺杆菌性痢疾样病变。起病急，高热，甚至可以发生惊厥，腹泻频繁，粪便呈黏液状、带脓血、有腥臭味。常伴恶心、呕吐、腹痛和里急后重，可出现严重的中毒症状如高热、意识改变，甚至感染性休克。粪便镜检有大量白细胞及数量不等的红细胞。粪便细菌培养可找到相应的致病菌。其中空肠弯曲菌常侵犯空肠和回肠，且有脓血便，腹痛剧烈，易误诊为阑尾炎，也可并发严重的小肠结肠炎、败血症、肺炎、脑膜炎、心内膜炎、心包炎等。耶尔森菌小肠结肠炎，多发生在冬季和早春，可引起淋巴结肿大，也可产生肠系膜淋巴结炎，甚至与阑尾炎相似，也可引起咽痛和颈淋巴结炎。鼠伤寒沙门菌小肠结肠炎，有胃肠炎型和败血症型，新生儿和＜1 岁的婴儿尤易感染，新生儿常为败血症型，常引起暴发流行。可排深绿色黏液脓便或白色胶胨样便。

（5）肠出血性大肠埃希菌肠炎：排便次数增多，开始为黄色水样便，后转为血水便，有特殊臭味；粪便镜检有大量红细胞，常无白细胞。伴腹痛。个别病例可伴发溶血性尿毒综合征和血小板减少性紫癜。

（6）抗生素诱发的肠炎：长期应用广谱抗生素可使肠道菌群失调，肠道内耐药的金黄色葡萄球菌、铜绿假单胞菌、变形杆菌、某些梭状芽孢杆菌和白念珠菌大量繁殖而引起肠炎。营养不良、免疫功能低下、长期应用肾上腺皮质激素者更易发病，婴幼儿病情多较重。

1）金黄色葡萄球菌肠炎：很少为原发性，多继发于使用大量抗生素后，病程与症状常与菌群失调的程度有关，有时继发于慢性疾病的基础上。表现为发热、呕吐、腹泻、不同程度的中毒症状、脱水和电解质紊乱，甚至发生休克。典型粪便为黯绿色，量多带黏液，少数为血便；粪便镜检有大量脓细胞和成簇的革兰阳性球菌，培养有金黄色葡萄球菌生长，凝固酶阳性。

2）伪膜性小肠结肠炎：由难辨梭状芽孢杆菌引起。甲硝唑、万古霉素治疗有效。各种抗生素均可诱发本病。可在用药 1 周内或迟至停药后 4～6 周发病，也见于外科手术后、肠梗阻、肠套叠、巨结肠等体弱患者。本菌大量繁殖，产生毒素 A（肠毒素）和毒素 B（细胞毒素）2 种毒素致病。主要症状为腹泻，轻症排便每日数次，停用抗生素后很快痊愈；重症频泻，黄绿色水样便，可有伪膜排出，为坏死毒素致肠黏膜坏死所形成的伪膜；黏膜下出血可引起粪便带血，可出现脱水、电解质紊乱和酸中毒。伴有腹痛、腹胀和全身中毒症状，甚至发生休克。对可疑病例可行肠镜检查。粪便厌氧菌培养、组织培养法检测细胞毒素可协助确诊。

3）真菌性肠炎：多为白念珠菌所致，2 岁以下婴儿多见，常并发于其他感染或肠道菌群失调。病程迁延，常伴鹅口疮。排便次数增多，黄色稀便，泡沫较多，带黏液，有时可见豆腐渣样细块（菌落）；粪便镜检有真菌孢子和菌丝，如芽孢数量不多，应进一步以沙氏培养基做真菌培养确诊。

（二）迁延性、慢性腹泻

病因复杂，感染、食物蛋白过敏、酶缺陷、免疫缺陷、药物因素、先天性畸形等均可引起。以急性腹泻未彻底治疗或治疗不当、迁延不愈、食物蛋白过敏最为常见。人工喂养、营养不良小儿患病率高。为能尽早明确病因诊断，必须详细询问病史，全面体格检查，正确选用有效的辅助检查方法，如：①粪便、肠道菌群分析、酸度、还原糖试验和培养；②十二指肠液检查，分析 pH、胰蛋白酶、糜蛋白酶、肠激酶及血清胰蛋白酶原以判断蛋白质的消化吸收状况，测定十二指肠液的酶、胆盐浓度以了解脂肪的消化吸收状况，还可进行细菌培养和寄生虫卵的检测；③小肠黏膜活检是了解慢性腹泻病理生理变化的最可靠方法，必要时还可做蛋白质、糖类和脂肪的吸收功能试验，X 线、肠镜等检查综合分析判断。

四、诊断和鉴别诊断

根据发病季节、病史（包括喂养史和流行病学资料）、临床表现和粪便性状易于做出临床诊断。必须判定有无脱水（程度和性质）、电解质紊乱和酸碱失衡，注意寻找病因。肠道内感染的病原学诊断比较困难，从临床诊断和治疗需要考虑，可先根据粪便常规检查有无白细胞将腹泻分为 2 类。

（1）粪便无或偶见少量白细胞者为侵袭性细菌以外的病因（如病毒、非侵袭性细菌、寄生虫等肠道内、外感染或喂养不当）引起的腹泻，多为水样泻，易出现水电解质紊乱。

（2）粪便有较多的白细胞者表明结肠和回肠末端有侵袭性炎症病变，常由各种侵袭性细菌感染所致，应进行粪便细菌培养，尚需与下列疾病鉴别。①细菌性痢疾：常有流行病学接触史，起病急，全身症状重，排便次数多、量少，排脓血便伴里急后重，粪便镜检有较多脓细胞、红细胞和吞噬细胞，粪便细菌培养有志贺痢疾杆菌生长可确诊。②坏死性肠炎：中毒症状较严重，腹痛、腹胀、频繁呕吐、高热，粪便糊状呈黯红色，渐出现典型的赤豆汤样血便，常伴休克。腹部立位、卧位 X 线片呈小肠局限性充气扩张，肠间隙增宽，肠道积气等。

五、治疗

调整饮食，预防和纠正脱水，合理应用抗生素，给予肠黏膜保护剂、助消化与调节肠道微生态制剂，防治并发症。

（一）一般治疗

强调继续进食，如为母乳喂养婴儿，可继续哺乳；人工喂养者小于 6 个月的患儿，可喂 1/2 ～ 2/3 稀释的牛奶，2 ～ 3 天后逐渐恢复正常饮食；6 个月以上者，可喂易消化的清淡饮食，如米汤、面条、鱼或肉末等，呕吐频繁者，应暂禁食但不禁饮，待症状缓解后逐渐恢复饮食，双糖酶缺乏的病毒性肠炎患儿，用去乳糖奶粉喂养。对乳糖不耐受者，应避免奶类喂养，腹泻停止后注意营养丰富饮食的继续供给，每日加餐 1 次，至 2 周后。症状性腹泻应同时治疗原发病。

（二）液体疗法

1. 口服补液

低渗口服补液盐（ORS）经济、高效，对预防和纠正轻度至中度脱水的患儿有良好的补液效果，临床和家庭中都易于应用。

应用剂量：无脱水者，4 小时内口服 20 ～ 40mL/kg；轻度脱水者，每日口服 50 ～ 80mL/kg；中度脱水者，每日口服 80 ～ 100mL/kg，于 8 ～ 11 小时将累积损失量补足，脱水纠正后可将剩余 ORS 液用等量水稀释后按需补充。

一般补液 4 小时后，应对患儿的脱水情况重新评估，若有严重呕吐、腹胀、休克、心肾功能不全，或严重脱水口服补液不能纠正时，应改为静脉补液。

2. 静脉补液

对吐泻严重、明显腹胀、呈中度以上脱水者应静脉补液，治疗时应个性化，兼顾患儿年龄、营养情况和自身调节能力等多方面因素。

补液原则：三定、三量、三先、三见。

（1）第 1 日补液：补液的总量应包括累积损失量、继续损失量和生理需要量 3 类。

1）定量：累积损失量，轻度脱水 50mL/kg，中度脱水 50 ～ 100mL/kg，重度脱水 100 ～ 120mL/kg。

2）定性：根据脱水性质而定，等渗性脱水予 1/2 张含钠液，低渗性脱水予 2/3 张含钠液，高渗性脱水予 1/3 张含钠液。

3）定速：输液滴速宜稍快，一般在 8 ～ 12 小时补完，每小时 8 ～ 10mL/kg。

重度脱水合并周围循环障碍者，以 2∶1 等张含钠液或生理盐水 20mL/kg，于 30 ～ 60 分钟静脉推注或快速滴注以迅速增加血容量，改善循环和肾脏功能，及时评估脱水纠正情况。在扩容后根据脱水性质选用前述不同溶液继续静脉滴注。

继续丢失量和生理需要量能口服则口服，不能口服、呕吐频繁、腹胀者，给予静脉补液，生理需要量每日 60 ～ 80mL/kg，用 1/5 张含钠液补充，继续损失量按"失多少补多少"，用 1/3 含钠溶液补充，两者合并，在 12 ～ 16 小时补完。

（2）第 2 日补液：补充继续丢失量和生理需要量。

1）"三先"：先快后慢、先浓后淡、先盐后糖。

2）"三见"：见尿补钾、见酸补碱、见惊补钙。

3）纠正酸中毒：轻度酸中毒，不另行补碱。中度、重度酸中毒时，则须补碱纠正。

无血气分析时：按 5%NaHCO$_3$ 5mL/kg 计算，减半输入；有血气分析时：5%NaHCO$_3$ 的 mL 数 =（–BE）× 0.5 × 体重，减半输入，复查血气调节用量。

4）纠正低钾血症：见尿补钾（6 小时以内有尿），补钾速度宜慢（静脉滴注），浓度不超过 0.3%（10% 氯化钾）。低钾者一般按氯化钾 3 ～ 4mmol/L（kg·d）或 10% 氯化钾 2 ～ 3mL/kg·d。

5）钙和镁的补充：见惊补钙，10% 葡萄糖酸钙 0.5 ～ 1mL/kg，静脉缓滴，个别抽搐患儿用钙剂无效，应考虑到低镁血症的可能，经血镁测定，可给 25% 硫酸镁，0.2mL/kg，深部肌内注射，症状消失后停药。

（三）饮食治疗

（1）急性腹泻：继续喂养，进易消化的饮食。母乳喂养者可继续母乳喂养，暂停辅食，少量多次喂哺，可予无乳糖配方奶喂养。

（2）迁延性、慢性腹泻：继续喂养，进易消化的饮食。怀疑过敏性腹泻者可予游离氨基酸或深度水解配方粉，可继续母乳喂养（母亲回避过敏饮食）。

（四）药物治疗

（1）抗生素治疗：原则上病毒性、产毒性腹泻不用抗生素，侵袭性腹泻可选用三代头孢菌素，疗程不宜长，警惕抗生素相关性腹泻。

（2）肠黏膜保护剂：蒙脱石散剂。

（3）微生态疗法：嗜酸乳酸杆菌、双歧杆菌活菌、凝结芽孢杆菌等。

（五）迁延性和慢性腹泻的治疗

（1）预防、治疗脱水，纠正水电解质和酸碱平衡紊乱。

（2）营养治疗：尽早供给适当的热量和蛋白质以纠正营养不良状态，维持营养平衡。母乳为合适饮食，必要时选用要素饮食，深度水解配方粉、氨基酸配方粉等。

对严重腹泻儿进行要素饮食营养治疗后腹泻仍持续、营养状况恶化者，需静脉营养治疗。

（王大利）

参考文献

［1］戚晓红.实用儿科疾病诊治 [M].上海：上海交通大学出版社，2020.

［2］王惠萍.临床儿科疾病治疗学 [M].北京：中国纺织出版社，2020.

［3］郑胡镛，吴润晖，马晓莉.儿科血液及肿瘤疾病专科医师手册 [M].北京：人民卫生出版社，2020.

［4］刘筠.双歧杆菌活菌与蒙脱石散联合在小儿腹泻治疗中的药学分析 [J].系统医学，2022，7（6）：190-194.

［5］LI Ziming. Traditional Chinese Medicine Moxibustion in the Treatment of Infantile Diarrhea[J]. Computational Intelligence and Neuroscience, 2022, 9749606.

第三节　麻　疹

麻疹是麻疹病毒引起的急性呼吸道传染病，主要通过飞沫直接传播，患者是主要传染源。其临床表现有发热、咳嗽、流鼻涕、结膜炎、科氏斑及皮肤广泛的斑丘疹，传染性较强，多见于儿童。近年来，由于麻疹病毒基因变异，其发病率有上升趋势，且年龄分布有所改变，年长儿、青少年发病相对增多。另外，轻型或不典型病例也增多，给临床诊断带来一定的困难。单纯麻疹预后良好，但重型麻疹病死率较高。

一、诊断

（一）临床表现

1.典型麻疹分期

（1）潜伏期：约 10 日（6～18 日）。曾经接触过麻疹患儿或在潜伏期接受被动免疫者，可延至 3～4 周。在潜伏期内可有轻度体温上升。

（2）前驱期：也称为发疹前期，一般为 3～4 天。表现类似上呼吸道感染症状：①发热见于所有病例，多为中度以上发热；②咳嗽、流涕、流泪、咽部充血等，以眼症状突出，结膜炎、眼睑水肿、眼泪增多、畏光、下眼睑边缘有一条明显充血横线（Stimson线），对诊断麻疹极有帮助；③麻疹黏膜斑，在发疹前24～48小时出现，为直径约1.0mm的灰白色小点，外有红色晕圈，开始仅见于对着上下磨牙的颊黏膜上，但在一天内很快增多，可累及整个颊黏膜并蔓延至唇部黏膜，黏膜疹在皮疹出现后即逐渐消失可留有黯红色小点；④偶见皮肤荨麻疹，隐约斑疹或猩红热样皮疹，在出现典型皮疹时消失；⑤部分病例可有一些非特异症状，如全身不适、食欲减退、精神不振等。但体温稍有下降。婴儿可有消化系统症状，呕吐、腹泻等。

（3）出疹期：多在发热后3～4天出现皮疹。体温可突然升高至40～40.5℃，皮疹为稀疏不规则的红色斑丘疹，疹间皮肤正常，出疹顺序也有特点：始见于耳后、颈部、沿着发际边缘，24小时内向下发展，遍及面部、躯干及上肢，第3天皮疹累及下肢及足部。病情严重者皮疹常融合，皮肤水肿，面部水肿变形。大部分皮疹压之退色，但也有出现瘀点者。全身有淋巴结肿大和脾肿大，并持续几周，肠系膜淋巴结肿大可引起腹痛、腹泻和呕吐。阑尾黏膜的麻疹病理改变可引起阑尾炎症状。疾病极期特别是高热时常有谵妄、激惹及嗜睡状态，多为一过性，热退后消失，与以后中枢神经系统合并症无关。此期肺部有湿性啰音，X线检查可见肺纹理增多。

（4）恢复期：出疹3～4天后皮疹开始消退，消退顺序与出疹时相同；在无合并症发生的情况下，食欲、精神等其他症状也随之好转，体温减退。皮肤颜色发黯。疹退后，皮肤留有糠麸状脱屑及棕色色素沉着，7～10天痊愈。

2. 非典型麻疹

（1）轻症麻疹：毒力减低型麻疹病毒感染，多见于在潜伏期内接受过丙种球蛋白注射者，或小于8个月的体内尚有母亲抗体的婴儿。低热，上呼吸道症状较轻。麻疹黏膜斑不明显，皮疹稀疏。病程约1周，无并发症。

（2）重症麻疹：发热，体温高达40℃以上，中毒症状重，伴惊厥，昏迷。皮疹融合呈紫蓝色者，常有黏膜出血，如鼻出血、呕血、咯血、血尿、血小板减少等，称为黑麻疹。皮疹少，色黯淡，常为循环不良表现。此型患儿病死率高。

（3）无疹型麻疹：注射过麻疹减毒活疫苗者可无典型黏膜斑和皮疹，甚至整个病程中无皮疹出现。此型临床诊断较难，只有依赖前驱症状和血清中麻疹抗体滴度增高才能确诊。

（4）异型麻疹：接种灭活疫苗后引起。表现为高热、头痛、肌痛，无口腔黏膜斑。出诊顺序：皮疹从四肢远端开始延及躯干、面部，呈多形性；常伴水肿及肺炎。国内不用麻疹灭活疫苗，故此类型少见。

（5）成人麻疹：由于麻疹疫苗的应用，成人麻疹发病率逐渐增加。与儿童麻疹不同为：肝损坏发生率高；胃肠道症状多见，如恶心、呕吐、腹泻及腹痛；骨骼肌病，包括关节和背部痛；麻疹黏膜斑存在时间长，可达7天，眼部疼痛多见，但畏光少见。

3. 并发症

（1）喉、气管、支气管炎：麻疹病毒本身可导致整个呼吸道炎症。由于3岁以下的小儿喉腔狭小、黏膜层血管丰富、结缔组织松弛，如继发细菌或病毒感染，可造成呼吸道阻塞。临床表现为声音嘶哑、犬吠样咳嗽、吸气性呼吸困难及三凹征，严重者可窒息死亡。

（2）肺炎：由麻疹病毒引起的间质性肺炎。支气管肺炎更常见，为细菌继发感染所致，常见致病菌有肺炎链球菌、金黄色葡萄球菌和嗜血性流感杆菌等，故易并发脓胸或脓气胸。艾滋病患者合并麻疹肺炎，常可致命。

（3）心肌炎：较少见，但一过性心电图改变常见。

（4）神经系统并发症。①麻疹脑炎发病率较低，1000 个麻疹患儿中有 1～2 个患此病。多在出疹后 2～5 天再次发热，出现头痛、嗜睡、惊厥、突然昏迷等症状。外周血白细胞增多，脑脊液改变为：白细胞轻、中度升高，以淋巴细胞为主，蛋白增多，糖正常。病死率达 10%～25%；存活者中 20%～50% 留有运动、智力或精神上的后遗症。②亚急性硬化性全脑炎是一种急性感染的迟发性并发症，表现为大脑功能的渐进性衰退，病情严重，预后差。但发病率极低，约为百万分之一；在神经系统症状出现前 4～8 年有典型麻疹史，并完全恢复。85% 起病在 5～15 岁，开始症状很隐匿，有轻微的行为改变和学习障碍，随即智力低下，并出现对称性、重复的肌阵挛，间隔 5～10 秒；随疾病进展，出现各种异常运动和神经功能障碍，有共济失调、视网膜病、视神经萎缩等；最后发展至木僵、昏迷、自主功能障碍、去大脑强直等。病程快慢不一，大部分患者在诊断后 1～3 年死亡，个别能存活 10 年以上。③其他如格林—巴利综合征、偏瘫、大脑血栓性静脉炎和球后视神经炎均少见。

（5）结核病恶化：麻疹患儿的免疫反应受到暂时抑制，对结核菌素的迟发性皮肤超敏反应消失，可持续几周，使原有潜伏结核病灶变为活动病灶，出现结核病的临床表现，甚至播散而致粟粒型肺结核或结核性脑膜炎。

（6）营养不良：麻疹过程中由于高热、食欲缺乏，可使患儿营养状况变差、消瘦；常见维生素 A 缺乏，角膜呈浑浊、软化，且发展极迅速，最后导致失明。

4. 麻疹新特点

我国实施计划免疫后，麻疹发病率和病死率已明显降低，麻疹大流行基本上得到控制。但由于人口流动增加，部分儿童麻疹疫苗漏种或免疫失败，加之初免后随着年龄增长而免疫力逐渐降低等原因，致使麻疹小规模流行时有发生，且表现出以下新特点。①发病年龄后移，过去麻疹发病多为 5 岁以下儿童，尤以 1～2 岁最多；现在患麻疹者大多是 8 个月以内婴儿和 7 岁以上学龄儿童，成人偶有发病。成人麻疹中毒症状较重，发热，体温多在 39～40℃，有麻疹黏膜斑，半数患者皮疹有出血倾向，常伴有嗜睡等症状，但并发症较少，预后良好。②轻型或非典型患者增多，皮疹以斑丘疹多见，也可有疱疹、出血点样皮疹等其他形态皮疹。而发热、上呼吸道炎症及全身中毒症状较轻，常无麻疹黏膜斑。出疹顺序先从四肢出现，逐渐向胸背呈向心性发展。③麻疹以 10 月至次年 2 月为发病季节，普种麻疹疫苗后，发病季节后移至每年 3～5 月。少数人患第二次麻疹，多见于发生第一次麻疹后的 2 年内。由于第一次出疹时，年龄较小或病初注射了丙种球蛋白或其他原因，未能激发机体产生足够而持久的免疫力，因而遇麻疹野毒株时，便会再次感染发病。

（二）诊断

诊断根据患儿临床表现：持续性发热，咽痛，畏光，流泪，眼结膜红肿，在口腔颊黏膜处见到麻疹黏膜斑等。

发热 4 天左右全身皮肤出现红色斑丘疹。出诊顺序为耳后、颈部，而后躯干，最后遍及四肢。退疹后皮肤脱屑并有色素沉着。2 周前与麻疹患者有接触史者较易做出诊断。

早期鼻咽分泌物找多核巨细胞及尿中检测包涵体细胞有利于早期诊断。在出疹后第一天或第二天检测血清麻疹抗体，若阳性即可确诊。

（三）检查

1. 一般检查

血白细胞总数减少，淋巴细胞相对增多。淋巴细胞严重减少提示预后不好。若白细胞总数增加，尤其是中性粒细胞增加，提示继发细菌感染。

2. 血清学检查

（1）抗体检测：ELLSA 测定血清特异性 IgM 和 IgG 抗体，敏感性和特异性均好。但 IgM 的阳性率与取血时间有关，有研究认为，在患者出皮疹后 3 天至 4 周内取血，麻疹病毒特异性 IgM 抗体的阳性率达 97%，而在出皮疹后 3 天内取血其阳性率只有 77% 或更低。

（2）抗原检测：用免疫荧光方法检测鼻咽部脱落细胞内的麻疹病毒抗原是一种早期快速的诊断方法。有学者用反转录聚合酶链反应方法从患者血和鼻咽分泌物标本及外周血单核细胞扩增麻疹病毒的基因来检测麻疹病毒。

（3）病毒分离：病毒分离要在感染早期进行，有报道称皮疹出现后 32 小时就很难从血液及鼻咽洗液中分离到病毒。

二、治疗

目前无特效药物，主要是加强护理、对症处理和预防并发症。

（一）一般治疗

患儿应予以呼吸道隔离至出疹后 5 天止，若有并发症则隔离应延长至疹后 10 天。患儿应卧床休息，室内应经常通风保持空气新鲜，温度与湿度应较恒定，避免过干、过热。患儿衣着、被盖不宜过多、过厚，以利于散热。供给足够的水分，予富有营养、易消化的食物，补充多种维生素，尤其是维生素 A 和 B 族维生素，以防角膜软化、失明或口腔炎。恢复期患儿不应忌口。

（二）基本药物治疗

1. 对症治疗

高热患儿可给予物理降温或小剂量退热剂，以免热度骤降而出现虚脱。烦躁不安者可适当用镇静剂。咳嗽时可予镇咳祛痰药，如复方甘草合剂，剂量每岁每次 1mL，每日 3 次口服，或予以超声雾化吸入药物，口服沐舒坦、溴己新。体弱者可适当少量输血或血浆。

2. 抗病毒治疗

利巴韦林每日 10 ～ 15mg/kg，静脉注射、肌内注射或口服，酌情而定。

（三）并发症治疗

1. 麻疹肺炎

麻疹患儿若并发细菌性肺炎，根据可能的致病菌，选用 1 ～ 2 种抗生素，静脉给药。

2. 麻疹喉炎

室内湿度宜增高。麻疹引起轻度喉炎，预后良好。若继发金黄色葡萄球菌感染，则病情严重，甚至出现喉梗阻。轻度喉梗阻者，可用抗生素、糖皮质激素（如地塞米松、氢化可的松）静脉给药。病情严重者，应给予吸氧、超声雾化吸入等措施，并给予镇静剂，如异丙嗪、地西泮等。若继续烦躁不安，吸气性呼吸困难，出现发绀，则应立即气管插管或气管切开，以免危及生命。

3. 麻疹肺炎并发心力衰竭

麻疹并发肺炎患儿，若出现气急加剧，烦躁不安，呼吸次数＞60次/分，心率增快＞180次/分，肝脏进行性肿大，应立即按心力衰竭处理，氧气吸入，给予镇静剂及洋地黄制剂，毛花苷丙饱和量：2岁以下0.03～0.04mg/kg；2岁以上0.02～0.03mg/kg。首剂用饱和量的1/2，余量分2次，每4～6小时给药1次，加入10%葡萄糖注射液10～20mL静脉推注，一般不需要用维持量，对伴有先天性心脏病的患儿，常需以地高辛维持，维持量为总量的1/5，同时应用呋噻米等利尿剂。如发生心肌炎，应卧床休息，加用维生素C、辅酶A、三磷酸腺苷治疗等。

4. 麻疹脑炎

麻疹并发脑炎，主要为对症处理，包括退热、止惊、降低颅内压等措施，注意防止脑疝、呼吸衰竭发生。

（王大利）

参考文献

［1］李智平，翟晓文. 儿科常见疾病药物治疗的药学监护 [M]. 北京：人民卫生出版社，2020.

［2］李倩. 临床儿科常见病诊疗精要 [M]. 北京：中国纺织出版社，2020.

［3］张少丹，郭文香，陈源. 儿科急危重症诊疗手册 [M]. 北京：中国医药科学技术出版社，2020.

［4］刘倩倩，唐林，温宁，等. 中国2020年麻疹流行病学特征 [J]. 中国疫苗和免疫，2022，28（2）：135-139.

［5］LIU Peijiang, IKRAM RUKHSAR, KHAN AMIR, et al. The measles epidemic model assessment under real statistics: an application of stochastic optimal control theory[J]. Computer methods in biomechanics and biomedical engineering, 2022: 1-22.

第四节 水 痘

水痘是一种传染性极强的儿童期出疹性疾病，病原体为水痘—带状疱疹病毒。儿童初次感染时引起水痘，恢复后病毒可长期潜伏在脊髓后根神经节或脑神经的感觉神经节内，少数人在成年后由于各种原因使病毒激活导致带状疱疹。本病毒属疱疹病毒科，仅一种血清型，一次感染水痘可获终身免疫。临床特点为皮肤黏膜出现瘙痒性水疱疹，好发于冬末、初春，通过直接接触、飞沫、空气传播。本病发病年龄多在6～9岁，但也可发生在任何年龄，并发症也较重，在肾病或白血病患儿用过糖皮质激素和其他免疫抑制剂治疗者，感染水痘可致死。孕妇患水痘可致流产或死胎，新生儿也可感染发病。

一、诊断

（一）症状与体征

1. 典型水痘

潜伏期多为2周左右。前驱期仅1天左右，表现为发热、全身不适、食欲缺乏等。次日出现皮疹，初起于躯干部，继而扩展至面部及四肢，四肢末端稀少，呈向心性分布，为水痘皮疹的特征之一。开始为红色斑丘疹或斑疹，数小时后变成椭圆形水滴样小水疱，周围有红晕，约24小时内水疱内容物变为浑浊，且疱疹出现脐凹现象，水疱易破溃，2～3天迅速结痂，病后3～5天，皮疹陆续分批出现，瘙痒感较重。由于皮疹演变过程快慢不一，故同一时间内可见上述三种形态皮疹同时存在，这是水痘皮疹的又一重要特征。皮疹脱痂后一般不留瘢痕。黏膜皮疹可出现在口腔、结膜、生殖器等处，易破溃形成浅溃疡。水痘多为自限性疾病，10天左右自愈，一般患者全身症状和皮疹均较轻。

2. 重症水痘

多发生在白血病、淋巴瘤等恶性疾病或免疫功能受损患儿。出现高热及全身中毒症状。出疹1周后体温仍可高达40～41℃，患儿皮疹融合，形成大疱型疱疹或出血性皮疹，呈离心性分布，常伴血小板减少而发生暴发性紫癜。

3. 先天性水痘

母亲在妊娠期患水痘可累及胎儿，若在妊娠的头4个月，则可能发生先天性水痘综合征，表现为出生体重低、瘢痕性皮肤病变、肢体萎缩、视神经萎缩、白内障及智力低下等。如母亲在产前4周以内患水痘，新生儿常于出生后4～5天发病，易形成播散性水痘，病死率为25%～30%，新生儿水痘的皮疹有时酷似带状疱疹的皮疹。

（二）检查

（1）外周血白细胞计数：白细胞总数正常或稍低。

（2）疱疹刮片：刮取新鲜疱疹基底组织涂片，用瑞特或吉姆萨染色可发现多核巨细胞，用苏木素—伊红染色检查见核内包涵体，可供快速诊断或取疱疹基底组织涂片或疱疹液，直接荧光抗体染色查病毒抗原简捷有效。

（3）病毒分离：将疱疹液直接接种人胚纤维母细胞，分离病毒再做鉴定，仅用于非典型病例。

（4）血清学检查：补体结合抗体高滴度或双份血清抗体滴度4倍以上升高可明确病原。

（5）PCR检测：患者呼吸道上皮细胞和外周血内细胞中的特异性病毒DNA，是敏感快捷的早期诊断方法。

（三）诊断要点

（1）有水痘流行病史和接触史。

（2）皮疹相继分批出现，呈向心性分布，开始为粉红色小斑疹，很快变为丘疹、水疱，水疱疹无脐眼，周围有红晕，水疱易破溃，奇痒，数日后结痂；可见丘疹、新旧水疱、结痂同时存在口腔，咽部或外阴等处黏膜也可有皮疹，易破裂形成小溃疡，全身症状轻，一般不发热或有低热。

（3）血常规检查：白细胞计数正常，淋巴细胞相对增高。

（4）水疱液涂片检查：有多核巨细胞和核内包涵体，或分离出水痘—带状疱疹病毒，或其抗原阳性，或血清水痘—带状疱疹病毒抗体滴度在 2～3 周后比急性期升高 4 倍以上。

（四）鉴别诊断

（1）丘疹性荨麻疹皮疹为红色丘疹，壁硬、质较坚，甚痒，周围无红晕，不结痂。

（2）脓疱病皮损为化脓性疱疹，疱液可培养出细菌。

（3）带状疱疹皮疹沿神经分布，局限一侧，有剧烈的刺痛和灼热痛，可与水痘区别。

二、治疗

（一）一般治疗

水痘患儿应隔离至全部疱疹变干、结痂为止。患儿应卧床休息，给予易消化的食物，保证水电解质平衡。高热者酌情应用退热药物，因阿司匹林衍生物与水痘后 Rete 综合征发病有关，故患儿应避免服用阿司匹林。加强护理，勤换衣服，保持皮肤清洁，剪短指甲，防止抓破水疱引起继发感染。水痘皮疹多奇痒，患儿哭吵不安，可用镇静剂、抗组胺类药物，局部涂擦止痒剂或收敛药，如 1% 炉甘石洗剂等，可外用阿昔洛韦。

（二）基本药物治疗

（1）阿昔洛韦：是治疗水痘—带状疱疹的首选抗病毒药物。对免疫功能低下的水痘，或有严重并发症者，可用本药，剂量每日 10～15mg/kg，静脉滴注，共 5～7 天。

（2）干扰素：重型水痘或带状疱疹，尤其是播散型发展迅速者，可应用干扰素，每日 1 次，每次 100 万 U，肌内注射或静脉滴注，共 3～5 天。

（三）并发症治疗

1. 水痘肺炎

多见于年长儿，应予以对症治疗和病原治疗，若继发细菌感染，则应选用适当的抗生素。

2. 皮肤疱疹继发感染

可局部应用抗生素软膏，如金霉素软膏等涂擦。并应予以口服抗生素。若体温高，中毒症状重，有败血症的可能，主要为 A 组链球菌感染，则须静脉应用有效的抗生素。

3. 水痘脑炎

应给予病原治疗和对症治疗，退热、止惊，用甘露醇和呋塞米脱水、降低颅内压。

（王大利）

参考文献

［1］王亚平，孙洋 . 儿科疾病观察与护理技能 [M]. 北京：中国医药科技出版社，2019.

［2］徐维民 . 儿科疾病临床诊疗进展与实践 [M]. 上海：同济大学出版社，2019.

［3］龙丽华 . 儿科重症疾病临床诊断与治疗 [M]. 北京 / 西安：世界图书出版公司，2019.

［4］刘洪涛 .ABMA 和 DABMA 对流感病毒及水痘—带状疱疹病毒的抗病毒作用及机制研究 [D]. 吉林大学，2022.

［5］FAN Xintong, LI Zhizhe, ZHAI Ruyi,et al. Clinical characteristics of virus-related uveitic secondary glaucoma: focus on cytomegalovirus and varicella zoster virus[J]. BMC ophthalmology, 2022, 22(1): 130.

第五节　流行性腮腺炎

流行性腮腺炎是由流行性腮腺炎病毒所致的急性呼吸道传染病，以腮腺的非化脓性肿大、疼痛为主要临床特征，有时其他唾液腺也可累及，偶无腮腺肿大，并可延及全身各种腺体组织。病毒可侵犯各种腺组织或神经系统及肝、肾、心、关节等几乎所有的器官，尤以脑膜脑炎、睾丸炎、胰腺炎为常见并发症。本病多发于学龄前及学龄儿童，冬、春季为流行高峰，主要传播途径为唾液飞沫吸入。感染本病后可获终身免疫。

一、诊断

（一）症状与体征

本病前驱期很短，症状较轻，腮腺肿大常是疾病的首发体征，腮腺肿大 3～5 天达高峰，一般 1 周左右消退，颌下腺和舌下腺也可同时受累，或单独出现腮腺肿大。可有不同程度的发热，持续时间不一，短者 1～2 天，多为 5～7 天，也有体温始终正常者，可伴有头痛、乏力、食欲减退等。不典型病例可无腮腺肿胀而以单纯睾丸炎或脑膜脑炎的症状出现，也有仅见颌下、舌下腺肿胀者，流行性腮腺炎是全身性疾病，其病毒有嗜腺体性和嗜神经性，故病毒常侵入中枢神经系统、其他腺体或器官而产生下列症状。

1. 神经系统表现

（1）脑膜脑炎：较常见，可出现在腮腺肿大前、腮腺肿大同时，也可见于腮腺肿大消失以后，28% 有中枢神经系统症状，表现为发热、头痛、呕吐，神经系统体征可阳性，但很少惊厥。约半数病例脑脊液可有细胞数升高，细胞数大多 < 500×10^6/L，偶可 > 2000×10^6/L 者，以淋巴细胞为主，蛋白稍高，糖和氯化物正常。在疾病早期，脑脊液中可分离出腮腺炎病毒，大部分预后良好，但也偶见死亡病例及留有神经系统后遗症者。

（2）多发性神经炎、脊髓灰质炎：偶有腮腺炎后 1～3 周出现多发性神经炎、脊髓灰质炎，预后多良好。肿大的腮腺压迫面神经可引起暂时面神经麻痹，有时出现三叉神经炎、偏瘫、截瘫、上升性麻痹等。偶有因腮腺炎后大脑导水管狭窄而并发脑积水者。

（3）耳聋：为听神经受累所致，发病率虽不高（约为 1/15 000），但可成为永久性和完全性耳聋，所幸 75% 为单侧性，故影响较小些。

2. 生殖系统表现

睾丸炎或卵巢炎，睾丸炎是男孩最常见的并发症，多为单侧，肿大且有压痛，约半数病例可发生萎缩，双侧萎缩者可导致不育症，7% 的青春期后女性患者可并发卵巢炎，出现下腹疼痛及压痛，无影响生育力的证据。

3. 胰腺炎

急性胰腺炎较少见，轻型或亚临床型感染多见，常发生于腮腺肿大数日后。上中腹疼痛、压痛明显，伴呕吐、发热、腹胀、腹泻或便秘等。由于单纯腮腺炎即可引起血、尿淀粉酶增高，故不宜作为诊断依据，因此需做脂肪酶检查，若升高则有助于胰腺炎的诊断。

（二）检查

1. 血常规

白细胞计数正常或稍低，淋巴细胞相对增高，有并发症时白细胞可增高。

2. 病毒分离

急性期患者涎液、咽拭子及尿液中可分离出病毒。

3. 血清学检测

补体结合试验、血凝抑制试验及病毒中和试验均可阳性。恢复期血清抗体效价升高4 倍以上有诊断意义。

4. 血清淀粉酶

多数患儿有轻、中度升高，并发胰腺炎时明显增高。

5. 脑脊液检查

并发无菌性脑膜炎时脑脊液变化几乎与流行性乙型脑炎完全相同。早期自脑脊液中可分离出腮腺炎病毒。

（三）鉴别诊断

1. 化脓性腮腺炎

多仅局限于一侧，腮腺管口有脓液流出，局部红肿压痛明显。白细胞计数及中性粒细胞升高。

2. 颈部、耳前淋巴结炎

肿胀不以耳垂为中心，腮腺管口不红，口腔与咽常有明显病灶。颌下淋巴结炎应与颌下腺肿大（可先于腮腺肿大出现）区别，前者多为圆球形，边缘清，可活动，血白细胞及中性粒细胞增加；后者为深部半球形，边缘不清，不可活动，血白细胞及中性粒细胞正常。

3. 其他病毒性腮腺炎

流感病毒、副流感病毒、巨细胞病毒等均可造成腮腺肿大，鉴别依靠病毒分离。

4. 非炎性腮腺肿

多见于糖尿病、营养不良、慢性肝病中，或应用某些药物，如碘化物、羟保泰松等。为对称性，无肿痛感，触之较软，为脂肪变性所致。

二、治疗

本病属自限性疾病，以对症处理为主，防止并发症。

（一）一般治疗

患儿卧床休息，应隔离至腮腺肿胀完全消退后 3 天，适当补充水分和营养，给予半流食或软食，具体应根据患儿的咀嚼能力而定，保证充足的液体摄入，避免酸性或辛辣食物，严重呕吐不能进食者可静脉营养，保持口腔清洁，可用复方硼酸溶液漱口。

（二）对症治疗

高热时可用退热药；局部可用青黛散，金黄散加水或醋调后外敷；清热解毒中药新癀片口服或外敷有较好的退热、止痛、消肿作用。

（三）并发症治疗

并发脑膜脑炎时予以20%甘露醇减轻脑水肿；并发胰腺炎时暂禁食，维持水电解质平衡；睾丸炎疼痛剧烈时可短期口服泼尼松1mg/（kg·d）或静脉滴注氢化可的松5mg/（kg·d），睾丸局部冰敷并用睾丸托支持。

（四）抗病毒治疗

可口服复方板蓝根冲剂，连用5～7天；口服利巴韦林，每日20mg/（kg·d），分3次服，连用5～7天；病毒唑10～15mg/（kg·d），肌内注射或静脉滴注，用3～7天；干扰素每日（100～300）万U，肌内注射，用1～3天。

（王大利）

参考文献

［1］黄国英，黄陶承，王艺．社区儿科常见疾病诊治指南［M］．上海：复旦大学出版社，2019.
［2］亓学海．临床妇产与儿科疾病诊疗［M］．北京：中国纺织出版社，2019.
［3］别慧玲．儿科疾病诊治与急危重症监护［M］．上海：上海交通大学出版社，2019.
［4］陈雪飞．超声在流行性腮腺炎临床诊断中的研究进展［J］．中国医疗器械信息，2022，28（4）：19–21.

第六节　手足口病

手足口病是由多种人肠道病毒引起的一种儿童常见传染病，是我国法定管理的丙类传染病。大多数患儿症状轻微，以手、足、口腔等部位的皮疹或疱疹为主要症状。少数患儿可出现无菌性脑膜炎、脑炎、急性迟缓性麻痹、神经源性肺水肿和心肌炎等，个别重症患儿病情进展快，可导致死亡。引起手足口病的病毒属于小RNA病毒科肠道病毒属，包括柯萨奇病毒A组（CVA）的2、4、5、7、9、10、16型等，B组（CVB）的1、2、3、4、5型等；肠道病毒71型（EV71）；埃可病毒（ECHO）等。其中以EV71及CVA16型较为常见。人是肠道病毒的唯一宿主，患者和隐性感染者均为本病的传染源；肠道病毒可经胃肠道（粪—口途径）传播，也可经呼吸道（飞沫、咳嗽、打喷嚏等）传播，也可因接触患者口鼻分泌物、皮肤或黏膜疱疹及被污染的手及物品等造成传播，尚不能明确是否可经水或食物传播。人对人肠道病毒普遍易感，不同年龄组均可感染发病，以5岁及5岁以下儿童为主，尤以3岁及3岁以下儿童发病率最高。显性感染和隐性感染后均可获得特异性免疫力，产生的中和抗体可在体内存留较长时间，对同血清型病毒产生比较牢固的免疫力，但不同血清型间鲜有交叉免疫。该病流行无明显地区性，全年均可发生，一般5～7月为发病高峰。幼托机构等易感人群集中单位可发生暴发。肠道病毒传染性强，隐性感染比例大，传播途径复杂，传播速度快，控制难度大，容易出现暴发和短时间内较大范围流行。

一、临床表现

手足口病主要发生在 5 岁以下的儿童，潜伏期多为 2 ~ 10 天，平均为 3 ~ 5 天。

（一）普通病例

急性起病，发热、口痛、食欲缺乏，口腔黏膜出现散在疱疹或溃疡，位于舌、颊黏膜及硬腭等处为多，也可波及软腭、牙龈、扁桃体和咽部。手、足、臀部、臂部、腿部出现斑丘疹，后转为疱疹，疱疹周围可有炎性红晕，疱内液体较少。疱疹手足部较多，掌背面均可见。皮疹数少则几个，多则几十个。消退后不留痕迹，无色素沉着。部分病例仅表现为皮疹或疱疹性咽峡炎。多在一周内痊愈，预后良好。部分病例皮疹表现不典型，如单一部位或仅表现为斑丘疹。

（二）重症病例

少数病例（尤其是小于 3 岁者）病情进展迅速，在发病 1 ~ 5 天出现脑膜炎、脑炎（以脑干脑炎最为凶险）、脑脊髓炎、肺水肿、循环障碍等，极少数病例病情危重，可致死亡，存活病例可留有后遗症。

1. 神经系统表现

精神差、嗜睡、易惊、头痛、呕吐、谵妄，甚至昏迷；肢体抖动，肌阵挛、眼球震颤、共济失调、眼球运动障碍；无力或急性弛缓性麻痹；惊厥。查体可见脑膜刺激征，腱反射减弱或消失，巴宾斯基征阳性。合并有中枢神经系统症状以 2 岁以内患儿多见。

2. 呼吸系统表现

呼吸浅促、呼吸困难或节律改变，口唇发绀，咳嗽，咳白色、粉红色或血性泡沫样痰液；肺部可闻及湿啰音或痰鸣音。

3. 循环系统表现

面色苍灰、皮肤花纹、四肢发凉，指（趾）发绀；出冷汗；毛细血管再充盈时间延长。心率增快或减慢，脉搏浅速或减弱甚至消失；血压升高或下降。

二、实验室诊断

肠道病毒型特异性鉴定主要靠血清中和实验，LMB 组合血清可大大简化鉴定过程，但是有些毒株的中和作用不稳定，仍需由单价血清来鉴定，另一要注意的是病毒颗粒的集聚会影响中和效果，如 EV71 的中和实验就需要使用单个分散的病毒。近年来，PCR 技术已成为诊断肠道病毒感染最常用的一种方法。PCR 测序技术则可用于肠道病毒分型。手足口病抗体检测的最常用方法目前仍是中和实验，该方法精确且具有型特异性。

三、鉴别诊断

本病需与其他儿童发疹性疾病相鉴别。

（一）风疹

重点与轻型麻疹鉴别。都有发热、皮疹。较少发生结膜炎，无科氏斑。发热 1 ~ 2 天后出疹，迅速遍及全身。2 天内消退，不留色素沉着。

（二）幼儿急疹

多见于婴幼儿，1 岁以内为主。常发生高热，热退时或热退后出现皮疹。可伴有高热惊厥，但少有呼吸道卡他症状。皮疹 1 ~ 2 天消退，不留色素沉着。

（三）麻疹

有呼吸道卡他症状、结膜炎及麻疹黏膜斑，发热 3～4 天后全身出现斑丘疹，出疹期热更高，出疹后 2～3 天皮疹才播散至手掌、足底。

（四）水痘皮疹

以躯干部多见，呈向心性分布，疱内液多，瘙痒明显。皮疹呈多样性。

（五）猩红热

高热中毒症状重，有咽峡炎、杨梅舌、环口苍白圈及扁桃体炎，皮肤弥漫性充血，上有密集针尖大小的丘疹，发热 1～2 天后出疹，出疹期高热。

（六）药物疹

皮疹瘙痒，多融合成片，出疹与用药有关。

四、治疗

（一）一般治疗

本病如无并发症，预后一般良好，多在一周内痊愈。主要为对症治疗。

（1）首先隔离患儿，接触者应注意消毒隔离，避免交叉感染。

（2）对症治疗，做好口腔护理。

（3）衣服、被褥要清洁，衣着要舒适、柔软，经常更换。

（4）剪短宝宝的指甲，必要时包裹宝宝双手，防止抓破皮疹。

（5）臀部有皮疹的宝宝，应随时清理其大、小便，保持臀部清洁干燥。

（6）可服用抗病毒药物及清热解毒的中草药，补充 B 族维生素、维生素 C 等。

（二）对症治疗

（1）密切监测病情变化，尤其是脑、肺、心等重要脏器功能；危重患者特别注意监测血压、血气分析、血糖及胸部 X 线片。

（2）注意维持水电解质、酸碱平衡及对重要脏器的保护。

（3）有颅内压增高者给予相应处理。

（4）出现低氧血症、呼吸困难等呼吸衰竭征象者，宜及早进行机械通气治疗。

（5）维持血压稳定。

其他重症处理：如出现 DIC、肺水肿、心力衰竭等，应给予相应处理。

（三）抗病毒治疗

因为抗病毒药物一般在发病 24～48 小时前使用才是最佳的。而往往我们确诊手足口病的时候，都已经过了最有效的治疗阶段，现在也不提倡用抗病毒药物。

（王大利）

参考文献

［1］朱红霞,段冀江.儿科疾病食疗药膳药膳食疗治百病[M].北京:中国医药科技出版社,2018.

［2］海珊，崔爱华，陈欣欣.临床儿科疾病诊治与护理[M].北京：人民卫生出版社,2018.

［3］赵正言，母得志，赵晓东.儿科疾病诊断标准解读[M].北京：人民卫生出版社,

2018.

［4］王颖.手足口病聚集性疫情的病原学特征及流行病学调查［J］.医学信息，2022，35（7）：162-164.

［5］REN FANGRONG, CUI ZHE, ZHANG MIAO, et al. Effects of meteorological factors and atmospheric pollution on hand, foot, and mouth disease in urumqi region [J]. frontiers in public health, 2022, 10: 913169.

第六章　皮肤科疾病

第一节　荨麻疹

荨麻疹是由于皮肤、黏膜小血管扩张和通透性增加而出现的一种局限性水肿反应。临床上一般分为急性、慢性荨麻疹。本病中医学称为"隐疹"。

一、病因

多数患者无法找到确切原因，常见病因如下。

（一）食物

动物性蛋白和植物。某些食物添加剂如水杨酸盐、柠檬黄、安息香酸盐或亚硫酸盐等。

（二）感染

各种病毒感染、细菌感染、真菌感染和寄生虫感染等。

（三）药物

常见的如青霉素、血清制剂、各种疫苗、呋喃唑酮及磺胺类药物等。有些药物是组胺释放物（如阿司匹林、吗啡、可待因等），还有的致敏原是药物添加剂中的赋形剂、防腐剂和抗氧化剂（如山梨醇、苯丙烯酸等）。

（四）呼吸道吸入物与皮肤接触物

常见吸入物有花粉、动物皮屑、粉尘、真菌的孢子、尘螨和一些挥发性化学品等；皮肤接触物包括唾液或精液、昆虫叮蜇、毒毛虫刺激、某些植物（如荨麻）及动物的毛发等。皮肤接触引起的荨麻疹常常发生迅速，但通常持续时间较短，数天之后就可减退或消失。

（五）物理因素

如冷、热、日光、摩擦及压力等。

（六）精神及内分泌因素

如情绪波动、精神紧张和抑郁等。

（七）系统性疾病影响

如风湿热、类风湿关节炎、系统性红斑狼疮、恶性肿瘤代谢障碍、内分泌紊乱及自身免疫性甲状腺炎等疾病。

（八）其他因素

部分慢性荨麻疹患者可存在凝血功能与免疫功能异常。

二、发病机制

荨麻疹是各种原因所导致的肥大细胞等多种炎症细胞活化，释放具有炎症活性的化学递质，例如组胺、5-羟色胺、细胞因子、趋化因子、花生四烯酸代谢产物，引起血管扩张和血管通透性增加、平滑肌收缩及腺体分泌增加等，产生皮肤、黏膜、呼吸道和消化道等一系列局部或全身性过敏现象。

引起肥大细胞等炎症细胞活化的机制可分为免疫性与非免疫性。

（一）免疫性机制

多数是Ⅰ型超敏反应，少数为Ⅱ型、Ⅲ型或Ⅳ型。Ⅱ型超敏反应多发生在输血引起的荨麻疹；Ⅲ型超敏反应多见于血清病和荨麻疹性血管炎。

（二）非免疫性机制

主要指物理因素、某些分子的毒性作用、补体、神经递质等，通过肥大细胞膜表面的受体与配体直接作用导致细胞活化。

三、临床表现

各国和地区的分类模式不同（表6-1），病程界定为6周并非唯一区分急慢性荨麻疹的唯一标准。

表6-1　荨麻疹分类

免疫介导性荨麻疹	IgE依赖性：特应性型、非特应性型
	非IgE依赖性：细胞毒性型、免疫复合物型
补体介导性荨麻疹	经典或替代补体途径产生C3a、C5a，激活肥大细胞：结缔组织病、白细胞破碎性血管炎、血清病样反应、遗传性血管性水肿
致荨麻疹物质性荨麻疹/物理性荨麻疹	化学物质、药物、食物、毒素
机械型（划痕或压力）	即刻发作：单纯性皮肤划痕症、症状性皮肤划痕症
	延迟发作：迟发性压力性荨麻疹、迟发性皮肤划痕症
	振动力：振动性血管性水肿
水源型	水源性荨麻疹
温度型	热性：局限性热性荨麻疹、胆碱能性荨麻疹
	冷性：家族性冷性荨麻疹、获得性冷性荨麻疹、原发性（特发性）冷性荨麻疹、继发性冷性荨麻疹
电磁辐射型	日光性荨麻疹
运动型	运动诱发的过敏反应
花生四烯酸介导性荨麻疹	阿司匹林和非甾体抗炎药
继发性荨麻疹	皮肤病、结缔组织病、恶性肿瘤、内分泌疾病
慢性特发性荨麻疹	占慢性荨麻疹的80%～90%

荨麻疹可在任何年龄发病，20%在其一生中至少有一次发病，特应性患者发病多见；急性荨麻疹以儿童和年轻人多见，而慢性荨麻疹多发于成年人，女性多于男性。一项回顾性研究表明，40%的病例仅有荨麻疹，11%仅有血管性水肿，而两种病同时存在者占49%。

（一）急性荨麻疹

短期内痊愈，6周以内完全消失者称为急性荨麻疹。

基本损害为风团，呈扁平水肿性隆起损害，红色、皮色或白色，呈圆形或不规则形，大小不等。风团可被清晰或红色的晕环围绕，单个或密集融合成片。

风团可发生在体表任何部位，可为局限性或全身性。黏膜表面受累时出现鼻炎、呼吸窘迫、腹痛和声嘶，喉头水肿可导致严重的呼吸困难。

1. 发病特征

先有皮肤瘙痒，很快出现风团，风团持续数分钟或数小时（12～24 小时）即消失，不留痕迹。但新的风团可不断出现，一日数次不等。自觉剧痒、灼热。一般经历数天至 3 周逐渐痊愈。

2. 特殊类型

（1）大疱性荨麻疹，风团表面出现大疱。

（2）败血症相关荨麻疹，由细菌感染败血症所致，有畏寒、高热、白细胞计数升高表现。

（二）慢性荨麻疹

病情迁延，持续时间 6 周以上，而其个别皮损可持续达 36 小时。风团阵发性复发或持续性复发，阵发性者的无症状间隔期长短不一，可为数天至数周或数月；而持续性者几乎每日均有风团形成，无间隔期。80%～90% 的患者为特发性，但其可伴发物理性荨麻疹；96 例慢性荨麻疹患者中，伴发迟发性压力性荨麻疹、皮肤划痕症和胆碱能性荨麻疹者分别占 37%、22% 和 11%。

（1）免疫性荨麻疹。

1）IgE 介导：Ⅰ型超敏反应可能是大多数急性荨麻疹的原因。食物、药物、吸入物的循环抗原与膜结合 IgE 相互作用引起组胺释放。

2）补体介导：补体介导性荨麻疹可由应用全血、血浆、免疫球蛋白、药物及昆虫叮咬引起。捕获的免疫复合物激活补体致肥大细胞释放组胺。血清病（发热、荨麻疹、淋巴结病、关节痛和肌痛）、荨麻疹性气管炎和系统性红斑狼疮（SLE）都可因免疫复合物沉淀而出现风团。

（2）慢性特发性荨麻疹。

（三）物理性荨麻疹

1. 皮肤划痕症

是一种显著的局限性水肿或风团，周围绕以红晕，在皮肤受到刺激后几秒钟或几分钟内发生。它累及 2%～5% 的人群。搔抓或用钝器划皮肤后，该处很快出现条状风团。发生皮肤划痕症的倾向持续数周、数月至数年，平均持续 2～3 年，可自愈。但大多数患者病因不明。不累及黏膜，也不会发生血管性水肿。

2. 寒冷性荨麻疹

（1）获得性，多见于青年女性，暴露或遇冷部位出现瘙痒性风团。

（2）家族性，从婴儿开始，持续终身。当全身受冷刺激、冷水中游泳，极少数可致休克而溺水死亡。

3. 胆碱能性荨麻疹

常在运动、受热、精神紧张、饮酒后诱发。全身泛发 1～3mm 的小风团，周围有明显红晕，可见卫星状风团。

胆碱能性荨麻疹是体温增高所致的一种常见病，占慢性荨麻疹病例的 5%～7%。

运动、情绪应激或被动发热（如热水浴）使中心体温升高 0.7～1.0℃，可引起出汗和随后的风团形成。本病可能代表一组疾病，部分患者在运动和热水浴后数分钟内发生皮损；余者仅在运动后发病，外源性热刺激完全无反应。

4. 运动诱发的荨麻疹

或称为运动诱发的过敏反应。运动后出现皮肤瘙痒、荨麻疹、呼吸困难和低血压，甚至发展成血管水肿、喉头水肿、呼吸困难和休克。虽然胆碱能性荨麻疹和运动性荨麻疹两者都是由运动所致，但它们是两个不同的疾病。与胆碱能性荨麻疹相比，运动诱发的荨麻疹皮损较大，热水浴、发热或焦虑不会诱发皮损。荨麻疹损害在运动开始后 5～30 分钟时出现，可以伴发过敏反应。运动诱发或加重过敏反应可能仅在摄入某些食物后才出现，这些食物包括芹菜、甲壳类动物、小麦、水果、牛奶和鱼等。患者摄入食物 30 分钟内运动会出现症状，摄入食物不运动或不摄入食物运动都不会出现症状。其他诱发因素，如药物、家族性发病也有报道。本病 45% 的患者可通过改变饮食和行为方式来减少本病发作。

5. 热性荨麻疹

获得性热性荨麻疹，以盛有 45℃ 热水试管于皮肤上 5 分钟，可发生风团，持续 1 小时；遗传性热性荨麻疹，接触热水后 1～2 小时出现风团，可持续 12～24 小时。

6. 日光性荨麻疹

皮肤照射日光后数分钟，局部发生风团、红斑，经数 10 分钟至数小时消退。

7. 水源性荨麻疹

接触水或出汗后于毛囊周围引起风团，而掌跖无风团。

8. 延迟性压迫性荨麻疹

局部皮肤受压较重较久后发疹。

（四）其他

（1）蛋白胨性荨麻疹：由于情绪激动，大量饮酒，食物中蛋白胨未被消化即通过肠黏膜吸收而发生。

（2）血清病性荨麻疹。

（3）接触性荨麻疹：①变应性，接触某些致敏物，如衣裤、涎液、氮芥等后局部出现风团，可伴有血管性水肿；②非变应性，接触原发刺激物，如二甲基亚砜、苯唑卡因等刺激肥大细胞释放组胺等化学递质所致。

（4）组胺非免疫性释放荨麻疹：药物递质，如乙酰胆碱、麻醉药、阿司匹林，都可引起非免疫性组胺释放。特应性是应用放射性造影剂后发生荨麻疹的危险因素。

（5）血管/结缔组织病相关性荨麻疹：荨麻疹损害可能与系统性红斑狼疮和干燥综合征有关，荨麻疹为皮肤血管炎的一种类型。

四、实验室检查

（一）血常规检查

血中白细胞总数升高应考虑细菌感染的存在；血中淋巴细胞增多应考虑病毒感染；嗜酸性粒细胞升高应考虑寄生虫感染或变态反应等。

（二）免疫学检查

对慢性荨麻疹的病因诊断有一定意义。血清 IgE 升高提示发病机制主要为 I 型变态反应。

（三）特殊检查

划痕试验、斑贴试验、皮内试验可检测吸入或食入变应原及接触过敏原；运动和热水浴可诱发胆碱能性荨麻疹；光试验、热水试验及冰块诱发试验等对日光性荨麻疹、热性荨麻疹及寒冷性荨麻疹具有辅助诊断价值。

五、诊断及鉴别诊断

（一）诊断

根据皮肤出现大小不等的瘙痒性风团、骤起骤消、反复发作、消退后不留痕迹及各型荨麻疹的特点，本病诊断不难。病因诊断往往比较困难，需要详细询问病史，进行体格检查及必要的实验室检查，全面综合分析进行确定。其中病程不超过 6 周者，称为急性荨麻疹；病程超过 6 周者称为慢性荨麻疹。

（二）鉴别诊断

本病应与丘疹性荨麻疹、多形性红斑、外科急腹症相鉴别。

1. 丘疹性荨麻疹

为风团性丘疹或小水疱，多发于儿童，好发于腹、腰、背、臀及小腿，群集分布，皮疹消退后遗留色素沉着。

2. 多形性红斑

损害好发于四肢末端，皮疹为多形性，以虹膜样或靶样损害为特征，皮疹较持久。

3. 外科急腹症

伴腹痛的荨麻疹需与外科急腹症疾病如阑尾炎等区别，前者腹痛与皮损呈平行关系。后者右下腹疼痛较著，有肌压痛及肌痛，血白细胞总数和中性粒细胞增高。

六、治疗

治疗原则：①停用可疑致敏药物，促进体内致敏药的排泄；②给予中医辨证治疗和抗过敏、对症治疗。

（一）急性荨麻疹

尽可能去除病因和诱发加重因素，并根据具体情况进行治疗。

（1）全身症状轻者，可选用第一代和第二代抗组胺药，一般选用强效、无镇静作用的第二代抗组胺药。维生素 C 及钙剂可降低血管通透性，与抗组胺药有协同作用，可口服或静脉注射；对伴腹痛者可给予溴丙胺太林、山莨菪碱或阿托品等；合并感染者应及时使用足量、有效的抗生素，并对感染病灶做必要处理。疗效不佳者，可与白三烯拮抗剂、糖皮质激素、H_2 受体拮抗剂、抗 5– 羟色胺类药物等联合使用。

（2）全身症状严重或伴有休克或喉头水肿者，除以上处理外还应立即皮下注射 0.1% 肾上腺素 0.5 ～ 1mL，迅速吸氧，肌内注射盐酸异丙嗪 25 ～ 50mg；并以氢化可的松 0.2 ～ 0.4g，或地塞米松 5 ～ 10mg，或甲泼尼龙每日 40 ～ 60mg 加入 5% ～ 10% 葡萄糖注射液 500mL 中快速静脉滴注，15 分钟后可重复注射肾上腺素 0.5mL；有明显心血管疾病者肾上腺素需慎重使用；喉头水肿一般不主张做气管切开，因不能解决伴发的支气管痉挛，可加用氨茶碱 0.25g（加入 5% ～ 10% 葡萄糖注射液中）缓慢静脉滴注。心搏、呼吸骤停时，应进行心肺复苏术。

（二）慢性荨麻疹

（1）应积极寻找病因并去除。这需要医师耐心询问病史，配合相关检查，逐一分析可能有关的内在和外在病因。

（2）抗过敏治疗。一般以抗组胺药为主，对单独使用 H_1 受体拮抗剂疗效不佳者，可考虑加用 H_2 受体拮抗剂、肥大细胞膜稳定剂、抗 5- 羟色胺、白三烯拮抗剂等药物，不主张使用糖皮质激素。多种药物相互交替或序贯使用可以避免耐药性。可根据风团发生的时间来决定给药时间，例如，晨起较重则临睡前应予较大剂量，若临睡时多则晚饭后给予较大剂量，病情控制后应持续服药月余，而后以能控制病情不复发为原则逐渐减少剂量后停药，总疗程为 4 ～ 6 个月。

（三）特殊类型荨麻疹

赛庚啶、阿司咪唑、西替利嗪等对皮肤划痕症较为有效；寒冷性荨麻疹应用多塞平、赛庚啶、羟嗪、桂利嗪、氟桂利嗪、西替利嗪、抑肽酶、氨基己酸等较为有效；胆碱能性荨麻疹应用阿托品、普鲁苯辛、山莨菪碱、羟嗪、异丙嗪、多塞平等较为有效；压力性荨麻疹应用西替利嗪较为有效；日光性荨麻疹应用羟基氯喹等较为有效。

此外，还可配合止痒、收敛、抗炎的外用药物，常用炉甘石洗剂、止痒洗剂、舒肤特酊、糖皮质激素或抗组胺药等；防晒霜对日光性荨麻疹有一定疗效。

七、预防

（1）积极寻找和去除病因或可能的诱发因素，饮食适度，避免食入或吸入可疑致敏物。

（2）注意气候变化，自我调节寒温；加强身体锻炼，增强自身体质。

（3）治疗体内慢性病灶及防治肠道寄生虫病，纠正内分泌失调。

（周夕湲）

参考文献

［1］辛德辉 . 皮肤科疾病诊断与治疗方法 [M]. 北京：中国纺织出版社，2021.

［2］杜振双，张诚华，陈晓阳 . 全科医师诊疗与处方手册 [M]. 北京：中国医药科学技术出版社，2021.

［3］万俊增 . 实用皮肤病性病图谱 [M]. 北京：人民卫生出版社，2021.

［4］拓晓萍，赵亚静，闫小宁 . 祛风止痒方治疗儿童慢性荨麻疹的效果及对患儿血清炎症因子、免疫指标水平的影响 [J]. 临床医学研究与实践，2022，7（15）：112-114.

第二节　特应性皮炎

特应性皮炎（atopic dermatitis，AD），又称为遗传性过敏性皮炎，是常有家族过敏性的一种湿疹性皮炎，表现为瘙痒、多形性损害、渗出倾向，与遗传相关，多合并哮喘、过敏性鼻炎等疾病，具有慢性复发性特点，往往剧烈瘙痒。特应性含义为：①有容易罹患哮喘、过敏性鼻炎、湿疹的家族倾向；②对异种蛋白过敏；③血清中 IgE 增高；④血液嗜酸性粒细胞增多。

一、病因和发病机制

患者常有家族过敏史，遗传方式不明，一般认为多基因遗传，HLA-A3 及 HLA-A9 的出现率增高。抗原多半为花粉、尘螨、动物皮毛及真菌孢子等吸入物，或牛奶、鸡蛋及鱼虾等食入物。特别是皮损上有金黄色葡萄球菌的定植，起了超抗原的作用，目前也从患者血中测出这些超抗原的特异性 IgE。近年来还有报道在 AD 体内也发现了抗马拉色菌的 IgE 抗体。

二、临床表现

临床表现是由婴儿湿疹到成人的苔藓样皮炎，在不同的年龄段有不同的特点，可分为 3 期。

（一）婴儿期

在出生后 2～3 个月，渗出型、干燥型或脂溢型婴儿湿疹对称分布于面部，尤其是颊部等处，引起剧痒（图 6-1）。

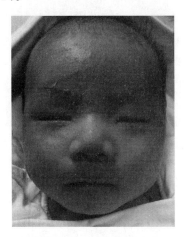

图 6-1　婴儿期特应性皮炎

（二）儿童期

在 2～10 岁，亚急性或慢性湿疹样损害常出现于肘部和膝部的屈侧，也可出现于面部及颈部等处。水疱、丘疹、丘疱疹及浸润性损害可融合成片，渗液较婴儿期少，但常有细薄鳞屑及苔藓样化，往往因剧痒而剧烈搔抓，引起抓痕及血痂（图 6-2）。

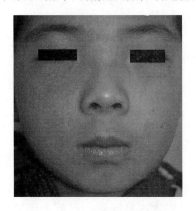

图 6-2　儿童期特应性皮炎

（三）青少年、成人期

在青少年时期，颈侧、肘部屈侧及膝部等处可有局限性红斑及丘疱疹，常有鳞屑、苔藓样化及色素沉着而呈慢性湿疹样表现。在成人时期，丘疹、鳞屑、结痂、色素沉着及苔藓化性损害可广泛分布，尤其是多见于四肢屈面，患者常因剧痒而搔抓，易有血痂或继发性感染（图 6-3）。

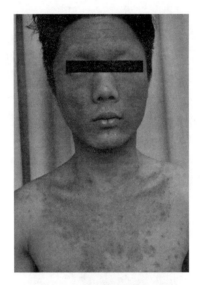

图 6-3　成人期特应性皮炎

（四）并发症

患者常有其他过敏性疾病，可暂时或长期并发哮喘、枯草热、荨麻疹或过敏性鼻炎。70% 以上特应性皮炎患者有上述疾病家族史。

患者常比正常人容易对药物发生过敏或休克性反应。

患者容易有眼缺陷，最常见的是幼年性白内障，有的并发角膜增厚的圆锥形角膜、春季性结膜炎或视网膜剥离，有的患者有这些眼病的家族史。此外，患者还可伴发鱼鳞病、眶周黑晕、干皮病、掌指角化症、毛周隆起等。

三、实验室检查

周围血管的反应：用钝器划患者的皮肤时所出现的路易士（Lewis）三联反应中第二反应不是鲜红而是苍白的划纹，称为白色皮肤划痕现象。

免疫学检查：血清 IgE 水平常增高，补体 C3 及携带 IgE 淋巴细胞也增多，而 C4 往往减少。约 20% 成年患者的 IgE 正常，甚至较低。皮炎的严重程度和 IgE 水平也无明显关系，皮炎缓解时 IgE 常不下降。血液中嗜酸性粒细胞往往增多。嗜酸性粒细胞增加的超过半数。

四、组织病理

组织变化为非特征性皮炎而和湿疹相同。

五、诊断与鉴别

特应性皮炎有对称分布和瘙痒的皮损、异常的血管反应及免疫学变化，本人及家属常有特应性反应史，但和湿疹仍常不易区别。目前，多采用 1994 年 Williams 制订的诊断标准。持续 12 个月的皮肤瘙痒加上以下标准中的 3 项或更多：①2 岁以前发病；②身体屈侧皮肤受累（包括肘窝、腘窝、踝前或颈周，10 岁以下儿童包括颊部）；③有全身皮肤干燥史；④个人史中有其他过敏性疾病如哮喘或花粉症，或一级亲属中有过敏性疾病史；⑤有可见的身体屈侧湿疹样皮损，或 4 岁以内患儿的颊部或额部和肢体外侧皮炎。

六、治疗

特应性皮炎发病是多因素导致的，因此，需尽可能避免可能的致病因素。治疗原则为保护皮肤屏障功能，控制症状，减少复发次数，治疗并发症。

（一）一线治疗

1. 一般治疗

（1）强调家长在治疗方案中起重要作用。减少环境中变应原，如灰尘、螨虫、皮毛、人造纤维及真菌等。饮食注意合理喂养，排除过敏性食物或进行脱敏。

（2）有效治疗的主要环节是改善和控制皮肤干燥和瘙痒，保护皮肤屏障。不要用碱性大的肥皂，温热沐浴后 3 ～ 5 分钟即可使用润肤剂。

（3）注意饮食等与发病的关系。一般认为，食物过敏常会引起荨麻疹样损害而很少诱发湿疹，因此，对于患者不要盲目地限制一切蛋白类食物，要多品种搭配进食，但对已知的牛奶、鸡蛋及鱼虾等使病情加重的要限制。

2. 局部治疗

（1）渗液较多时，最好用 3% 硼酸溶液或 0.5% 醋酸铅溶液湿敷。渗液显著减少或消失时，可擦皮质类固醇激素制剂如氢化可的松霜等，或是涂擦炉甘石搽剂或氧化锌糊剂。

（2）合理外用糖皮质激素制剂。糖皮质激素仍然是局部疗法中重要的抗炎止痒药。躯干、四肢皮损有肥厚浸润者可用，但颜面及会阴部，即使中效、弱效类激素也不宜轻易长期使用。

（3）免疫抑制剂的应用：对头颈部皮损，不能耐受或依赖于外用糖皮质激素的患者可外用 0.1% 他克莫司软膏，儿童可用 0.03% 他克莫司软膏，每日 2 次，3 周疗程中其疗效与 1% 丁酸氢化可的松疗效相同。

1% 吡美莫司乳膏，其作用与他克莫司有相似之处，药物疗效也较好。在婴儿、儿童和成人进行的短期和长期研究证明可防止复发，减少皮质类固醇激素的应用。

（4）细菌感染：有黄色结痂的湿疹性病变、糜烂、脓疱等，偶有金黄色葡萄球菌感染，宜外用莫匹罗星或 3% 氯碘羟喹等抗生素膏。

3. 系统治疗

（1）止痒：瘙痒主要由外周血管及神经两者共同引起，故抗组胺药对控制瘙痒效果有限，仅为镇静作用，西替利嗪止痒效果尚好。可通过"习惯改变"法代替搔抓，如转移注意力或通过轻拍瘙痒处皮肤而不做搔抓。

（2）糖皮质激素：原则上不建议系统使用糖皮质激素药物，特别是儿童。对于病情严重者可短期小剂量使用。

（3）免疫抑制剂：环孢素，作用机制是对辅助性 T 淋巴细胞（Th）的选择性抑制，适用于其他治疗无效的患者控制症状。常用量为 2.5 ～ 5mg/（kg·d）。起效时间约为 2 周，平均为 10 周左右达到最佳疗效。

（4）抗生素：合并细菌感染者可短期口服抗生素。

（二）二线治疗

1. 免疫调节剂

可使用胸腺五肽或卡介菌多糖核酸注射作为辅助治疗，有一定疗效。对于重症顽固性 AD 患者，可静脉注射免疫球蛋白。

2. 光疗

可根据病情选择 UVB、UVA、PUVB 等治疗。

七、预后

本病有自愈倾向，大多在婴儿期、儿童期自愈，也可迁延不愈至青年成人期。

（周夕媛）

参考文献

[1] 沈晔，张福仁，刘争. 皮肤与感官系统疾病本科临床 [M]. 北京：人民卫生出版社，2021.

[2] 李静. 张锡纯医学师承学堂皮肤科讲记 [M]. 北京：中国中医药出版社，2021.

[3] 侯贻魁. 临床皮肤科疾病诊疗 [M]. 北京：中国纺织出版社，2020.

[4] 王宝双. 地奈德乳膏治疗青少年特应性皮炎的临床效果 [J]. 中国城乡企业卫生，2022，37（7）：152–154.

第三节　湿　疹

湿疹是一种由多种内外因素引起的急性或慢性炎症反应性皮肤病，自觉瘙痒，皮损具有多形性、渗出性、慢性反复发作性的特点，湿疹病因复杂，多与变态反应有关，常难以确定。

一、病因和发病机制

发病原因复杂且不十分明确，一般认为和下列因素相关。

（一）致敏因素

湿疹是皮肤过敏反应，受某些体内外刺激因素的影响并和身体反应性有关。主要与环境因素、物理或化学性刺激，如日光、紫外线、寒冷、干燥等，还与食物、药物、感染及空气中花粉、螨、动物皮毛等吸入物有关。

（二）神经及精神因素

忧愁、恐惧、抑郁等情绪的变化可能引起湿疹的发作或使症状加重，精神紧张、失眠、过度劳累及自主神经功能紊乱也可使湿疹加重。

（三）个体因素

先天性素质、神经系统的功能、营养或新陈代谢障碍及皮肤本身的特性等各种因素皆可影响人体的反应性。

二、临床表现

湿疹按皮损表现分为 3 期。

（一）急性湿疹

急性湿疹主要表现为红斑、散在或成群的红色丘疹、水疱，严重时渗液较多，露出红润潮湿的糜烂面（图 6-4）。急性湿疹可发生于体表任何部位，多对称分布，常见于头面、耳后、四肢远端、手足、阴囊、外阴、肛门等处。

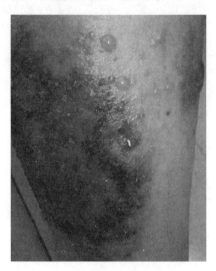

图 6-4　急性湿疹

（二）亚急性湿疹

急性湿疹可以演变成亚急性，表现为皮疹炎症减轻、渗出液减少，表面结痂，且鳞屑较多（图 6-5）。

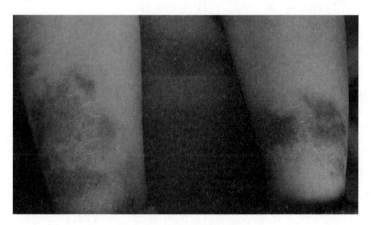

图 6-5　亚急性湿疹

（三）慢性湿疹

慢性湿疹可由急性或亚急性湿疹变成，渗液已消失，但有苔藓样化、鳞屑及色素性变化，皮肤增厚，表面粗糙（图 6-6）。常见发病部位是小腿、手足、肘窝、腘窝、外阴、肛门等处。

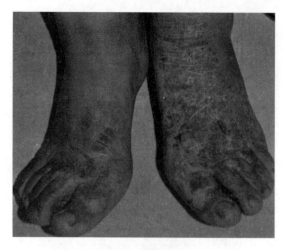

图 6-6　慢性湿疹

手掌及足底的慢性湿疹：因角化过度而像胼胝，皮纹处容易形成皲裂，临床习惯称为皲裂性湿疹。但此型多是发生在手、足的神经性皮炎，应注意肘部的皮损。

（四）特殊类型湿疹

（1）钱币状湿疹：是边界较清楚呈钱币大小的红斑、水疱或丘疱疹聚成斑块状，或是结痂脱屑而为局限的亚急性湿疹，引起剧痒，通常发生于四肢伸面、足背、肩部或臀部等处。

（2）坠积性湿疹：下肢尤其是小腿有渗液、结痂、鳞屑及色素沉着等湿疹性损害，通常发生于静脉曲张患者，又称为静脉曲张性湿疹。

（3）乏脂性湿疹：多发生在秋、冬、春三季，由气候干燥、皮肤水分脱失、皮脂分泌减少所致。多见于老年人，好发于小腿，也发生于双上肢、躯干。皮损特点为皮肤呈淡红色，浅表皲裂性皮肤类似"碎瓷"，伴轻度脱屑。

（4）自身敏感性皮炎：是患者原发湿疹局部感染的细菌产物或局部应用的药物和皮肤蛋白质结合成变应原后所引起的自身变态反应。表现为附近及远处皮肤发生散在或群集的斑丘疹、丘疹、水疱或丘疱疹等广泛的湿疹性皮损，皮损可排列成线性，远处皮损对称分布于四肢及躯干等处，发痒或有灼热感，浅部淋巴结可肿大。

三、实验室检查

疑因接触因素所致者，可做斑贴试验，以明确过敏原。可完善皮肤真菌镜检，与皮肤真菌感染相鉴别。

四、组织病理

各期表现为不同程度的海绵水肿。

急性湿疹的主要表皮变化是水疱形成，同时有细胞内及细胞间水肿。真皮浅部毛细血管扩张和充血，血管及附属器周围常有淋巴样细胞浸润，也可有中性粒细胞和嗜酸性粒细胞，有的白细胞可侵入水肿的表皮内。

亚急性湿疹的组织中也有海绵形成、细胞内水肿及水疱，棘细胞层中度肥厚，角质层有不同程度的角化不全和结痂，轻度、中度的棘层肥厚，真皮内有淋巴细胞为主的浸润。

慢性湿疹的棘细胞层肥厚，有轻度海绵形成。角质层角化过度，也可有显著的角化不全，黑色素可增多，真皮乳头层增厚，胶原增生，真皮浅层血管淋巴细胞浸润。

五、诊断与鉴别

湿疹是常见的皮肤病，有渗液、红斑、丘疹及水疱等发痒皮损时，往往要考虑湿疹。和湿疹难区别的是传染性湿疹样皮炎、原发刺激性或变态反应性接触性皮炎、药疹及特应性皮炎等。

六、治疗

湿疹原因较复杂，易复发，应注意避免各种可疑致病因素。治疗原则为控制症状，减少复发。

（一）一线治疗

1. 内用药物

常用第一代抗组胺药，如苯海拉明、氯苯那敏、安其敏、异丙嗪、阿利马嗪等，赛庚啶效果有时较好，瘙痒是常有的自觉症状，可以应用安泰乐、安宁、安定、氯氮䓬等，必要时可用氯丙嗪或沙利度胺等。

糖皮质激素类如泼尼松能使症状在短期内显著减轻或消失，但停药后常迅速复发，如长期应用，将引起各种不良反应，一般只应用于皮疹广泛或严重的急性患者，起始量较大，症状减轻后减到维持量，以后停药。严重患者可以考虑用免疫抑制剂，但应注意其不良反应。

2. 局部治疗

局部治疗是治疗湿疹的重要手段，应根据皮损分期选择合适的药物剂型。

在急性阶段，渗出液较多的情况下，最好是用3%硼酸溶液或0.5%醋酸铅溶液湿敷，其他湿敷剂如1:（5000～10 000）高锰酸钾溶液、1%～2%间苯二酚溶液等也可应用。

皮肤红痒而无糜烂及渗液时，可外用炉甘石洗剂、锌洗剂及氧化锌糊剂等，其中可含5%煤焦油溶液、鱼石脂或氢化可的松等药物，也可加入薄荷脑及苯酚等止痒药。

对亚急性湿疹常用糖皮质激素类乳剂或霜剂。焦油类制剂如黑豆馏油、糠馏油、煤焦油等乳剂、霜剂或泥膏也可应用或加入糖皮质激素类药物。

慢性湿疹也常局部应用各种糖皮质激素类及焦油类制剂，有时加入尿素或维A酸等药物以增加疗效，涂药后用塑料薄膜封包，疗效往往更好。

乏脂性湿疹在好发季节沐浴后外用润肤霜或保湿霜。

（二）二线治疗

1. 物理治疗

紫外线疗法对慢性顽固性湿疹具有较好疗效。

2. 皮损内注射

局限性、顽固性皮损可用糖皮质激素皮损内注射。

七、预后

本病病因较复杂，病程不定，易复发，经久不愈。

（周夕溪）

参考文献

[1] 常建民.皮肤附属器肿瘤病理图谱 [M].北京：中国科学技术出版社，2020.

[2] 朱学骏.皮肤病学 [M].4 版.北京：北京大学医学出版社，2020.

[3] 常建民.皮肤病病例精粹 [M].北京：北京大学医学出版社，2020.

[4] 丁杨，邱婷，章恒.301 例婴幼儿湿疹影响因素分析 [J].江苏医药，2022，48（6）：606-608.

[5] HURAULT GUILLEM, STALDER JEAN FRAN OIS, MERY SOPHIE, et al. EczemaPred: A computational framework for personalised prediction of eczema severity dynamics[J]. Clinical and translational allergy, 2022, 12(3): e12140.

第四节　红斑狼疮

一、概述

红斑狼疮（lupus erythematosus，LE）是一种原因未明的可累及全身多器官的自身免疫性结缔组织病。红斑狼疮为一种病谱性疾病，病谱的一端为盘状红斑狼疮（DLE），另一端为系统性红斑狼疮。其间还包括播散性盘状红斑狼疮、深在性红斑狼疮、亚急性皮肤型红斑狼疮（SCLE）、新生儿红斑狼疮、药物性红斑狼疮及抗核抗体（ANA）阴性的系统性红斑狼疮等亚型，临床上常见的有盘状红斑狼疮、亚急性皮肤型红斑狼疮及系统性红斑狼疮 3 种。

二、盘状红斑狼疮

（一）病因

有 3 种基因型与发病年龄有关。4% 的患者有家族史。组织相容性抗原发生率的差异支持 LE 为多基因型遗传这一观点。DLE 与 HLA-B7、HLA-B8、HLA-Cw7、HLA-DR2、HLA-DR3 和 HLA-DQw1 相关，或伴有毛细血管扩张。

12% 的患者在精神紧张时发生皮损，5% 的患者与日晒有关。

（二）临床表现

（1）局限性盘状红斑狼疮。①好发部位：头皮、鼻梁、颊部、下唇及耳部，但鼻唇沟处通常不累及，一般局限于颈部以上。②特征性皮损：直径超过 1cm 的黯红色斑和斑块或丘疹，附黏着性鳞屑，除去鳞屑，其背面显示有毛囊角栓附着，类似于地毯钉或猫舌，延伸到扩大的毛囊，倾向于中央愈合，伴萎缩、瘢痕、色素沉着异常及毛细血管扩张等继发皮损，有瘙痒和触痛，偶尔较严重。③黏膜损害：约 24% 的患者出现黏膜损害，包括口腔、鼻腔、眼和外阴的黏膜，唇部及口腔斑片呈灰色角化过度，也可糜烂，周围形成狭窄的带状炎症。

（2）泛发性盘状红斑狼疮：较少见，一般在局限性盘状红斑狼疮基础上发展而来，严重程度表现多样。①好发部位：最常发生于胸部 V 字区和上肢，可累及颜面和上肢，头皮受累可致秃发。②病程：95%的患者在发作时仅限于皮肤，并且保持不变。由 DLE 进展为系统性红斑狼疮者不多见，发热可能是一个进展为系统性红斑狼疮的迹象。

（三）实验室检查

ANA 滴度＞1：16 发生率低，类风湿因子阳性，7-球蛋白略增加，血清补体轻度降低。

狼疮带试验（lupus band test，LBT）：在患者真皮与表皮交界处发现免疫球蛋白和补体结合的沉积带，呈亮黄绿色荧光，免疫球蛋白主要为 IgG，补体主要为 C3，对红斑狼疮的诊断具有很高的特异性，最近未外用糖皮质激素治疗，持续至少 6 周的活动性皮损，90%LBT 阳性，但无皮损的正常皮肤则为阴性。

皮肤组织病理可见角化过度，毛囊角栓，基底细胞液化变性，毛囊和附属器周围淋巴细胞浸润。

（四）诊断及鉴别诊断

依据病史和临床表现，组织病理和免疫病理易于诊断。需与之鉴别的疾病有 SLE、硬斑病或硬化性苔藓 Jessner 淋巴细胞浸润、多形性日光疹、面部类脂质性渐进性坏死、结节病、嗜酸性肉芽肿、冻疮、布卢姆综合征、扁平苔藓。

（五）治疗

1. 一般治疗

避免过多暴露于日光，戴宽沿帽，并外用 SPF15 的防晒霜。

2. 局部治疗

0.025% 氟氢松霜外用可控制病情，0.1% 他米松霜单独治疗有效，在 0.1% 醋酸曲安奈德霜外用 5 年的试验中，未观察到激素引起表皮萎缩。

皮损内注射皮质类固醇激素，即使皮损在唇、口腔和耳朵也有效。

α 干扰素（IFN-α）皮内注射可获得良好效果。

有时将干冰棒放在皮损上 10～15 秒也有效。

CO_2 激光有效，脉冲激光和氩激光对毛细血管扩张性 LE 有一定治疗价值。

3. 系统治疗

（1）抗疟药：硫酸氯喹 250mg，每日 2 次，6 周后根据皮损改善的程度减量。羟氯喹 100mg 或 200mg，每日 2 次，不良反应比氯喹少。75% 的患者对抗疟药有效，但 50% 在 6 个月内复发，常需要重复治疗。

（2）皮质类固醇激素：泼尼松龙 4mg，每日 1～3 次，口服。或甲泼尼龙口服，对头皮银屑病样皮损有效。

（3）沙利度胺：口服沙利度胺，对皮损有明显的抑制效果，对冻疮性红斑狼疮也有效，开始推荐剂量为 100～200mg/d，4～6 周，25～100mg/d 维持量，90% 的患者可获得完全或明显缓解。在总量达 3g 时，可发生神经病变，目前认为神经毒性可能是不可逆的。该药具有致畸性，服用沙利度胺的女性患者必须严格采取避孕措施。

（4）氨苯砜或氯法齐明：氨苯砜 100mg/d，对部分患者有效。氯法齐明（100mg/d）具有抗疟药的活性，并能抑制 2/3 患者的 DLE 损害，不良反应为皮肤出现粉红色素异常。

（5）维 A 酸类：阿维 A 酸，口服 20～40mg/d，对顽固病例也有效。

（6）其他：硫唑嘌呤可成功地治疗手掌和足跖的顽固性 DLE。据报道，INF-α_2 可使病情获暂时性改善。达那唑对治疗经前加重的 DLE 可能有效。β 胡萝卜素 50mg，每日 3 次，也有效。

4. 外科治疗

必要时可切除皮损并植皮。CO_2 激光和氩激光可改善毁形性 LE。皮肤磨削术对筛状面部瘢痕有一定帮助。

三、亚急性皮肤型红斑狼疮

（一）病因

1. 药物诱发

本病因多种药物诱发，尤其是氢氯噻嗪及钙通道阻滞剂，其他与灰黄霉素、抗组胺药、特比奈芬、硝苯地平、血管紧张素转化酶抑制剂（ACEI）、干扰素和苯妥英治疗有关。

2. 人白细胞抗原（HLA）

SCLE 患者的 HLA-DR3（75%）和 HLA-B8 升高，并伴发明显的遗传纯合子 C2、C4 缺陷。丘疹鳞屑性皮损型 HLA-DR2 的升高也比较常见，高于环状皮损。HLA-DR2 与老年发病者和丘疹鳞屑性损害有关。

（二）临床表现

（1）好发部位：多见于颜面与颈部的阳光暴露部位以及胸部、背部的 V 字区及上臂外侧，形如披肩毛巾，而上臂内侧、腋窝、侧腹部与肘部则不受累。

（2）特征性皮损：主要为鳞屑性丘疹，逐渐变化为银屑病样皮损，更多见的为多环状皮损，鳞屑较薄，容易剥离，毛细血管扩张和色素异常几乎均有发生，毛囊不受累，不形成瘢痕。

（3）其他：光敏感与脱发者约占 50%，硬腭受累占 40%，伴 DLE 者占 20%，75% 的患者有关节痛或关节炎。肾脏、中枢神经系统及血管并发症不常见。

（三）实验室检查

抗核抗体（antinuclear antibody，ANA）、狼疮细胞、抗 Ro（SS-A）抗体、抗 La（SS-B）抗体也可阳性，少数患者抗 dsDNA 抗体、抗 Sm 抗体、抗 RNP 抗体阳性；可有贫血、白细胞降低、血小板减少、红细胞沉降率增快。

（四）诊断

（1）基本损害为环状红斑或丘疹鳞屑性皮疹，光敏感明显。

（2）皮疹对称分布于暴露部位。

（3）病程长，易反复发作，皮损消退后无萎缩及瘢痕。

（4）各系统及内脏可受累，但症状较轻微。

（5）抗 Ro 及 La 抗体阳性。

（五）治疗

1. 局部治疗

给予患者防晒霜、糖皮质激素、吡美莫司、他克莫司霜。

2. 系统治疗

对抗疟药无反应的患者，对口服中小剂量皮质激素（泼尼松 20～30mg/d）、阿维

A 有效。沙利度胺（100～300mg/d）对皮损有效，但对系统症状无效、盐酸米帕林（100mg/d）、p-胡萝卜素（60mg，每日3次），氯喹（400mg/d）可减轻米帕林所致的皮肤黄染。也可给予甲泼尼龙冲击、氨苯砜、环孢素或其制剂口服。有报道给予静脉免疫球蛋白成功地治疗顽固患者。

3. 预后

通常情况下，SCLE 较 SLE 预后好，有肾损害和中枢神经系统受累的患者预后稍差。皮损可完全消退，偶尔可见愈合后留白癜风样白斑，持续数月。抗 Ro（SS～A）阳性 SCLE 女性患者所生婴儿可出现新生儿红斑狼疮和先天性心脏传导阻滞。

四、系统性红斑狼疮

（一）病因

系统性红斑狼疮（systemic lupus erythematosus，SLE）确切病因和发病机制尚不完全清楚，可能与遗传、性激素和环境因素（包括药物、紫外线和感染等）有密切关系。

SLE 具有遗传倾向，患者同胞患病率是普通人患病率的 20 倍左右，同卵双生子发病一致率为 24%～65%，而异卵双生子发病一致率只有 2%～9%。

表观遗传机制在 SLE 的发生和发展中也起重要作用。环境因素能够通过表观遗传调控参与 SLE 的发病。

（二）临床表现

1. 全身症状

病变可仅首发于单个器官，也可多系统多器官同时受累，几乎皆有疲惫乏力，80%～90% 的患者有不规则发热，多为低热，病情活动或恶化时可发生高热。80% 以上的 SLE 患者可有发热，间歇热多提示 SLE 活动，弛张热则提示中枢神经系统受累或者为药物的影响。常见的症状如下。

2. 皮肤黏膜损害

80%～90% 的患者有皮损（表 6-2）。

表 6-2 红斑狼疮特异性皮损

CCLE	局限性盘状红斑狼疮
	泛发性盘状红斑狼疮
	肥厚性盘状红斑狼疮
	深部红斑狼疮（狼疮性脂膜炎）
SCLE	鳞屑性红斑丘疹型（银屑病样）
	环形、多环形红斑型
ACLE	局限性 ACLE（面部蝶形红斑）
	泛发性 ACLE
	头面部、颈、上胸、肩、上臂伸侧和手背红斑、水疱或中毒性表皮坏死松解样损害

注：慢性皮肤红斑狼疮（chronic cutaneous lupus erythematosus，CCLE）；急性皮肤型红斑狼疮（acute cutaneous lupus erythematosus, ACLE）。

（1）蝶形红斑：其特征性损害是发生于面颊，通过鼻梁连接成的对称性轻微水肿的鲜红或紫红色蝶形斑疹，即蝶形红斑，边界清楚或不清楚，消退后常留下淡棕黑色色素沉着。

（2）盘状红斑：约 25% 的患者具有 DLE 的皮损，孤立性 DLE 最终发展为 SLE 的概率是 10%。

（3）光敏感：是指 UVB 光（如阳光、荧光灯）照射后出现皮疹，50% 以上 SLE 患者皆有此症。50% 以上病例接触紫外线后，出现典型蝶形皮疹。

（4）血管损害：小动脉受累时，指端、趾、前臂及踝部可能发生小梗死，踝周损害可能溃烂。血管常见纤维素性坏死、血栓形成和不同细胞浸润。血管炎患者血清补体低而免疫复体水平增高，并可有抗磷脂抗体检出。皮肤血管受累可发生甲周红斑、网状青斑、毛细血管扩张、雷诺现象（17%～30%）及其他类型的血管炎，毛细血管常见于面部和其他部位，为真皮上行性小动脉痉挛所致。表现为甲床、手指、足趾发白，偶也见于耳、鼻、舌等处。尚有紫斑，甲周及指（趾）尖的紫红色斑点和瘀点，毛细血管后小静脉炎、中性粒细胞或淋巴细胞集结，约见于 20% 病例，可以荨麻疹或紫癜出现，伴指尖的点状萎缩。手掌的大小鱼际附近，足侧缘也常见红斑及毛细血管扩张。偶有水疱、风团、多形性红斑、结节性红斑、肢端坏死性血管炎及管腔封闭而致的、小腿溃疡等皮损，可发生大疱性红斑狼疮。其他次常见损害有手掌 Janeway 结、指端 Osler 结、白色萎缩性损害和指（趾）冻疮样狼疮等（表 6-3）。

表 6-3　红斑狼疮非特异性皮损

血管性损害（50%～75%）	脱发（40%～60%）
毛细血管扩张（45%～65%）	狼疮发
皮肤血管炎（10%～20%）	弥漫性脱发
血栓性静脉炎（5%～10%）	黏膜损害（7%）
雷诺现象（15%～20%）	荨麻疹（7%～14%）
网状青斑（10%）	肢端硬化症（10%）
慢性溃疡（2%～8%）	色素异常（少见）
类风湿结节（5%～10%）	皮肤钙质沉积症（少见）
肢端坏疽（15%）	大疱性损害（少见）
Degos 样或白色萎缩样皮肤梗死（15%）	丘疹结节性黏蛋白沉积症（少见）

（5）弥漫性脱发：较常见，具有特征性的是前额上方的头发呈长短不齐，干燥变细而脆，失去光泽且易拔出，称为狼疮发。

（6）黏膜损害：病情加重时口唇常发生红肿、皲裂、糜烂，覆有血痂，口腔黏膜也可发生红斑、瘀斑、糜烂及浅溃疡。

3. 多系统损害

（1）关节肌肉损害：90%～95% 的患者有关节痛和关节炎，多对称发生于四肢关节，指、手、腕、膝，其次如踝、肘、肩、髋等处，皆可受累。晨僵一般为数分钟，不同于类风湿关节炎时的数小时，为非对称性和游走性，约 78% 的患者有关节炎。腱鞘炎见于 10%～13% 的病例。近年来发现不少患者发生股骨头或肱骨头无菌性缺血性坏死。30%～50% 的患者有肌痛及肌无力，但均较轻微。骨质疏松常见。

（2）肺损害：急性狼疮性肺炎见于 5%～12% 的病例，表现为发热、咳嗽（甚至咯血）、胸膜炎和呼吸困难等。胸部 X 线片可见弥漫性肺泡浸润，下叶尤甚。以后可能发生肺间质浸润和纤维化，肺功能试验失常。预后不良。

（3）心血管损害：约 50% 的患者可发生心包炎、疣状心内膜炎或心肌炎、三尖瓣脱垂、血栓静脉炎，病变轻时仅超声心动图检查才能发现其异常。发生临床症状时，心电图表现为 ST 段变化，T 波倒置，P-R 间期延长。

（4）血液系统损害：血液有形成分和凝血及纤溶系统常有改变。贫血至少见于 50% 的病例。溶血性贫血也常见，此时网织红细胞增多，结合珠蛋白水平减低，库姆斯试验阳性。药物特别是免疫抑制也可引起贫血，此时网织红细胞数是减低的，结合球蛋白水平仍正常。白细胞减少（< 4500）见于 50% 以上的病例，但低于 4000 的只见于 17% 的病例。粒细胞比淋巴细胞更多受累。白细胞减少一般是由于免疫机制（即抗中性粒细胞抗体、免疫复合体），或为药物所致。活化 T 细胞增多和天然杀伤细胞减少，尤多见于活动性病变时。

血小板减少（< 150×10^9/L）见于 50% 以上的病例，但 < 50×10^9/L 只见于 10% 的病例。血小板减少可能由于骨髓增生性疾病、无效血小板生成（如巨幼细胞性贫血）、血小板分布失常（如脾肿大时）及免疫机制失常（抗血小板抗体、弥漫性血管内凝血、特发性血小板减少性紫癜）。淋巴结疾病可见于 50% 的病例，特别是在病情活动时。脾肿大见于 10% ～ 20% 的病例，特别是在活动期和伴有淋巴结疾病时。凝血因子的抗体，包括因子Ⅷ、Ⅸ、Ⅺ、Ⅻ等。这些抗体即可引起出血。抗磷脂抗体约见于 25% 的 SLE 患者。约 25% 的 SLE 患者梅毒试验出现假阳性，而且可能比 SLE 提前数年出现。梅毒螺旋体固定试验和荧光螺旋体抗体吸收试验阴性，即可确定血清反应为"假"阳性。

（5）肾脏损害：50% 以上的患者有肾损害，其发生率随病程延长而递增。如做肾穿刺用电镜及免疫荧光检查则几乎 100% 的患者均有肾损害，表现为狼疮性肾炎及肾病综合征，后期可发生尿毒症、高血压及肾衰竭。

我国狼疮性肾炎流行病学特点：多发于 18 ～ 50 岁的女性，且以Ⅳ型为主，占 49.1%。几乎所有患者有肾组织病理变化，但临床表现仅为 55% ～ 60%，以慢性肾炎和肾病综合征常见，有蛋白尿、血尿、各种管型尿、氮质血症、水肿、高血压和尿毒症。

以尿或功能性（如清除率）改变为特征的临床狼疮性肾炎，约见于 50% 的 SLE 患者。轻微或系膜性肾炎（Ⅱ型）约见于 24% 的患者，预后极佳。局灶性增生性肾炎（Ⅲ型）约见于 15% 的病例，预后也佳。弥漫性增生性肾小球肾炎（Ⅳ型）约见于 43% 的病例，预后不良。膜性肾小球肾炎（Ⅴ型）约见于 15% 的病例，预后不良。临床肾炎患者，活检甚有助益，能确定肾炎病理类型。

（6）神经系统损害：血管病变（主要是梗死），出血病变（斑片状或点状），血管炎，细胞变性，脉络膜丛下的免疫复合物的沉着。

精神障碍方面：其表现形式多样，如脑器质病变、脑功能异常和心源性反应等所致的精神症状。

器质性脑综合征主要为意识障碍，有认知功能障碍。

精神病样反应（功能性精神障碍），表现类似精神分裂症，偏青春型或躁狂型。

心因性精神异常，非器质性非精神性的病态心理，可出现轻度至中度的焦虑、抑郁、淡漠和情绪上的波动狂躁和逆反反应。

神经症状有：①癫痫抽搐；②脑神经损害，多为局部的小梗死或缺血所致，最常累及视神经，司眼运动和感觉的动眼神经、滑车神经及展神经等；③周围神经损害，短暂性的轻度或中度多发性神经炎最常见；④运动障碍，最常见的报道是舞蹈病、震颤麻痹（帕金森综合征）；⑤横断性脊髓炎；⑥无菌性脑膜炎；⑦脑血管意外；⑧脑或脑干的炎症；⑨颅内压增高；⑩头痛。

（7）神经及精神系统损害：约50%的患者有神经精神症状，可发生癫痫样抽搐、头痛、昏迷、失明、偏瘫、脑膜炎及蛛网膜下隙出血，并可出现焦虑、狂躁、情绪不安、意识障碍、痴呆等。约80%的患者脑电图异常，脑扫描约50%呈萎缩象，可能有助于诊断；脑脊液中C4水平降低，发生颅脑损害，表示病情恶化，预后不良。

中枢神经系统受累占25%。精神症状为情绪变化和精神分裂症样，神经症状为癫痫发作、脑卒中、脑神经损害、偏瘫等。

（8）消化系统损害：约40%的患者有消化系统症状，发生恶心、呕吐、便血及腹痛，肝肿大常见，肝功能可异常，尚可发生无菌性腹膜炎、麻痹性肠梗阻、结肠穿孔等。另有肠系膜血管炎，此症的特征是间歇性下腹痛，最终发展为急腹症。通常可由血管造影确诊。如有上腹痛和恶心、呕吐，还应考虑胰腺炎（见于8%的患者）。

（9）新生儿可发生新生儿狼疮综合征：这与母体的抗Ro抗体有关。表现有皮疹、先天性心脏传导阻滞、心肌病、肝胆疾病、血小板减少，皮疹包括斑块、轻度隆起性红斑，其随母体IgG代谢而在数周内自发性消退，先天性心脏传导阻滞可致死。因此，妊娠SLE患者应进行抗体Ro筛查，并监测Ro阳性女性胎心率，在心脏传导阻滞发生时应提早结束妊娠或行心脏起搏治疗。糖皮质激素静脉滴注，免疫球蛋白或血浆置换用于先天性心脏传导阻滞，可抑制胎儿心肌炎、胎儿胸腔积液、腹水。

（10）妊娠对SLE的影响：绝大多数SLE孕妇情况良好，有一小部分孕期发生严重的病情复发或恶化。包括活动性肾炎、心脏受累或中枢神经系统狼疮患者。患者应定期检查病情活动或先兆子痫征象，包括肝酶升高、高血压、新出现蛋白尿或原有尿蛋白增多、血小板减少、血清补体水平下降，均应对孕妇及胎儿积极治疗。

（11）其他：约50%的患者全身淋巴结肿大，25%～30%眼底检查发生视网膜渗出、出血及视神经盘水肿。患病期受孕者，胎儿可患新生儿红斑狼疮。

（三）实验室检查

系统性红斑狼疮的实验室检查有助于明确诊断、评估病情和判断疗效。

患者可能出现全血细胞减少，红细胞沉降率增快，丙种球蛋白升高，库姆斯试验以及类风湿因子阳性，总补体及补体C3、C4下降，循环免疫复合物水平上升。ANA阳性率90%，滴度大于1∶80有诊断意义，但滴度不一定和疾病活动性相关。抗Sm抗体是SLE的标记抗体，抗dsDNA和肾脏受累及疾病活动性相关。SLE患者还可检测到抗ENA抗体（包括U1RNP、Ro/SSA、La/SSB等）和抗心磷脂抗体等多种抗体。

SLE患者肾脏受累时尿常规检查会出现蛋白尿、血尿、管型尿，24小时尿蛋白定量为判断狼疮性肾炎病情活动的重要指标。其他内脏器官受累时，将出现相应的肺功能和胸部X线检查、心电图、超声检查、头部磁共振及脑脊液检查等异常。

（四）组织病理及免疫病理

SLE的组织病理改变虽和DLE基本相同，但早期水肿性红斑可能无特异性。SLE

的组织病理变化为基底细胞液化变性、真皮浅层水肿、胶原纤维间黏蛋白沉积及小血管血管炎改变如红细胞外渗、管壁纤维蛋白沉积等。血管与附属器周围的炎症细胞浸润不及 DLE 致密。皮损区 LBT 显示表皮—真皮交界处免疫球蛋白及 C3 沉积，阳性率可高达 90%，外观上正常皮肤 LBT 阳性率也可达到 70%。

（五）诊断

目前普遍使用美国风湿病学会 1997 年推荐的关于 SLE 的分类标准。该诊断标准为：①蝶形红斑；②盘状红斑；③光敏感；④口腔溃疡；⑤非侵蚀性关节炎；⑥浆膜炎（心包炎和胸膜炎）；⑦肾病（蛋白尿或细胞管型）；⑧中枢神经系统病变（无其他原因解释的抽搐和精神病）；⑨血液学异常（溶血性贫血伴随网织红细胞增生或白细胞少于 4×10^9/L，且 2 次以上；或淋巴细胞减少，低于 1.5×10^9/L，且 2 次以上）；⑩免疫学异常，抗dsDNA 抗体阳性或抗 Sm 抗体或抗磷脂抗体阳性；⑪ANA 滴度异常且没有其他原因解释。具备上述标准中 4 项或 4 项以上，相继或一同出现时，即可诊断为 SLE。

（六）鉴别诊断

本病需与下列疾病鉴别诊断。

1. 皮肌炎

典型皮损为双上眼睑水肿性紫红斑，经常波及整个面、颈、肩背和手指背，病久后呈皮肤异色病样，有 Gottron 征。四肢肌肉疼痛且肌力减退，可出现吞咽困难、声音嘶哑。血清肌酶增高，肌电图呈肌源性损害。狼疮带试验阴性。

2. 类风湿关节炎

自关节起病，有晨僵，3 个或 3 个区域以上关节部位的关节炎，关节周围或骨突部位能够观察到类风湿结节。实验室检查有高滴度的类风湿因子，放射学改变包括骨质侵蚀和受累关节邻近部位有明确的骨质脱钙。

（七）治疗

轻症患者只需卧床休息并予以水杨酸制剂治疗即可，后者可使肌肉症状显著减轻，如果水杨酸盐不能忍受，可用布洛芬或其他非甾体抗炎药代替；每日应用遮光剂并且避免日光照射。病情较重的患者可采用以下药物。

（1）抗疟药：各种抗疟药（氯喹与羟氯喹）都有效，经羟氯喹可减少复发，可以和糖皮质激素联用。

（2）糖皮质激素：对于中等严重程度的患者，糖皮质激素证明有效并能够延长寿命；有肾脏受损或神经系统受累者也可应用，用量由病情活动性而定，衡量指标是发热、红细胞沉降率等及抗 dsDNA 抗体滴度、ANA 滴度、补体 C3 水平等免疫学指标，通常可用泼尼松 0.5 ～ 1mg/（kg·d），控制病情后逐渐减量到维持量 10 ～ 15mg/d；大剂量冲击疗法只限于重型狼疮脑病和狼疮肾炎及严重溶血性贫血，可使用甲泼尼龙 500 ～ 1000mg/d 静脉滴注，连用 3 天，坚持口服泼尼松 0.5 ～ 1mg/（kg·d），对快速逆转狼疮危象有效。

（3）免疫抑制剂：常用的有环磷酰胺、硫唑嘌呤及甲氨蝶呤，多于激素减量时联用或用于治疗狼疮性肾炎、狼疮脑病患者。目前，普遍采用的标准环磷酰胺冲击疗法为：0.5 ～ 1.0g/m² 体表面积，加入生理盐水 250 ～ 500mL 静脉滴注，每月 1 次，半年后每 3 个月 1 次，维持数年。也可用环孢素 5mg/（kg·d），分 2 次口服，连用 3 个月，之后每月减 1mg/（kg·d），至 3mg/（kg·d）维持，主要不良反应是肝肾损害，使用期间应严格监测；使用霉酚酸酯有效，剂量为 0.5～1.5g/d，分 2～3 次口服。和激素联用，诱导治疗期一般为 6 个月，维持治疗期通常不少于 2 年或更长时间。

五、深在性红斑狼疮

深在性红斑狼疮（lupus erythematosus profundus，LEP）又称为红斑狼疮性脂膜炎，好发生于面部，也可发生于上臂、臀部和股部。皮损为皮下结节与斑块，表面皮肤正常或呈黯红色，消退后出现局部皮肤凹陷。少数患者可伴有低热、关节痛及乏力等全身症状。治疗首选氯喹，疗效不理想时可配合小剂量糖皮质激素。

（一）病因

深在性红斑狼疮的发病年龄和性别与 DLE 相似，据报道，发病年龄最小的为 3 个月。家族中发病情况也有报道。1 例患者深在性红斑狼疮发生于血小板减少性紫癜后。在外伤或活检处也可发生皮损。患者可有明显的血清学异常，有时可出现 ENA 抗体。有报道称，发生单克隆丙种球蛋白病。

（二）临床表现

1. 皮肤损害

损害为大小不等的疼痛性结节或斑块，通常直径可达数厘米，质地坚实，有橡皮样硬度，界限清楚，不能移动。其上的皮肤多正常或微红、黯红。本症既可见于 SLE，又可见于 DLE，有时则可见 LE 典型皮损，也可无典型 LE 皮损。

2. 发病特征

最常见的部位是颊部，其次可发生于面部、臂、手、乳房、臀部、躯干及下肢，愈合后遗留片状塌陷。病变还可累及眶周组织，引起局部严重水肿。有时 LEP 还可表现为疣状肥厚性皮损，这类患者多有血清学异常，如抗核抗体阳性等。

（三）实验室检查

可有抗核抗体阳性、补体下降、免疫球蛋白升高等。

组织病理为间隔和小叶性脂膜炎，脂肪小叶周围淋巴细胞浸润，表皮萎缩、基底层液化变性、毛囊口角栓形成及真皮胶原坏死，在真皮中层的皮肤附属器及血管周围有淋巴细胞浸润，真皮深层则有渐进性坏死改变并伴有血管炎、胶原纤维肿胀变性。免疫荧光检查则常显示基膜带有线状 IgG、补体 C3 沉着，真皮小血管周围可有免疫复合物沉积。

（四）诊断及鉴别诊断

1. 诊断

损害为深部结节或斑块，或在皮损上重叠有 DLE 损害。实验室检查 ANA（+）。

2. 组织病理

脂肪层有淋巴细胞性脂膜炎；免疫荧光示线状基膜带，直接免疫荧光在真皮小血管及深层有免疫复合物沉积。

3. 鉴别诊断

应予鉴别的有冻疮、结节病、寻常狼疮、麻风、局限型皮肤淋巴细胞瘤、异物肉芽肿、脂膜炎。

其表皮—真皮交接处免疫复体沉积，有助于与 Weber-Christian 综合征的鉴别。

（五）治疗

可试用丙酸氯倍他松霜和 Dermovate 水胶体封包治疗。抗疟药治疗有效，也可用于儿童患者。皮损内注射曲安西龙，5mg/mL，可能有效。

六、新生儿红斑狼疮

新生儿红斑狼疮（NLE）是因为母亲体内的自身抗体通过胎盘进入胎儿，在胎儿体内引起自身免疫反应所致。临床主要表现为皮肤环形红斑及先天性心脏传导阻滞，有自限性，通常在生后 4～6 个月内自行消退，心脏病变常维持存在。皮损可不治疗或服用小剂量糖皮质激素，心脏传导阻滞给予对症治疗。

（一）临床表现

1. 皮肤型新生儿红斑狼疮

皮损好发于面（尤其是额、颞或上颊部）、头皮和颈部，偶可累及躯干或四肢。表现为边界清楚的环状红斑，有时略隆起，类似于 SCLE 或 DLE 皮损。少数出现紫癜样损害、泛发性网状红斑伴有皮肤萎缩或硬斑病样损害，或毛细血管扩张。组织病理学和免疫病理学的特征与 SCLE 相同。

2. 先天性心脏传导阻滞（congenital heart block，CHB）

一般占 54.5%～64%。通常为Ⅲ度，而且是持久的。有些婴儿只有单一的心脏损害。患儿还可出现心脏畸形或心肌炎。

3. 其他病变

库姆斯试验阳性，溶血性贫血、白细胞减少和血小板减少，肝、血液、神经和肺病变。

（二）诊断

根据母婴病史、SCLE 样或 DLE 样皮损和（或）CHB，并联合应用皮肤组织病理、直接免疫荧光检查及母婴自身抗体检测来确诊 NLE。

（三）治疗

1. 治疗原则

防治并重。抗 Ro/SSA、抗 La/SSB 或抗 U1-RNP 抗体阳性的孕妇应在孕 16～18 周，用无负荷试验和超声心动图仔细检查胎心率；如有心动过缓，即可考虑应用大剂量糖皮质激素治疗。

2. 基本治疗

（1）系统治疗：糖皮质激素。

（2）特殊处理：预防和治疗心脏传导阻滞。

3. 治疗措施

（1）皮肤损害：可仅对症处理，应采取避光措施和酌情使用氢化可的松霜。对于活动性皮肤损害，可采用小剂量皮质类固醇治疗和使用抗疟药。

（2）内脏器官受损：严重的血小板减少、溶血性贫血或肝炎，可用系统性糖皮质激素治疗。对于抗 Ro 抗体阳性的母亲，不宜内服皮质类固醇。

（3）CHB：一旦确诊为 CHB，治疗一般无效，故预防是最好的治疗方法。宫内治疗有两种途径：一是胎儿心脏传导阻滞确诊时予以治疗，应用地塞米松（9mg/d）和血浆去除法；二是预防性治疗，一般采用泼尼松（5～25mg/d）或联用血浆去除法。宫内起搏法是一种可能的治疗手段，但尚未有成功病例。绝大部分 CHB 患儿在出生后头 3 个月需安装心脏起搏器。

4. 治疗评价

只有皮损或皮损伴有系统性病变而无 CHB 者，一般在 1 岁后症状消失，少数病例在长期随访时出现结缔组织病。皮下组织病变引起持久性凹陷，好发于颞部和头皮。

（四）预后

新生儿红斑狼疮预后一般较好，但有超过 50% 的完全或三度房室传导阻滞患儿需安装植入式心脏起搏器，超过 10% 的完全或三度房室传导阻滞患儿存在顽固性心力衰竭。少数新生儿红斑狼疮患者在青春期可出现 SLE、幼年类风湿关节炎、干燥综合征等，故 NLE 患者需长期随访。抗 Ro 抗体阳性的母亲在分娩 NLE 胎儿时，自身一般无临床症状，但随着时间的推移，也可罹患各种自身免疫病。

CHB 患儿的病死率为 15%～22%，晚期死亡原因为心律失常、起搏器故障或充血性心力衰竭。皮肤型 NLE 大多数病例皮损在 1 年内消退，但萎缩和（或）毛细血管扩张可持续较长时间。

七、药物性红斑狼疮

服用某些药物（普鲁卡因胺与肼苯达嗪等）后引起的红斑狼疮样表现与免疫学异常，主要表现为发热、关节痛、肌肉痛、面部蝶形红斑及口腔溃疡，可有浆膜炎。ANA、抗组蛋白抗体和抗 ssDNA 抗体等可为阳性。停药后逐渐好转，病情较重者可使用适量糖皮质激素。

（周夕湲）

参考文献

［1］周春姣，陈熳妮，李红毅. 中西医结合皮肤性病护理及图解 [M]. 北京：中国中医药出版社，2019.

［2］临床路径治疗药物释义专家组. 临床路径治疗药物释义·皮肤病及性病学分册 [M]. 北京：中国协和医科大学出版社，2019.

［3］吴绪平，黄智琼. 临床常见疾病中医药调养与护理 [M]. 北京：中国医药科技出版社，2019.

［4］刘微芬，堵艳，范丽萍，等. 免疫学检验联合检测在系统性红斑狼疮诊断中的应用价值分析 [J]. 基层医学论坛，2022，26（16）：95–97，100.

［5］LAASSILA SALMA, ABOILEM GHITA, CHTAOU NAIMA, et al. Intracranial hypertension with reversible cerebral edema: Atypical presentation of neuropsychiatric systemic lupus erythematosus[J]. Radiology case reports, 2022, 17(5): 1416–1420.

第五节 变应性皮肤血管炎

变应性皮肤血管炎是一种主要累及真皮浅层毛细血管和小血管的坏死性血管炎。皮肤损害呈多形性，如斑丘疹、丘疹、紫癜、结节、溃疡、坏死等，重者可有发热、乏力、关节痛，少数内脏也有受累，又称为白细胞碎裂性血管炎。本病属中医学"瘀血流注"范畴。

一、病因

变应性皮肤血管炎是由免疫反应所致的累及真皮浅层毛细血管和小血管的炎症性皮肤病，属变应性白细胞破碎性血管炎中仅累及皮肤的一个临床亚型，以青年女性多见，病情容易反复，发病机制是Ⅲ型变态反应。致病因子可能是细菌或病毒、异性蛋白、药物或化学品等。

二、临床表现

（1）皮疹为多形性，表现为红斑、水疱、血疱、紫癜、风团，甚至溃疡、结痂等。

（2）多急性发作，皮疹成批出现。部分患者可有不规则发热、乏力、关节肌肉疼痛等全身不适。

（3）好发于小腿和上肢，常对称分布。有时也可发生于臀部及身体其他部位。

（4）自觉痒或烧灼感，甚至疼痛。

（5）常发生于青年人。

（6）严重时可有肾损害或胃肠道症状等其他系统受累表现。

三、实验室检查

白细胞一般无明显变化，有时可升高，有时可有嗜酸性粒细胞升高，严重者可有贫血。红细胞沉降率可增快。

四、病理

真皮浅层的毛细血管及小血管扩张，内皮细胞肿胀，管腔狭窄，甚至闭塞、血栓形成。管壁纤维蛋白样变性、坏死。血管壁和血管周围有中性粒细胞浸润及核破裂。

五、诊断及鉴别诊断

变应性皮肤血管炎：①好发生于中青年女性，起病突然；②损害常在臀部以下，多数为小腿；③慢性病程，季节性反复发作；④皮损呈多形性，包括紫癜、结节、水疱、坏死以及溃疡等；⑤病理提示白细胞碎裂性血管炎。根据皮疹好发部位，表现为多形性损害和病理变化则易诊断。

（一）过敏性紫癜

多发于儿童及青少年。皮损以瘀点、瘀斑为主。组织病理易于区别。

（二）丘疹坏死性结核疹

多发于青年。皮损以四肢伸侧为主，呈黯红色实质性丘疹或中央有坏死性结节，无瘀点、瘀斑，多无自觉症状。结核菌素试验阳性，组织病理有结核样改变。

（三）多形性红斑

皮损虽为多形性，但常以某一损害为主，典型的呈虹膜状损害，好发于四肢远端，黏膜也可累及，病程有自限性，但易反复。

六、治疗

（1）针对病因治疗。

（2）抗生素：红霉素、氯霉素、青霉素、氨苄西林等控制感染。

（3）解热镇痛药：阿司匹林、吲哚美辛等。

（4）抗组胺药：左西替利嗪片、氯雷他定片等。

（5）糖皮质激素：对于皮损广泛、系统受累者可用糖皮质激素，如泼尼松每日20～40mg，能较好地控制症状，改善病情。

（6）对于病情进展迅速和有严重的系统性损害时，可加用免疫抑制剂如环磷酰胺每日2mg/kg或冲击疗法。

（7）氨苯砜：50mg，每日2～3次口服，对部分患者有效，但要注意观察其不良反应。

七、预后

本病可反复发作，使病程迁延数月至数年，部分病例可侵犯心、肝、肾等多脏器。

（周夕溪）

参考文献

［1］曹淑卿，王申，宋晨婕.五官科、皮肤科和精神科常见疾病护理常规 [M]. 北京：人民卫生出版社，2018.

［2］穆震.新编皮肤病学 [M].西安：西安交通大学出版社，2018.

［3］王聪敏，余明莲，李海涛.皮肤科常见病护理手册 [M].北京：中国医药科技出版社，2018.

［4］马琰.复方甘草酸苷片联合综合疗法用于治疗变应性皮肤血管炎的临床分析 [J]. 中国医药指南，2020，18（16）：50-51.

第六节　痤　疮

痤疮是一种毛囊皮脂腺的慢性炎症性皮肤疾病，主要发生于青春期，发病率较高，西方流行病学调查发现，80% 的青少年曾经患过痤疮。国内调查发现，东北地区青少年人群痤疮发病率为51.30%。这个疾病有很多种不同的病名，如粉刺、青春痘、暗疮等。痤疮导致的基本损害包括粉刺、炎性丘疹、脓疱、结节和囊肿。重型痤疮中最常见的为囊肿性痤疮，其表现除黑头粉刺、丘疹、脓疱外，还形成多个结节或囊肿，常继发细菌感染，破溃形成窦道及瘢痕。炎症明显的痤疮容易留下凹陷性或增生性瘢痕，影响面部外观，对青少年的心理和社交影响，甚至超过了哮喘和癫痫。

一、病因和发病机制

（一）发病机制

包括皮脂腺导管角化过度、皮脂分泌增加和痤疮丙酸杆菌的定植及随之发生的炎症改变。该过程是通过角质形成细胞和 T 淋巴细胞产生的白细胞介素 1α 和肿瘤坏死因子α（TNF-α）介导，致角质形成细胞过度增生、凋亡减少，继而颗粒层增厚。皮脂腺毛囊口被致密堆积的角蛋白堵塞形成微粉刺。

（二）参与因素

（1）雄激素：青春期雄激素分泌增多，使皮脂分泌亢进。

（2）毛囊皮脂腺导管角化异常：导致皮脂排泄障碍，皮脂潴留，形成粉刺。

（3）微生物作用：痤疮丙酸杆菌大量繁殖导致炎症改变和毛囊上皮的破坏并最终破裂。

（4）炎性递质及炎症：粉刺中的物质通过毛囊壁"漏出"启动炎症，痤疮丙酸杆菌产生许多种酶。腺管角朊细胞产生白细胞介素（包括 IL-1α 和 IL-1β）和肿瘤坏死因子（TNF）。炎症启动后接着发生毛囊壁毁坏，可产生丘疹、脓疱、结节和囊肿。

（5）遗传及其他：遗传、药物（糖皮质激素、避孕药、锂、异烟肼、环孢素和促同化激素类）、饮食、胃肠功能障碍、月经、机械性刺激、化妆品等也可诱发本病。

二、临床表现

好发年龄为 10～19 岁，男性发病率高于女性且病情严重。

临床上根据皮损的表现将痤疮分为以下 5 种类型。

（一）寻常性痤疮

好发于面部，其次是胸部、背部，初发损害为与毛囊一致的圆锥形丘疹，其顶端因黑素沉积形成黑头粉刺，挤压时可挤出头部黑色而体部呈白色半透明的脂栓。稍重时黑头粉刺形成炎症丘疹，顶端可有小脓疱。炎症继续发展，则可形成大小不等的黯红色结节或囊肿。囊肿内含有带血的胶冻状脓液，可形成脓肿，破溃后常形成窦道和瘢痕。本病一般无自觉症状，炎症明显可有疼痛。

（二）聚合性痤疮

较严重的一型，包括各种类型损害，其中有脓肿、囊肿及破溃流脓的瘘管，愈合后形成显著的瘢痕或瘢痕疙瘩。

（三）坏死性痤疮

又称为痘疮样痤疮，常见于 20～50 岁，男性稍多，多伴有皮脂溢出。在额头和头皮前缘出现成簇的毛囊周围丘疹和脓疱，常形成脐凹状并迅速坏死，伴有黏着性出血性痂皮，3～4 周后脱落留下瘢痕，反复发作后瘢痕形成网状。

（四）热带痤疮

见于热带或高温高湿地区，主要为结节和囊肿，臀部及大腿常可受累。

（五）暴发性痤疮

又称为"急性发热性溃疡性聚合性痤疮伴多关节痛及类白血病反应"及"恶性痤疮"。罕见，病因不明，发生于 13～16 岁的青春期男孩，以轻中度痤疮起病，后突然泛发，特征性的病损是出血性结节和斑块，可液化坏死、化脓并形成溃疡。常有发热、多关节痛及关节肿胀、肝脾肿大、结节性红斑等全身表现，以及红细胞沉降率加快、蛋白尿、白细胞增多等。抗生素治疗无效。

三、诊断及鉴别诊断

（一）诊断

根据患者为青年，发生在颜面、前胸及背部，散在性黑头粉刺、丘疹、脓疱、结节以及囊肿，对称分布等特点可以诊断。

痤疮诊断主要根据皮损发生在面部和胸背等皮脂溢出部位，常表现为黑白粉刺、丘疹、脓疱、结节、瘢痕。痤疮严重度分级是痤疮治疗及疗效评价的重要依据，评价方法大致可分为 3 类：皮损计数法、整体评价法和照片记录法。目前，在临床上，国内外的医师较多采用的是整体评价法，其简单迅速，不需要特殊设备和烦琐的计算，准确度和敏感度高。如 Cunkuffe 分级法，轻度以白头及黑头粉刺为主，中度以炎性丘疹及脓疱为主；重度为严重炎性丘疹，以结节及炎性囊肿为主。使用最为广泛的是 Pillsbury 的 4 级分级法，即根据痤疮皮损性质及严重程度将痤疮分为 3 度、4 级。

轻度 I 级粉刺为主，少量丘疹、脓疱，总皮损小于 30 个。

中度 II 级粉刺和中等量丘疹、脓疱，总皮损数 31 ～ 50 个。

III 级大量丘疹、脓疱，总皮损 51 ～ 100 个，结节数小于 3 个。

重度 IV 级结节/囊肿型痤疮或聚合型痤疮，总皮损大于 100 个，结节/囊肿大于 3 个。

痤疮瘢痕的分级对于评价痤疮的严重程度以及美容外科治疗效果也有重要意义。较常采用的分级方法为痤疮瘢痕定性整体分级法。

1 级：斑状瘢痕，以颜色改变为主。

2 级：轻度萎缩性或增生性瘢痕，在正常社交距离处（50cm 或 50cm 以上）观察不到，可以用化妆品或毛发遮盖。

3 级：中度萎缩性或增生性瘢痕，在正常社交距离处能观察到，无法用化妆品或毛发遮盖，通过手工牵拉可以变平。

4 级：严重的萎缩性或增生性瘢痕，在正常社交距离处能观察到，无法用化妆品或毛发遮盖，通过手工牵拉也无法变平。

（二）鉴别诊断

（1）酒渣鼻好发生在中年人，皮损主要分布在鼻尖、两颊、额及颏部，患部有毛细血管扩张、丘疹或脓疱，晚期形成鼻赘。

（2）颜面播散性粟粒性狼疮好发生于成年人，皮损主要为半球形或略扁平的丘疹或小结节，表现为黯红或褐色，触之柔软，中心坏死，玻片按压丘疹时，可以看到黄色或褐色小点，对称分布在眼睑、鼻唇沟和颊部为多，在下眼睑经常融合成堤状。

四、辅助检查

（1）性激素水平异常，皮脂大量分泌，痤疮丙酸杆菌增生，毛囊皮脂腺导管的角化异常。

（2）产生趋化因子、补体、氧自由基和白细胞介素等炎症递质。

（3）部分患者的血清中 IgG 水平增高。

五、治疗

（一）药物治疗

尽管目前物理治疗取得了相当的成功，但是药物治疗仍然是首选的治疗方法，因为无论从疗效还是方便程度来看，药物都是很理想的治疗方法。然而，一些新的物理疗法正在挑战药物治疗的地位，例如，光动力疗法就非常具有市场潜力。另外，长期的药物应用也增加了患者对不良反应的担忧，例如，长期应用抗生素的妇女可能会担心阴道念珠菌的问题，维A酸可能会对肝肾功能造成影响，外用药物的刺激反应也是临床上经常遇到的问题。目前，有关本病的治疗药物种类繁多，但所有的药物在理论上均是通过对4个发病环节的干预进行的。

1. 抗雄激素及抑制皮脂腺功能治疗

（1）抗雄激素治疗：理论上可用抗雄激素药物治疗痤疮，在这一思路下产生3种方案。

1）雌激素：口服的确有效，但不良反应不能忽视。口服雌激素只适用于有月经紊乱或治疗抵抗和发病较晚的女性患者。有两种给药方式：①两周给药法：月经期的第14天服雌激素，连服14天，连续2～3个月经周期。②三周给药法：月经后的第5天给药，同时给予孕激素。最实用的方法是口服避孕药，连服21天后撤药以确保月经。一般也需要2～3个月经周期的治疗。

以上两种给药法同时服用小剂量泼尼松（5mg/d）可起到协同作用。雌激素外用虽然能减少皮脂分泌，但这不是对皮脂腺的直接作用，而是经皮吸收后系统作用的结果。

2）黄体酮：外用仅一过性减少女性患者的皮脂溢出率（SER），但不影响男性患者的SER，遗憾的是未同时进行临床疗效观察。

3）抗雄激素药：最好的治疗方案可能是醋酸氯羟甲烯孕酮（CPA）和炔雌醇的联用。口服剂量为CPA 2mg/d，炔雌醇35μg/d，不良反应小。CPA能阻断双氢睾酮与雄激素受体的结合，明显抑制SER，特别适合于有内分泌异常的女性。其类似物氯化孕酮效果差。氟硝丁酰胺与避孕药联用可能有效。口服螺内酯、西咪替丁均有一定作用，在12周的治疗中前者优于后者，其剂量是100mg/d，且治疗过程中无血钾改变。女性可出现月经失调，如同时给予避孕药则可减少发生。酮康唑的抗雄激素作用很差。

（2）抑制皮脂腺功能：上述有效的抗雄激素药物最后均能抑制皮脂腺功能使SER下降。但目前看来，最有效的抑制SER的药物是13C-RA，其作用是直接抑制皮脂腺功能而不是抗雄激素，因为其不具备抑制5α-还原酶的作用，而且在金黄地鼠模型中虽能抑制皮脂腺体大小，但对其他雄激素依赖的一些结构如色素性毛囊无作用。13C-RA口服可使皮脂腺体积明显缩小，皮脂腺细胞标记指数减少，分化/未分化基底细胞比值下降，其结果是SER减少80%～90%，但停药后可以恢复。皮脂腺体积缩小后，较弱的雄激素在皮脂腺体中被转化为更强效的双氢睾酮（dihydrotestosterone，DHT）也将随之减少。其他维A酸如依曲替酯则无抑制皮脂腺功能作用。中药丹参酮口服及外用治疗痤疮均有一定疗效，其机制可能部分来源于其抗雄激素的作用。

2. 抗毛囊皮脂导管角化

这类药物有13C-RA、全反式维A酸和壬二酸，3%～5%的水杨酸也有一定效果。全反式维A酸主要是外用，而13C-RA可内服也能外用。它们能使过度角化形成的角栓松开，减少微粉刺和粉刺的数量，松开的角栓使毛囊皮脂中的厌氧状态得以改变，同时也有利于抗生素的渗入，因而可能与抗生素起协同作用。故在治疗痤疮时，外用维A酸可作为第一线药物。从超微结构来看，外用维A酸后桥粒松开，张力丝减少，角质形成细胞自融加强，细胞内糖原沉积，总的结果是角层松散而脆弱。很多研究者认为这些作用是维 A 酸影响了基因表达及细胞分化。系统应用 13C-RA 可使 SER 受到抑制而使表皮游离胆固醇/硫酸胆固醇比值增加，毛囊局部亚油酸浓度升高，维生素 A 恢复正常及粉刺中桥粒减少，这可能是使角化过度逆转的原因。0.05% 的 13C-RA 外用与全反式维 A 酸外用疗效相当，但不良反应要少。1% 阿达帕林是一种外用的维 A 酸，动物实验及临床证明其效果优于全反式维 A 酸。

壬二酸体外能抑制角化细胞的 DNA 合成，20% 壬二酸霜与 0.05% 全反式维 A 酸疗效相当，但前者容易被接受，不良反应少。在体外角质形成细胞培养模型中，壬二酸具有时间和剂量相关的抗细胞增生作用，扫描电镜观察外用时能减轻毛囊角化过度，减少粉刺量。

黑头治疗困难，外用全反式维 A 酸需要 3 ～ 6 个月才能收到较理想的效果。用皮试针头蘸少量 5% 三氯乙酸，然后刺入黑头 1 ～ 2mm，使局部结一黑痂，7 ～ 10 天后脱落，疗效十分满意；而对于较大的闭合性粉刺，电烙术是很好的手段。

3. 抑制毛囊皮脂单位微生物生长

药物很多，包括多种抗生素及一些化学药物，是常规治疗中用得最广泛的药物。双盲观察及体外试验很多，但很难从这些试验中得出哪种药物优劣的结论。据估计，目前仅抗生素疗法的方案就多达 1500 种，临床医师首选哪种药物多凭自己的经验，但都应遵守一条原则：合理的剂量及足够长的疗程。另外，抗生素疗法似乎没有从前那么理想，几乎所有的药物都能发生耐药性，由于痤疮并不是一种严重的感染性疾病，因此很多学者并不主张使用更新一代的抗生素去治疗痤疮，防止滥用药导致耐药事件的发生。

（1）四环素类：土霉素、四环素、多西环素和美满霉素均可用于治疗痤疮，主要是口服。其中美满霉素亲脂性很强，如果将该药作为首选药，失败后可更换其他抗生素。

（2）大环内酯类：红霉素既能口服也能外用，因耐红霉素的痤疮丙酸杆菌较多，故外用浓度要高。有报道称，4% 可使局部药物浓度达到或超过耐药株的最低抑菌浓度（minimum inhibitory concentration，MIC）而收到较好的临床疗效。罗红霉素在体外也能抑制痤疮丙酸杆菌生长，也开始应用于临床观察报道。也有学者以该类药物作为首选药物治疗痤疮。

（3）磺胺类：复方新诺明（SMZ-co）也可用于治疗痤疮，其疗效与土霉素、四环素相当。药疹和血液学不良反应是大多数人使用的顾虑，如去掉 SMZ，仅 TMP 同样有效，而且不良反应明显要少。TMP 600mg/d 对那些历经最少两个疗程正规抗生素治疗失败的病例也有明显的疗效，因而被作者推荐为治疗寻常痤疮的第三线抗生素。

（4）其他抗生素治疗：如克林霉素、甲硝唑、过氧化苯甲酰（benzoyl peroxide，BP）、壬二酸及锌剂等。克林霉素口服有严重的不良反应，如假膜性结肠炎，故多用其磷酸盐局部外用。该药与红霉素有交叉耐药，而且它们联用时有协同诱导耐药的可能而使耐药性发生率升高。甲硝唑对炎症性痤疮有一定疗效，在体外甲硝唑和棕榈酸中的任何一种单用对痤疮丙酸杆菌和多形核粒细胞影响很小，但联合应用时有明显抑制痤疮丙酸杆菌生长及抗炎活性。0.75% 甲硝唑凝胶无效。体外壬二酸、BP 和醋酸锌均能抑制痤疮丙酸杆菌的生长，尽管对敏感菌的 MIC 远大于红霉素和四环素，但这三种药物对红霉素及四环素耐药菌同样有效（其 MIC 与敏感菌一致），而且它们几乎不发生耐药。

20% 壬二酸与口服四环素（1g/d）疗效相当，外用 3 个月后，毛囊导管内几乎不再有痤疮丙酸杆菌。其低浓度有抑菌作用，高浓度有杀菌作用，低 pH 时更为有效。体外试验证明单剂量外用 20% 壬二酸后皮肤内能达到足以抑制痤疮丙酸杆菌和表皮葡萄球菌的药物浓度。10%BP 具有很强的抗菌作用，能减少表面痤疮丙酸杆菌和表皮葡萄球菌的数量，是最常用的外用药之一。OPC-7251 是一种新的唑诺酮类药，1% 的霜外用有效。国内报道 0.75% 氧氟沙星霜外用也有较好的疗效。另外，维 A 酸能通过对毛囊微环境的改变间接地影响细菌生长，当然也不存在耐药问题。

在外用制剂中应用较多的是抗生素，尤其是红霉素、克林霉素和BP，近年来不少将之配成复方制剂使用，而且复方制剂的疗效要高于任何单一药物的疗效。如当醋酸锌与红霉素配成复方洗剂（浓度为 12% 和 4%），据报道，疗效甚至优于口服美满霉素（100mg/d）的疗效。红霉素与全反式维 A 酸配伍（浓度为 2% 或 0.05%）也具有较好的疗效。红霉素与BP 配伍（浓度为 3% 或 5%）的凝胶制剂疗效十分满意，目则该制剂已在美国上市并一度进入我国市场，其商品名为必麦森，疗效非常理想。

抗生素治疗的一个很重要的问题是耐药菌的出现并且不断增多。除 BP、壬二酸和醋酸锌外，几乎所有的用于治疗痤疮的抗生素都有程度不同的耐药痤疮丙酸杆菌出现。曾有一项调查结果表明，在 400 个痤疮病例中有 1/3 的人带有至少耐一种抗生素的耐药菌株。红霉素、克林霉素耐药菌最多，其次是四环素、多西环素和 SMZ-co，美满霉素及氧氟沙星耐药少。与以前相比，痤疮丙酸杆菌呈进行性耐药趋势，表现为 MIC 增高，曾认为与既往的抗生素使用史有关，但被其后的作者所否定。曾有一项研究表明，在治疗失败的病例中仅 20% 的病例出现耐药菌株，绝大多数病例没有微生物学方面的异常，这些失败病例尚要考虑其他原因，如高 SER 对药物的稀释及皮肤中 pH 对药物稳定性的影响，加大药剂量可能有助于改善疗效。

抗生素的疗效与 SER 有关，即疗前 SER 越高，疗效越差，而既往观察到的病情严重性、性别等与疗效有关可能也是这种机制造成的。与其他抗生素不同，SMZ-co 的疗效似乎与 SER 无关，机制不明，可能与排泄途径有关，也提示该药可作为其他抗生素失败后的替补药物。

抗生素治疗的另一问题是疗程，一般为 3～6 周，过短是会影响疗效的。长期口服抗生素有药物累积引起不良反应的可能。一项调查表明，长期口服四环素、红霉素及美满霉素治疗痤疮，无肝、肾及血液学的不良反应，并认为常规化验监测其不良反应的发生是没有必要的。

4. 抑制炎症

抗炎作用取决于直接或间接地抑制趋化性物质的释放和对中性粒细胞的影响。红霉素、四环素、克林霉素和美满霉素均在低于 MIC 时有抗炎作用。10%MIC 的美满霉素就能对痤疮丙酸杆菌引起的炎症反应有抑制作用。10%MIC 的红霉素能抑制痤疮丙酸杆菌及凝固酶阳性葡萄球菌产生中性粒细胞趋化因子。壬二酸、多西环素能抑制中性粒细胞反应性氧基的产生；锌和维 A 酸能调节多形核粒细胞的趋化性，也有一定的抗炎作用；丹参酮也具有一定的抗炎作用。BP 能抑制中性粒细胞产生反应性氧基，这种作用与药物细胞毒性作用有关；而四环素则是通过对蛋白激酶 C 和钙调蛋白的作用来抑制反应性氧基的产生的，也许正是这种机制上的不同才导致了这两种药物的不同疗效，前者适合于轻度痤疮，后者适用于较重病例。囊肿型痤疮早期联用泼尼松龙和红霉素可能有效，氯苯吩嗪对囊肿型痤疮也有一定疗效。

维 A 酸的发展给痤疮治疗带来了革命性的影响。13C-RA 口服能直接或间接地影响痤疮发病的四个环节而表现出卓越的疗效，过去认为其适应证为严重痤疮、常规治疗失败的中重度痤疮、瘢痕形成、伴高 SER 者、严重精神负担、毁形的痤疮以及一些特殊类型痤疮（如暴发型痤疮）、革兰阴性菌性毛囊炎和颜面脓皮病，但是现在看来，即便轻度的炎症性的痤疮也能使用该药治疗。

该药疗效主要取决于累积量，一般为 120～150mg/kg，严重者可更高。而每日剂量与复发有关，2mg/（kg·d）时几乎不复发，1mg/（kg·d）很少复发，低于该量则复发率很高，但高剂量时患者常不能耐受。另外，极严重的病例和超过 25 岁发病的女性也易复发。复发者 95% 在 3 年内发病而以第一年居多，其中部分可用常规抗生素疗法治愈，少部分需重复 13C-RA 治疗，一般两个疗程足以治愈。在复治病例中未见有维 A 酸累积量的不良反应发生。一些对该药反应差或常反复的女性患者应检查内分泌情况，如确有问题应给予 CPA 治疗，而 13C-RA 仅作为辅助治疗联合应用。使用时女性患者要注意药物的致畸问题，必须有切实可靠的避孕措施。但是随着临床经验的累积，临床上产生了很多种治疗方案，包括间歇给药方法或者小剂量治疗等，现在看来都有效，增加了药物使用的依从性，但是远期疗效或者复发率如何，并没有和经典疗法进行严格比较。

使用 13C-RA 有两个问题始终让临床医师感到难以取舍：首先是该药的胎毒性问题，不少学者认为尽管该药的确能导致胎毒，引起新生儿畸形，但是停止用药 3～6 个月后妊娠仍然是安全的；另外一个令人纠结的问题是 13C-RA 导致患者的抑郁性精神病发作，诱发自杀行为的发生。但是迄今为止并没有严格的临床证据证明这种推测，大多数关于该药与抑郁性精神病相关性的报道均是建立在一些个案报道的基础上，无法判断这种结论的正确性和偏差性。

在很多激光治疗中，13C-RA 几乎均被列为小心治疗的告诫中，认为很多治疗需要停药 6 个月才能治疗。我们要清楚这种指南多数是建立在 Ⅱ 期临床设计者在进行各类 Ⅱ 期临床前的理论设计的基础上，因为 13C-RA 在理论上的确会影响瘢痕的形成，因此为了保障激光 Ⅱ 期临床研究的顺利进行，在设计中就排除了使用 13C-RA 的使用者，但是这样也就形成了我们现在看到的各类禁忌中列出了 13C-RA 使用者这一现象。

系统治疗最重要的问题是疗程，一般来说抗生素治疗需要 3～6 个月，维 A 酸治疗需要 4 个月左右，而性激素治疗通常需要 1 年或更长的时间。比较不同治疗方法的疗效是非常困难的，有学者对文献进行复习和研究认为，口服异维 A 酸治疗后，与基线比较能获得 85% 的进步，而四环素和避孕药的疗效分别为 54% 和 65%，但是，只有异维 A 酸治疗能减少病情的复发。既往异维 A 酸仅用于重症患者，现在也逐渐应用于中度痤疮。欧洲病例调查结果显示在过去的几年中，异维 A 酸和多西环素的使用增加了，相反，美满霉素的处方在减少。

局部外用药最重要的问题是各种药物的正确使用方法，从治疗原则来讲，需要全面部的外用，而不是仅仅在患处局部应用。皮肤对药物的耐受性是影响药物正常使用的重要原因，应给予足够的重视。外用抗生素不一定要长期使用（不超过 3 个月）。在联合使用时，有学者建议如果是同样的抗生素，没有必要外用和口服同时进行。一欧洲病例调查显示，过去的几年中外用抗生素的处方，包括过氧化苯甲酰的处方也在逐渐减少，可能与维 A 酸的使用增加有关。

5. 其他治疗

（1）饮食调理：很多人因坚信痤疮与饮食是有关系的而忌口，然而至今尚无严格的研究来澄清这种看法。在更多的情况下饮食与痤疮的关系是被夸大了的，缺乏科学的依据，但是告诉患者饮食并不影响痤疮发病，患者通常极为固执，不相信这种观点。

（2）辅助治疗：①粉刺排除，这恐怕是目前最有效的粉刺治疗方法之一，然而它始终只能扮演辅助治疗的角色，粉刺治疗的关键还必须减少和抑制粉刺的产生；②结节、囊肿内皮质激素注射，这有助于炎症的迅速消除，是治疗较大的结节和囊肿非常有效的办法；③囊肿切开引流，对于非常大的囊肿，切开引流是避免日后皮损机化的有效方法；④强脉冲光，可以帮助炎症性痤疮后期红色印记的消退；⑤瘢痕磨削，是治疗萎缩性瘢痕的有效方法，对于轻中度的凹陷性瘢痕，非损伤性激光技术（1320nm 和 1450nm 激光）治疗也是一种理想的选择。

（二）痤疮的光电治疗

激光和光子疗法虽然还不能列为痤疮的第一线治疗方法，但是很多方法的确非常有效，联合药物治疗能起到良好的治疗作用。另外，对于一些不耐受药物治疗的患者来说，物理治疗是一种很好的替代方法。

1. 作用于痤疮丙酸杆菌

痤疮丙酸杆菌可能在寻常痤疮的发病中起重要作用。它通过细胞壁的受体吸收并在细胞内储存原卟啉Ⅸ，同时可产生内源性卟啉类卟啉，这两种卟啉维持着痤疮丙酸杆菌正常的代谢过程。而卟啉在吸收了特定波长的光子后可被活化，产生单态氧和自由基，使痤疮丙酸杆菌失活。卟啉对光的吸收峰主要在 400nm 附近，这一最强的光吸收峰又称为 Soret band，处于蓝光和紫外区域。在 450 ~ 700nm 波长的光，卟啉也有几个较弱的吸收峰，又称为 Q band。许多寻常痤疮的光动力学治疗正是基于痤疮丙酸杆菌的这一光作用特点。

蓝光的光谱（415nm）与痤疮丙酸杆菌产生的粪卟啉的最大吸收峰值极为相配。当照射痤疮丙酸杆菌时引起细菌内源性卟啉的光兴奋，导致细菌死亡。蓝光还可诱导细胞膜渗透性发生改变，使得胞内 pH 发生变化进而抑制痤疮丙酸杆菌的增生。报道称，窄谱蓝光还可抑制 HaCaT 细胞产生 IL-1α 和细胞间黏附分子，从而抑制了细胞的炎症反应。红光（630nm）主要是通过光调作用使真皮乳头层胶原合成增加，细胞生长因子分泌增加，减少 MMP-1（胶原酶）分泌等，从而达到抗炎和促进修复的作用。有学者报道红光还可抑制前列腺系统，如抑制环氧化酶，达到很好的控炎作用，这对改善痤疮患者早期症状具有很好的疗效。也有研究发现，红光还能抑制 IL-6mRNA 的表达，进而减轻瘢痕形成。

（1）紫外线：在体外，低剂量近紫外线光照射后，痤疮丙酸杆菌失活。1978 年 Mills 和 Kligman 曾分别以 UVA、UVB 和 UVA ＋ UVB 治疗中重度痤疮，其中 UVB 组粉刺和炎症性皮损有轻度减少，而 UVA 组改善最不明显。以后的研究也认为，UV 由于其穿透皮肤的能力差，对痤疮的治疗仅有非常微弱的效果，并有潜在的致癌性。

（2）蓝光：痤疮丙酸杆菌在代谢过程中主要产生粪卟啉Ⅲ，它对光的吸收峰在415nm，处于蓝光的波长范围内，因此蓝光对该菌有抑制作用，可以诱导细胞内 pH 的改变，通过影响跨膜蛋白转运使细菌被破坏。

近年出现的高强度、窄波谱蓝光 Clearlight 对轻度、中度痤疮有较好的效果，其波长范围 407～420nm，在 20cm×20cm 的区域内产生 90mW/cm^2 的单色光。2003 年已被美国 FDA 批准上市。Kawada 等治疗了 30 位轻度至中度痤疮患者，每周 2 次，共 5 周，64% 的痤疮皮损缓解，痤疮丙酸杆菌的数量减少。Omi 等治疗了 28 位痤疮患者，每周2 次，共 8 周，每次照射 15 分钟，结果 64.7% 的痤疮皮损缓解，治疗前后脓包细菌培养无改变，但电镜下可见痤疮丙酸杆菌被破坏。台湾的 Tzung 等采用自身对照的方法，用蓝光治疗了 31 位面部痤疮患者，每周 2 次，共 4 周，也获得了满意的效果。作者同时指出，对于结节和囊肿，蓝光疗效不明显。Elman 等分别对以下 3 组丘疹脓包痤疮患者用蓝光进行治疗，包括面部自身对照组、全面部开放式试验研究组及双盲面部自身对照组，结果经每次 8～15 分钟照射，治疗 8 次后，59%～67% 的炎症性痤疮皮损得到缓解，患者未出现不良反应和不适症状，治疗后随访 8 周未见复发。

（3）蓝光结合其他光：尽管蓝光可以抑制痤疮丙酸杆菌，但它不能有效地穿透组织，其穿透深度小于 0.25mm，而人面部毛囊的深度是 3mm，如果在背部可能更深。红光对卟啉的光活化作用不大，但它对组织的穿透性更好，可达 0.55mm；而且红光也有抗炎特性，可以影响巨噬细胞或其他细胞释放细胞因子。此外，红光可使细胞膜对钙离子的通透性发生改变。其他如绿光和黄光的穿透深度也可分别达到 0.28mm 和 0.45mm，对漏斗部的痤疮丙酸杆菌起作用。

Papageorgiou 等观察用蓝光加红光（415nm 和 660nm）与单用蓝光、白光，外用 5%过氧化苯甲酰比较治疗痤疮的效果，结果 12 周后，红光加蓝光组有 76% 的炎症性皮损和 58% 的粉刺得到缓解，其中对炎症性皮损的治疗明显优于其他组，非炎症性皮损无显著差别，治疗不良反应轻微。因此，蓝光结合红光可安全、有效地协同治疗痤疮的炎症性和非炎症性皮损。

（4）脉冲光与热能结合：脉冲光与热能结合（LHE）用于临床有较好效果。Elman等用波长 430～1100nm 的脉冲光（Cleartouch™）治疗 19 位轻中度痤疮，每周 2 次共 4 周，平均能量密度 3.5J/cm^2，脉宽 35ms。结果非炎症性和炎症性皮损的清除率分别为（63±21）% 和（50±32）%，治疗结束后 1 个月清除率分别为（79±22）% 和（74±20）%，2 个月后为（85±17）% 和（87±25）%。Cleartouch™通过波长范围较大的光谱，包括蓝光、绿光、黄光和红光，兼顾了光的穿透性和卟啉的活化作用，同时，脉冲光能够短时间内使组织温度升得更高，加快化学反应速度，因此具有较好的疗效。

（5）KTP 激光：Bowes 采用半侧面部自身对照 KTP 治疗了 11 位患者，光斑 4mm，能量密度 7～9J/cm^2，脉宽 20ms，每周治疗 2 次，共治疗 2 周，1 个月后轻中度皮损减少 36%，28% 皮脂分泌减少，患者耐受性好。

（6）PDL 激光：发射 585nm 和 595nm 光的脉冲染料激光可以激活细菌的卟啉，同时可被炎症性皮损中扩张的血管内的氧合血红蛋白吸收。采用低能量密度、非紫癜性参数，能够治疗轻度至中度的炎症性痤疮。其较低的能量密度可以刺激皮肤胶原的合成，激光的热量不能破坏真皮血管周围组织，却能改变局部细胞代谢，不会产生紫癜反应。

有学者在对 41 位成人痤疮患者治疗后，分别在治疗后 2 周、4 周、8 周和 12 周观察疗效，结果 50% 的皮损缓解。但 Orringer 等在对 40 位 13 岁以上患者用 585nm 激光治疗后，认为治疗后 12 周丘疹、脓包和粉刺的计数无显著差异。

2. 作用于皮脂腺

（1）光动力学治疗：氨基酮戊酸（aminolevulinic acid，ALA）是血红素生物合成途径中的第一个中间产物，由甘氨酸和琥珀酸盐合成。它本身不是光敏剂，能够被毛皮脂腺单位吸收，参与血红蛋白合成，当外用进入皮肤组织中后能产生原卟啉IX（Pp IX），后者是潜在的光敏剂，一旦被光激发，如外源性的光源进行照射（蓝光 410nm，或者红光 633nm，或者 IPL、PDL）会引起强烈的光毒性反应，可以产生单态氧和自由基，破坏线粒体、细胞核和细胞膜，因此能够选择性地作用于毛皮脂腺单位和痤疮丙酸杆菌，对周围组织损伤小。

常规治疗方法如下：常规洁面，去掉所有的化妆品及面部汗渍，然后外涂 10% ～ 20% ALA，封包 30 ～ 60 分钟，再使用蓝光或者红光照射 20 分钟，也可视具体情况延长照射时间。本疗法比较适合中重度的痤疮患者，近年来也广泛使用于轻度患者，治疗后要求避光 1 周。

痤疮部位外用 20% 的 ALA 3 小时后照射波长 550 ～ 700nm、能量密度 150J/cm^2 的光，每周 1 次，共 4 周，效果非常好，即使结节和囊肿也很快被清除。Itoh 等外用 20% 的 ALA 4 小时后分别用 635nm 的准分子激光和 600 ～ 700nm 的宽谱光照射，结果后者疗效优于前者，表明在光动力疗法（photodynamic therapy，PDT）治疗痤疮时，非相干光比激光更好，而且价格便宜，治疗的范围大。ALA-PDT 治疗的不良反应包括治疗中不适、暂时性色素沉着、浅表脱屑、红斑、结痂等。

（2）1450nm 半导体激光治疗：Paithanker 等用带冷却喷雾的 1450nm 的半导体激光治疗上背部痤疮，共治疗 4 次，每次间隔 3 ～ 4 周，治疗区皮损计数从 5.43 降低到 0.43，不良反应轻微。该激光靶向皮脂腺，改变痤疮部位皮脂腺的温度。1450mn 可被真皮乳头部位的水吸收，而皮脂腺刚好位于此部位，皮脂腺吸收热量后产生热损伤，从而改变结构。

（3）射频治疗：射频产生的热量可作用于皮脂腺。Ruiz-Esparza 和 Gomez 用 Thermacool™ 治疗 22 位患者，82% 获得了非常满意疗效，9% 有中等疗效，对痤疮瘢痕也有效果。目前，尚需大样本临床实验及长期随访观察。

（4）吲哚菁绿＋近红外光治疗：吲哚菁绿（indocyanine green，ICG）是一种黯绿青色造影剂，其光吸收峰在近红外区域。吲哚菁绿外用后能够被皮脂腺导管和腺体选择性吸收，皮脂腺吸收色基后被近红外光（NIR，803nm、809nm）选择性破坏，从而达到治疗痤疮的目的。Genina 等对面、背部痤疮患者外用 ICG 5 分钟后照射 803nm NIR 5 ～ 15 分钟，1 个月治疗 8 次，治疗结束后 1 个月，80% 皮损缓解。

（周夕湲）

参考文献

［1］吴浩，吴永浩，屠志涛.全科临床诊疗常规 [M].北京：中国医药科技出版社，

2018.

［2］丁炎明. 临床常见疾病健康教育手册. 眼科、耳鼻咽喉头颈外科、皮肤性病科分册 [M]. 北京：人民卫生出版社，2017.

［3］邱纬，邓敏. 面部痤疮患者治疗依从性的相关影响因素 [J]. 中国医学创新，2022，19（17）：153-156.

［4］SEO JJMYUNG, ROH HYO JIN, JUNG JIN YOUNG. Gut microbiota modulation and gold nanoparticle-mediated photothermal therapy for treatment of recalcitrant acne[J]. Clinical case reports, 2022, 10(3): e05642.

第七节　酒渣鼻

酒渣鼻又名玫瑰痤疮，俗称红鼻子，多见于 30 ～ 50 岁的中年人，男女均可发病，尤以女性多见，但以男性较重。一般发生在鼻尖及鼻翼处，严重者可累及两侧面部，鼻外观上呈紫红色，损害呈对称分布，鼻尖及鼻翼出现丘疹、脓疱和毛细血管扩张，晚期出现鼻赘，似酒渣附着故得其名。目前，大多数学者认为毛囊蠕形螨感染是发病的重要因素，但不是唯一的因素。酒渣鼻的主要诱发因素还包括：日晒、风吹、高温及寒冷刺激、潮湿、乙醇、热饮料、热水浴、辛辣食物、室内闷热、护肤产品和情绪紧张等。酒渣鼻除影响美观外，对全身并无影响，只是鼻部常感炽热，如合并感染，可有疼痛。

一、病因及发病机制

发病机制可能是在皮脂溢出基础上，感染或冷热刺激等因素造成颜面血管运动神经失调，毛细血管长期不断扩张，并在此基础上出现皮损。

二、临床表现

好发于中年人。可分为 4 期，进展缓慢，各期之间无明显的界限。

（一）酒渣鼻前期

有酒渣鼻家族史者面部充血潮红，呈阵发性、一过性，较难辨认。

（二）血管性酒渣鼻期

过去称为红斑期与毛细血管扩张期。面中部特别是鼻部、两颊、前额、下颏等部位出现红斑，在刺激性饮食后、外界温度突然改变及精神兴奋时更为明显。红斑初期为暂时性、可恢复性的，继而持久不退，并伴有毛细血管扩张，血管呈细丝状，分布如树枝，常以鼻尖部及两侧鼻翼处最为明显。

（三）炎症性酒渣鼻期

过去称为丘疹脓疱期。病情继续发展时，在红斑的基础上成批出现痤疮样丘疹、脓疱，但无粉刺形成。毛细血管扩张更为明显，纵横交错。

（四）酒渣鼻晚期

过去称为鼻赘期。病期长久者，鼻部结缔组织增生，皮脂腺异常增大，致使鼻尖部肥大，形成大小不等的结节状隆起，称为鼻赘。其表面不平，皮脂腺口明显扩大，压挤有白色黏稠皮脂分泌物溢出，毛细血管显著扩张。

本病大多数为中年人，女性较多。但是病情严重的常是男性患者。本病常并发痤疮及脂溢性皮炎。无明显的自觉症状。

此外，尚有眼酒渣鼻，表现为睑缘炎、结膜炎、角膜炎，严重者可有角膜溃疡。肉芽肿性酒渣鼻是一种特殊类型的丘疹性酒渣鼻，不仅发生在蝶形部位，而且在面部两侧及口周围，用玻片压视时，呈黄褐色的小结节。组织学上表现为非干酪性上皮样细胞肉芽肿，与结节病、狼疮样酒渣鼻、颜面粟粒性狼疮或其他肉芽肿相似。

三、辅助检查

病理学检查显示各期组织学改变也不相同。红斑期内真皮毛细血管扩张，周围非特异性炎症浸润。丘疹脓疱期真皮内弥散型炎细胞浸润，毛囊或皮脂腺周围以淋巴细胞为主。鼻赘期的皮脂腺数目增多，腺体增大，腺口明显扩张，内有角质和皮脂，皮下结缔组织增生，血管周围有慢性炎细胞浸润及毛囊内脓肿形成。

四、诊断

酒渣鼻诊断不难，根据好发于中年人，在鼻、面颊、颏部出现弥漫性潮红、毛细血管扩张，成批出现痤疮样丘疹、脓疱，但无粉刺形成等特征，即可诊断。

五、治疗

酒渣鼻病因不明，治疗多为对症性，外用或口服药物与寻常痤疮的治疗类似，但容易复发。Ⅰ、Ⅱ期主要损害为丘疹、脓疱、红斑、毛细血管扩张，可用新型激光或强脉冲光治疗，Ⅲ期鼻赘期则采用皮肤机械磨削、刀片磨削、冷冻、高频电离子刀烧灼和CO_2激光治疗，这些治疗均有一些效果，但有色素沉着、色素减退及瘢痕形成等风险。

（一）585nm 脉冲染料激光

585nm 脉冲染料激光具有选择性光热作用特点，脉冲染料激光发出的 585nm 波长的激光为血红蛋白吸收的峰值，产生选择性光热解作用，破坏红细胞，并使毛细血管凝固，从而达到治疗且不损伤周围组织的目的，其 585nm 波长的穿透深度不易损伤真皮深层和遗留瘢痕。红斑期酒渣鼻的主要病理基础为毛细血管扩张，红斑期首选治疗方法为脉冲染料激光。红斑期血管管径小、管壁薄、密度稀，所需能量强度低，治疗次数少，疗效最好。丘疹脓疱期患者，治疗所需能量强度较高。潘福琼等观察到，毛细血管扩张呈清晰、网状者效果较好，往往一次即可。而鼻赘期或血管呈片状红色模糊者则需 2～3 次才能治愈。

（1）适应证：酒渣鼻Ⅰ、Ⅱ期患者。

（2）禁忌证：急性炎症期感染未控制者。

（3）方法：采用美国赛诺秀公司 585nm 脉冲染料激光（闪光灯泵浦脉冲染料激光），输出波长 585nm，脉宽 0.5～2.0ms，能量密度 4.9～6.9J/cm² 或 5.1～8.7J/cm²。治疗区常规消毒，操作者与患者均需戴防护眼罩，将激光垂直对准皮损部位进行照射，选择适合的治疗参数、能量密度，根据临床经验及治疗皮肤反应进行调整以达到血管封闭。均匀照射，光斑之间重叠 10% 左右。治疗区域即刻反应为灰白色，5～10 分钟后变为黯红色紫癜。术后 1～3 个月复诊，效果不理想则再重复治疗。

（4）不良反应：术后局部有明显红斑、肿胀伴疼痛，个别有水疱，可立即冰袋外敷15～30 分钟以减轻疼痛。外搽百多邦乳膏，每天 1～2 次，1～2 周紫癜和结痂自行消退脱落。避免撕扯痂皮、沾水、饮酒和用扩血管药。肤色较深、使用能量密度较高及治疗后未注意防晒的部分患者，可有暂时性色素沉着，一般 4～8 个月内自行消退。

（二）强脉冲光

强脉冲光（intensive pulsed light，IPL）是经滤过的宽带强脉冲光谱，谱段范围为 $500 \sim 1200nm$，有多种波长，通过滤光器限制低波长的输出，能够在低能量密度下以非剥脱性、非侵入性方式对血管性皮肤病变进行治疗。血管中的氧合血红蛋白对 $521 \sim 585nm$ 波长的光具有高选择性的光热作用，其吸收特定波长光后，导致血管壁受热，继而肿胀、凝固、变性，使扩张毛细血管壁封闭，然后被组织吸收。以毛细血管扩张为主的红斑期酒渣鼻、鼻赘期的酒渣鼻经 CO_2 激光治疗后的红斑均可用 IPL。由于 IPL 仅对酒渣鼻引起的毛细血管扩张有效，对酒渣鼻本身并无治疗作用，因此不能代替酒渣鼻的药物治疗。

（1）适应证：以鼻部毛细血管扩张为主，不伴有丘疹、脓疱的酒渣鼻患者。

（2）禁忌证：近期有暴晒史者；近期使用过光敏药物者；糖尿病、癫痫病患者及瘢痕体质者；孕妇。

（3）方法：采用 IPL Queen SR 强脉冲光子治疗仪，标准治疗头 $560 \sim 1200nm$ 的光头，治疗参数设定为双脉冲，脉宽 $4.0 \sim 6.0ms$，延时 $20 \sim 25ms$，能量密度 $36 \sim 42J/cm^2$。对血管较细、较表浅者，选用较小的脉宽；血管较粗者，选用较大的脉宽。皮肤白皙者，可将能量密度稍调高，反之，则调低。生理盐水清洁鼻部及鼻周，用湿纱布遮盖双眼，治疗区均匀涂上冷凝胶，用较低的能量做光斑测试，然后逐渐增加能量至皮肤微红，扩张的毛细血管色泽加深。术后立即用冰袋或冷却头冷敷照射部位，每次间隔 $3 \sim 4$ 周，治疗 $4 \sim 6$ 次。

（4）不良反应：治疗部位可出现局部红肿，绝大部分患者可在 1 天内自行消退。在光斑发射后立即用冷却头间歇冰冻治疗部位，可最大限度地减轻皮肤热损伤。若使用能量密度过高，可使治疗部位皮色变灰，或产生水疱，应予以避免。

（三）CO_2 激光

CO_2 激光具有汽化、凝固、切割功能。另外，它还能使管径小于 0.5mm 的血管凝固并封闭，并可使神经末梢和细小的淋巴管封闭。故 CO_2 激光可非常精确地去除形成鼻赘的酒渣鼻肥大组织，使外观肥大的酒渣鼻修复到理想外形。激光汽化时一般到皮脂腺被挤出为止，这样不会引起瘢痕。

（1）适应证：以增生为主的中晚期酒渣鼻。

（2）禁忌证：糖尿病患者、瘢痕体质者。

（3）方法：常规碘伏消毒手术区皮肤及鼻孔，用纱布团填塞鼻孔，1% 利多卡因加适量盐酸肾上腺素做局部皮下浸润麻醉。对 II 期酒渣鼻，用 CO_2 激光刀进行点状烧灼至血管消失为止。对 III 期酒渣鼻，从增生区的边缘开始，激光连续输出光进行汽化、切割，对于肥厚的组织逐层汽化，致鼻部达到理想的外形。伤口一周愈合，$8 \sim 10$ 天后痂皮脱落。$3 \sim 4$ 周后可配合 IPL 治疗毛细血管扩张性红斑。

（4）不良反应：术中有出血，术后用凡士林纱布压迫止血，包扎 24 小时，第 2 天换外敷料，并用百多邦软膏外涂，以防感染。术后常规全身应用抗生素 7 天。

（四）酒渣鼻切割术

中晚期酒渣鼻患者除毛细血管明显扩张外，皮脂腺和结缔组织增生，鼻部肥大，表面有大小不等的增生性结节。单靠药物难以奏效，必须借助手术的方法恢复鼻部的形态。酒渣鼻切割术通过破坏扩张的毛细血管及增生的皮脂腺和结缔组织，使残留部分鼻赘缺血、坏死脱落，深部腺体或毛囊上皮新生使创面愈合，形成正常或接近正常的表皮。因激光手术的普及，目前已较少应用本方法。

（1）适应证：以毛细血管扩张及皮脂腺和结缔组织增生为主要表现的Ⅱ、Ⅲ期酒渣鼻。

（2）禁忌证：糖尿病患者、瘢痕体质者。

（3）方法：常规消毒皮肤后，1% 利多卡因局部浸润麻醉，根据鼻部的大小、形态选用 3 峰或 5 峰刀，然后以适当的力度和速度，在患处纵横交错反复予以划痕，切断异常增生的组织，使皮肤表面呈毛状，最后用纱布压迫止血，并敷以凡士林纱布包扎即可。术后 7 ～ 10 天凡士林纱布自行脱落，创面结痂痊愈。

（4）不良反应：鼻部如有脓疱等细菌感染者，应口服或外用抗生素治疗，待脓疱消退后再予手术；手术后选用抗生素预防感染，维 A 酸类药抑制油脂分泌；一般手术后需 3 个月，鼻部皮肤才可渐渐恢复正常；若第一次手术患者不满意，待创面愈合后间隔 3 个月，再行第二次手术。

（周夕嫒）

参考文献

［1］韩世荣. 皮肤病 [M]. 西安：西安交通大学出版社，2017.

［2］黄长征. 英汉皮肤性病学 [M].2 版. 武汉：华中科技大学出版社，2017.

［3］李二龙，周慧，周兴雯. 微针联合氨甲环酸溶液局部治疗红斑型毛细血管扩张性酒渣鼻临床观察 [J]. 中国美容医学，2021，30（12）：60–63.

［4］BASS OLIVIA, CRANE DANIELLE. Case series: Underdiagnosis of ocular and oculocutaneous rosacea in an african american pediatric population[J]. Optometry and vision science, 2022, 99(6): 521–527.

第八节　儿童期痤疮

一、新生儿痤疮

（一）病因及发病机制

新生儿痤疮的发病可能与遗传因素和母亲妊娠过程中的内分泌变化有关。新生儿的雄激素一般认为由母亲体内肾上腺性雄激素和卵巢性雄激素经脐带提供给胎儿，使新生儿体内有一过性雄激素过多或胎儿性腺和肾上腺早熟产生雄激素。新生儿的肾上腺相对较大，能够产生 β–羟化类固醇，后者能刺激皮脂腺增生。

此外，男新生儿睾丸生成雄激素增加，主要生成睾酮，这是新生儿痤疮的发病男多于女的缘由。

（二）临床表现

新生儿痤疮发疹时间可在出生后数日，一般在 2 ～ 4 周时发生，发病以男孩多见。

初发为面部出现小丘疹，经 10 余天后形成黑头粉刺或肤色丘疹即白头粉刺，以少量白头粉刺多见，偶呈黑头粉刺、丘疹和脓疱，发病一般较轻，经数周或数月后可自行消退。

（三）诊断与鉴别诊断

1. 诊断

根据新生儿面部出现痤疮的皮损如粉刺、丘疹、脓疱或结节等损害，皮肤油腻或干燥，诊断不难。

2. 鉴别诊断

新生儿痤疮应与胎儿乙内酰脲综合征鉴别。胎儿乙内酰脲综合征是由母亲妊娠期使用苯妥英钠治疗痤疮引起。痤疮是胎儿乙内酰脲综合征的一种表现，皮损主要为丘疹、脓疱。同时患儿伴有身体和智力发育迟缓、颅面骨发育异常，趾骨末端肥大和毛发干枯等表现。

（四）治疗

新生儿痤疮可以自愈，病情轻者可以不予以治疗，皮损经 2～3 周可自行消退。如有炎性丘疹、脓疱、结节和囊肿者可酌情口服头孢羟氨苄、维生素 B_6、硫酸锌口服液等。外用药可擦夫西地酸乳膏、莫匹罗星软膏或红霉素软膏。

二、婴儿痤疮

（一）病因及发病机制

婴儿痤疮的病因不清，有些患儿伴黄体生成素、卵泡刺激素和睾酮水平升高，或先天性肾上腺增生，因此，婴儿痤疮可能与下丘脑功能异常有关。最近的研究表明，遗传因素、肾上腺源性的雄激素增高和黄体化激素水平增高可导致婴儿痤疮。

（二）临床表现

婴儿痤疮发生在 6～16 个月大的婴儿，多发于 6～9 个月，男婴多见。皮损通常局限于面部，以颊部最明显。皮损除粉刺外，可发生丘疹、脓疱、结节和囊肿，严重时形成婴儿聚合性痤疮，愈后形成瘢痕。婴儿痤疮炎症明显者持续时间长，一些婴儿痤疮 1～2 岁后消失，多数持续到 4～5 岁，极少数可持续到青春期。根据 Kligman 痤疮分级法对婴儿痤疮分级显示，62% 的患儿属中度痤疮，24% 属轻度，17% 属重度。患过婴儿痤疮后的患者到了青春期时痤疮比较严重，其父母可能有重度痤疮的病史。

婴儿中毒性痤疮原因为大量外用皮肤化妆品和药物（包括油膏、乳膏、润发剂和矿物等），父母在给婴儿外用此类物质时可导致婴儿中毒性痤疮的发生，由于促粉刺生成的物质需要一定的时间才会出现特异性的症状，因此患儿出生时正常，数月后发病，主要表现为发生于前额、颏部、颊部和鼻背的开放性或闭合性粉刺，皮损也可发生于上、下肢和躯干，主要与接触部位有关，停用促粉刺生成物质后可自愈。

（三）治疗

婴儿痤疮治疗与新生儿痤疮治疗方法相同，炎症明显时口服抗生素可选用红霉素 125～250mg 口服，每日 2 次，对红霉素有抵抗可口服甲氧苄啶 100mg，每日 2 次。对于以上方法不能控制的病例，国外有使用口服异维 A 酸的报道，用法为 0.5mg/（kg·d），疗程 4～5 个月，短期疗效较好，但长期不良反应尚不清楚。国内张霞等报道，外用红霉素过氧苯甲酰凝胶治疗 30 例婴儿痤疮获得较好疗效。

学龄前儿童痤疮的治疗同婴儿痤疮。

青春期前痤疮的治疗参见痤疮的治疗，持续难治性痤疮患者需要测定血中各种激素水平，查找病因，肾上腺源性的可以口服糖皮质激素类药物，多囊性卵巢的患者可口服避孕药，如醋酸环丙孕酮，也可用螺内酯或中西医结合治疗。

（周夕湲）

参考文献

［1］杜振双，张诚华，陈晓阳.全科医师诊疗与处方手册 [M].北京：中国医药科学技术出版社，2021.

［2］冯玫，李双庆，任菁菁.全科常见疾病用药指导手册 [M].北京：人民卫生出版社，2017.

［3］任菁菁.全科常见未分化疾病诊疗手册 [M].北京：人民卫生出版社，2016.

［4］耿雯瑾，刘彤云.儿童期痤疮 [J].中华皮肤科杂志，2021，54（3）：273-275.

第七章　眼科疾病

第一节　眼眶炎症

一、眼眶骨膜炎

根据发病部位的不同，眼眶骨膜炎可分为前后两种。前部眼眶骨膜炎较为多见，患侧皮肤红肿，可触到肥厚的骨缘并有压痛，同时眼球向病灶相对方向移位，诊断较为容易。而后部的眼眶骨膜炎，则由于病变深在，虽有眼球突出及压痛等症状，但诊断常较困难。上述两种眼眶骨膜炎有时可互相波及。

（一）诊断

1. 前部眼眶骨膜炎

（1）急性眼眶骨膜炎：多为鼻旁窦感染所致。最初可见感染处皮肤红肿或结膜充血、水肿，继则于眶缘部发生局限性坚硬的肿块，有自发性疼痛及触痛，疼痛可延及眉部，夜间尤甚。严重者尚可伴有发热、头痛、呕吐等症状。轻者数日后炎症即逐渐消退；病势严重者可致化脓，甚至引起骨髓炎，形成死骨，脓肿破溃后常造成瘘管。

（2）慢性眼眶骨膜炎：多为结核、梅毒所致。结核性眼眶骨膜炎多见于20岁以下的结核病患者，外伤常为诱因，其典型变化是"无热脓肿"的形成。脓肿穿破或切开后，用探针可触到粗糙的骨表面，坏死的骨片或碎屑可自创口排出。创口周围的皮肤组织向内翻卷，久不愈合；与骨壁发生粘连，以致形成睑外翻与眼睑闭合不全。

2. 后部眼眶骨膜炎

主要表现为眼球突出及眼球后部的压痛，而眼外部常无明显炎症现象。病变越向后发展，对于视神经的威胁则越大，当累及眶尖部时，可形成"眶尖综合征"。如果骨膜下脓肿向眶内穿破，则可引起眼眶蜂窝织炎，甚至向颅腔蔓延引起脑膜炎而危及生命。

（二）治疗

1. 全身疗法

应针对病因加以处理，由全身传染病或病灶感染所致者，应给予抗生素，必要时并用激素，同时清除可能存在的原发病灶。结核性者须用抗结核药物。

2. 局部疗法

炎症期可热敷；已化脓者可切开引流；结核性者切开后刮除腐骨及坏死组织，并注入抗结核药物。

3. 中医药疗法

根据辨证施治原则进行处理。热毒盛者应清热解毒，方用五味消毒饮合黄连解毒汤；虚寒者宜补虚散寒，方用阳和汤；阴虚内热者宜滋阴清热，方用清骨散；气血双亏者宜补气养血，方用八珍汤。

二、眼眶蜂窝织炎

眼眶蜂窝织炎，为眶内软组织的一种急性化脓性炎症，主客观症状均较严重，甚至可引起脑膜炎或海绵窦血栓而危及生命。

（一）病因

（1）邻近病灶感染，如鼻旁窦炎（以筛窦为最）、上颌骨骨髓炎、眼眶骨膜炎、急性泪囊炎、面部丹毒、疖肿或口腔病灶等。

（2）眶、面部外伤或手术后感染。

（3）由急性传染病或败血症、菌血症而引起。

（二）诊断

1.临床表现

（1）全身症状：可出现恶寒、高热、头痛、恶心、呕吐、衰竭、白细胞增加，甚或发生谵妄、昏迷、惊厥及脉搏缓慢等。

（2）局部症状：眼睑红肿热痛，且压痛广泛，表面隐约可见扩张的静脉血管网。球结膜高度水肿，甚至突出于睑裂之外。眼球向正前方突出，转动受限或完全固定不动。由于眼球突出，可造成暴露性角膜炎。眼底可见视网膜静脉曲张或血栓形成及渗出性变化等，并可引起视神经炎和视神经萎缩，使视力受到严重障碍。本病有时炎症可自行消退，也可在近眶缘处皮肤面或穹隆部结膜出现脓点，破溃排脓后，症状可逐渐消退，但也可向颅内蔓延而引起海绵窦血栓、脑膜炎或脑脓肿而致命。

2.诊断要点

根据临床表现可初步诊断，CT检查能够帮助和了解病变的范围，见眶内脂肪区呈点条状或网状密度增高，边界不清的片状或团块影，眶内结构之间模糊。位于肌圆锥内常累及视神经；位于肌圆锥外时常累及眼外肌；位于骨膜下时增强扫描见骨膜与骨板分离。

3.鉴别诊断

本病与眼眶骨膜炎都有眼球突出、眼睑及结膜红肿、眼球运动受限、疼痛及压痛等，但后者眼球突出常偏向炎症的对侧，而且压痛比较局限。

（三）治疗

（1）大量应用抗生素，必要时配合激素疗法。

（2）卧床休息，补充水分，保持电解质平衡及解热疗法等。

（3）局部热敷或超短波治疗：形成脓肿时，可切开排脓，在波动最明显处切开引流，但忌过早手术。同时对邻近原发性病灶应适当处理。

（4）中医疗法：发病初期偏风盛者宜疏风解毒，方用荆防败毒散；热毒盛者宜清热解毒，方用内疏黄连汤或仙方活命饮；体虚邪盛排脓不畅者宜扶正祛毒，方用托里消毒散。

三、眼眶特发性炎性假瘤

眼眶特发性炎性假瘤是原发于眼眶组织的慢性非特异性炎性改变，组织学表现属于特发性炎症，因其临床表现类似肿瘤，故名炎性假瘤。发病率较高，多见于青壮年，男性较多。单眼或双眼受累。病因至今不明。目前，不少学者认为炎性假瘤是一种免疫反应性疾病，有待进一步证实。

组织学上，炎性假瘤可分为淋巴细胞浸润型、纤维增生型和中间型。影像学则根据病变的部位和形态分为泪腺型、肿块型、弥漫型和眼肌型。

（一）诊断

1. 临床表现

（1）主要症状为突眼，约半数患者有局部炎症表现，如眼痛、结膜充血及水肿、眼睑水肿等。

（2）多数患者可在眶缘摸到边界不清且固定的肿物，并有压痛，眼球运动常受限，以向上方及内尤为明显，且有复视现象。严重时眶内可被肿块填满，眼球完全固定，并可在一度突出之后，使眼球向后退缩。

（3）早期视力和眼底多无变化，当病变侵入肌圆锥而压迫眼球时，视网膜后极部可出现放射状条纹，甚至引起视神经盘水肿或萎缩。

2. 辅助检查

（1）CT 检查：主要表现如下。①泪腺型：泪腺增大，泪腺窝骨质正常；②肿块型：形状规则或不规则、边界不清楚、密度较均匀的占位性病变；③弥漫型：眶内条纹状影，眼肌和视神经增粗；④眼肌型：眼外肌及止点处的肌腱肿大，眼环增厚。

（2）病理：大量淋巴细胞、浆细胞增生，甚至形成淋巴滤泡。肌纤维肥大变性，并伴有炎细胞浸润。有时炎细胞不多，但见到大量结缔组织纤维及玻璃样变性。有时呈现脂肪组织坏死及炎性肉芽组织形成。

3. 诊断要点

具有肿瘤和炎症的临床表现提示本病的可能。主要应和真性眼眶肿瘤相鉴别。一些炎性假瘤的诊断较困难，有时需要活组织检查才能确诊。病理及免疫组化检查既有诊断意义，也可指导治疗。

（二）治疗

1. 药物疗法

以激素和抗生素为主，辅以碘剂或环磷酰胺等，但只能取得暂时缓解，停药后症状可再度加重。

2. 放疗

对具有大量慢性炎细胞增生的病例，可试用放疗。

3. 手术治疗

一般难以彻底切除。

4. 中医药疗法

可服用破瘀、软坚、活血、理气之剂。

（鲁为凤）

参考文献

［1］房修岭，赵昌涛，赵丹丹．现代眼科疾病诊疗 [M]．北京／西安：世界图书出版公司，2021.

［2］杜振双，张诚华，陈晓阳．全科医师诊疗与处方手册［M］．北京：中国医药科学技术出版社，2021.

［3］袁善思，刘薇，马超，等．细胞自噬在甲状腺相关眼病中的作用［J］．国际眼科杂志，2021，21（2）：244-247.

［4］FRAM BRANDON, FERNANDEZ ANDREW, SYED HUZAEFAH, et al. Recurrent Vogt-Koyanagi-Harada disease presenting with diffuse orbital inflammation[J]. American journal of ophthalmology case reports, 2022,27: 101625.

第二节　眼眶囊肿

眼眶囊肿比较常见，如皮样囊肿、黏液囊肿、畸胎瘤、单纯囊肿、血囊肿、移植性囊肿、先天性小眼球合并囊肿等，其共同特征是液体腔周围有细胞衬里，临床表现和影像大致相同。

一、皮样囊肿

皮样囊肿是由鳞状上皮构成的上皮性囊肿，在组织学上囊壁仅含有鳞状上皮细胞。名表皮样囊肿，含有表皮和皮肤附件名皮样囊肿。因组织来源、临床表现和治疗相同，统称皮样囊肿。

（一）病因

胎生时期，表皮与脑膜接触，随着胚胎发育，两者间出现骨壁，骨缝闭合，脑膜黏着小块表皮，埋于深层，逐渐形成皮样囊肿。囊肿多发生于骨缝处，囊壁的纤维组织通过骨缝可与脑膜相连。

（二）病理

皮样囊肿有完整的囊壁，囊壁内衬以复层鳞状上皮，外被一层不等量的结缔组织、毛囊、皮脂腺和汗腺。囊内容物为豆渣样皮肤角化物及汗液、皮脂和毛发。皮样囊肿缺乏附件产物。囊壁含有多量皮脂腺者，内容均为液状脂肪。囊液渗漏，周围纤维结缔组织增生，并可见异物巨细胞和胆固醇结晶。

（三）临床表现

眼眶皮样囊肿多发生于儿童时期，根据所在位置分为眶缘部皮样囊肿、额颞部皮样囊肿及眶深部皮样囊肿。眶缘部皮样囊肿发生于眶上缘，局部隆起，扪及光滑肿物，可推动。额颞部皮样囊肿位于眶外上角的外侧、颞窝以上的额颞部，临床表现为眉弓外侧扁平隆起，可扪及肿物，有波动感，不能推动。其内容物多为液状类脂物，自外向内压迫眶壁，眶腔容积变小，眼球向内下突出移位。眶深部皮样囊肿多位于外上方骨膜下，眼球突出、向下移位，眶深部扪及肿物，不能推动。囊肿向额骨发展，可见眶外上方额骨垂直部条状骨性隆起。囊肿位于肌肉圆锥和骨膜间或肌锥内的比较少见，表现为眼球突出。囊液渗出或囊壁破裂，内容物刺激引起炎性反应，疼痛，肿胀，眶缘瘘管形成，经常有豆渣样物排出。

（四）诊断

眶缘部皮样囊肿及额颞部皮样囊肿根据临床检查即可得出正确诊断，眶深部皮样囊肿需以影像显示。

X线检查可发现眶外上壁骨凹形成，即低密度区绕以硬化环。由于囊肿内容物不同，B超显示为多种形式的图像。内容物为液体、脱落物及毛发，则表现为暗区内有强回声光团。如囊内容物为角化的豆渣样物，B超为强回声肿物。CT扫描能准确定位及定性。特征性表现：①圆形、椭圆形或半圆形占位性病变，周围绕以高密度环影，表示囊壁；②肿物内有负CT值区，负值区表示含有脂肪；③位于骨膜外的囊肿边缘骨增生，压迫眶壁形成凹陷，或眶壁缺失，病变呈哑铃状；④注射对比剂后环形增强，即囊壁密度增强而内容物不被强化；MRI因囊内含有水液及脂肪，T_1和T_2加权像均为高信号。

（五）治疗

本病进展较慢，甚至有静止期，如不影响功能和外观可缓期治疗。治疗方法为手术切除，囊壁上皮要彻底去除，以免复发。

二、畸胎瘤

皮样囊肿仅含有外胚叶组织，如囊壁含有2个或3个胚叶组织，则名畸胎瘤。其中90%由外、中胚叶组织构成，10%含中、内胚叶组织。畸胎瘤多发生于人体的中线部位和其两侧，如卵巢、睾丸、纵隔、腹膜和骶骨等部位，眶内少见。畸胎瘤分为良性和恶性两种，睾丸畸胎瘤多为恶性，眶内多为良性。

（一）病因

畸胎瘤囊壁是由2个或3个胚叶发展而来的组织，可能与胚胎时期生长发育异常有关，肿瘤组织来源于多能细胞，即具有分化多种组织、器官潜能的细胞。

（二）病理

呈囊性，灰红色，表面光滑。囊壁有外胚叶分化而来的复层鳞状上皮及其附件和中胚叶分化而来的纤维组织、平滑肌、横纹肌、骨、软骨以及内胚叶分化而来的呼吸道、消化道黏膜及其腺体，偶见发育不全的小胎儿。恶性畸胎瘤多呈实体性，内有小囊腔。

（三）临床表现

畸胎瘤因出生时即有眼球突出，多在新生儿时期发现。眼球突出多向下方移位，发展较快的眼球可脱出于睑裂之外，发生暴露性角膜炎。多继发侵犯面颊、鼻窦和颞部。扪及肿物，有波动感，光照射呈透明样。眼底可见视神经盘水肿。眼球运动不全。

（四）诊断

主要依靠发病年龄、临床表现及影像学表现诊断。X线检查常发现眶腔扩大，伴有眶壁缺失。B超探查呈囊性肿物，囊壁厚薄不一。CT检查常发现肿物囊壁有骨影，肿物侵入鼻窦、颅腔等邻近结构。

（五）治疗

早期手术切除，如遗留囊壁将引起复发，并可恶变。巨大瘤因侵犯范围广泛，眼球被压挤至眶外，往往需要剜除眶内容物。

三、黏液囊肿

黏液囊肿是眶内常见占位性病变，多原发于鼻窦，蔓延至眶内。额窦最多见，其次是筛窦，偶见于上颌窦和蝶窦，原发于眶内甚为罕见。黏液囊肿感染后，称为黏液脓肿。

（一）病因

炎症、外伤或手术阻塞鼻窦开口或堵塞窦内黏液腺开口，黏液积聚，形成囊肿。囊肿逐渐扩大，窦间隔及其眶板吸收，向眶内扩展。额窦后壁骨吸收并向颅内蔓延。

（二）病理

正常鼻窦黏膜为假性复层纤毛柱状上皮，囊内压力增大，使细胞变为骰状，并失去纤毛，外绕以结缔组织，并有慢性炎性细胞浸润。囊内充满黏液，根据病程长短，黏液稠度及颜色有所不同。病程较短黏液稀薄，色灰白，病程较长黏液浓厚，甚至成为蜡样固状体，色棕黄或棕黑色。感染后黏液变为黏脓液。

（三）临床表现

鼻窦开口堵塞常有负压性头痛。眶内扩展后眼球突出，并向外侧移位，如囊肿与颅内沟通，眼球可见搏动，这种搏动是脑搏动经液性囊肿传递而来。眶内侧扪及软性肿物。额窦骨壁变薄，压之如乒乓球样感。囊肿向鼻腔扩展破裂，可见多量黏液自鼻孔溢出，眼部体征暂缓解。发生在蝶窦和后组筛窦的黏液囊肿，早期表现为视力减退和视野缺失。至眶内后引起眼球前突。黏液脓肿的症状和体征类似局限性眼眶蜂窝织炎。

（四）诊断

X 线检查见鼻窦扩大，密度增高，眶内上壁缺失。B 超显示为无回声性囊肿。CT 显示囊肿边缘骨增生，眶内壁缺失，以及由鼻窦延续的高密度块影，密度大或等于脑组织。静脉注射阳性对比剂后环形增强。MRI 检查 T_1 加权像为中信号强度，T_2 加权像显示为高信号强度。

（五）治疗

额窦黏液囊肿自眶内上缘进路，切除囊肿，用尿管经额鼻管引流；或刮除黏膜，窦腔填以蘸有稀碘酒的明胶海绵，最后纤维化。筛窦黏液囊肿可自中鼻道开窗，使黏液自行引流。

（鲁为凤）

参考文献

［1］CAROLINE S ZEIND, MICHAEL G CARVALHO. 实用临床药物治疗学眼科疾病 [M]. 北京：人民卫生出版社，2020.

［2］魏锐利，黄潇. 眼部疾病防治一本通 [M]. 北京 / 西安：世界图书出版公司，2020.

［3］俞晓艺. 中西医结合眼科诊疗新进展 [M]. 上海：上海交通大学出版社，2020.

［4］钱江，甘路，马睿琦. 亚甲蓝染色辅助摘除眼眶皮样囊肿 [J]. 中国眼耳鼻喉科杂志，2021，21（6）：405.

［5］GOLDFARB JEREMY, ESMAELI BITA. Glaucoma Drainage Device Giant Orbital Reservoir Formation Mimicking Orbital Cyst[J]. Ophthalmic Plastic & Reconstructive Surgery, 2022, 38(3): e94.

第三节　眼睑炎

一、睑缘炎

睑缘炎是睑缘表面、睫毛毛囊及其腺体组织的亚急性或慢性炎症，是一种非常普遍的外眼疾病，也是眼科门诊中最常见的眼病之一。

其病因非常复杂。睑缘是皮肤与结膜的汇合区域，无论哪一方面的病变都可累及睑缘。睑缘暴露于外部环境中，由于睑缘部位富含腺体组织和脂肪性分泌物，容易黏附尘垢和病菌，从而易致感染。临床上多见葡萄球菌感染如金黄色葡萄球菌感染或者螨虫感染，其他如身体衰弱、不良卫生习惯、理化刺激、慢性结膜炎、溢泪、屈光不正、隐斜等均可成为诱因。其临床常见者有以下几种：干燥性睑缘炎、鳞屑性睑缘炎、溃疡性睑缘炎和眦部睑缘炎。

睑缘炎需要坚持长期治疗，包括局部的清洁按摩和抗生素的使用，坚持 1 个月的疗程才能获得较好的疗效。有些患者可能没有坚持治疗，从而使轻度的睑缘炎发展为慢性，而慢性睑缘炎的治疗效果并不十分理想。

（一）干燥性睑缘炎

1. 病因及临床表现

干燥性睑缘炎是一种程度较轻的睑缘炎，睑缘表面单纯充血，常伴有睑部结膜炎症；特别在色素缺少的患者（如白化病），由于睑缘的显著充血，在睑裂周围形成典型的红色圈。屈光不正、劳累的近距离工作、被化学性尘埃污染的空气、发热以及用手揉擦眼睛的不良习惯等，都可促使睑缘充血加剧。若病程持久，便可发展为鳞屑性睑缘炎。

2. 治疗

首先去除病因，避免接触污染的空气、减少近距离用眼、矫正屈光不正、养成良好的卫生习惯，其次用含有玻璃酸钠的 0.25% 氯霉素滴眼液滴眼，每日 3 次，睡前涂红霉素或四环素眼膏。

（二）鳞屑性睑缘炎

病因尚不十分明确，与局部存在的卵圆皮屑菌分解皮脂产生刺激性物质有关，或是继发于睑板腺功能异常的慢性炎症。屈光不正、视力疲劳、营养不良、长期使用劣质化妆品，也可能是本病的诱因。

1. 临床表现

多半累及双眼，主要症状包括睑缘刺激感、烧灼、瘙痒，眼部潮红。睑缘充血、红肿，睑缘皮肤表面及睫毛根部可见灰白色上皮鳞屑，睑缘表面有点状皮脂溢出，形成黄色蜡样分泌物，干后结痂。去除鳞屑与痂皮后可见发红充血的睑缘，没有溃疡形成。睫毛易脱落但可再生，病程迁延不愈者，可致睑缘肥厚，后唇钝圆，泪点肿胀、外翻、溢泪。患者睑结膜面粗糙，泪膜和睑板腺开口关系异常，导致泪膜稳定性下降。对葡萄球菌敏感者还可发生周边部上皮角膜炎。

2. 治疗

去除诱因和避免刺激因素，如矫正屈光异常、治疗全身慢性病、保持生活规律、减少烟酒刺激，此外，应注意加强营养和锻炼，增加机体抵抗力。

治疗措施包括保持眼部清洁，使用无刺激性的香皂和香波去除头皮、眉弓和睑缘的皮脂，也可用 2% 的碳酸氢钠溶液或生理盐水清洁局部，拭去皮屑。伴有的结膜炎、睑板腺炎和睑板腺囊肿也应该给予相应治疗。短期使用抗生素激素复合眼膏有益。激素长期使用有引起念珠菌属重叠感染的可能性。睑缘炎控制后，由于角膜表面的泪膜不稳定，伴发的干眼症状更加明显，可使用不含防腐剂的人工泪液支持治疗，以恢复泪膜的完整性，减轻患者的不适。

症状较重者可以全身应用抗生素治疗，包括口服四环素（250mg，每日 2 次）、红霉素（250mg，每日 3 次）、多西环素（50mg，每日 2 次）这些亲脂类抗生素，通过减少细菌产生脂肪酶及降低脂肪成分的毒性来发挥作用。服用数周后起效，持续应用数月。四环素类药物可引起儿童牙釉质异常，因此，妊娠期妇女、儿童慎用。

（三）溃疡性睑缘炎

1. 病因

睫毛毛囊及其附属腺体的慢性或亚急性化脓性炎症，大多为金黄色葡萄球菌感染引起，也可由鳞屑性睑缘炎遭受感染后转变为溃疡性。屈光不正、视疲劳、营养不良和不良卫生习惯可能是本病的诱因。

2. 临床表现

眼痒、刺痛和烧灼感等，但较鳞屑性睑缘炎更为严重。睑缘皮脂分布更多，睫毛根部散布小脓疱，有痂皮覆盖。去除痂皮后露出睫毛根端和浅小溃疡。睫毛常被干痂黏结成束。毛囊因感染而被破坏，睫毛容易随痂皮脱落，且不能再生，形成秃睫。溃疡愈合后，瘢痕组织收缩，使睫毛生长方向改变，形成睫毛乱生，如倒向角膜，可引起角膜损伤。如患病较久。可引起慢性结膜炎和睑缘肥厚变形，睑缘外翻，泪点肿胀或阻塞、溢泪。

3. 诊断

根据临床表现和病史不难诊断。

4. 治疗

（1）去除诱因和避免刺激因素，并以生理盐水或 3% 硼酸溶液每日清洗睑缘；除去脓痂及已经松脱的睫毛，以清除毛囊中的脓液。

（2）局部可进行热敷，一次 10 ～ 15 分钟，每日 3 ～ 4 次。

（3）选用敏感的抗生素滴眼液或眼膏。首次治疗宜用杆菌肽和红霉素，长期使用推荐使用新霉素和氨基糖苷类药物，必要时进行药敏实验，选择敏感抗生素。

（4）治疗必须持续到炎症完全消退后 2 ～ 3 周，以免复发。

（四）眦部睑缘炎

1. 病因

本病多因莫—阿双杆菌感染所引起，或与维生素 B_2 缺乏有关。

2. 临床表现

本病多为双侧，主要发生于外眦部。患者自觉眼痒、异物感和烧灼感，入夜更甚。外眦部睑缘和皮肤充血、肿胀，并有浸润糜烂。邻近结膜常伴有慢性炎症，表现为充血、肥厚，有黏性分泌物。严重者内眦部也受累。

3. 诊断

根据临床表现不难诊断。

4. 治疗

（1）以滴用 0.25% ～ 0.5% 硫酸锌滴眼液为主，因此药可以抑制莫—阿双杆菌所产生的酶。

（2）适当服用维生素 B_2 或复合维生素 B 可有所帮助，慢性患者可口服四环素、多西环素或者红霉素。

（3）去除诱因和避免刺激因素，如伴有慢性结膜炎或沙眼，应同时治疗。

二、睑腺炎

（一）外睑腺炎

外睑腺炎即外麦粒肿，也叫睑缘疖，俗称"针眼"。

1. 病因

与身体他处的疖肿相同，为眼睑皮脂腺或变态汗腺细菌感染引起的急性化脓性炎症，以金黄色葡萄球菌感染多见。

2. 临床表现

患者自觉眼睑胀痛或眨眼时疼痛，逐渐加剧，眼睑局部水肿、充血，有压痛感，近睑缘处可摸到硬结，发生在外眦部者疼痛显著，外侧球结膜也发生水肿。数日后硬结逐渐软化，在睫毛根部有黄色脓头，积脓一旦穿破皮肤，向外排出，则红肿迅速消退，疼痛也随之消失。如致病菌毒性强烈，炎症可由一个腺体扩展到其他腺体，则形成多个脓点，有时伴有恶寒、发热的全身症状。耳前淋巴结肿大并有压痛。

3. 治疗

早期局部热敷促进硬结吸收，口服或肌内注射抗生素，结膜囊内滴抗生素滴眼液，促使炎症消退。已有红肿硬结、疼痛者，在使用抗生素的基础上，若出现脓头即可切开排脓，切口应与睑缘平行以免眼轮匝肌受损，愈后瘢痕不明显。

（二）内睑腺炎

内睑腺炎为睑板腺的急性化脓性炎症或睑板腺囊肿继发感染，致病菌多为金黄色葡萄球菌。

1. 临床表现

眼睑红肿、疼痛，由于炎症为睑板纤维组织包绕，红肿一般较外睑腺炎轻，但疼痛较重。在脓肿尚未穿破之前，充血的结膜面常隐见黄色脓头，可能自行穿破。少数情况下，脓液可从睑板腺的管道向外排出。但较常见的是脓液突破睑板和结膜的屏障，流入结膜囊内，脓液排出后，红肿即消退。如果致病菌毒性剧烈，则在脓液未向外穿破前，炎症已扩散，侵犯整个睑板而形成眼睑脓肿。

2. 治疗

（1）结膜囊内滴抗生素滴眼液，结合超短波理疗，促使浸润和硬结迅速吸收或脓肿形成。

（2）当皮下或结膜下出现脓头时则切开引流。切口应与睑缘垂直，以免损伤过多的睑板腺。

不论内、外睑腺炎，切开前后切忌挤压，以免感染扩散，因为眼睑及面部的静脉无静脉瓣，可因局部挤压而引起海绵窦血栓致死。凡局部炎症反应剧烈，耳前淋巴结肿大，或伴有全身体征者，应卧床休息，保持大便通畅勿秘结，全身给予抗生素。顽固复发病例应检查有无糖尿病可能。

三、睑板腺囊肿

睑板腺囊肿又称为霰粒肿，是睑板腺特发性无菌性慢性肉芽肿性炎症。它有纤维结缔组织包囊，囊内含有睑板腺分泌物及包括巨细胞在内的慢性炎症细胞的浸润。

（一）病因

由于慢性炎症粘连或者维生素 A 缺乏造成腺上皮过度角化，使得睑板腺出口阻塞，腺体的分泌物潴留在睑板内，对周围组织产生慢性刺激。

（二）临床表现

该病多见于青少年或中年人。常见于上睑，也可以上下眼睑或双眼同时发生。病程进展缓慢，表现为眼睑皮下圆形肿块，大小不一，与皮肤无粘连。大的肿块可压迫眼球，产生散光而使视力下降。与肿块对应的睑结膜面，呈紫红色或灰红色的病灶。一般无疼痛，肿块也无明显压痛。小的囊肿可以自行吸收。但多数长期不变，或逐渐长大，质地变软。也可自行破溃，排出胶样内容物，在睑结膜面形成肉芽肿，也可以在皮下形成黯紫红色的肉芽组织。如有继发感染，形成急性化脓性炎症，即形成内睑腺炎。

（三）诊断

（1）根据患者无明显疼痛、眼睑皮下与周围组织无粘连的硬结，相应睑结膜面呈紫红色或灰红色的病灶，可以诊断。

（2）对于复发性或老年人的睑板腺囊肿，应将切除物进行病理检查，以除外睑板腺癌。

（四）治疗

（1）小而无症状的睑板腺囊肿无须治疗，待其自行吸收；大者可通过热敷，或向囊肿内注射糖皮质激素促其吸收。

（2）较大的囊肿保守治疗不能消退，应在局部麻醉下行手术切除。用睑板腺囊肿镊子夹住囊肿部位眼睑后，翻开眼睑暴露睑结膜，在睑结膜面做与睑缘相垂直的切口，切开睑结膜，刮除囊肿内容物，并向两侧分离囊膜壁，逐渐剥离，将囊肿完整摘出。手术时切口要与睑缘保持一定距离，防止术后睑缘出现切迹。

四、睑板腺阻塞

睑板腺阻塞是睑板腺排泄管闭塞，分泌物积存日久钙化，形成小结石。

（一）临床表现

多见于中老年人，轻者一般无自觉症状，但当结石尖锐棱角穿透结膜时则引起异物感。因此，常以眼部异物感就诊，裂隙灯下可见睑结膜下出现黄色沉着物，少则可见数个黄白色小点，多者则可遍布整个睑结膜，连接成片。

（二）治疗

结膜下的结石不需治疗，突出于结膜面上者用注射针头从结膜面剔除。

五、病毒性睑皮炎

病毒性睑皮炎种类较多，最常见的眼睑病毒感染有单纯疱疹病毒、带状疱疹病毒引起的睑皮炎。天花病毒、传染性软疣及人乳头状瘤病毒引起的感染少见。

（一）单纯疱疹病毒性睑皮炎

由单纯疱疹病毒Ⅰ型感染引起。病毒潜伏于体内，上呼吸道感染、紧张、劳累后，病毒趋于活跃引发感染。单纯疱疹病毒性睑皮炎容易复发。

1. 临床表现

病变可侵犯上、下睑，但以下睑为多见，感染病灶可局限于睑缘，或累及眶周皮肤，并与三叉神经眶下支分布范围符合。睑部皮肤出现簇状半透明小泡，有刺痒、烧灼感。初起水疱内含有透明黄色液体，约在1周内干涸，结痂脱落而不留瘢痕，但可有轻度色素沉着。少数病例表现为眼睑糜烂、溃疡形成，以睑缘间存在糜烂区（1～4mm）及睑缘皮肤溃疡（3～6mm）为特征。据文献报道，高达94%的患者并发滤泡性结膜炎，15%的患者发展为慢性睑缘炎。唇部和鼻前庭部可有同样损害出现，严重者有耳前淋巴结肿大。

2. 诊断

根据病史和典型眼部表现可做出诊断。病变基底刮片，常证实有多核巨细胞，吉姆萨染色显示典型的嗜酸性病毒包涵体。水疱内渗出液病毒分离阳性率为70%。其他特异性检查包括免疫荧光电子显微镜、免疫过氧化物酶染色、放射免疫测定、琼脂凝胶免疫扩散及DNA探针。血清学鉴定检查包括酶联免疫吸附试验（enzyme linked immunosorbent assay，ELISA）、补体结合试验、免疫粘连血凝试验及荧光抗体染色。血清病毒抗体滴度的测定比较，可以鉴别原发和复发病例。

3. 治疗

疾病初期局部皮肤涂甲紫溶液或氧化锌糊剂、抗生素眼膏，加速干燥结痂。结膜囊内滴0.1%阿昔洛韦、2%三氮唑核苷和0.1%碘苷等滴眼液，以防止角膜受累。一旦病变蔓延至角膜，按单纯疱疹性角膜炎治疗。全身症状明显、高热者卧床休息，加强护理，退热降温。给予全身抗病毒治疗阿昔洛韦0.25g，每日5次，儿童10～15mg/（kg·d），分5次口服，疗程5天；也可用板蓝根1包，每日3次；或抗病毒口服液10mL，每日3次。反复发作患者可长期服用阿昔洛韦预防。

（二）带状疱疹病毒性睑皮炎

带状疱疹病毒性睑皮炎是由水痘—带状疱疹病毒感染了三叉神经的半月神经节或三叉神经第一支所致。带状疱疹病毒（VZV）属疱疹病毒家族，与单纯疱疹病毒有许多相同的抗原。VZV原发性感染常见于儿童水痘。然后病毒潜伏，复发感染表现为带状疱疹性眼病或疱疹。到60岁为止，100%的人血清VZV抗体阳性。免疫抑制者容易发生本病。

1. 临床表现

发病前有发热、寒战、倦怠及食欲缺乏等前驱症状。随后出现病变区域皮肤灼热，感觉过敏及剧烈神经痛。继而皮肤潮红、肿胀、簇生粟粒丘疹，48～72小时后，皮肤红斑、斑丘疹迅速转变为疱疹。病变继续发展3～5天。50%～69%的患者出现睑缘疱疹。疱液初起透明，随后浑浊或合并感染成脓疱，多群水疱之间皮肤正常。疱疹局限于一侧头部、前额部、上下睑皮肤，不越过颜面中线。活动性的感染常常持续7～10天。随后伴有皮损结痂。2周后水疱结痂脱落，因病变达到真皮层，愈合后留下永久凹陷性瘢痕，并有色素沉着。可发生双行睫、倒睫、上睑下垂及眼睑畸形，妨碍眼睑正常闭合。炎症消退后，额部、头部等处的知觉依然减退，要持续数月方可恢复。眼睑带状疱疹常引起浅层角膜炎、虹膜睫状体炎，在鼻睫神经受侵犯、鼻翼出现疱疹时，这种可能性更大。其他尚可引起青光眼、后部巩膜炎和眼肌麻痹等并发症。

2. 诊断

根据病史和临床表现可给予诊断。必要时可做皮肤活组织病理检查。

3. 治疗

措施包括休息、避光，给予止痛剂和镇静剂。局部治疗以抗炎、干燥、收敛、防止继发感染为原则。0.1%阿昔洛韦滴眼液或0.1%碘苷滴眼液外搽患处或眼部，每日6次。必要时用干扰素100万～300万U肌内注射，2～3日1次；或聚肌胞4mg肌内注射，每2日1次，共5次。疼痛明显可予以卡马西平0.1g，2～3天；或索米痛片1～2片必要时口服。有继发感染时抗生素滴眼液滴眼或眼膏涂眼，每日2～3次。若水疱干涸、结痂、局部瘙痒时，可用皮康霜等霜剂外涂皮肤，每日2～3次。并发角膜炎、虹膜睫状体炎时，按角膜炎、虹膜睫状体炎治疗原则处置。对重症患者，推荐口服阿昔洛韦，每日15～20mg/kg，还可注射胎盘免疫球蛋白及维生素B_1、维生素B_2，也可注射恢复期血清或全血。

六、接触性睑皮炎

接触性睑皮炎是眼睑皮肤对某种致敏原或化学物质产生的过敏反应或刺激反应。

（一）病因

药物性皮炎最典型，常见致敏药物有局部使用的抗生素、表面麻醉剂、阿托品、毛果芸香碱、磺胺类药物、汞制剂等。与眼睑接触的化学物质如化妆品、清洁液、染发剂、接触镜清洁液等，也可能成为致敏原。全身接触某些致敏物质或某种食物也可发生眼睑的过敏反应。

（二）临床表现

存在致敏物质（植物、动物、化学物质、药物）接触史，起病呈急性、亚急性或慢性表现，潜伏期数分钟至数日。患者自觉眼部发痒和烧灼感，眼睑出现皮损，形式多样，有红斑、丘疹、水疱、渗出，不久糜烂结痂和脱屑。可有结膜充血、水肿，角膜点状着色。本病有自限性，去除病因可痊愈，不再接触致敏物则不复发。

（三）诊断

根据致敏原接触史，以及眼睑皮肤湿疹样临床表现，可给予诊断。但若要区分是过敏性还是刺激性皮炎，唯一准确的方法是进行斑贴试验。

（四）治疗

立即停止与致敏原或刺激原的接触。如因同时使用多种药物，难以确认何种药物引起反应时，可暂停所有药物。急性期用生理盐水或3%硼酸溶液局部冷湿敷，糖皮质激素滴眼液点眼，渗液停止后，可涂糖皮质激素眼膏，但不宜包扎。全身口服抗组胺药物及钙剂。反应严重时口服泼尼松，每次0.75mg，每日3～4次。戴用深色平光镜对减少光线刺激、减轻症状有帮助。

七、眼睑化妆性色素沉积

部分女性出于美容考虑，采用眼睑刺青的方法文眼线，以减少眼线膏的使用，这一做法存在争议。眼睑刺青也在睑缘重建术后使用，刺激睫毛的再生。操作的方法为局部麻醉下用驱动手柄将各种色素注入睫毛或眉毛之间达到染色效果。皮下注入含水银的染料，会引起局部的炎症反应，该染色剂现已被淘汰，炭颗粒染色剂损伤小，但是皮肤下注射后对睑缘的长期影响有待进一步观察。

眼睑的刺青面临和文身一样的问题，即随着时间的推移，图案有褪色和扩散的趋势。因色素扩散或者想改变图案而去除眼睑的沉积色素非常困难。

（鲁为凤）

参考文献

［1］桂平，张爱芳. 眼耳鼻咽喉口腔科护理 [M]. 北京：人民卫生出版社，2020.

［2］隋莹莹. 全科医学临床护理实践 [M]. 北京：中国纺织出版社，2020.

［3］吕天伟. 现代眼科常见疾病诊疗 [M]. 南昌：江西科学技术出版社，2019.

［4］张祥，陈利，周杨. 睑板腺按摩联合中药眼部熏蒸治疗睑板腺功能障碍临床研究 [J]. 山西医药杂志，2021，50（13）：2103–2105.

［5］ZHANG Congcong, CHEN Hao. A case of blepharitis caused by Trichophyton rubrum[J]. Anais brasileiros de dermatologia, 2022, 97(3): 395–396.

第四节　泪囊炎

一、慢性泪囊炎

慢性泪囊炎是由鼻泪管下端阻塞，泪囊内分泌物滞留伴发感染引起的。常见的致病菌有肺炎球菌、链球菌、葡萄球菌等。好发于婴儿和中老年女性，单侧发病较多，农村和边远地区多见。慢性泪囊炎是眼部的感染病灶，泪囊中的致病菌及脓性分泌物反流至结膜可引起结膜炎症，在角膜存在损伤的情况下，可导致角膜溃疡。因此，更应重视慢性泪囊炎对眼球构成的潜在威胁，尤其是在施行内眼手术前，必须予以治疗，避免引起眼内炎。

（一）病因

（1）成人多由鼻泪管的阻塞或狭窄引起。可能与沙眼、泪道外伤、鼻炎、鼻中隔偏曲、鼻息肉、下鼻甲肥大等因素有关。

（2）新生儿由于鼻泪管下端的胚胎残膜尚未退化，造成鼻泪管下端阻塞，使泪液和细菌潴留于泪囊，引发感染。

（二）诊断要点

1. 临床表现

主要表现为溢泪，泪囊部皮肤潮红、糜烂等湿疹样表现。挤压泪囊区，有黏液或脓性分泌物自泪点溢出。鼻侧结膜充血。如泪囊内分泌物长期引流不畅，则泪囊可逐渐增大形成泪囊黏液囊肿。

2. 辅助检查

（1）X 线泪道造影检查。

（2）分泌物做细菌培养。

（三）治疗

1. 手术治疗

手术治疗是主要的治疗手段（需在药物控制炎症后，方可手术）。

（1）泪囊鼻腔吻合术：在泪囊和鼻腔间建立永久性的泪液引流通道。

（2）泪囊摘除术：适用于高龄、泪囊过分狭小及伤后合并严重瘢痕者，但术后溢泪症状仍然存在。

（3）激光泪道成形术：应用激光的爆破作用和热效应，将阻塞部位打通，目前应用广泛。适用于泪道任何部位的膜性阻塞，尤其是对泪小管和泪总管阻塞治疗效果较好。在泪道内镜下进行，可提高泪道激光治疗的准确性和成功率，因为单纯激光治疗治愈率较低，目前多主张合并泪道置入义管或注入硅油治疗。

2. 其他治疗

（1）药物治疗：可局部使用抗生素滴眼液，或泪道冲洗后注入抗生素滴眼液。药物治疗仅能暂时减轻症状。

（2）不能耐受手术者，可使用球囊扩张远端鼻泪管。

二、急性泪囊炎

急性泪囊炎多由慢性泪囊炎转变而来，也可无溢泪史而突然发生。致病菌多数由金黄色葡萄球菌或 β 溶血性链球菌，少数由白念珠菌引起。新生儿泪囊炎的致病菌多为流感嗜血杆菌。

（一）病因

（1）在慢性泪囊炎的基础上毒力强的细菌侵入。

（2）机体抵抗力下降。

（二）诊断要点

1. 临床表现

泪囊部红、肿、热、痛明显，常波及颜面部。患眼充血、流泪，可见脓性分泌物。眼睑肿胀，颌下淋巴结及耳前淋巴结肿大，常合并全身不适、发热、白细胞增多等。如脓肿破溃，排脓后症状减轻，有时可形成泪囊瘘，时愈时发或长期不愈。

2. 辅助检查

（1）血常规检查可见中性粒细胞升高。

（2）分泌物做细菌培养。

（三）治疗

（1）早期局部热敷，超短波治疗。

（2）滴抗生素滴眼液，全身使用抗生素。

（3）脓肿出现波动感则切开引流，泪囊内容物送培养，并涂抹广谱抗生素药膏。

（4）待炎症缓解，大多数患者应行鼻腔泪囊吻合术。

（5）炎症期禁忌泪道冲洗或泪道探通，以免感染扩散。

（鲁为凤）

参考文献

［1］格日勒图．实用眼科疾病诊治 [M]．北京：中国纺织出版社，2019．

［2］王志勇．临床眼科疾病治疗学 [M]．上海：上海交通大学出版社，2019．

［3］郑加军．现代眼科疾病诊治基础与技巧 [M]．北京：中国纺织出版社，2019．

［4］叶青，黄慕贞，刘青．加压氧氟沙星凝胶治疗婴幼儿泪囊炎疗效观察 [J]．吉林医药学院学报，2022，43（4）：268-269．

［5］ABDEL ATY AHMAD, JIN ANDREW, MANES R, et al. Dacryocystitis in a patient with Samter's triad[J]. Oman Journal of Ophthalmology, 2022, 15(2): 225-227.

第五节　泪腺炎

泪腺炎是各种原因引起的泪腺组织炎症性疾病的总称，临床上按其起病的缓急程度分为急性和慢性两种。

一、急性泪腺炎

急性泪腺炎为泪腺的急性炎症，临床较少见，多为单侧发病。主要由细菌或病毒感染所致，以金黄色葡萄球菌或淋球菌多见。感染途径可由眼睑、结膜、眼眶或面部化脓性炎症直接扩散，远处化脓性病灶转移或来源于全身感染。流行性腮腺炎、流感、传染性单核细胞增多症和带状疱疹时可合并急性泪腺炎。

（一）病因

多为细菌、病毒感染所致。致病菌以金黄色葡萄球菌或淋病双球菌常见，可为眼睑、结膜、眼眶或面部化脓性炎症直接扩散，远处化脓性病灶转移，或来源于全身感染。

（二）临床特征

单侧急性起病，表现为泪腺部疼痛、有流泪或脓性分泌物。患者通常感到不适及发热。检查见眶外上方局部肿胀、触痛，上眼睑典型的"S"形弯曲，表面皮肤红肿，并伴有炎性上睑下垂。对应泪腺导管开口处的颞侧上穹隆球结膜充血，可伴有分泌物。眼球向下、内方移位，运动受限。耳前淋巴结肿大，并可出现体温升高、头痛不适等全身表现。CT检查显示泪腺扩大、边缘不规则，但不累及鼻窦、眶组织及周围骨壁。

急性泪腺炎早期可能难以与眶疏松结缔组织炎相鉴别。可首先使用抗生素联合止痛药治疗24～48小时。如果患者症状没有改善，建议进行试验性激素治疗，一般累及泪腺的非特异性眼眶炎症对激素相当敏感，且在24小时内起效。如果已经开始激素治疗，且激素治疗结束时病情没有痊愈或好转，则必须行组织活检。

（三）诊断

根据病史、临床表现，特别是病变的部位，可明确诊断。

（四）鉴别诊断

1.睑腺炎

位于上睑近颞侧的睑腺炎易与局限发生的急性泪腺炎相混淆。睑腺炎时可触及眼睑皮下结节，有明显的局限性疼痛，一般无发热，外周血中性粒细胞计数不高。

2.急性结膜炎

腺病毒所致的结膜炎时眼睑肿胀、发红，有黏稠分泌物。耳前淋巴结肿大。典型表现为双侧下睑结膜滤泡。

3.眶隔前疏松结缔组织炎

眶周皮肤有裂伤或感染灶，眼睑及周围软组织红肿、发热。

4.眶疏松结缔组织炎

眶疏松结缔组织炎常有眼睑红肿，球结膜水肿，眼球突出，眼球运动障碍。

5.眼眶假瘤

眼眶假瘤所致的泪腺炎无耳前淋巴结肿大。常有眼球突出、向下移位、运动受限。一般不发热，外周血中性粒细胞计数可正常，但嗜酸性粒细胞计数升高。对抗生素治疗不敏感，全身应用糖皮质激素后症状明显好转。

6.泪腺恶性肿瘤

眼球向前下方移位，眼球突出，部分患者可出现疼痛，眼球上转受限，于眶内泪腺窝部可触及质地中等硬度肿物，CT扫描可显示肿物。

（五）防治

1.治疗

（1）抗感染。①炎症早期轻中度感染：注射用苄青霉素钠640万～800万U，静脉滴注，每日1次；口服阿莫西林，250～500mg/8h或头孢氨苄，250～500mg/6h。②中重度感染：替卡西林，3g，静脉滴注，4～6小时1次或头孢唑啉，1g，静脉滴注，4～6小时1次。

（2）局部热敷。可促进炎症吸收，利于病情恢复。

（3）切开引流。如果脓肿形成，应手术切开排脓。睑部泪腺脓肿从结膜切开，眶部泪腺脓肿从皮肤切开。

2.预防

急性泪腺炎主要是由各种传染病引起，也可以是周围组织炎症蔓延的结果。最重要的预防措施即是预防传染病和防治周围组织炎症，加强体质锻炼，增强抵抗力。

二、慢性泪腺炎

慢性泪腺炎为病程进展缓慢的一种增生性泪腺炎症，多为原发性，常见于双侧。它可为急性泪腺炎的后遗症（单侧发病多见），也可由局部结膜慢性炎症，如沙眼所引发，但多数继发于全身炎症病变，如有结核、梅毒等原发病。

（一）病因

慢性泪腺炎可由急性泪腺炎迁延而来，但多为原发性质，常见于良性的淋巴细胞浸润、淋巴瘤、白血病或者结核等，偶有硬化病患者发生双侧泪腺炎症。伴有腮腺肿大者，称为米库利兹综合征。

慢性泪腺炎的致病因素繁多，分为原发性和继发性2种。

1. 原发性泪腺炎

慢性泪腺炎多为原发性，也可由急性泪腺炎转变而来。原发性感染可能由结膜囊经泪腺腺管入侵或血行播散。发病前可有上呼吸道感染，有时呈流行性，并伴有明显的全身症状。

2. 继发性泪腺炎

（1）局部来源：穿通伤、烧伤，常引起局部化脓或坏死；睑板腺或结膜的葡萄球菌感染、睑腺炎、眶疏松结缔组织炎等均可直接扩散至泪腺。也可继发于结膜慢性炎症。

（2）病灶转移：远处化脓性病灶转移而来，如扁桃体炎、中耳炎、龋齿、肾盂肾炎等。

（3）全身感染：如葡萄球菌所致的囊肿，链球菌所致的猩红热，肺炎链球菌和大肠埃希杆菌感染，多为化脓性，一侧泪腺受累。结核及梅毒也是常见的病因。

（二）临床特征

病程经过缓慢，病变多为双侧，腺组织逐渐扩大使上睑外上侧有一无疼痛的隆起，但可有触痛，肿物还可触及分叶状，伴眼球向下内方移位，上转受限，而发生复视或上睑下垂。急性泪腺炎一般预后良好，但化脓性者若引流不畅，感染可能扩散入颅内，引起海绵窦栓塞或基底脑膜炎，炎症后泪腺组织萎缩过多，可使泪腺分泌减少，甚至引起干燥性角结膜炎。

（1）结核性泪腺炎：为最常见的一种，随血行播散而致，双侧或单侧肿大，无疼痛，伴有耳前淋巴结肿大，常表现为孤立型结核瘤，多数能自愈，但也有呈干酪样坏死，形成寒性脓肿，穿破皮肤后形成结核性瘘管。

（2）沙眼性泪腺炎：沙眼对泪腺的影响可能有两方面。①沙眼在形成瘢痕的过程中，引起泪腺排出管道阻塞，导致泪腺继发性萎缩；②沙眼病毒沿排泄管侵入泪腺，而形成沙眼性泪腺炎，但需充分证实。

（3）泪腺类肉瘤：结节瘤为一种侵蚀网状内皮系统的肉芽炎症，原因尚未明确，常为全身疾病的一个局部症状，患者多发生在20～40岁，双侧发病，但不一定同时发病，泪腺表现为逐渐肿胀，呈无病结节状，质地坚硬，与眶组织有联系，但在皮肤与眶缘下可被自如推动，最后确诊需靠活体组织检查。

（4）米库利兹综合征：典型者是以双侧泪腺和腮腺肿大的慢性炎症，多发于30岁以上，也可发生在任何年龄，病因不明，多数开始缓慢，也可有急性发生者，初发为单侧，继发为双侧，不伴疼痛及全身反应，泪腺肿胀，对称，柔软，可移动，有弹性，无压痛，有时伴肝脾肿大及全身淋巴结肿大，常在同时或在几周或几年以后，腮腺开始对称性肿胀，有时侵犯副泪腺及唾液腺，使唾液分泌量减少，致口腔、鼻腔、咽喉黏膜干燥。

在泪腺和腮腺肿胀的慢性炎症时，并伴有结核病、白血病、淋巴瘤、类肉瘤结节或葡萄膜炎、腮腺热，则称为米库利兹综合征。

（三）诊断

（1）根据有无急性泪腺炎或全身慢性病，如结核、梅毒等病史，和临床表现而诊断。

（2）必要时进行X线检查、B超检查、活组织病理检查，有助于诊断。

（四）鉴别诊断

（1）米库利兹综合征：慢性泪腺炎伴有唾液腺炎症时，称为米库利兹综合征。

（2）甲状腺相关性眼病：大多有甲状腺功能的改变。

（3）泪腺肿瘤：眼球向前下方移位，眼球突出，部分患者可出现疼痛，眼球上转受限，于眶内泪腺窝部可触及中等硬度肿物，CT扫描可显示肿物。

（五）防治

1. 治疗

（1）针对病因和原发病治疗，如结核和沙眼性泪腺炎等，先用药物治疗原发病，可做泪腺组织活检，病变局限者，做泪腺切除。

（2）对细菌引起者，给予适当抗生素滴眼液及眼膏，如氯霉素滴眼液、诺氟沙星滴眼液、红霉素眼膏等，同时加用适量的收敛性滴眼液，如维他滴眼液。

（3）非细菌性引起者，在查找原因并去除的基础上，局部滴0.25%～0.50%硫酸锌滴眼液或适量糖皮质激素滴眼液。

（4）若为眼睛本身的疾病引起者，则需积极治疗眼睛本身病变；若为长期使用滴眼液或眼膏引起的，可先停用药物一段时间。

（5）若是干眼病患者，须滴不含防腐剂的人工泪液。另外，湿热敷是治疗慢性泪腺炎的简单易行而有效的方法。一般采用湿毛巾热敷眼部（闭眼睛），每日3～4次。

（6）对患病不久，鼻泪管未完全堵塞的患者，滴抗生素滴眼液，每日4～6次，滴药之前挤净分泌物，做泪道冲洗，冲洗后注入少量0.25%氯霉素液和0.5%可的松及1：5000糜蛋白酶，同时应治疗鼻腔疾病。

（7）对泪腺肉样瘤病和良性淋巴上皮病变的患者可全身应用糖皮质激素治疗，一般效果良好。为避免其复发，可做放疗。

（8）如鼻泪管仅部分狭窄，可试做泪道探通术或鼻泪管插管术。泪点和泪小管正常者，可做泪囊鼻腔吻合术。如泪囊过分狭小或患者年老体弱或伤后合并有严重瘢痕者，可行泪囊摘除术。

（9）中医药治疗：中医学将其归于"胞生痰核"，眼睑属肉轮，酿湿生痰，凝结于脾，以致营气不从，风热郁结，递于肉里壅结于胞睑之间而成。故予以化痰散结、清热解毒、健脾利湿方剂。方剂：浙贝母9g，青皮9g，郁金9g，柴胡6g，蒲公英15g，赤芍12g，丹参15g，桔梗9g，连翘9g，生薏苡仁15g，首乌藤15g，玄参9g，茯苓15g，生牡蛎（先煎）15g。

2. 预防

①经常锻炼身体，提高机体的抵抗力。②寻找到病因者，应积极针对病因治疗。③泪腺萎缩引起眼干燥者，可滴人工泪液保护角膜。

三、泪腺肉样瘤病

肉样瘤病是一种特发性累及全身多个器官的肉芽肿性炎症，侵犯泪腺者约占6%。最常累及肺、肺门淋巴结、纵隔、皮肤、肝、脾等。表现为一种原因不明的眼眶非干酪样坏死性肉芽肿。其发病机制尚未明确，可能与多种感染及免疫功能失调有关。

（一）临床表现

大多数患者在20～40岁，女性较多，为男性的2～3倍，黑种人是白种人的10倍，黑种人眼部受累较常见。泪腺为眶内最常受累组织。常为双侧泪腺肿大，可先后发生，也可单侧性成结节状、质硬、无疼痛、逐渐增大，与眶内组织有联系。肿物在眼睑皮下和眶缘下可以移动。泪腺受损后可引起干性角膜结膜炎。眼外肌受累可致限制性眼肌麻痹，提上睑肌和上直肌受累可引起上睑下垂。其他眼部表现可有结膜结节、盘状或带状角膜变性、巩膜结节、视神经盘病变等。

（二）病理

眼内及泪腺组织呈非干酪样坏死性肉芽肿性炎症，有上皮样细胞伴淋巴细胞、多核巨细胞等构成结节样的肉芽肿。

（三）诊断

双侧泪腺肿大或眼睑和结膜结节，伴肺、皮肤、淋巴结和肝脾病变者需高度怀疑本病。X 线和 CT 扫描可显示双侧肺门结节状团块影。50% ～ 80% 的肉样瘤病患者血清血管紧张素转换酶（angiotensin converting enzyme，ACE）增高；镓扫描可显示泪腺与肺门摄取异常，特征性镓摄取异常，结合 ACE 升高诊断肉样瘤病特异度达 90% 以上。眼睑结膜或眼眶病变组织活检，病理组织学检查可以确诊。

（四）鉴别诊断

1. 韦氏肉芽肿病

为最常伴有眼眶表现的血管炎之一，是一种原因不明的坏死性肉芽肿性血管炎，多见于 40 ～ 50 岁，男女比例为 2 ∶ 1。常累及眼、关节、皮肤、心脏和周围神经。50% 的眼部表现者有眼眶受累，常双侧眼眶同时受累，眼睑肉瘤、泪腺炎和鼻泪道可同时发生，90% 以上有鼻窦病变。60% ～ 90% 的患者血清中性粒细胞胞质抗体（anti neutrophil cytoplasmic antibody，ANCA）升高。如患者有眼球突出，角巩缘炎症性浸润，同时有呼吸道、肺及肾脏病变则诊断可基本成立。

2. 特发性炎性假瘤泪腺炎型

急性者表现为颞上眼眶部位疼痛，上睑外侧压痛明显水肿充血，上睑出现横"S"形伴上睑下垂，颞上穹隆部结膜可见部分泪腺红肿，伴外侧结膜水肿充血，邻近外直肌受累可致疼痛、眼球运动受限和复视，不伴有全身表现。慢性者可继发于急性型之后或一开始即为慢性，表现为无痛性泪腺窝肿块，CT 显示泪腺杏核状增大，密度均匀增高，周围组织有部分浸润，无骨质破坏，肾上腺皮质激素类药物治疗后症状明显减轻，病变缩小。

（五）治疗

肾上腺皮质激素药物对肉样瘤病有效，一般可口服泼尼松 30 ～ 60mg/d，3 ～ 4 周后每周减药 5mg，维持量为 15 ～ 20mg/d，需服药 0.5 ～ 1 年或更长时间，也可局部注射曲安奈德。若病变局限或病变对肾上腺皮质激素治疗无效，可采用局部外放疗或手术治疗。治疗中可检测血清 ACE 水平，了解病变活动性。

（鲁为凤）

参考文献

［1］张秀果，崔怡. 五官科疾病观察与护理技能 [M]. 北京：中国医药科技出版社，

2019.

［2］杨卫华．智能眼科概论 [M]．武汉：湖北科学技术出版社，2019.

［3］中华中医药学会．中医眼科临床诊疗指南 [M]．北京：中国中医药出版社，2019.

［4］方成彦，刘海，胡竹林，等．曲安奈德局部注射联合知柏地黄汤治疗慢性泪腺炎的临床探讨 [J]．临床研究，2020，28（4）：116-118.

［5］SPADARO JANE Z, SINARD JOHN, HABIB LARISSA. Bilateral dacryoadenitis as the initial presentation of ANCA-associated vasculitis in a pediatric patient[J]. Orbit , 2022: 1-5.

第六节 结膜炎

结膜炎占结膜病首位，是眼科常见病和多发病。结膜与外界直接接触，易受外界理化因素的刺激，也容易受到感染和外伤，但结膜本身也存在着特异性和非特异性等诸多的天然防御功能，对感染有相当的抵抗能力，对预防和抑制感染的发生起着重要作用。结膜组织中弥散分布着各种免疫细胞，如 T 细胞、B 细胞和吞噬细胞等，是重要的免疫屏障；正常泪液中也含有多种抗菌物质，如溶菌酶、乳铁蛋白、分泌型 IgA 和补体等，这些物质可清除致病菌，阻止细菌黏附到结膜表面，可限制细菌的繁殖，阻断感染过程。

正常情况下结膜囊内可存有细菌，90% 的人结膜囊内可分离出细菌，其中 35% 的人更可分离出一种以上的细菌，这些正常菌群主要是表皮葡萄球菌（＞60%），类白喉杆菌（35%）和厌氧的痤疮丙酸杆菌，这些细菌可通过释放抗生素样物质和代谢产物，减少其他致病菌的侵袭。当致病菌的侵害强于宿主的防御功能或宿主的防御功能受到破坏的情况下，如干眼、长期使用肾上腺皮质激素等，即可发生感染。

一、病因

致病原因可分为微生物性和非微生物性两大类。根据其不同来源可分为外源性和内源性，也可因邻近组织炎症蔓延而致。最常见的是微生物感染，致病微生物可为细菌（如肺炎球菌、流感嗜血杆菌、金黄色葡萄球菌、脑膜炎双球菌、淋球菌等）、病毒（如人腺病毒株、单纯疱疹病毒 Ⅰ 型和 Ⅱ 型、微小核糖核酸病毒）或衣原体，偶见真菌、立克次体和寄生虫感染。物理性刺激（如风沙、烟尘、紫外线等）和化学性损伤（如医用药品、酸碱或有毒气体等）也可引起结膜炎。还有部分结膜炎是由免疫性病变（过敏性）、与全身状况相关的内因（肺结核、梅毒、甲状腺病等）、邻近组织炎症蔓延（角膜、巩膜、眼睑、泪器、鼻腔与鼻旁窦等）引起。

二、分类

根据结膜炎的发病快慢可分为超急性、急性或亚急性、慢性结膜炎。一般而言，病程少于 3 周者为急性结膜炎，而超过 3 周者为慢性结膜炎。根据病因可分为感染性、免疫性、化学性或刺激性、全身疾病相关性、继发性和不明原因性结膜炎。按结膜对病变反应的主要形态可分为乳头性、滤泡性、膜性 / 假膜性、瘢痕性和肉芽肿性结膜炎。

三、临床表现

结膜炎症状有眼部异物感、烧灼感、痒、畏光、流泪。如有眼痛或虹膜和睫状体疼痛表明炎症波及角膜。重要的体征有结膜充血、渗出物、乳头增生、结膜水肿、滤泡、假膜和真膜、肉芽肿、假性上睑下垂、耳前淋巴结肿大等。

（一）结膜充血

结膜充血指结膜血管扩张而不伴有渗出和细胞浸润，可由多种环境因素刺激引起，包括化学性烟雾、风、紫外线辐射和长期局部用药等，是急性结膜炎最常见的体征。结膜充血的特点是表层血管充血，以穹隆部明显，向角膜缘方向充血减轻，这些表层血管可随结膜机械性移动而移动，并于局部点用肾上腺素后充血消失。

如果出现睫状充血，说明炎症波及角膜或虹膜睫状体。鲜红色充血提示为细菌性结膜炎，充血模糊不清则为过敏性结膜炎。只有充血而不伴有细胞浸润，多为风、阳光、烟尘等物理性刺激引起。

（二）结膜分泌物

结膜有分泌物是各种急性结膜炎共有的体征，分泌物可为脓性、黏脓性或浆液性。细菌侵及结膜后可致多形核白细胞反应，起初分泌物呈较稀的浆液状，随着杯状细胞分泌黏液及炎症细胞和坏死上皮细胞的增加，分泌物变成黏液性及脓性。最常引起脓性分泌物的病原体是淋球菌和脑膜炎球菌，其他致病菌通常引起黏液脓性分泌物。由于黏液脓性分泌物可紧紧黏住睫毛，从而导致睑缘黏在一起，患者晨间醒来，大量分泌物黏住眼睑，提示可能为细菌性感染或衣原体感染。过敏性结膜炎分泌物呈黏稠丝状。病毒性结膜炎的分泌物呈水样或浆液性。

（三）乳头增生

乳头增生是结膜炎的一种非特异性体征。多见于睑结膜，外观扁平，乳头较小时，呈现天鹅绒样外观，直径大于 1mm，称为巨大乳头，角结膜缘部的多呈圆顶状。在生理状态下，翻转上眼睑后于睑结膜的上缘可见一些大乳头，可能与此部位膈样固定结构较少有关。乳头由增生肥大的上皮层皱叠或隆凸而成，裂隙灯下见中心有扩张的毛细血管到达顶端，并呈轮辐样散开。红色乳头性结膜炎多为细菌性或衣原体性结膜炎；上睑结膜乳头主要见于春季角结膜炎和结膜对异物（如缝线、角膜接触镜、人工角膜等）的刺激反应；下睑也出现时多见于过敏性结膜炎。

（四）滤泡形成

滤泡形成由淋巴细胞反应引起，呈外观光滑、半透明隆起的结膜改变。滤泡散在分布，常发生于上睑结膜和下穹隆部结膜，也可见于角结膜缘部结膜。滤泡的直径一般为 0.5～2.0mm，也有些超过 2.0mm，与乳头不同，滤泡中央无血管，血管从周边基底部向顶部逐渐消失。滤泡的鉴别非常重要，是某些结膜炎相对特异的炎症反应体征。大多数病毒性结膜炎、衣原体性结膜炎（除外新生儿包涵体性结膜炎）、一些寄生虫引起的结膜炎、药物（碘苷、地匹福林、缩瞳剂）引起的结膜炎都造成滤泡形成。有报道称也可见于摩拉克菌性结膜炎和脑膜炎球菌性结膜炎。滤泡位于下穹隆睑板边缘。诊断价值不大，如果位于上睑板，则要考虑衣原体、病毒或药物性结膜炎的可能。儿童和青少年的滤泡增生并不都意味着病理性改变，正常年轻人的颞侧结膜有时也可见小滤泡，常于穹隆部明显，近睑缘部消失，是一种生理性改变，称为良性淋巴样滤泡增生症。

（五）膜和假膜

某些病原体感染可出现膜或假膜，由脱落的结膜上皮细胞、白细胞、病原体和富含纤维素的渗出物混合形成。真膜是严重炎症反应渗出物在结膜表面凝结而成，累及整个上皮，强行剥除后创面粗糙，易出血。假膜是上皮表面的凝固物，去除后上皮仍保持完整。过去认为，白喉棒状杆菌结膜炎和溶血性链球菌结膜炎是膜形成的主要病因，然而时至今日，腺病毒结膜炎则成为最常见病因，其次是原发性单纯疱疹病毒性结膜炎，其他还包括春季角结膜炎、包涵体性结膜炎和念珠菌感染性结膜炎。多形性红斑或史－约综合征常累及黏膜和皮肤，导致双侧假膜形成，最终形成严重的结膜瘢痕、杯状细胞丢失、睑内翻、倒睫和角膜缘干细胞衰竭。

（六）球结膜水肿

血管扩张时的渗出液进入疏松的球结膜下组织，导致结膜水肿，水肿严重时球结膜可突出于睑裂之外。急性过敏性结膜炎、淋球菌性结膜炎或脑膜炎球菌结膜炎、腺病毒结膜炎都有明显的结膜水肿。结膜水肿的出现可以早于细胞浸润和分泌物等体征。除炎症外，眶静脉受损或淋巴回流受阻、血管内渗透压低等都可引起结膜水肿。

（七）结膜下出血

严重的结膜炎如腺病毒和肠道病毒所致的流行性结膜炎和 Koch-weeks 杆菌所致的急性结膜炎等，除可出现结膜充血外，还可出现点状或片状的球结膜下出血，色鲜红，量多时呈黯红色。

（八）结膜肉芽肿

肉芽肿一般是由增生的纤维血管组织和单核细胞、巨噬细胞构成的。常见睑板腺囊肿，以及一些内源性疾病如梅毒、猫抓病、肉瘤样病、帕里诺眼—腺综合征等。帕里诺眼—腺综合征表现为单眼肉芽肿性结膜炎和局部滤泡增生，常伴有耳前淋巴结或下颌下淋巴结肿大、发热和其他全身表现。组织活检有助于这些疾病的诊断。

（九）结膜瘢痕

单纯的结膜上皮损伤不会导致瘢痕的产生，只有损害累及基质层才形成瘢痕。瘢痕早期表现为结膜穹隆变浅，线状或星状、花边状的上皮纤维化。长期的结膜下瘢痕化可引起睑内翻和倒睫等并发症。随着病程的发展，变浅的结膜穹隆损害加重，严重的瘢痕化终末期表现为结膜穹隆消失、上皮角质化、睑球粘连，如眼类天疱疮。膜性结膜炎后期可导致上皮下纤维化和睑球粘连，这种瘢痕化可出现在结膜的任何部位。特发性结膜炎后期的并发瘢痕常呈灶性且位于巨乳头的中央，最后可导致结膜下穹隆广泛性收缩，但一般不出现睑内翻和倒睫。沙眼的瘢痕特异性病理改变是瘢痕边缘围有滤泡，称为"Herbert 小凹"。沙眼的结膜下纤维化可发生于上睑板上界的附近，称为 Arlt 线。

（十）假性上睑下垂

由于细胞浸润或瘢痕形成使上睑组织肥厚，重量增加而造成下垂，多见于沙眼、浆细胞瘤等。轻度上睑下垂也可由炎症细胞浸润 Muller 肌造成。

（十一）耳前淋巴结肿大

耳前淋巴结肿大是病毒性结膜炎的一个重要体征，是和其他类型结膜炎的重要鉴别点，疾病早期或症状轻者无此表现。还可见于衣原体性结膜炎、淋球菌性结膜炎和各种可致肉芽肿性结膜炎及泪腺炎的疾病。需注意儿童睑板腺感染时也可有耳前淋巴结肿大。

四、诊断

临床上可根据结膜炎的基本症状和体征如结膜充血、分泌物增多、眼睑肿胀等，做出诊断，但确诊是何病因所致的结膜炎尚需依靠实验室检查。实验室检查包括细胞学、病原体的培养和鉴定，以及免疫学和血清学检查等。

病史对诊断非常重要。感染性结膜炎多为双眼发病，常传染给家人或社区人群。急性病毒性结膜炎的患者多于疾病早期出现一眼发病，数天后对侧眼也受累。单眼发病常见于中毒性、药物性或外伤引起的结膜炎。病程对诊断很有帮助，也是常用的结膜炎分类标准。一般而言，病程少于3周者为急性结膜炎，而超过3周者为慢性结膜炎。另外，渗出物的类型和炎症发生的部位也是明确诊断的重要依据。

（一）临床检查

临床症状和主要体征出现的部位不同有助于结膜炎的鉴别诊断。沙眼的炎症上睑结膜较下睑严重，滤泡常出现于上睑结膜边缘部。累及上睑结膜的其他疾病主要有上方角膜缘型角结膜炎、眼睑松弛综合征等。春季角结膜炎是一种慢性过敏性结膜炎，发病具有季节性，常于春季和夏季早期发病，巨乳头可见于上睑板前结膜，在黑色人种中，乳头常发生于角结膜缘。在特发性角结膜炎中，巨乳头增生性改变主要发生于上眼睑，但也可发生于下眼睑，常年发病，慢性者可引起角膜新生血管和瘢痕形成。接触镜、义眼和暴露的缝线也可引起上眼睑结膜继发性巨乳头形成，继发性巨乳头与滤泡的鉴别有一定的困难，相对而言，滤泡更像球体，且中央苍白。滤泡性结膜炎上、下眼睑结膜均可受累，包涵体性结膜炎的滤泡增生性改变更常见于下睑结膜，而继发性巨乳头结膜炎则只累及上眼睑结膜。此外，分泌物的多少及性质、膜/假膜、溃疡、疱疹、角膜炎及血管翳是否存在，耳前淋巴结是否肿大，皆有助于诊断。

（二）病原学检查

为了进行病因诊断和正确治疗，有时必须进行病原学检查。结膜分泌物涂片和刮片可确定有无细菌感染，必要时可做细菌和真菌的培养、药物敏感试验等。如无菌生长，则应考虑衣原体或病毒可能性，需做分离鉴定。病原体的分离和培养因其技术复杂、价格昂贵且耗时长，临床上不常进行。另外，还可应用免疫荧光、酶联免疫吸附试验、聚合酶链反应（PCR）等方法来检测病原体的抗原。检查患者急性期和恢复期血清中血清抗体的效价也有助于诊断病毒性结膜炎，特别是单纯疱疹病毒性结膜炎，其急性期的外周血中血清抗体滴度可升高4倍，甚至更多。

（三）细胞学检查

不同类型的结膜炎，其细胞反应也不相同，结膜分泌物涂片检查革兰染色（鉴别细菌种属），吉姆萨染色（分辨细胞形态、类型）有助于临床诊断。细菌性结膜炎涂片多形核白细胞占多数。病毒性结膜炎则是单核细胞特别是淋巴细胞占多数。假膜形成（流行性角结膜炎）时中性粒细胞增多，提示结膜坏死。衣原体性结膜炎涂片中性粒细胞和淋巴细胞各占一半。

过敏性结膜炎活检标本中见嗜酸性粒细胞和嗜碱性粒细胞，但结膜涂片中数量很少。春季角结膜炎上皮细胞中见大量嗜酸性颗粒或嗜碱性颗粒。春季角结膜炎、遗传性过敏性结膜炎和过敏性结膜炎患者泪液中可以检出嗜酸性粒细胞分泌的蛋白产物。各种类型的结膜炎基质中都有浆细胞浸润，通常它们不能通过上皮细胞层，如果上皮层坏死。浆细胞才能到达结膜表面被检出。例如，沙眼滤泡破裂后，结膜分泌物涂片和刮片检出浆细胞阳性。结膜刮片找到包涵体也有助于沙眼确诊。

五、治疗

（一）预防

结膜炎多是接触传染，故应提倡勤洗手，避免随意揉眼。提倡流水洗脸，毛巾、手帕等物品要与他人分开，并经常清洗消毒。对传染性结膜炎患者应采取一定的隔离措施，更不允许到公共游泳区游泳，医务人员在接触患者之后也必须洗手消毒，预防交叉感染。如果一眼患结膜炎，必须告诉患者保护健眼不受感染。

凡工作环境多风、尘烟等刺激者，应改善环境和戴保护眼镜，以防引起结膜炎。对公共场所如浴室、餐厅、游泳池要进行卫生宣传，定期检查和加强管理。

（二）治疗

1. 局部治疗

（1）冲洗结膜囊：结膜囊内有分泌物时，应进行冲洗，其作用主要是清洁，所用清洗剂应为无刺激性，常用生理盐水、2%～3%硼酸溶液或1∶5000～1∶10 000升汞（或高锰酸钾）溶液，用洗眼壶冲洗。冲洗液须有适宜的温度。冲洗时，翻转眼睑，冲洗结膜面，同时用手指推动上下睑，使穹隆的分泌物也被冲出，同时头转向同侧，避免冲洗液流入对侧眼。

（2）不要遮盖患眼：因结膜炎时分泌物很多，如果把患眼遮盖，分泌物不易排出，而集存于结膜囊内；且遮盖后会使结膜囊温度升高，更有利于细菌的繁殖，使结膜炎加剧。如果患者畏光，可戴遮光眼镜。

（3）局部用药。①抗生素或抗病毒滴眼液：根据病原学诊断，选择相应的治疗药物。②眼膏：眼膏的药物浓度高，作用时间长，宜睡前涂。③腐蚀剂：腐蚀剂有很强的杀菌力，同时也腐蚀结膜表层组织引起坏死，如硝酸银，应用时直接涂抹患处，切不可触及角膜，涂后应立即用生理盐水冲洗。常用0.5%～1%硝酸银，滴眼时要翻转眼睑，将滴眼液滴于睑结膜上，滴眼后稍停片刻，即用生理盐水冲洗，或用棉签蘸少量药液，涂于睑结膜表面，随即用生理盐水冲洗。对于急性期分泌物多者，效果很好，但不可长期应用。

2. 全身治疗

对于严重的结膜炎，如淋球菌性结膜炎、沙眼等，需结合全身用药治疗。

（鲁为凤）

参考文献

［1］郑燕林.中西医临床眼科学[M].2版.北京：中国医药科技出版社，2019.
［2］张树洪.临床眼科疾病学[M].上海：上海交通大学出版社，2018.
［3］高秀华.现代眼科疾病诊断与治疗[M].上海：上海交通大学出版社，2018.
［4］陈敏，杨兰，陈中山，等.氟米龙治疗急性结膜炎的临床疗效及TNF-α、IL-6及IL-10水平变化[J].分子诊断与治疗杂志，2022，14（6）：1036-1039.

［5］OLIVEIRA PAULA M, RAMOS DIRCEU G S, SATURNINO KLAUS C, et al. Outbreak of follicular conjunctivitis associated with the diagnosis of anaplasmosis in a sheep herd[J]. Veterinary ophthalmology, 2022, 25(3): 257–262.

第七节　角膜炎

一、细菌性角膜炎

细菌性角膜炎，又称为细菌性角膜溃疡，是由细菌增生引起的角膜炎症和组织损伤，是最常见的化脓性角膜溃疡之一，严重威胁视力，属于眼科急症。美国每年因各种原因所致的细菌性角膜炎有 30 000 例，每 100 000 例隐形眼镜佩戴者中有 10 ～ 30 例发生细菌性角膜炎，每年的医疗花费约 50 000 000 美元。尽管发展中国家细菌性角膜炎的确切发病率尚不清楚，但是公认其是最主要的致盲眼病之一。

（一）病因

角膜存在天然屏障，故细菌性角膜炎罕见于正常角膜。常见的危险因素包括隐形眼镜佩戴、外伤、角膜手术、眼表疾病、系统疾病和免疫抑制等。

细菌性角膜炎的致病菌种类繁多，在美国，葡萄球菌和假单胞菌是最主要的致病菌，而在大多数发展中国家，链球菌，尤其是肺炎链球菌是最主要的致病菌。

（二）病理

细菌性角膜炎的病理变化共分为 4 期：浸润期、溃疡期、愈合期和瘢痕期。感染早期，病原菌与角膜上皮缺损边缘、前弹力层，甚至裸露的基质结合，数小时内即可侵入角膜基质深层，2 日内达到高峰。外源性细菌感染可诱导一系列可溶性递质和炎症细胞的产生和移行，机体免疫系统在消灭病原菌的同时也可引起角膜局部炎症反应，此为浸润期。中性粒细胞通过泪液或者角膜缘移行抵达感染病灶，释放炎症因子。同时，巨噬细胞也移行于此并吞噬病原菌和中性粒细胞。过度的基质炎症反应将最终引起角膜基质的降解和组织坏死，此为溃疡期。愈合期，患者症状和体征明显改善，角膜浸润减轻，可有新生血管长入。随着溃疡区上皮的再生，前弹力层和基质层缺损由成纤维细胞产生的纤维组织修复，角膜残留不同程度的瘢痕。按照瘢痕的严重程度，可分为角膜薄翳、角膜斑翳和角膜白斑。

（三）自然病程

尽管某些细菌，如淋球菌可感染上皮完整的角膜，但是大多数细菌性角膜炎发生于存在角膜上皮异常或缺损的角膜。病情进展速率取决于病原菌的毒力和宿主因素。例如，毒力超强的细菌如假单胞菌、肺炎链球菌和淋球菌可迅速引起组织坏死，而毒力较弱的非结核分枝杆菌和草绿色链球菌则仅引起轻微的角膜炎。结膜的正常菌群如棒状杆菌在某些情况下也可成为致病菌。

细菌性角膜炎可以发生于角膜的任何部位，但是累及角膜中央的感染预后较差，且残留的角膜瘢痕往往会影响视力。未治疗的或严重的细菌性角膜炎可导致角膜穿孔，甚至眼内炎，必要时需行眼球摘除术。

（四）诊断要点

1. 临床表现

细菌性角膜炎的症状和体征随病原菌毒力、感染持续时间、角膜自身条件、宿主免疫状态、抗生素或糖皮质激素使用情况等的不同而不同。严重的细菌性角膜炎通常伴随显著的眼痛、畏光、视力下降、结膜充血、前房反应，甚至前房积脓。而毒力较弱的细菌如非结核分枝杆菌，则起病隐匿，病情轻微。虽然仅根据临床表现并不能完全判断出致病微生物，但是根据病史和特异性的临床表现有时也可以做出诊断。例如，过夜佩戴隐形眼镜后出现的进展迅速的角膜基质坏死伴随大量黏脓性分泌应高度怀疑铜绿假单胞菌感染。然而，其他病原微生物如真菌、阿米巴等感染与细菌性角膜炎的临床表现相似，有时候也可能混淆诊断。

2. 临床检查

目的是寻找危险因素，评估病情严重程度和并发症，估计疾病预后。细菌性角膜炎典型的临床表现包括直径＞1mm的边界不清的基质脓疡，水肿，基质周围白细胞浸润；上皮缺损；前房反应。严重的细菌性角膜溃疡直径＞6mm，深度＞1/3角膜厚度，具有穿孔的趋势。

（1）病史采集：包括眼部症状和眼部病史。

眼部症状：眼痛程度、眼红、分泌物的性状和数量、视物模糊程度、畏光、症状持续时间、症状发生时的周围环境。

眼部病史：既往感染性角膜炎、隐形眼镜佩戴史、外伤史、干眼史。

（2）一般检查：皮肤、颜面、眼睑位置和形态、泪道是否通畅。

（3）视力检查：患者的眼部不适、流泪、分泌物等会影响视力检查，因此有必要建立视力基线。

（4）裂隙灯显微镜检查：眼前、后节均应仔细检查。另外，尤其注意是否有异物存留、缝线暴露，既往角膜炎症的痕迹（如角膜变薄、瘢痕或新生血管），必要时行角膜荧光素或孟加拉红染色，对侧眼也应该进行全面的检查。

3. 实验室检查

（1）角膜刮片：行病原菌染色和培养及药物敏感试验。对于位于角膜中央、大而深的慢性角膜溃疡或临床表现不典型的角膜溃疡则必须行实验室检查，角膜刮片应在使用抗生素前进行。此外，对经验用药反应不好的患者，实验室检查有助于修订治疗方案。细菌性角膜炎的前房积脓通常是无菌性的，因此不建议行房水或玻璃体的病原学检查，以避免病原菌的眼内接种，甚至发生感染性眼内炎。

（2）角膜活检：适应证包括治疗反应不佳；多次角膜刮片培养阴性而临床表现强烈提示细菌感染的可能；感染位于角膜中央深层，刮片取材困难；去除角膜坏死组织，促进溃疡愈合。

（3）聚合酶链反应（polymerase chain reaction，PCR）：适应证包括各种细菌性角膜炎，可明确细菌菌株，迅速诊断，敏感性和特异性好，但PCR仅可在有条件的实验室开展且费用昂贵。

（五）治疗

细菌性角膜炎的治疗目标是控制细菌感染，减轻角膜炎症，促进溃疡愈合和恢复视功能。其中，抗生素是主要的药物治疗措施。细菌性角膜炎的预后取决于病情的进展和发病时角膜溃疡的严重程度。当药物治疗无效，或角膜瘢痕影响视力时，可考虑手术治疗。

1. 起始治疗

局部使用抗生素滴眼液可在短时间内达到治疗浓度，是细菌性角膜炎的首选治疗方法。抗生素眼膏可作为夜间辅助用药，对于怀疑眼内感染或淋球菌感染者应考虑全身使用抗生素。

（1）基于培养结果的用药：细菌性角膜炎治疗的传统方法，即在药物治疗前行角膜刮片染色和培养，根据培养和药敏结果确定治疗方案。对于已经开始抗生素治疗的患者，应先终止治疗 12 ～ 24 小时。因为此法昂贵、耗时且培养阳性率低，所以仅用于严重或非典型细菌感染、调整用药及监测细菌性角膜炎的流行病学，而不作为常规方法。

（2）基于经验的用药：细菌性角膜炎的治疗通常采用此种方式，即局部使用广谱抗生素，简单、经济且有效。对于位于中央的或严重的病例，最初 1 小时，每 5 ～ 15 分钟 1 次以达到负荷浓度；之后每 15 ～ 60 分钟 1 次以维持治疗浓度。对于病情较轻的病例，可酌情降低用药频率。

临床最常用的广谱抗生素为第四代氟喹诺酮类，可以覆盖几乎全部常见的致病菌。严重病例或对单药反应不佳的病例，可使用强化抗生素。

2. 变更治疗方案

患者对治疗的反应受多因素影响，因此最好在抗生素治疗 48 小时后再进行有效评价。药物治疗有效的标志：疼痛减轻，分泌物减少，眼睑水肿或结膜充血减轻，角膜基质浸润边界渐清、密度降低、水肿减轻，内皮斑减小，前房反应减轻，角膜上皮修复。如 48 小时后病情仍进展，终止药物治疗至少 24 小时，再次行角膜刮片培养。治疗 1 周后，如果病情完全缓解可停用抗生素；反之，停药 24 小时，重新角膜刮片培养或角膜活检。对于根据药敏结果用药达 1 周的患者，如果病情仍进展，应考虑多重感染、耐药或药物毒性可能。

3. 药物辅助治疗

（1）睫状肌麻痹剂：可减少虹膜粘连和睫状肌收缩所致的疼痛。

（2）胶原酶抑制剂：如依地酸钠、半胱氨酸等，可抑制角膜胶原降解，减轻角膜溃疡发展。

（3）口服大量维生素 C、B 族维生素：有助于角膜上皮生长，促进溃疡愈合。

（4）局部使用糖皮质激素：急性期禁用，在感染控制的前提下，利用最小量的激素抑制炎症，减少瘢痕形成和保存视功能。

4. 手术

对于不愈合的边缘性角膜溃疡可行结膜瓣遮盖。对于不能控制的角膜溃疡、累及角膜缘和巩膜的角膜溃疡、角膜穿孔的患者可急诊行治疗性穿透性角膜移植以保住眼球。此外，应尽可能待角膜感染治愈后，针对角膜瘢痕行光学性角膜移植。

二、真菌性角膜炎

真菌性角膜炎是临床上最难诊断和治疗的感染性角膜炎之一。抗真菌的局部用药有限，且效果远低于抗细菌的局部用药，再加上误诊延误治疗，因此患者的病情往往危重，药物和手术的效果也不理想。真菌性角膜炎的发病率逐年上升，可能与广谱抗生素、糖皮质激素滴眼液的滥用有关。此外，也可能与隐形眼镜的使用有关。真菌性角膜炎的发病率低于细菌性角膜炎，为 6% ~ 20%，报道最多的是美国南部佛罗里达州，其次是印度，最常见的致病菌包括尖刀镰刀菌、茄病镰刀菌、念珠菌、弯孢霉菌和曲霉菌。真菌性角膜炎的治疗需要长时间和高强度的局部及全身抗真菌治疗，药物治疗失败时需考虑手术治疗。

（一）病因

真菌在自然界普遍存在，通常不致病，3% ~ 28% 的健康人结膜囊中也可分离出真菌。当角膜上皮缺损时，真菌可通过缺损处进入角膜基质，接着扩增并引起组织坏死和炎症反应。致病菌可穿透深基质层，甚至完整的后弹力层进入前房、虹膜和晶状体，因此彻底消除极其困难。此外，致病菌可播散至巩膜。血源性的、抑制真菌生长的药物无法抵达无血管组织，如角膜、巩膜和前房。因此，在进行抗真菌治疗的同时病原菌仍可继续繁殖。

外伤，尤其是植物性外伤是真菌性角膜炎最常见的危险因素，隐形眼镜的佩戴也是危险因素之一。真菌可在隐形眼镜内生长，美容性隐形眼镜最常见丝状真菌感染，而治疗性隐形眼镜则最常见酵母菌感染。糖皮质激素滴眼液的使用可以增强真菌的毒力，全身使用可以抑制机体对真菌的正常免疫。因此，可以诱发或加重真菌性角膜炎。眼表麻醉药的滥用也是危险之一。角膜移植术后真菌性角膜炎的发生与缝线松脱、糖皮质激素和抗生素的使用、隐形眼镜的佩戴、移植失败或持续性角膜上皮缺损有关。近年来，供体角膜的污染受到特别关注，因为供体角膜的取材和保存不包括抗真菌药物的使用。

（二）诊断要点

1. 病史

一般情况下，真菌不会侵犯正常角膜。因此，当出现疑诊病例时，应该详细询问病史，尤其是外伤史、用药史、手术史、眼部或全身疾病史。

2. 临床表现

（1）与其他感染性角膜炎，尤其是细菌性角膜炎相比，真菌性角膜炎起病缓、病程长。起病后数日，患者可能只有异物感和缓慢加重的眼痛，病程长达数月。

（2）其体征没有特异性，包括脓性分泌物、结膜充血、上皮缺损、基质浸润、前房反应，甚至前房积脓。早期积脓呈白色，质地黏稠不易移动，脓液内常含真菌。当病灶高起于角膜表面，干燥，存在羽毛状边缘、伪足或卫星病灶时往往提示丝状真菌感染。除此之外，临床上很难区分化脓性细菌性角膜炎和真菌性角膜炎，尤其是酵母菌感染。

3. 实验室检查

（1）角膜刮片：真菌性角膜炎的临床诊断困难，因此角膜刮片和培养尤为重要。革兰染色和吉姆萨染色是快速诊断真菌的重要手段。真菌培养可使用血琼脂培养基、巧克力培养基和沙氏培养基等，真菌通常在 72 小时至 1 周内生长。同时，患者局部使用的滴眼液、化妆品、隐形眼镜、护理液等也应同时送检，以提高真菌检出的阳性率。角膜刮片除可以辅助诊断外，还可以去除病原微生物和上皮碎屑，有助于抗真菌药物的渗透。假如染色和培养的结果为阴性，也可以行诊断性表层角膜切削或角膜活检。

（2）共焦显微镜：是一种非侵入性的活体检查手段，且在一定程度上可对真菌进行分类。临床常见的真菌，如曲霉菌和镰刀菌，菌丝直径为 5 ～ 10mm，前者分枝呈 90°，后者呈 45°。可与角膜中其他高反射成分鉴别，如上皮基膜神经，其分支更规则；基质神经，其直径更大，为 20 ～ 50mm；酵母菌菌体呈圆形，可有假菌丝。

（3）角膜活检：可在手术史或裂隙灯显微镜下进行。患者表面麻醉，在显微镜下利用直径为 2 ～ 3mm 的无菌性角膜环钻钻取病变和邻近透明角膜组织，然后用刀片完成板层角膜切除，注意避开视轴。飞秒激光诞生后，可利用飞秒激光辅助板层角膜切除。角膜样本应同时送染色、培养和组织病理检查。角膜活检阳性率高于角膜刮片。

（4）角膜针刺或穿线：当病灶位于深基质层，而其上上皮和前部基质完整时，可用无菌性 27 号针头或 6-0 丝线穿过病灶以获得样本。

（5）前房穿刺：对于穿透完整后弹力层进入眼内的真菌，前房穿刺抽取脓液或内皮斑并送实验室检查有助于诊断。

（6）分子诊断方法：包括免疫荧光染色、PCR 等，具有敏感性高、特异性高和检测迅速等优点，还可以通过分子序列分析明确病原微生物的分型。然而，目前还没有市售的诊断试剂盒、仪器昂贵、缺乏专业人员等限制了其作为常规诊断方法，仅部分有条件的医院可开展。

（三）治疗

1. 药物治疗

（1）抗真菌药物：临床使用的抗真菌药物主要有 4 大类，分别是多烯类、咪唑类、嘧啶类和棘球类。在这些传统种类中，最常用的是两性霉素 B 和那他霉素。目前，唯一市售的是 5% 那他霉素，其余均需要使用前配制。在咪唑类中，最常用的是局部使用的伏立康唑和口服的酮康唑和伊曲康唑。伏立康唑（50μg/0.1mL）也可用于角膜基质注射治疗角膜深层感染。棘球类药物（0.5% 卡泊芬净和 0.1% 米卡芬净）也可用于治疗真菌性角膜炎。临床上，仅 5% 的真菌性角膜炎患者需要使用一种以上的局部抗真菌药物。

5% 那他霉素是真菌性角膜炎的首选用药，如果病情恶化，可改为 0.15% 两性霉素 B，或局部或口服咪唑类药物，也可加用局部或口服咪唑类药物。局部药物治疗时间应根据每个患者对药物治疗的反应进行个体化治疗。长期局部使用抗真菌药物将导致药物不良反应，且与角膜感染本身混淆。因此，当怀疑药物不良反应且抗真菌药物已经使用足够长的时间（4 ～ 6 周）时，应考虑停药，并密切随访，警惕真菌性角膜炎复发。

因其毒性和可能导致剧烈疼痛，结膜下注射不作为常规治疗手段，而仅用于严重的角膜炎、巩膜炎和眼内炎。咪康唑（10mg/mL 混悬液 0.5 ～ 1mL）可能是毒力最小、最易耐受的结膜下注射的抗真菌药物。当病灶位于角膜基质深层或对滴眼液反应不佳时，可考虑行角膜基质注射伏立康唑。近年来，前房注射抗真菌药物也逐渐增多。

通常不联合全身抗真菌治疗，除非病灶位于角膜基质深层且对局部抗真菌治疗反应不佳、巩膜炎或眼内炎，也可用于真菌性角膜炎行穿透性角膜移植术后的预防用药。研究表明，大多数咪唑类药物的全身应用对真菌性角膜炎都有效，但是临床首选伏立康唑，因其不良反应最小。

（2）抗生素：越来越多的研究证明，某些抗生素具有抗真菌作用，如氯霉素对镰刀菌和曲霉菌感染有效，莫西沙星和妥布霉素对镰刀菌感染有效。与隐形眼镜相关的真菌感染，局部使用氟喹诺酮滴眼液也被证明有效。

（3）糖皮质激素：其使用需谨慎，过去认为真菌性角膜炎是其使用的绝对禁忌证，近期的研究表明，在真菌感染已经控制的情况下使用糖皮质激素可减轻角膜炎症反应和瘢痕形成。糖皮质激素至少要在抗真菌药物使用2周以后且临床表现提示真菌感染控制时方可开始使用，且必须联合抗真菌药物使用，一般使用2～3周，注意密切观察患者的病情变化。

（4）其他：抗真菌药物浸泡过的胶原盾、生物胶等。

2. 手术治疗

在相当数量的国家和地区，真菌性角膜炎需要手术干预，因缺乏抗真菌药物、药物治疗无效或发生角膜穿孔。当感染治愈时，可考虑增视性手术，如深板层角膜移植术和穿透性角膜移植术。

（1）角膜清创：角膜上皮是抗真菌药物渗透的屏障，因此去除角膜上皮有利于药物进入角膜基质，可以大大提高药物疗效。角膜清创每24～48小时进行1次，可表面麻醉后在裂隙灯显微镜下操作，也可以在激光辅助下去除病灶微生物和坏死组织。

（2）治疗性穿透性角膜移植术：治疗性手术的治疗目标是控制感染和保持眼球完整，药物治疗失败或感染复发为其指征。植床应超过病灶1～1.5mm，以尽量减少真菌残留，植片、植床间断缝合，术中应进行前房冲洗，被感染的组织如虹膜、晶状体和玻璃体应去除并送病原学和病理检查。当怀疑眼内炎时，应同时行玻璃体腔注药。术后应继续局部使用抗真菌药物以预防复发，酌情进行全身抗真菌治疗。如果实验室检查证实病灶边缘没有病原体，可2周后停药，密切观察；反之，延长抗真菌药物的使用时间为6～8周。术后是否使用糖皮质激素仍存在争议，但是环孢素A具有抗真菌和抑制免疫反应的双重作用，是更理想的药物。

（3）其他：如结膜瓣覆盖、病灶切除联合结膜瓣覆盖、板层角膜移植、冷冻等。当病灶位于角膜周边，抗真菌药物或穿透性角膜移植供体难以获得时，可尽早行病灶切除联合结膜瓣覆盖。在感染活动期严禁行板层角膜移植，因病原体可能聚集在角膜板层间，导致抗真菌药物无法到达，感染持续或复发。冷冻主要用于真菌性巩膜炎、角膜巩膜炎，术中去除病灶表面的结膜、冷冻病灶边缘、结膜下注射抗真菌药物，术后继续局部和全身抗真菌治疗。

三、单纯疱疹病毒性角膜炎

单纯疱疹病毒性角膜炎（herpes simplex keratitis，HSK）是由单纯疱疹病毒（herpes simplex virus，HSV）引起的感染性角膜疾病。人类是单纯疱疹病毒的唯一天然宿主，主要通过密切接触感染，可通过黏膜或破损的皮肤进入人体。仅1%～6%的原发感染有症状，大多数在感染复发时才发现。6个月以下的儿童体内存在来自母体的抗体，6～12个月的儿童，单纯疱疹病毒感染的发生率达20%，15～25岁则上升至60%。尽管单纯疱疹病毒感染眼部组织的比例很低，但它仍是美国最主要的角膜盲原因及全世界单眼感染性盲最主要的原因。在发达国家，单纯疱疹病毒性眼部感染患病率为150/100 000，发展中国家的比例更高，且患者更年轻。此病没有性别差异，随时间推移，复发率上升且两次复发间的间隔缩短。单纯疱疹病毒复发往往是中眼，双眼复发仅占3%，且更多见于年轻患者。

（一）病因

单纯疱疹病毒分为两大类：HSV-Ⅰ型和HSV-Ⅱ型。尽管HSV-Ⅰ主要侵犯口咽部，HSV-Ⅱ主要侵犯生殖系统，但是PCR和原位杂交技术证实这两种类型感染的部位可以重叠。95%的眼部感染主要由HSV-Ⅰ引起，但是新生儿除外，75%的新生儿眼部单纯疱疹病毒感染由HSV-Ⅱ引起。

许多因素可能激活潜伏的单纯疱疹病毒，如心理压力、全身感染、日晒、外伤、高温、发热、月经等。前列腺素衍生物类青光眼药物的使用也与单纯疱疹病毒的复发有关。双眼发病则更多见于免疫系统异常的患者。总之，单纯疱疹病毒感染的严重程度和复发率是由多种因素决定的，除了心理、身体和免疫因素，也与病毒的基因组和毒力密切相关。

（二）病理

当单纯疱疹病毒通过黏膜或破损的皮肤进入宿主后，首先病毒复制引起原发感染，接着沿黏膜和皮肤的感觉和自主神经末梢，逆轴浆流抵达神经节细胞胞体，如三叉神经节、颈神经节、交感神经节和脑干等，停止复制并终身潜伏于此。此期，神经节细胞的正常活动不受影响，病毒几乎不分泌蛋白质。如果病毒被重新激活，病毒基因组开始复制，并从潜伏部位释放到黏膜和皮肤。此外，角膜本身也是单纯疱疹病毒的潜伏部位。尽管如此，潜伏于三叉神经节的单纯疱疹病毒仍是复发的主要来源。复发的部位可不同于原发部位，主要由病毒的不同株决定。对于单纯疱疹病毒感染，宿主体内的抗体滴度并不能反映疾病的活性，研究发现，在疾病活动期和静止期，血清抗体滴度并没有明显变化，因此当血清抗体阴性时才有诊断意义。

（三）诊断要点

1.临床表现

（1）单纯疱疹病毒原发感染：临床表现包括单侧眼睑皮肤水疱、单侧滤泡性结膜炎、角膜上皮炎、耳前淋巴结肿大。原发性感染具有自限性。

（2）单纯疱疹病毒复发感染：不仅是病毒本身的感染，还是一种免疫性角膜病变，可累及角膜各层。

1）角膜上皮炎：患者具有眼痛、畏光、水样分泌物，如病灶位于角膜中央，可出现视物模糊。①角膜水疱：是单纯疱疹病毒性角膜炎复发的最早表现，角膜上皮内数个小的、隆起的、透明的水疱，常在24小时内融合成树枝状或地图状溃疡。对于免疫缺陷的患者，可停留在此期，或合并成隆起性树枝状改变，荧光素不着染，而不会发展为角膜溃疡。此型应该即刻治疗。②树枝状角膜溃疡：是单纯疱疹病毒性角膜炎最常见的体征，表现为树枝状、末端膨大、边缘上皮水肿（病毒位于其中）、沿前弹力层走行、除边缘水肿的上皮外其余部分荧光素着染，是真正的溃疡，应与假树枝状溃疡进行鉴别。数周后角膜上皮愈合，但仍在角膜上留下树枝状痕迹，可通过荧光素是否着色判断溃疡是否愈合。③地图状角膜溃疡：树枝状角膜溃疡融合便形成地图状角膜溃疡，因此具有树枝状角膜溃疡的临床特征，也可通过边缘膨大与神经营养性角膜病变鉴别。④边缘性角膜溃疡：即邻近角膜缘的树枝状角膜溃疡，因其邻近角膜缘血管网，所以常伴随角膜前基质浸润和邻近角膜缘充血。此期患者的症状明显，治疗困难，除了引起病毒感染外，还存在病毒引起的免疫反应，必要时需要使用糖皮质激素。此型在临床上并不多见，应与葡萄球菌所致的角膜感染鉴别，如按照后者进行治疗，可使疾病恶化，向角膜中央发展。鉴别要点：a.单纯疱疹病毒性角膜炎先出现上皮缺损再出现基质浸润，而葡萄球菌感染则是先出现角膜基质浸润；b.前者伴随角膜缘充血和基质新生血管生成，而后者病灶与角膜缘间尚存一透明带；c.如果治疗不及时，前者会向角膜中央进展，而后者则向角膜缘进展；d.前者不伴随睑缘炎，而后者常伴随睑缘炎；e.前者可出现于角膜各部位，而后者通常出现在2、4、8、10点钟位，这是眼睑与角膜接触的部位。

2）神经营养性角膜病变：继发于角膜神经受损和泪液分泌减少，可因长期使用抗病毒药物而加重。表现为早期角膜表面不规则、没有光泽，点状上皮缺损逐渐发展成为持续性上皮缺损，这种上皮缺损常呈椭圆形、边缘平滑，并最终导致基质溃疡，即神经营养性溃疡。神经营养性溃疡仍呈椭圆形、边缘平滑，溃疡底部呈灰白色浑浊，其并发症包括基质瘢痕、新生血管、坏死、穿孔和继发细菌感染。

3）基质病变：位于角膜基质的原发性单纯疱疹病毒感染仅为2%，而复发性单纯疱疹病毒感染则占20%～48%。基质病变的发病机制包括原发性和继发性，如为后者，应积极治疗原发病变。①坏死性角膜基质炎：此型罕见，为单纯疱疹病毒直接侵入基质，表现为基质坏死、溃疡、浓密浸润、上皮缺损。高浓度糖皮质激素和抗病毒药物也难以控制病情，常短时间内即发生角膜变薄，甚至穿孔。②免疫性角膜基质炎：此型为单纯疱疹病毒性角膜炎复发的常见类型，约占20%，为病毒激发的抗原抗体反应，可持续数年。其临床表现为角膜基质浸润、新生血管产生和脂质沉积。基质浸润可为局灶性、多灶性或弥漫性，常伴随前房反应、睫状充血和眼部不适。严重的浸润可形成基质瘢痕致永久性视力损伤。基质浸润也可呈环状，常位于角膜中央或中周部，可单个或多个。角膜基质新生血管可出现在角膜的任何层面，可以迅速发生也可呈亚急性或慢性生长，可以节段性也可累及全角膜。积极的抗炎治疗可以使新生血管完全消退，病程长者则遗留影子血管，但不影响视力和不增加角膜移植排斥的风险。

4）角膜内皮炎：单纯疱疹病毒所致的角膜内皮炎症反应，临床表现为角膜基质和上皮水肿，不伴角膜基质浸润、角膜后沉着物（keratic precipitates，KP）和虹膜炎，可分为盘状、弥漫性和线状角膜内皮炎。慢性角膜内皮炎可致永久性角膜内皮损伤和持续性角膜水肿。

2. 实验室检查

实验室检查有助于确诊。病毒培养的阳性率为70%～80%，但通常耗时1周。细胞学检查，吉姆萨和瑞特染色可以提供快速诊断的线索。此外，免疫学检查、PCR、电镜、脱氧核糖核酸（deoxyribonucleic acid，DNA）杂交等手段也可为诊断提供线索。血液抗体滴度，如IgM仅对诊断原发性单纯疱疹病毒感染有意义。

（四）治疗

治疗原则为消除病毒、减少复发、抑制炎症以减少瘢痕形成。

1. 角膜上皮炎

1%三氟胸苷滴眼液或0.15%更昔洛韦眼用凝胶白天每3小时1次，连续使用10～14日。5～7日后，可减为每日3次。畏光或睫状体痉挛明显时可使用睫状肌麻痹剂。对于较大的地图状角膜溃疡，可预防性地使用广谱抗生素，同时口服抗病毒药物，如阿昔洛韦。假如治疗2周后溃疡没有愈合，应确认是真的溃疡，而不是树枝状上皮病变，否则可能过度使用抗病毒药物。如果溃疡持续存在，应鉴别是神经营养性溃疡或感染性溃疡，如为后者，需考虑抗病毒药物耐药，可更换治疗方案。但是，这种情况极少见，加之溃疡本身的自限性，切忌过度治疗。不建议使用糖皮质激素。

2. 神经营养性角膜病变

一旦确诊，应停用所有不必要的药物，尤其是抗病毒药物，仅使用不含防腐剂的人工泪液。对于可能继发感染的病灶，可预防性地使用抗生素滴眼液。溃疡边缘的异常上皮会阻止溃疡上皮愈合，可予以去除。对于继发于慢性炎症的神经性角膜溃疡，可考虑局部使用糖皮质激素。另外，可短期使用治疗性软性接触镜，联合每日1次广谱抗生素滴眼液的使用以预防感染。或行暂时性地缝合睑裂，眼睑应遮盖全部溃疡，或行结膜瓣覆盖。

3. 角膜基质炎

局部抗病毒药物和糖皮质激素联用，可以减轻炎症和缩短病程，但是当角膜上皮未完全愈合时，忌用糖皮质激素。对于坏死性角膜基质炎，应同时口服阿昔洛韦。但是，对于曾经得过角膜基质炎的患者，口服阿昔洛韦可以预防复发。

4. 角膜内皮炎

相对少见，其治疗方案同角膜基质炎。

5. 手术治疗

（1）结膜瓣覆盖：慢性溃疡传统治疗无效，对侧眼有视力，不适合立即行穿透性角膜移植，尤其是视力恢复有限的患者可考虑行结膜瓣覆盖。严重病例行急诊穿透性角膜移植的成功率非常低。

（2）板层角膜移植：当发生角膜穿孔且破口较小，又缺乏穿透性角膜移植的条件时可考虑行板层角膜移植，如果有条件行穿透性角膜移植则不应选择此种手术方式，因为术后视功能差且可在植片、植床交界面激活病毒。

（3）穿透性角膜移植：当角膜穿孔且没有其他治疗方法时，应急诊行治疗性穿透性角膜移植；单纯疱疹病毒性角膜炎残留中央角膜瘢痕，严重影响患者视力，可行增视性穿透性角膜移植。术后口服阿昔洛韦400mg，每日2次，持续1年，可减少单纯疱疹病毒性角膜炎的复发率。

6. 其他

应用基因工程制备无毒活疫苗，包括复制缺陷的 HSV-I 突变株或重组基因亚单位疫苗及表达 HSV 糖蛋白的质粒 DNA 疫苗，进行机体的主动免疫显示了一定的应用前景，是单纯疱疹病毒感染治疗的研究方向之一。

（鲁为凤）

参考文献

［1］王雨生. 图说眼科疾病系列丛书图说小儿眼底病 [M]. 北京：人民卫生出版社，2018.

［2］王金鹏，周春伟，李萍. 新编眼科疾病临床诊断与治疗 [M]. 北京：中国纺织出版社，2018.

［3］彭清华，彭俊. 眼科名家临证精华 [M]. 北京：中国中医药出版社，2018.

［4］王旭，高芯，张玉光 . 加速型角膜胶原交联术治疗真菌性角膜炎的临床研究 [J/OL].
山东大学耳鼻喉眼学报：1–15[2022–07–21].http://kns.cnki.net/kcms/detail/37.1437.
R.20220520.1418.002.html.

第八节　眼科疾病患者的护理

一、眼眶炎症

（1）心理护理：眼眶炎症尤其是眼眶蜂窝织炎患者症状明显，病情发展迅速 . 球结膜高度充血、水肿突出睑裂，多数患者表现恐惧、焦虑，向患者及其家属解释病情及药物治疗的目的、效果，可减轻恐惧焦虑情绪，多给予安慰、鼓励，使其树立信心，积极配合治疗。

（2）休息与活动：炎症急性期，自觉症状明显者多卧床休息，症状轻者可适当离床活动。协助生活护理。

（3）饮食护理：宜进食营养丰富易消化的食物，多吃水果、蔬菜，少吃煎炸、烧烤食物，不吸烟、不喝酒。

（4）病情观察。

1）密切观察体温、脉搏、呼吸、血压、瞳孔大小及对光反射、神志变化。

2）密切观察球结膜充血、水肿，眼球突出，眼睑闭合不全发展速度，视力、眶压变化。

（5）及时做结膜囊细菌培养及药物敏感试验。发热时抽血做血培养及检查血常规。

（6）用药护理：眶疏松结缔组织炎一旦确诊，及时全身应用足量、最有效的抗生素迅速控制感染，同时观察药物的不良反应。局部点抗生素滴眼液，眶压高者按医嘱静脉滴注 20% 甘露醇。头痛、发热者按医嘱应用退热、抗炎止痛药。

（7）眼部护理。

按床边隔离护理。对球结膜高度水肿突出睑裂者，应保持眼部及周围皮肤清洁、用生理盐水消毒棉签清洁眼睑及周围皮肤。对眼球突出，眼睑闭合不全者应注意保护角膜，可试用湿房镜。

（8）健康教育。

1）积极治疗原发病灶，如鼻腔、口腔、睑部等感染病灶。

2）有角膜炎和角膜溃疡者应避免强光刺激。

3）生活有规律，劳逸结合，平常积极参加体育锻炼，提高机体抵抗力。

二、眼睑炎

（一）局部热敷

早期局部热敷可以促进血液循环，有助于炎症吸收，消散硬结。热敷每日 2～3 次，每次 15～20 分钟。

（二）用药护理

根据医嘱应用抗生素，如选用 0.1% 利福平溶液、0.25% 氯霉素溶液或 0.3% 环丙沙星溶液等药物。指导正确地滴用滴眼液或涂用眼膏的方法。重症者全身应用抗生素。

（三）切开排脓

用于脓点已出现未破溃，或虽已破溃但排脓不畅者。外睑腺炎在睑皮肤面平行于睑缘切开，以求与眼睑皮肤纹理一致而不影响外观；内睑腺炎在睑结膜面垂直于睑缘切开，以避免过多损伤睑板腺腺管。脓肿切开后，让脓液自行排出，脓液排出不畅时，可用小镊子夹出脓栓，术毕结膜囊内涂抗生素眼膏。

睑腺炎尚未完全成脓时不宜切开，更不可挤压排脓，以防炎症扩散引起眼眶蜂窝织炎，甚至海绵窦血栓性静脉炎或败血症。

三、泪囊炎

（一）慢性泪囊炎患者的护理

（1）指导正确滴滴眼液每日4～6次，每次滴抗生素滴眼液前，先用手指按压泪囊区或行泪道冲洗，以排空泪囊内的分泌物，利于药物吸收。

（2）冲洗泪道：选用生理盐水加抗生素行泪道冲洗，每周1～2次。

（3）手术护理：做好泪囊鼻腔吻合术的护理。泪囊摘除术者，应向患者及其家属说明，手术可以消除病灶，但仍可能有泪溢症状存在。

（4）及早治疗沙眼和鼻炎、鼻中隔偏曲等疾病，预防慢性泪囊炎的发生；积极治疗泪囊炎，可预防角膜炎和眼内炎等并发症的发生。

（5）向患者解释及时治疗慢性泪囊炎及其他相关疾病的重要性，因慢性泪囊炎使结膜囊处于带菌状态，眼外伤或眼部手术极易引起化脓性感染，导致角膜炎、角膜溃疡和眼内炎。

（二）急性泪囊炎患者的护理

（1）指导患者正确热敷和超短波物理治疗，以缓解疼痛，但要注意防止烫伤。

（2）按医嘱应用有效抗生素，注意观察药物的不良反应。

（3）急性期切忌泪道探通或泪道冲洗，以免导致感染扩散，引起眼眶蜂窝织炎。

（4）脓肿形成前，切忌挤压。脓肿形成后，应切开排脓，放置橡皮条引流。术后观察引流情况及敷料是否清洁干燥，如有污染及时更换。

四、泪腺炎

（一）急性泪腺炎患者的护理

（1）指导患者热敷：热敷可以促进血液循环，有助于炎症消散和疼痛减轻，早期热敷有利于脓肿成熟。热敷时应特别注意温度，以防烫伤。常用方法有汽热敷法、干性热敷法、湿性热敷法。

（2）遵医嘱局部及全身应用抗生素、抗病毒药，并指导患者正确滴用抗生素滴眼液或涂用眼膏的方法。

（3）脓肿形成时，协助医师进行脓肿切开引流手术，睑部泪腺炎可通过结膜切开，眶部泪腺化脓则可通过皮肤切开排脓。

（二）慢性泪腺炎患者的护理

根据医嘱局部及全身应用抗生素和皮质类固醇，注意药物不良反应，指导患者正确应用滴眼液。如果手术治疗要做好围术期护理。告诉患者积极配合医师治疗原发病，预防慢性泪腺炎。

五、结膜炎

（一）急性细菌性结膜炎

1. 结膜囊冲洗

常选用生理盐水、3% 硼酸溶液冲洗结膜囊；淋球菌感染选用 1 : 5000 的青霉素溶液。注意冲洗时使患者取仰卧位，患侧倾斜，以免冲洗液流入健眼。冲洗动作要轻柔，以免损伤角膜。如有假膜形成，应先除去假膜再进行冲洗。

2. 分泌物细菌培养及药敏试验

遵医嘱留取结膜囊分泌物，检查细菌培养及药物敏感试验。

3. 用药护理

根据医嘱选择滴眼液，急性期每 15～30 分钟滴眼 1 次，夜间涂眼膏。分泌物较多时应先清除再用药。

4. 禁忌包扎患眼

因包盖患眼，使分泌物排出不畅，不利于结膜囊清洁，反而有利于细菌生长繁殖，加剧炎症。健眼可用透明眼罩保护。

5. 严密观察病情变化

特别是角膜刺激征或角膜溃疡症状，需严密观察病情变化。

6. 冷敷及戴太阳镜

为减轻患者不适感，炎症严重时可用冷敷减轻充血水肿、灼热等不适；为减少眼部的光线刺激，可以佩戴太阳镜。

7. 传染性结膜炎急性感染期应实行接触性隔离

①注意洗手和个人卫生，勿用手拭眼，勿进入公共场所和游泳池，以免交叉感染。接触患者前后双手要立即彻底冲洗与消毒。②接触过眼分泌物和患眼的仪器、用具等都要及时消毒隔离，用过的敷料要焚烧。③双眼患病者实行一人一瓶滴眼液；单眼患病者，实行一眼一瓶滴眼液；做眼部检查时，应先查健眼，后查患眼。检查淋球菌感染的患者，医师应戴防护眼镜。④向患者及其家属传授结膜炎预防知识，提倡一人一巾一盆。淋球菌性尿道炎患者，要注意便后立即洗手。⑤患有淋球菌性尿道炎的孕妇须在产前治愈。未愈者，婴儿出生后，立即用 1% 硝酸银液、青霉素溶液滴眼，0.5% 四环素或红霉素眼膏涂眼，以预防新生儿淋球菌性结膜炎。

（二）病毒性结膜炎

（1）生理盐水冲洗结膜囊，眼局部冷敷以减轻充血和疼痛。

（2）药物护理：根据医嘱选择药物，抗病毒滴眼液每小时滴 1 次；合感染者，可配合使用抗生素滴眼液；角膜基质浸润者可酌情使用糖皮质激素，如 0.02% 氟美瞳。角膜上皮病变可选择人工泪液及促进上皮细胞修复药物。

（3）一旦发现本病，应及时按丙类传染病要求，向当地疾病预防控制中心报告。注意做好传染性眼病的消毒隔离和健康教育。

（三）沙眼

1. 用药护理

根据医嘱局部滴滴眼液及涂眼膏，需坚持用药 1～3 个月，重症需要用药半年以上。急性沙眼或严重的沙眼，可加用口服抗生素等。

2. 并发症及后遗症的治疗

倒睫可选电解术、睑内翻可行手术矫正、角膜浑浊可行角膜移植术，参照外眼手术护理常规和角膜移植护理常规，并向患者解释手术目的、方法，使患者缓解紧张心理，积极配合治疗。

（四）免疫性结膜炎

1. 用药护理

根据医嘱选用滴眼液，提醒患者不能随意使用和停用，告知其危害性。长期用药应警惕糖皮质激素性青光眼的发生，注意观察眼痛、头痛和眼压变化。合并角膜炎或使用糖皮质激素时，要配合使用抗生素滴眼液，以预防继发感染。对于角膜炎患者还要遵医嘱选用散瞳剂。

2. 饮食指导

提供清淡、易消化、足够热量的饮食，多补充维生素，加强营养，改善体质。不宜食用鱼、虾、蟹、蛋类、牛奶等易过敏食物。

3. 预防措施

根据发病的季节性和规律性，在发病前 1 个月提早应用抗组胺药物和肥大细胞稳定剂，可以预防疾病发作或减轻症状。

六、角膜炎

（一）细菌性角膜炎

1. 一般护理

（1）床边隔离，严禁与内眼手术患者同住一室；房间、家具定期消毒；个人用物及滴眼液专用；器械用后消毒，脏敷料焚毁；治疗操作前后消毒双手；铜绿假单胞菌性角膜溃疡患者，按传染病患者进行护理，污染物品严格消毒，避免交叉感染。

（2）加强生活护理，根据视力障碍的程度，采取相应的防护措施，避免因视力障碍发生意外，避免患者外伤，物品放置合理，便于患者取用。

（3）为患者提供清洁、安静、舒适的病室环境，保证患者充足的睡眠，且光线宜暗，患者可戴有色镜或遮盖眼垫，以保护溃疡面，避免光线刺激，减轻畏光、流泪症状。

（4）有前房积脓者取半卧位，使脓液积聚于前房下部。防止脓液流向后方，减少对角膜内皮的损害。

（5）避免剧烈运动、减少户外活动，告知患者勿用手擦眼球，勿用力咳嗽及打喷嚏，防止角膜溃疡穿孔。

（6）服用多种维生素和食用易消化的食物，避免便秘而增加腹压，防止角膜穿孔。

2. 用药护理

（1）急性期选用高浓度抗生素滴眼液频繁滴眼，5 分钟 1 次，病情控制后 30 分钟 1 次。在细菌培养、药物敏感试验报告出来之前，常选用 0.3% 氧氟沙星、0.30 妥布霉素等滴眼液。睡前涂眼膏。

（2）散瞳：1% 阿托品眼膏涂眼，充分散瞳，使眼内肌肉得以休息，减轻炎症反应，预防虹膜后粘连，阿托品有扩张血管和抑制腺体分泌的作用。嘱患者多饮水。

（3）降低眼压：深部角膜溃疡，为预防角膜溃疡穿孔可加压包扎，局部及全身应用降眼压剂。

（4）使用糖皮质激素：细菌性角膜炎急性期不能使用糖皮质激素，可影响角膜溃疡的愈合导致穿孔。慢性期病灶愈合后可酌情使用。

（5）其他辅助治疗：局部应用胶原酶抑制剂，可减轻角膜溃疡发展。口服大量维生素 C、B 族维生素促进溃疡愈合。局部热敷、眼垫包盖有助于炎症吸收及保护溃疡面。

（6）指导患者进行局部热敷，可促进血液循环，有助于炎症吸收。

（7）严密观察患者角膜刺激征、病灶分泌物、结膜充血、视力及角膜有无穿孔等情况。如出现异常，立即通知医师并协助处理。

3. 心理护理

进行耐心的心理护理，鼓励患者表达自己的感受，及时给予安慰，向患者解释眼痛的原因、治疗方法及预后，消除其恐惧、悲观情绪，使其能积极配合治疗、护理工作。

4. 健康教育

（1）饮食指导：进食清淡、易消化、高营养饮食。

（2）保证充足睡眠，注意用眼卫生，避免长时间用眼。

（3）避免揉眼、碰撞眼球或俯身用力等动作，保持排便通畅，以免增加眼压，增加溃疡穿孔的危险。

（4）生活用品专用，以免交叉感染。

（5）注意安全，避免眼部外伤的发生。

（6）出院后按时复诊、按时用药，眼部出现异常及时就诊。

5. 预防措施

细菌性角膜炎的预防措施主要是防止角膜外伤，注意劳动保护，例如，在农村和工厂要积极宣传和采取措施防止眼外伤的发生。对已受伤者应立即治疗，防止感染。此外，还应积极治疗沙眼，矫正倒睫，根治结膜炎、睑缘炎及泪囊炎，矫正睑外翻或睑闭合不全等眼病。

（二）真菌性角膜炎

1. 一般护理

（1）床边隔离：严禁与内眼手术患者同住一室，房间、家具定期消毒；个人用物及滴眼液专用；医疗操作前后消毒双手，避免交叉感染。

（2）为患者提供清洁、安静、舒适的病室环境，保证患者充足的睡眠，光线宜暗，以减轻畏光、流泪症状。

（3）告知患者保持排便通畅，勿用力咳嗽及打喷嚏，避免腹压增高。

（4）嘱患者饮食上宜多进含有丰富蛋白质、维生素类和易消化食物。

（5）密切观察患者病情变化。如视力、角膜刺激征及有无角膜穿孔发生，发现异常，及时通知医师给予处理。

2. 用药护理

（1）遵医嘱正确应用抗真菌药物：白天滴滴眼液，每 0.5～1 小时点眼 1 次，睡前涂眼膏。抗真菌药物联合应用，有协同作用，可减少药量和降低不良反应。临床治愈后仍要坚持用药 1～2 周，以防复发。

（2）伴有虹膜睫状体炎时，应用散瞳剂，散瞳后可防止虹膜后粘连及解除瞳孔括约肌痉挛和睫状肌痉挛，减轻疼痛。点眼后应压迫泪囊部2～3分钟，防止通过鼻黏膜吸收引起不良反应，有穿孔危险者不宜散瞳。

（3）按医嘱用药，角膜溃疡患者眼药种类多时，合理安排点眼的时间、次序。

（4）注意观察药物的眼表不良反应，结膜充血水肿、点状角膜上皮脱落等。

3. 眼部护理

（1）保持眼部及周围皮肤清洁，每天早上用生理盐水棉签清洁眼部及周围皮肤。如结膜囊脓性分泌物较多时，可行结膜囊冲洗。

（2）检查、治疗及护理操作动作要轻巧，切忌不能向眼球加压，不能翻转眼睑以免溃疡穿孔。

（3）点眼后嘱患者不要用力闭眼及用手揉眼，以防挤压眼球，引起溃疡穿孔。

（4）角膜后弹力层膨出时要用绷带包扎。防止穿孔。

（5）眼部疼痛者，根据病情适当使用止痛药。

（三）单纯疱疹病毒性角膜炎

1. 一般护理

（1）加强生活护理。避免患者外伤，物品放置合理，便于患者取用。

（2）为患者提供清洁、安静、舒适的病室环境，保证患者充足的睡眠，必要时，患者可戴有色镜或遮盖眼垫，以保护溃疡面，减轻畏光、流泪症状。

（3）告知患者勿用手擦眼球，保持排便通畅，勿用力咳嗽及打喷嚏。

（4）密切观察患者病情变化。如视力、角膜刺激征、结膜充血，以及角膜病灶和分泌物变化，有无角膜穿孔发生，发现异常，及时通知医师给予处理。

2. 治疗与用药护理

（1）使用抗单纯疱疹病毒滴眼液及眼膏，常用的有更昔洛韦、三氟胸腺嘧啶、安西他滨，要注意观察肝、肾功能。

（2）有虹膜睫状体炎时，应用散瞳剂，散瞳后可防止虹膜后粘连及解除瞳孔括约肌痉挛和睫状肌痉挛，减轻疼痛。点眼后应压迫泪囊部2～3分钟，防止通过鼻黏膜吸收，引起不良反应。外出可戴有色眼镜，以减少光线刺激。

（3）遵医嘱使用糖皮质激素滴眼液者，要告知患者配合使用抗单纯疱疹病毒滴眼液，停药时，要逐渐减量，注意激素类药物的并发症，如细菌和真菌的继发感染、角膜溶解、青光眼等。

（4）对于树枝状、地图状上皮性角膜炎或有角膜溃疡者，禁用糖皮质激素药物。

3. 心理护理

加强与患者的沟通，进行细致的心理护理，向患者解释疾病的诱因、复发原因、治疗方法及预后，解除其恐惧、悲观情绪，能积极配合治疗、护理工作。

4. 健康教育

（1）指导家属医疗护理，帮助患者消除诱发因素，合理用药，减低复发率。

（2）加强身体锻炼。增强机体免疫力。

（3）保持个人卫生，注意休息，饮食清淡、高营养。避免揉眼、碰撞眼球或俯身用力等，保持排便通畅，以免增加眼压，增加溃疡穿孔危险。

（4）生活用品专用，以免交叉感染。

（5）出院指导按时用药、按时复诊，直至病情稳定痊愈。

5.预防措施

单纯疱疹病毒性角膜炎病程长，易复发。平时应注意增强体质，一旦患病，应频繁滴用抗病毒滴眼液，同时用抗生素滴眼液预防细菌感染。在溃疡活动期不能为了缓解症状而滥用皮质类固醇滴眼液，以免引起病情加重，甚至角膜穿孔等严重并发症的发生。纠正偏食，补充多种维生素，对预防本病的发生也起重要的作用。

（鲁为凤）

参考文献

［1］桂平，张爱芳.眼耳鼻咽喉口腔科护理[M].北京：人民卫生出版社，2020.

［2］隋莹莹.全科医学临床护理实践[M].北京：中国纺织出版社，2020.

［3］张树洪.临床眼科疾病学[M].上海：上海交通大学出版社，2018.

［4］唐文莲.心理护理对眼科患者焦虑抑郁的改善效果[J].心理月刊，2020，15（23）：32-33，51.

［5］WANG C C, CHANG C P. Nursing care of patients with eye disorders[J]. Hu Li Za Zhi, 1971, 18(1):60-65.

第八章　常规检验

第一节　血液的一般检验

一、红细胞沉降率测定

将抗凝血置于特制的血沉管中，观察红细胞在一定时间内沉降的距离，称为红细胞沉降率，简称血沉（erythrocyte sedimentation rate，ESR）。红细胞沉降率测定有多种方法，WHO（LAB/86.3）推荐 Westergren 法，现将该法介绍如下。

（一）试剂及材料

（1）109mmol/L 枸橼酸钠（32g/L Na$_3$C$_6$H$_5$O$_7$·2H$_2$O，AR）。

（2）魏氏血沉管：长（300±1.5）mm，内径2.5～2.7mm（误差不得超过 ±0.05mm），管上刻有 200mm 刻度，可容血液 1mL 左右。

（3）血沉管架。

（二）操作

（1）取枸橼酸钠抗凝剂 0.4mL，加入玻璃小瓶中。

（2）取静脉血 1.6mL 立即加入上述玻璃小瓶中混匀。

（3）用魏氏血沉管吸血到刻度"0"处，管内不应有气泡。

（4）把血沉管垂直固定在血沉架上，1 小时后读取红细胞沉降的毫米数，即为红细胞沉降率。

（三）正常参考值

男性：0～15mm/h。

女性：0～20mm/h。

（四）临床意义

红细胞沉降率的改变无特异性，不能单独依靠红细胞沉降率诊断某种疾病，但对疾病的变化发展、鉴别诊断和疗效观察有一定参考价值。

1. 生理性变化

正常成年男性红细胞沉降率变化不大。新生儿因纤维蛋白原含量低，红细胞沉降率较慢。12 岁以下的儿童、妇女月经期、妊娠 3 个月以上、老年人等红细胞沉降率稍快。高原地区居民因有代偿性红细胞增多，故红细胞沉降率低于平原地区居民。

2. 病理性变化

（1）红细胞沉降率增快。帮助观察结核等疾病的动态：急性细菌性炎症时，血中急性期反应物质迅速增多，包括 α$_1$胰蛋白酶、α$_2$巨球蛋白、C 反应蛋白、转铁蛋白、纤维蛋白原等。这些物质均能在不同程度上促进红细胞聚集，故在炎症发生后 2～3 天即可出现红细胞沉降率增快。风湿热变态反应性结缔组织炎症活动期红细胞沉降率增快，病情好转时红细胞沉降率减慢。可能与血中白蛋白降低有关。慢性炎症如结核病变呈活动性时，血中纤维蛋白原及球蛋白含量增加，红细胞沉降率明显增快。病变渐趋静止，红细胞沉降率也逐渐恢复正常；病变再活动时，红细胞沉降率又可增快。

1）组织损伤及坏死：范围较大的组织损伤或手术创伤常致红细胞沉降率增快，如无并发症，一般 2～3 周内恢复正常。缺血性组织坏死如心肌梗死、肺梗死时，常于发病 2～3 天后红细胞沉降率增快，可持续 1～3 周。心绞痛时红细胞沉降率正常，故红细胞沉降率测定可作为心肌梗死和心绞痛的鉴别参考。组织损伤或坏死引起红细胞沉降率增快的机制大致与急性炎症相同。而红细胞因细胞膜表面的唾液酸而带负电荷，彼此排斥间距约为 25nm，较为稳定。如血浆中纤维蛋白原或球蛋白含量增加或白蛋白含量减少，改变了电荷的平衡，致使红细胞表面的负电荷减少，容易使红细胞形成缗钱状而红细胞沉降率加快。相反，如血浆纤维蛋白原减少或白蛋白增加时，红细胞沉降率减慢。现已公认，血浆中带有正电荷的不对称的大分子物质纤维蛋白原是最强有力的促缗钱状聚集的物质，其次为 γ 球蛋白，再次为 α、β 球蛋白。此外，胆固醇、三酰甘油也有促进红细胞形成缗钱状的作用。而白蛋白及磷脂酰胆碱有抑制的作用。

2）恶性肿瘤：增长较快的恶性肿瘤红细胞沉降率多明显增快，可能与肿瘤细胞分泌糖蛋白（属球蛋白）、肿瘤组织坏死、继发性感染或贫血等因素有关。肿瘤经手术切除或有效化疗、放疗后红细胞沉降率渐趋正常，复发或转移时又增快。良性肿瘤红细胞沉降率多属正常。

3）各种原因所致的高球蛋白血症：如多发性骨髓瘤、巨球蛋白血症、恶性淋巴瘤、风湿性关节炎及类风湿关节炎、亚急性细菌性心内膜炎等疾病所致的高球蛋白血症时，红细胞沉降率常明显增快。慢性肾炎、肝硬化时常因白蛋白减少、球蛋白增高，导致红细胞沉降率明显增快。在多发性骨髓瘤、巨球蛋白血症时，因血中异常免疫球蛋白大量增多引起血液黏滞度增高出现高黏滞综合征时，红细胞沉降率反而受抑制，红细胞沉降率可不增快甚至减慢。

4）贫血：贫血患者血红蛋白低于 90g/L 时，红细胞沉降率可轻度增快，并随贫血加重而增快。但严重贫血时，因红细胞过少不易形成缗钱状聚集，故红细胞沉降率的加快并不与红细胞的减少成正比。遗传性球形红细胞增多症、镰形细胞性贫血、红细胞异形症等，因异形红细胞不易聚集成缗钱状，故虽有贫血而红细胞沉降率加快并不明显，镰刀形红细胞性贫血患者的红细胞沉降率，甚至很慢。

5）高胆固醇血症：如动脉粥样硬化、糖尿病、肾病综合征、黏液性水肿、原发性家族性高胆固醇血症等，红细胞沉降率均见增快。

（2）红细胞的数量和形状异常：正常情况下，红细胞沉降率和血浆回流逆阻力保持一定的平衡状态，如红细胞数量减少，会造成总面积减少，所承受的血浆逆阻力也减少，因此红细胞沉降率加快。但数量太少则影响聚集成缗钱状，使红细胞沉降率的加快与红细胞减少程度不成比例。反之，红细胞增多时红细胞沉降率减慢。红细胞直径越大红细胞沉降率越快，球形红细胞不易聚集成缗钱状，红细胞沉降率减慢。

（3）血沉管的位置：血沉管倾斜时，红细胞沿管壁一侧下沉，而血浆沿另一侧上升，使红细胞沉降率加快。

（4）红细胞沉降率减慢：一般临床意义较小。在红细胞数量明显增多或纤维蛋白原含量严重降低时，红细胞沉降率可减慢。

综上所述，红细胞沉降率测定在临床诊断上虽有一定参考价值，但并无特异性。临床上一般用于以下情况：①动态观察病情变化，如风湿热、结核病、心肌梗死等疾病活动时红细胞沉降率增快，病情好转或静止时，红细胞沉降率多较前减慢或恢复正常；②用作良性肿瘤与恶性肿瘤的鉴别：良性肿瘤红细胞沉降率多正常，而恶性肿瘤则有不同程度增快，晚期或有转移时常明显增快；③反映血浆中球蛋白增高，从而可以对一些可以导致高球蛋白血症的疾病进行分析、诊断与鉴别诊断。

二、血红蛋白测定

（一）氰化高铁血红蛋白测定法

血红蛋白测定方法很多，如比色法、比重法、血氧法、血铁法等，国际血液学标准化委员会推荐氰化高铁血红蛋白为首选测定法。现就氰化高铁血红蛋白（hemoglobin cyanide，HiCN）法介绍如下。

1. 原理

血红蛋白被高铁氰化钾氧化为高铁血红蛋白，新生成的高铁血红蛋白再与氰结合成稳定的棕红色的氰化高铁血红蛋白（HiCN），在规定的波长和液层厚度条件下，具有一定的吸光系数，根据吸光度，可求得血红蛋白浓度。

HiCN 转化液

氰化钾（KCN）：0.05g。

高铁氰化钾［$K_3Fe(CN)_6$］：0.2g。

磷酸二氢钾（KH_2PO_4）：0.14g。

TritonX-100（或其他非离子型表面活性剂）：1.0mL。

蒸馏水：加至 1000mL。

纠正 pH：至 7.0～7.4。

此液为淡黄色透明液体，可储存在棕色瓶中室温保存。变混、变绿后都不可再用。

非离子型表面活性剂可加速溶血和缩短转化时间，防止因血浆蛋白改变引起的混浊。

2. 方法

取 HiCN 转化液 5mL，加外周血 20μL 混匀后静置 5 分钟，用光径 1.0cm，波长 540nm 的分光光度计测定吸光度 OD（以水或稀释液调零），求得每升血液中血红蛋白含量。

3. 计算

实际工作中可将此公式用直接坐标纸以血红蛋白克数为横坐标，OD 值为纵坐标做成曲线，或者事先列成换算表直接从表上查出血红蛋白浓度。

4. 正常参考值

成人男性：120～160g/L。

成人女性：110～150g/L。

新生儿：170～200g/L。

5.注意事项

（1）分光光度计必须校正波长和灵敏度，540nm 波长位置必须正确。目前，有测定血红蛋白的专用仪器。

（2）HiCN 试剂色泽稳定，分装于棕色瓶中冷藏可长期保存。

（3）比色杯内径要准确，即（1.000 ± 0.005）cm（需用内卡钳测定），无合格比色杯时，应乘以校正系数。

（4）HiCN 不能偏酸，也不宜用聚乙烯瓶盛装，否则 KCN 易分解。

（5）高丙种球蛋白血症、高白细胞、白血病等疾病可出现浑浊，可按 15 ～ 50g/L 的比例加入氯化钠防止，但不能防止因有核红细胞引起的浑浊。

（6）HiCN 转化液的毒性问题：转化液中，氰化钾是剧毒药品，在配制和保存过程中必须谨慎，防止污染，但因转化液中所含氰化钾浓度很低，需 600 ～ 1000mL 才能对人体产生毒性反应，致死量为 4000mL，所以，一般对工作人员不会造成伤害，但是为了安全，此液积存过多时，应进行除毒处理。其方法是在 HiCN 废液中加等量自来水混合，在每升稀释废液中加次氯酸钠 35mL，混匀，敞开存放 15 小时，再排入下水道。

（二）红细胞计数和血红蛋白测定的临床意义

通常情况下，单位容积血液中红细胞数量与血红蛋白量大致呈平行的相对应关系。健康成人的红细胞数与血红蛋白量的比例固定，两者测定的意义大致相同。但在某些情况下，特别是在红细胞内血红蛋白浓度发生改变的贫血时，两者的减少程度往往不会一致。如小细胞低色素性贫血时，血红蛋白的降低程度较红细胞明显，大细胞性贫血时，红细胞数量减少程度比血红蛋白下降程度明显，因此，同时对患者的红细胞和血红蛋白量进行比较，对诊断就更有意义。

1.红细胞及血红蛋白增多

是指单位容积血液中红细胞数及血红蛋白量高于正常参考值高限。一般来讲，经多次检查，成年男性红细胞 > 6.0×10^{12}/L，血红蛋白 > 170g/L；成年女性红细胞 > 5.5×10^{12}/L，血红蛋白 > 160g/L 时即认为红细胞血红蛋白增多。一般分为相对增多和绝对增多两类。

（1）相对增多：指因血浆容量减少，造成红细胞数量相对增加。见于严重呕吐、腹泻、大量出汗、大面积烧伤、慢性肾上腺皮质功能减退、尿崩症、甲状腺功能亢进症危象、糖尿病酮症酸中毒等疾病。

（2）绝对增多：临床上称为红细胞增多症，是一种由多种原因引起红细胞增多的综合征。按发病原因可分为继发性和原发性两类。

1）继发性红细胞增多症：是一种非造血系统疾病，发病的主要原因是血液中促红细胞生成素增多。①促红细胞生成素代偿性增加：因血氧饱和度减低，组织缺氧引起。红细胞增多的程度与缺氧程度成正比。见于胎儿及新生儿，高原地区居民，严重的慢性心肺疾病，如阻塞性肺气肿、肺源性心脏病、发绀型先天性心脏病，以及携氧能力低的异常血红蛋白病等。②促红细胞生成素非代偿性增加：这类患者无血氧饱和度减低，组织无缺氧，促红细胞生成素增加与某些肿瘤或肾脏疾病有关，如肾癌、肝细胞癌、子宫肌瘤、卵巢癌、肾胚胎瘤、肾盂积水、多囊肾等。

2）原发性红细胞增多症：即真性红细胞增多症，是一种原因未明的以红细胞增多为主的骨髓增生性疾病，目前认为是多能造血干细胞受累所致。其特点是红细胞持续性显著增多，甚至可达(7～10)×10^{12}/L，血红蛋白 180～240g/L，全身总血容量也增加，白细胞和血小板也有不同程度增多。本病属慢性病和良性增生，但具有潜在恶性趋向，部分病例可转变为白血病。

2. 红细胞及血红蛋白减少

指单位容积循环血液中红细胞数、血红蛋白量都低于正常参考值低限，通常称为贫血。临床上根据血红蛋白减低的程度将贫血分为 4 级。①轻度：血红蛋白＜参考值低限至 90g/L。②中度，90～60g/L。③重度：60～30g/L。④极重度：＜30g/L。造成红细胞及血红蛋白减少的原因有生理性减少和病理性减少两大类。

（1）生理性减少。出生后 3 个月～15 岁的儿童，因身体生长发育迅速，而红细胞生成相对不足，红细胞及血红蛋白可较正常成人低 10%～20%。妊娠中、后期的孕妇血浆容量增加，使血液稀释，表现出不同程度的贫血；老年人因骨髓造血功能减低，导致红细胞及血红蛋白减少，统称为生理性贫血。

（2）病理性减少。按照病因和发病机制进行分类，可将贫血分为红细胞生成减少性贫血、红细胞破坏过多性贫血和失血性贫血 3 大类。

注意：红细胞与血红蛋白测定只是反映单位容积血液中的测定值，在判断检验结果时必须注意一些可能影响检验结果的因素，如患者全身血液总容量有无改变和全身血浆容量有无改变。在大量失血早期，主要变化是全身血容量减少，而此时血液浓度改变很少，从红细胞计数和血红蛋白检验结果很难反映贫血的存在，在各种原因引起的失水或水滞留时，血浆容量减少或增加，造成血液浓缩或稀释，均可使红细胞计数和血红蛋白测定值随之增加或减少；另外，患者的性别、年龄、精神因素及居住地海拔的差异等因素也应进行综合分析，如当感情冲动、兴奋、恐惧、冷水浴刺激均可使肾上腺素增多，导致红细胞和血红蛋白暂时增多。

三、红细胞计数

红细胞计数有目视计数法、光电比浊法、血细胞计数仪计数法等多种方法，现介绍目视计数法。

（一）原理

用等渗稀释液将血液稀释一定倍数，充入计数池中，然后在显微镜下计数一定体积内的红细胞数，再换算成每升血液内的红细胞数。

（二）器材

（1）显微镜。

（2）微量吸管：有 10μL 和 20μL 两个刻度，市场有售。

（3）计数板。

由一厚玻璃板制成，中央分为上下两个相同的计数池，每个计数池的面积是 9mm^2，盖上盖玻片后，因有空间，形成刻度域内的标准体积。计数室网格有许多种，现国内通用改良牛鲍型，其计数池的结构如下。

每个计数池分 9 个大方格，每个大方格的边长为 1mm，面积为 1mm^2，四个角的四个大方格用单线分为 16 个中方格，供计数白细胞用。中央的一个大方格，用双线划分为 25 个中方格，每个中方格又用单线划成 16 个小方格，共 400 个小方格，供计数红细胞和血小板用，加盖玻片后，盖片与计数池底距离为 0.1mm，充液后每个大格容积为 $0.1mm^3$。

计数池和盖玻片在使用前应用清洁、干燥、柔软的纱布或丝绸制品（以后者为好）拭净，特别注意不要用手指接触使用面玻璃，以防污染，否则充液时易起气泡。

（三）试剂

（1）赫姆（Hayem）液。

氯化钠：1.0g。

结晶硫酸钠（$Na_2SO_4 \cdot 10H_2O$）：5.0g（或无水硫酸钠 2.5g）。

$HgCl_2$：0.5g。

蒸馏水：加至 200mL。

其中氯化钠的作用是调节渗透压，硫酸钠可防止细胞粘连，$HgCl_2$ 为防腐剂。溶解后加 20g/L 伊红水溶液 1 滴，过滤后备用。

（2）0.85% 生理盐水。

（四）方法

（1）取小试管 1 支，加红细胞稀释液 1.99mL。

（2）用微量吸管准确吸取末梢血 10μL。

（3）擦去吸管外余血，轻轻吹入稀释液底部，再轻吸上层稀释液涮洗 2～3 次，立即混匀。

（4）将计数池和盖玻片用软布擦净，将盖玻片覆盖于计数池上。

（5）用吸管取已混匀的红细胞悬液，充入计数池中。

（6）置 2～3 分钟待红细胞下沉后，先用低倍镜观察计数池内红细胞分布是否均匀（如不均匀，应重新冲池），然后再用高倍镜依次计数中央大方格中的 5 个中方格（四角和中央）内的红细胞总数。

（五）计算

5 个中方格内红细胞总数 ×5×10×200×10^6=5 个中方格内红细胞数 ×10^6 红细胞数 /L。

式中：×5 表示将 5 个中方格内红细胞数折算成 25 个中方格，即一个大方格中红细胞数；×10 表示将一个大方格容积 0.1μL 折算为 0.1μL；×200 表示红细胞计数时的稀释倍数；×10^6 表示由 μL 换算成 L。

（六）正常参考值

成人男性：（4～5.5）×10^{12}/L，平均为 4.83×10^{12}/L。

成人女性：（3.5～5.0）×10^{12}/L，平均为 4.33×10^{12}/L。

新生儿：（6.0～7.0）×10^{12}/L。

四、白细胞计数

（一）原理

用稀醋酸溶液将血液稀释后，红细胞被溶解破坏，白细胞却保留完整的形态，混匀后充入计数池，在显微镜下计数一定体积中的白细胞，经换算得出每升血液中的白细胞数。

（二）试剂

2% 冰醋酸；冰醋酸 2mL，蒸馏水 98mL；10g/L 亚甲蓝溶液 3 滴。2% 冰醋酸稀释液为低渗溶液，可溶解红细胞，醋酸可加速其溶解，并能固定核蛋白，使白细胞核显现，便于辨认。21% 盐酸：浓盐酸 1mL 加蒸馏水 99mL。

（三）器材

与红细胞计数相同。

（四）方法

取小试管 1 支，加白细胞稀释液 0.38mL。用血红蛋白吸管准确吸取末梢血 20μL。擦去管尖外部余血，将吸管插入盛 0.38mL 稀释液的试管底部，轻轻吹出血液，并吸取上清液洗涮 3 次，注意每次不能冲混稀释液，最后用手振摇试管混匀。充液，将计数池和盖玻片擦净，盖玻片盖在计数池上，再用微量吸管迅速吸取混匀悬液充入计数池中，静置 2 ～ 3 分钟后镜检。用低倍镜计数四角的 4 个大方格内的白细胞总数。对于压线的白细胞，应采取数上不数下、数左不数右的原则，保证计数区域的计数结果的一致性和准确性。

（五）计算

白细胞数 / 升 =4 个大方格内白细胞总数 /4×10×20×10^6=4 个大方格内白细胞数 × $50×10^6$。式中：÷4 得每个大格内白细胞数。×10 由 0.1μL 换算为 1μL。×20 为稀释倍数，得 1μL 血液中白细胞数。×10^6 由 1μL 换算为 1L。

（六）正常参考值

成人（4 ～ 10）×10^9/L（4000 ～ 10 000/μL）；新生儿（15 ～ 20）×10^9/L（15 000 ～ 20 000/μL）；6 个月 ～ 2 岁（11 ～ 12）×10^9/L（11 000 ～ 12 000/μL）。

五、嗜酸性粒细胞直接计数

嗜酸性粒细胞虽然可以从白细胞总数和分类计数中间接求出，但直接计数较为准确，故临床上多采用直接计数法。

（一）原理

用适当稀释液将血液稀释一定倍数，同时破坏红细胞和部分其他白细胞，保留嗜酸性粒细胞，并将其颗粒着色，然后在计数池中，计数一定体积内嗜酸性粒细胞数，即可求得每升血液中嗜酸性粒细胞数。

（二）试剂

嗜酸性粒细胞稀释液有多种，现介绍常用的两种：乙醇—伊红稀释液 20g/L；伊红 10.1mL；碳酸钾 1g；90% 乙醇 30mL；甘油 10mL；枸橼酸钠 0.5g；蒸馏水加至 100mL。本稀释液中乙醇为嗜酸性粒细胞保护剂；甘油可防止乙醇挥发；碳酸钾可促进红细胞和中性粒细胞破坏，并增加嗜酸性粒细胞着色；枸橼酸钠可防止血液凝固；伊红为染液，可将嗜酸性颗粒染成红色。本试剂对红细胞和其他白细胞的溶解作用较强，即使有少数未被溶解的白细胞也被稀释成灰白色半透明状，视野清晰，与嗜酸性粒细胞有明显区别。嗜酸性粒细胞颗粒呈鲜明橙色，在此稀释液内 2 小时不被破坏。该试剂可保存半年以上，缺点是含 10% 甘油，液体比较黏稠，细胞不易混匀，因此计数前必须充分摇荡。伊红丙酮稀释液 20g/L；伊红 5mL；丙酮 5mL；蒸馏水加至 10mL。本稀释液中伊红为酸性染料；丙酮为嗜酸性粒细胞保护剂。该稀释液新鲜配制效果好，每周配 1 次。

（三）操作

取小试管 1 支，加稀释液 0.36mL。取血 40μL，轻轻吹入上述试管底部，摇匀，放置 15 分钟，然后摇匀。取少量混悬液滴入 2 个计数池内，静置 5 分钟，待嗜酸性粒细胞完全下沉后计数。低倍镜下计数 2 个计数池中所有的 18 个大方格中的嗜酸性粒细胞数，用下列方式求得每升血液中的嗜酸性粒细胞数。

（四）计算

嗜酸性粒细胞数 /L=［18 个大方格中嗜酸性粒细胞数 /18］× 10 × 10 × 10^6=18 个大方格中嗜酸性粒细胞数 × 5.6 × 10^6。× 10 表示血液稀释 10 倍。× 10 表示计数板深 0.1 分钟，换算成 1mm。× 10^6 由每微升换算成每升。

（五）注意事项

凡造成白细胞计数误差的因素在嗜酸性粒细胞计数时均应注意。如用伊红丙酮稀释液，标本应立即计数（< 30 分钟），否则嗜酸性粒细胞逐渐被破坏，使结果偏低。血细胞稀释液在混匀过程中，不宜过分振摇，以免嗜酸性粒细胞破碎。若用甘油丙酮之类稀释液，稠度较大，不易混匀，须适当延长混匀时间。注意识别残留的中性粒细胞。若嗜酸性粒细胞破坏，可适当增加乙醇、丙酮剂量；反之，中性粒细胞破坏不全时，可适当减少剂量。住院患者嗜酸性粒细胞计数，应固定时间，以免受日间生理变化的影响。

（六）正常参考值

国外报道为（0.04 ~ 0.44）× 10^9/L；国内天津地区调查健康成人嗜酸性粒细胞数为（0 ~ 0.68）× 10^9/L，平均为 0.219 × 10^9/L。

（七）临床意义

①生理变异。一天之内嗜酸性粒细胞波动较大，上午 10 点到中午最低，午夜至凌晨 4 点最高。在劳动、寒冷、饥饿、精神等因素刺激下，由于交感神经兴奋，促肾上腺皮质激素（ACTH）分泌增多，可阻止骨髓内嗜酸性粒细胞释放，并使其向组织浸润，从而使外周血中嗜酸性粒细胞减少。②观察急性传染病的预后。肾上腺皮质激素有促进机体抗感染的能力。急性传染病时，肾上腺皮质激素分泌增加，嗜酸性粒细胞减少，恢复期嗜酸性粒细胞又逐渐增加。若嗜酸性粒细胞持续下降，甚至完全消失，说明病情严重；反之，嗜酸性粒细胞重新出现，则为恢复期的表现。如果临床症状严重，而嗜酸性粒细胞不减少，说明肾上腺皮质衰竭。③观察手术和烧伤患者的预后。手术后 4 小时嗜酸性粒细胞显著减少，甚至消失，24 ~ 48 小时后逐渐增多，增多速度与病情的变化基本一致。大面积烧伤患者，数小时后嗜酸性粒细胞下降至 0，且维持时间较长，若手术或大面积烧伤后，患者嗜酸性粒细胞不下降或持续下降，说明预后不良。

六、血细胞比容测定（Hct）

血细胞比容是指单位体积血液中红细胞所占的百分比。

（一）Wintrobe 法

1. 原理

将一定量的抗凝血液，经过一定速度和时间离心沉淀后，沉下压实的红细胞体积与全血体积之比即为血细胞比容或红细胞压积。

2. 器材

（1）血细胞比容管（温氏管）：为一长 11cm，内径 2.5mm，容量约 0.7mL 的平底厚壁玻璃管，管上有100mm刻度，其读数一边由下而上，供测血细胞比容用，另一边由上而下，供测红细胞沉降率用。

（2）长毛细吸管：吸管的细长部分必须超过11cm管端方可到血细胞比容管的底部（也可用1mL注射器和长穿刺针头代替）。

3. 抗凝剂

（1）双草酸盐抗凝剂。

（2）肝素抗凝剂。

（3）EDTA-Na_2。

4. 方法

（1）抽取静脉血2mL，注入事先已烘干的双草酸盐或者肝素抗凝剂瓶中，立即混匀。

（2）用长毛细吸管吸取混匀的抗凝血，插入温氏管底部，然后将血液缓慢注入至刻度"0"处。注意不能有气泡。然后用小橡皮塞塞紧管口。

（3）将灌好血的离心管以相对离心力2264g，水平离心30分钟。

（4）记录红细胞层的高度，再离心10分钟，至红细胞不再下降为止，以升/升（L/L）为单位报告结果。

（5）离心后血液被分为5层，由上至下各层成分分别为：①最上层为血浆；②白色乳糜层为血小板；③灰红色层为白细胞和有核红细胞；④紫黑红色层是氧合血红蛋白被白细胞代谢还原所致的红细胞；⑤最下层是带氧红细胞层，读红细胞柱的高度以紫黑红色层红细胞表面为准，结果乘以0.01，即为每升血液中血细胞比容。

（二）微量离心法

1. 操作

（1）使用虹吸法采外周血充进毛细血管内。

（2）把毛细管的一端插入橡皮泥中，封口。

（3）用高速离心机以12 000r/min离心5分钟。

（4）取出，量取血液总长度和压实的红细胞长度。

（5）计算压实红细胞所占的百分比。

2. 正常参考值

男性：0.42～0.49L/L（42%～49%）。

平均：0.456L/L（45.6%）。

女性：0.37～0.43L/L（37%～43%）。

平均为0.4L/L（40%）。

3. 临床意义

血细胞比容减少见于各种贫血。由于贫血种类不同，血细胞比容减少的程度并不与红细胞计数减少程度完全一致。由血细胞比容、红细胞计数及血红蛋白检验3个实验结果可以计算出平均红细胞容积，平均红细胞血红蛋白含量及平均红细胞血红蛋白浓度，从而进行贫血的形态学分类，有助于各种贫血的鉴别。

血细胞比容增多见于：①各种原因所致的血液浓缩，如大量呕吐、大手术后、腹泻、失水、大面积烧伤等，通过测定比容来决定是否需要静脉输液及输液量；②真性红细胞增多症和继发性红细胞增多症，有时可高达 0.8L/L 左右。

七、网织红细胞计数

（一）原理

网织红细胞内尚存在嗜碱性的核糖核酸（ribonucleic acid，RNA）残余物质，以煌焦油蓝或新亚甲蓝等染料做活体染色后，这些物质即发生沉淀并被染色。

（二）试剂

（1）10g/L 煌焦油蓝乙醇溶液取煌焦油蓝（灿烂甲酚蓝）1g，置于乳钵中研碎，溶于 100mL 无水乙醇中，过滤后备用。

（2）10g/L 煌焦油蓝等渗盐水溶液煌焦油蓝 1g、枸橼酸钠 0.4g、氯化钠 0.85g，溶于双蒸馏水 100mL 中，过滤后备用。

（3）新亚甲蓝溶液新亚甲蓝 0.5g、草酸钾 1.4g、氯化钠 0.8g，溶于 100mL 双蒸馏水中备用。

（三）操作

1. 玻片法

（1）于清洁玻片的一端，滴加煌焦油蓝乙醇溶液一小滴，使其蒸发干，形成一层薄膜。

（2）取血一小滴，加于煌焦油蓝膜上，迅速用推玻片一角将血与煌焦油蓝充分混合。为防止蒸发，可将推玻片的一端覆盖在血液与煌焦油蓝的混合液上，待 2～4 分钟。

（3）用推玻片推成薄膜，复染（或不复染）后计数。

（4）在油镜下，选择红细胞分布均匀、网织红细胞染色较好的部分，计数 1000 个红细胞中的网织红细胞数，除以 10 即为网织红细胞百分数。

为了便于计数，可在目镜中加入网格计数器（或用一圆形有色的塑料片，在中心挖一长、宽各约 4mm 的小方孔），以缩小视野。

（5）网织红细胞绝对值的计算：网织红细胞数 /μL= 网织红细胞 ％× 红细胞数 /μL。

2. 试管法

将等量血液与染液（煌焦油蓝盐水溶液或新亚甲蓝溶液）混合于一小试管内，10～15 分钟后制成薄的涂片后镜检。镜检方法同上。

（四）正常参考值

百分数成人：0.005～0.015（0.5%～1.5%）。

新生儿：0.02～0.06（2%～6%）。

绝对值：（24～84）×10^9/L（2.4～8.4 万 /μL）。

（五）临床意义

1. 反映骨髓的造血功能

网织红细胞的增减能反映骨髓造血功能，对贫血的诊断和鉴别诊断有重要参考价值。

（1）网织红细胞增多：表示骨髓造血功能旺盛。溶血性贫血时由于大量网织红细胞进入血液循环，网织红细胞百分数可增至 0.06～0.08 或者更多。急性大溶血时，可高达 0.2 或更高，严重者甚至可在 0.5 以上。急性失血性贫血时网织红细胞也可明显增高。缺铁性贫血和巨幼红细胞性贫血时，网织红细胞正常或轻度增高，有时甚至轻度减少。

（2）网织红细胞减少：表示骨髓造血功能低下，见于再生障碍性贫血。典型的病例常低于 0.005，甚至为 0；绝对值低于 15×10^9/L（1.5 万 /μL）常作为诊断再生障碍性贫血的标准之一。某些慢性再生障碍性贫血病例，因骨髓中尚有部分代偿性造血灶，其网织红细胞可正常或略增高。但给予各种抗贫血药物治疗后，网织红细胞仍不见增高。在骨髓病性贫血（如急性白血病）时，因骨髓中异常细胞的大量浸润，使红细胞增生受到抑制，造成网织红细胞减少。

2. 作为贫血治疗的疗效观察指标和治疗性试验的观察指标

缺铁性贫血和巨幼细胞性贫血患者在治疗前，网织红细胞仅轻度增高（也可正常或轻度减少）。当给予铁剂或叶酸治疗后，用药 3 ~ 5 天网织红细胞便开始上升，7 ~ 10 天达高峰，一般增至 0.06 ~ 0.08，甚至可达 0.1 以上。治疗 2 周左右网织红细胞逐渐下降，而红细胞及血红蛋白则逐渐增高。该现象称为网织红细胞反应，可以作为贫血治疗的疗效判断指标。临床上也有应用网织红细胞反应观察缺铁性贫血和巨幼红细胞性贫血诊断的治疗性试验，即上述两种贫血患者的诊断尚未明确者，可相应地给以铁剂或叶酸。如用药后出现网织红细胞反应，就可帮助确定为某种贫血的诊断，或做出鉴别诊断。如有肠道吸收功能障碍的病例，则可应用注射剂进行试验，因此，治疗性试验是临床上确诊这两种贫血的一项简单而可靠的方法。

3. 作为观察病情的指标

溶血性和失血性贫血患者在治疗过程中，连续进行网织红细胞计数，可以作为判断病情变化的参考指标。如治疗后网织红细胞逐渐降低。表示溶血或出血已得到控制。如网织红细胞持续不减低，甚至更见增高者，表示病情未得到控制，甚至还在加重。

八、一氧化碳血红蛋白定性试验

（一）原理

一氧化碳与血红蛋白结合后，形成樱桃红色的一氧化碳血红蛋白，它对碱抵抗力较正常血红蛋白强。

（二）试剂

50g/L NaOH。

（三）操作

（1）取试管 2 支，各加蒸馏水 3 ~ 5mL，一管加患者血液 3 滴，另一管加正常人对照血 3 滴，混匀。此时，如患者血中有一氧化碳，则血液呈樱桃红色。

（2）每管各加 50g/L NaOH 1 滴，轻轻混合，正常对照管呈绿褐色，如患者血液中有一氧化碳血红蛋白，则血液仍呈樱桃红色，为阳性，如与正常对照色泽一致，为阴性。

（四）附注

（1）观察结果须及时，否则樱桃红色逐渐退去，不易分辨。

（2）本试验敏感性较差，血液中一氧化碳含量到一定程度时才显阳性。如患者事先已采取通气措施，血中一氧化碳含量下降，该试验可呈阴性。但临床症状、体征仍可能存在。

（五）临床意义

一氧化碳血红蛋白定性试验主要用于诊断急性煤气中毒。

（喻茂文）

参考文献

［1］胡志坚，龚道元，刘文 . 医学检验基本技术与设备实验 [M]. 北京：人民卫生出版社，2022.

［2］岳保红，杨亦青 . 临床血液学检验技术 [M]. 武汉：华中科学技术大学出版社，2022.

［3］朱光泽 . 实用检验新技术 [M]. 北京：中国纺织出版社，2021.

［4］贾天军，李永军，徐霞 . 临床免疫学检验技术 [M]. 武汉：华中科学技术大学出版社，2021.

［5］陈杰，张恒恒，张伟龙，等 . 血液检验红细胞参数在贫血鉴别诊断中的应用研究 [J]. 基层医学论坛，2022，26（16）：92-94.

［6］GALASKO DOUGLAS R, GRILL JOSHUA D, LINGLER JENNIFER H, et al. A blood test for alzheimer's disease: It's about time or not ready for prime time?[J].Journal of alzheimer's disease : JAD, 2022, 10.3233[2022-02-09].https://doi.org/10.3233/JAD-215490.

第二节　尿液的一般检验

一、颜色

通过肉眼对色泽的分辨来区分和判断尿液基本状况。某些仪器基于光学原理，运用光学元件也能分辨出不同的色泽。尿液颜色是评价肾脏浓缩和稀释功能的可靠指标之一。

尿液颜色除了深浅不同的黄色，也可以从无色到琥珀色再到橘色，或者红色、绿色、蓝色、棕色，甚至黑色。这些颜色变化提示疾病进程、代谢异常，或摄入的食物与药物。不过，颜色变化也容易受过度体力或压力的影响而改变。值得注意的是，尿液颜色改变常常是患者就诊、寻求医疗服务的最初或唯一原因。当然，能反映病理进程的异常尿液可能并不出现异常颜色，而正常黄色的尿液也可能包含重要的病理因素。例如，一份含有大量葡萄糖或卟啉的尿液呈现出正常黄色，而另一份红色尿液出现的原因竟然是因为摄入了甜菜。所以，尿液颜色在尿液标本初步评估中有重要的作用和价值。

对于尿液颜色的评估，建议：①标本应充分混匀；②透过透明容器观察，如玻璃或塑料容器；③在白色背景下观察；④观察的标本具有一致性的深度和体积；⑤室内光线充足。

（一）红色

最常见的尿液异常颜色，可为红色或红褐色。

1. 血尿

健康人离心尿红细胞≤ 3 个 / 高倍视野（HP）。当每升尿液含血量达到或者超过

1mL 时，尿液呈淡红色、洗肉水样等浑浊外观，甚至鲜红色、稀血样或混有血凝块，称为肉眼血尿。若尿液中含血量很少，目视颜色无变化，经离心沉淀镜检时发现红细胞数＞3 个 /HP，称为镜下血尿。女性应首先排除月经血污染。

引起血尿的常见原因有：泌尿生殖系统疾病，如肾或尿路结石、结核、肿瘤等，肾小球肾炎、肾盂肾炎、多囊肾等，肾下垂、肾血管畸形或病变等，以及生殖系统炎症、肿瘤、出血等。尿三杯试验，可初步估计尿路的出血部位，如血尿以第一杯为主，多为尿道出血；以第三杯为主，多为膀胱出血；如三杯均有血尿，多见于肾脏或输尿管出血。尿沉渣中红细胞形态检查有助于进一步明确病变部位。

2. 血红蛋白尿

尿液中游离的血红蛋白（hemoglobin，Hb）量超过 0.3mg/L 时，可引起尿隐血试验阳性，称为血红蛋白尿。健康人血浆中游离血红蛋白很少，且多与结合珠蛋白结合，分子量较大，不易通过肾滤过膜。当血浆中游离血红蛋白因红细胞被破坏而大量释放，超过结合珠蛋白的结合能力，则游离的血红蛋白可能因超过肾阈值（约 1.3g/L）和肾小管重吸收能力而出现在尿液中，形成血红蛋白尿。尿液呈红色、棕红色，甚至棕黑色、酱油样外观，尿蛋白与隐血试验均呈阳性。血红蛋白尿多见于血型不合的输血反应、阵发性睡眠性血红蛋白尿症、蚕豆病、溶血性疾病等。

血红蛋白尿应与血尿、假性血尿鉴别：离心沉淀后，血红蛋白尿的尿上清液仍为红色、隐血试验强阳性、尿蛋白定性阳性，而血尿的尿上清红色消退、隐血试验阴性或弱阳性、尿蛋白定性阴性或弱阳性；血红蛋白尿沉淀物镜检无红细胞或仅见红细胞碎片，而血尿沉淀物可见大量完整的红细胞。

3. 肌红蛋白尿

肌红蛋白（myoglobin，Mb）主要存在于心肌和骨骼肌组织中，可通过肾小球滤过膜。健康人血浆中 Mb 含量很低，尿中含量甚微，故不能从尿中检出。当机体心肌或骨骼肌组织发生严重损伤时，血浆 Mb 增高，经肾脏排泄，使尿液 Mb 检查呈阳性，称为肌红蛋白尿。常见于原发性皮肌炎、多发性肌炎、进行性肌萎缩、遗传性肌营养不良等肌肉疾病，恶性高热、肌糖原累积症等代谢性疾病，以及心肌梗死、创伤、缺血性肌损伤等。

由于肌肉损伤也常伴有红细胞破坏，故肌红蛋白尿常同时伴有血红蛋白尿。最简单的区别方法：Mb 能溶于 80% 饱和度的硫酸铵溶液中，而 Hb 则不溶。

4. 卟啉尿

外观呈红葡萄酒色，多见于先天性卟啉代谢异常。对于卟啉症患者，尿液颜色变化可以多样。先天性卟啉病和迟发性皮肤卟啉病，尿液通常为红色，而铅卟啉病，尿液颜色一般正常。急性间歇性肝卟啉病，尿色一般正常，但在放置后可以加深。

5. 药物影响

红色尿液有时与使用某些药物或诊断染料有关。如碱性尿液中存在的酚红、番泻叶、芦荟等物质或酸性尿液中存在氨基比林、磺胺类药物等时，均会显示不同程度的红色。又如一个不稳定血红蛋白尿患者产生红褐色尿液，但血红蛋白或尿胆红素均阴性，那么尿液红色就要考虑可能是药物因素。另外，摄食多量甜菜也可能出现并无临床意义的红色尿液，多见于遗传易感性人群。

（二）黄褐色或棕绿色

通常与胆汁色素，尤其是尿胆红素有关。胆红素是血红蛋白代谢副产物并使尿液呈现黄色。当尿液或血浆中存在足量的胆红素时，会呈现出明显的琥珀色。如果放置或储存不当，胆红素在光照条件下易发生光化学反应，被氧化为胆绿素，使尿液呈绿色。

有些物质是无色的，通常不会对尿液颜色产生影响。但若放置或储存不当，则可转化成为有色成分。如尿胆素原（尿液中正常成分）为无色，但其氧化后产生的尿胆素就为橙褐色。

胆红素尿可见于阻塞性黄疸或肝细胞性黄疸，含有大量的结合胆红素。新鲜排出的胆红素尿，外观呈深黄色，与空气接触后易被氧化为胆绿素而变色，久置后更是呈现棕绿色或深绿色，振荡尿液会出现黄色泡沫。借此振荡观察泡沫颜色，可粗略区分胆红素尿（黄色泡沫）与正常尿、浓缩尿、药物致深黄色尿（均为白色泡沫）。

服用某些药物，如呋喃唑酮、呋喃坦叮、熊胆粉、核黄素、牛黄类等药物后，尿液可呈黄色至深黄色，但振荡后泡沫呈乳白色且胆红素定性试验阴性。

（三）深棕色或黑色

含血红蛋白的酸性尿液由于形成高铁血红蛋白，久置后颜色会加深，见于重症血尿、变性血红蛋白尿。深棕色（可乐色）尿可能见于横纹肌溶解，以及某些服用左旋多巴的患者。黑色尿的罕见原因可能是尿黑酸尿和黑色素瘤，也可见于酪氨酸病、酚中毒等，含尿黑酸的尿液在碱性条件下尿色会更迅速变黯。

（四）白色

乳糜尿、脓尿和某些碱性的结晶尿均可使尿液呈现乳白色。

（五）无色

可见于短时间内过多的饮水摄入，也可见于尿崩症患者（尿液无色，尿比重低）、糖尿病患者（尿液无色伴尿比重增高）。

（六）蓝色

主要见于尿布蓝染综合征，主要是尿液中过多的尿蓝母衍生物靛蓝所致，也可见于尿蓝母、靛青生成过多的某些胃肠疾病。

（七）淡绿色

见于铜绿假单胞菌感染。

许多物质可以改变尿液颜色，相同物质也可以使尿液产生不同颜色，这与尿液 pH、物质含量、结构形式因时间变化而变化有关。最典型的例子是红细胞。在新鲜酸性尿液中，红细胞可存在于明显黄色尿液中，或者尿液可能出现粉红色或红色。此时，尿液颜色随红细胞数量而变化。如果红细胞分解，血红蛋白释放并氧化为高铁血红蛋白，则导致尿液颜色变为棕色，甚至黑色。含红细胞的碱性尿液通常为红棕色，此时，碱性可以促进细胞成分分解，加速血红蛋白氧化。当肾脏发生肾小球或肾小管损伤时，血液进入尿道，血红蛋白在进入膀胱前已开始氧化。因此，尿液出现棕色而不是出现与血液描述相关的典型红色。

因摄入物质而引起的颜色改变是多样的，一般无临床意义。进食高色素食物、新鲜甜菜、呼吸含叶绿素的清香剂、摄入含染料的糖果，以及服用某些药物（如维生素 A、B 族维生素）等，均可使尿液出现不同的颜色。非那吡啶为一种镇痛剂，它使尿液浓稠并呈现黄橙色（类似橙汁），这种颜色可以干扰化学试带法对结果的判读，而必须使用其他替代化学检测方法。

二、透明度

正常尿液是清晰透明的，当出现了颗粒状物质时，悬浮颗粒就产生了浊度，清晰度随之改变，即透明度。

（一）分级

透明度通过肉眼即可判断，某些尿液分析仪也给出判断，一般以浑浊度表示，分清晰透明、轻微浑浊、浑浊、明显浑浊4个等级，若有沉淀、凝块等，需用文字特别描述和注明。

1. 清晰透明

指无肉眼可见的颗粒物质。

2. 轻微浑浊（雾状）

指有少数可见的颗粒物质，但透过尿液试管能看清报纸上的字。

3. 浑浊（云雾状）

指有可见的颗粒物质，透过尿液试管，纸上字迹模糊。

4. 明显浑浊

指透过尿液试管不能看见报纸上的字迹。

（二）浑浊尿液的形成原因和临床意义

尿液浑浊度除了与某些盐类结晶、尿液酸碱度、温度改变有关外，还与含有的混悬物质种类和数量多少有关。即使是正常尿液，由于含少量上皮细胞、核蛋白和黏蛋白等物质，当其放置后也可见微量絮状沉淀。

1. 结晶尿

健康人尿中可因食物代谢产生的钙、磷、镁、尿酸等结晶，使新鲜尿液出现外观可见的白色或淡粉红色颗粒状浑浊，尤其是在气温寒冷时。磷酸盐、尿酸胺盐及碳酸盐可在碱性尿液中沉淀，当加入乙酸时沉淀会溶解。在酸性尿液中尿酸和尿酸盐可导致白色、粉红色或橙色云雾状浑浊，加热到60℃时即可溶解。因此，这类浑浊尿可通过加热、加酸、加碱等操作进行鉴别。第1步，将浑浊尿液加热，浑浊消失的是尿酸盐，浑浊增加的是磷酸盐、碳酸盐；第2步，在浑浊增加的尿液中加入乙酸，变清并产生气泡的是碳酸盐尿，变清无气泡的是磷酸盐或草酸盐尿。需要注意的是，酸性尿液中如果有蛋白质存在，则加热后浑浊会加重。

如果患者长期排出盐类结晶尿，则易导致感染或结石，应提示临床尽早干预。

2. 乳糜尿

乳糜液或淋巴液进入尿液中，呈乳白色浑浊，称为乳糜尿。

脂肪在肠道吸收后皂化形成乳糜液，进入肠道淋巴管，参与淋巴循环。乳糜液的主要成分是脂肪微粒、卵磷脂、胆固醇、三酰甘油、少量纤维蛋白原和白蛋白等。当深部淋巴管阻塞或泌尿系淋巴管破裂使得乳糜液进入泌尿系统淋巴管，致使肾盂、输尿管等处的淋巴管内压不断增高而破裂，则淋巴液进入尿液中，形成乳糜尿。乳糜尿若同时混有血液称为乳糜血尿。尿中出现脂肪小滴则为脂肪尿，乳糜液若合并泌尿道感染，则可出现乳糜脓尿。

尿液外观因淋巴液的出现和含量不同而变化，从清晰到浑浊、乳色、乳白色、乳状浑浊或凝块等，且具有光泽感。班氏丝虫感染是最常见的病因，也见于腹部淋巴结肿大和肿瘤，少数病例为腹膜结核、肿瘤、先天性淋巴管畸形等。

乳糜尿易于凝集呈白色透明胶状凝块。严重的乳糜尿静置后分为3层：上层为比重最轻的脂肪层（乳糜微粒层），中层为乳白色或色泽较清晰的液体，常有小凝块混悬于其中，底层为红色或粉红色沉淀物，包括纤维蛋白、红细胞、白细胞或微丝蚴等。

乳糜微粒镜检时并不明显，除非混合形成了微球蛋白。鉴别时，在尿中加入等量乙醚或氯仿，提取乳糜中脂肪，用苏丹Ⅲ染色，可呈阳性。作为对照，尿磷酸盐使用乙醚或氯仿提取的方法并不能使尿液浑浊变得清晰。临床上使用石蜡样阴道乳膏治疗念珠菌感染，可能出现假性乳糜尿。另外，乳糜尿还应注意与脓尿及菌尿鉴别：乳糜尿以脂肪颗粒为主，少见血细胞、脓细胞、细菌。

尿液中出现脂肪小滴称为脂肪尿，常见于肾病综合征，也可见于长骨或骨盆骨折的患者。除了中性脂肪、三酰甘油和胆固醇这些内源性脂类外，油性污染物如石蜡也可能漂浮在尿液表面，可用苏丹Ⅲ或油红O染色，经显微镜镜检来区分。

3. 脓尿与菌尿

浑浊尿液可以因多种细胞成分存在而引起。白细胞可形成白色云雾状，与磷酸盐导致的白色云雾状相似，但酸化后这种白色云雾无变化。如果大量白细胞、脓细胞等炎症性渗出物，使新鲜尿液呈黄白色、乳酪状，常含有脓丝状悬浮物，放置后还可呈现云絮状沉淀，称为脓尿。

若尿内含有大量细菌，可引起均匀乳白色，多呈云雾状，但静置后絮块不会下沉，即使酸化或过滤均无法改变，称为菌尿。

脓尿和菌尿常见于泌尿生殖系统感染性疾病。通过尿三杯试验，可初步了解炎症部位，协助男性泌尿道炎症定位诊断。镜检时脓尿可见大量白细胞及成堆的脓细胞，而菌尿则是以细菌为主。脓尿、菌尿蛋白定性均为阳性，且不论加热或加酸，其浑浊度均不消失。

4. 有形成分

引起尿液浑浊呈云雾状改变的因素，也可以是红细胞、白细胞、上皮细胞、精液或前列腺液等，还包括来自下尿道或生殖道的黏液、血凝块、月经血及其他颗粒成分，如组织、小结石碎片，甚至混入的粪便。尿液中出现粪便可能与结肠或直肠膀胱瘘有关。另外，尿液被粉末或防腐剂污染也可引起浑浊的尿液。

三、尿量

尿量是指24小时内排出体外的尿液总量。尿量的多少主要取决于肾脏生成尿液的能力和肾脏的稀释与浓缩功能。尿量的变化还受机体的内分泌功能、精神因素、年龄、环境（湿度和温度等）、活动量、饮食、药物等多种因素的影响。故即使是健康人，24小时尿量的变化也较大。通常情况下，成人 0.8～1.8L/24h（1～2L/24h），即约 1mL/（h·kg）；儿童按体重计算尿量，比成年人多 3～4 倍。成人夜尿应少于 400mL，若超过 500mL，称为夜尿症，与慢性进行性肾衰竭相关。慢性进行性肾衰竭患者，肾脏丧失浓缩尿液的能力，尿比重恒定不变，且与初始血浆超滤液相同（1.010）。

（一）多尿

多尿是指 24 小时尿量超过 2.5L。

1. 生理性多尿

当肾脏功能正常时，因外源性或生理性因素影响所致的多尿，可见于食用水果等含水分高的食物过多或饮水过多、静脉输注液体过多、精神紧张或癔症、服用咖啡因、脱水剂、噻嗪类等有利尿作用药物等。

2. 病理性多尿

①肾脏疾病：因肾小管受损致使肾浓缩功能减退，可引起多尿。常见于慢性肾炎、慢性肾盂肾炎、肾小管酸中毒Ⅰ型、失钾性肾病、急性肾衰竭多尿期、慢性肾衰竭早期等。肾性多尿患者夜尿量增多，即昼夜尿量比小于 2 ∶ 1。②内分泌疾病：如尿崩症，当抗利尿激素（ADH）严重分泌不足或缺乏（中枢性尿崩症），或肾脏对 ADH 不敏感或灵敏度减低（肾源性尿崩症）时，肾小管及集合管重吸收水分的能力明显减少，出现多尿。24 小时尿量可大于 5L，尿渗透压在 50 ～ 200mOsm/（kg·H_2O），尿比重常小于 1.005。多尿还见于原发性醛固酮增多症、甲状腺功能亢进等。③代谢性疾病：如糖尿病，因渗透性利尿作用引起的多尿，尿比重和尿渗透压均增高。

（二）少尿

少尿指每小时尿量持续小于 17mL（儿童小于 0.8mL/kg）或 24 小时尿量少于 400mL。生理性少尿多见于出汗过多或缺水。病理性少尿常见于以下疾病。

1. 肾前性少尿

常见于因肾缺血、血容量减低、血液浓缩或应激状态等造成肾血流量不足，肾小球滤过率减低所致的疾病。如休克、过敏、失血过多、心力衰竭、肾血管病变、肾动脉栓塞、肿瘤压迫；重症肝病、全身性水肿；严重腹泻、呕吐、大面积烧伤、高热；严重创伤、感染（如败血症）等。

2. 肾性少尿

因肾实质病变导致肾小球和肾小管功能损伤所致。常见于急性肾小球肾炎、急性肾盂肾炎、急性间质性肾炎、慢性肾炎急性发作等肾血管性疾病，此时尿渗透压大于 600mOsm/（kg·H_2O），尿比重大于 1.018。也见于慢性疾病，如高血压性和糖尿病性肾血管硬化、慢性肾小球肾炎、多囊肾等导致肾衰竭时，因肾小球滤过率极度减低，此时尿渗透压为 300 ～ 500mOsm/（kg·H_2O），尿比重小于 1.015；还可见于产生肌红蛋白尿的肌肉损伤、产生血红蛋白尿的溶血，发生急性排斥反应的肾移植。

3. 肾后性少尿

因各种原因所致的尿路梗阻引起的疾病，见于肾或输尿管损伤、结石、凝块或药物结晶（如磺胺类药物）、肿瘤、尿路先天性畸形、单侧性或双侧性上尿路梗阻、前列腺肥大症、膀胱功能障碍、前列腺癌等疾病。

（三）无尿

12 小时无尿或 24 小时小于 100mL 为无尿；无尿发展至排不出尿称为尿闭。任何情况或疾病，无论慢性或急性，只要破坏了正常肾脏组织都可导致无尿。因其减少了肾脏的血液供应，可出现低血压、出血、休克和心力衰竭等临床症状。有毒化学品和肾毒性抗生素可诱发急性肾小管坏死，导致功能性肾单位丢失和无尿（或少尿）。另外，溶血性输血反应和尿路阻塞也可导致无尿。临床上若不立即对无尿患者进行处理，因体内代谢产生的毒物累积，将会导致生命危险。

四、气味

正常尿液气味是由尿液中酯类和挥发酸共同产生的，刚排出的新鲜尿液具有特殊的、淡淡的芳香气味。除非气味特别强烈或异常，通常已在常规尿液分析中进行检查和描述。一般情况下，尿道中的尿液是无菌的，但在其通过尿道排出时，容易被皮肤表面正常菌群污染。因此，尿液搁置过久，被污染的细菌就可能过度繁殖和生长，使尿素分解，可转化出有特殊恶臭的氨味。但在尿路感染患者，细菌在尿道中代谢而排出氨味尿液，是标本陈旧还是尿路感染所致的氨臭气味，区别就在于，后者即使是新鲜留取的尿液标本，仍然有明显的氨味，有时甚至是强烈的刺激性气味或恶臭味。尿液气味也受食物和某些药物的影响，在进食芦笋、葱、大蒜、韭菜、咖喱、过多饮酒，服用二巯基丙醇、艾类药物或接受了含酚类衍生物的静脉注射药物等，均可出现各自相应的特殊气味，比如摄入过多芦笋可有似硫黄燃烧的独特气味。

多种代谢性疾病可能会导致尿液出现异常气味。例如，在脂肪代谢增加伴随芳香酮形成和分泌的情况下，机体会产生甜味或果香味尿液，最常见于糖尿病。

如果尿液标本有强烈的漂白剂或清洗剂气味，可能是有意添加而用于干扰检测，尤其是收集标本用于处方药物或违禁药物的检测。但若是使用家用容器来收集标本，则可能会因为不小心被清洗剂污染。不管何种原因，污染的标本不能用于尿液分析。需注意的是，急性肾衰竭患者的尿液无气味提示急性肾小管坏死而不是肾前性损伤。

比较有特点的异常尿液气味与疾病关系见表8-1。

表8-1　尿液气味及原因

气味	原因
芳香味，轻微	正常尿液
氨味	陈旧尿液，储存不当
刺激性，恶臭	尿路感染
甜味，水果味	产生酮体：糖尿病，饥饿，节食，营养不良；剧烈运动；呕吐，腹泻
异常气味	与氨基酸代谢疾病有关
鼠尿味	苯丙酮尿症
枫糖味	枫糖尿病
腐臭味	酪氨酸血症
臭鱼味	三甲胺尿症
卷心菜味，槐花气味	蛋氨酸吸收不良
脚臭味	异戊酸血症和戊二酸血症
特殊气味	机体消化物质：芦笋、大蒜、洋葱
似薄荷醇味	含酚类的药物
漂白剂气味	掺假的标本或容器污染

五、尿比重和尿渗透压

尿比重、尿渗透压，均为评价肾脏浓缩和稀释功能的可靠指标。

（一）尿比重

1. 定义

尿比重（urine specific gravity，SG）是指在 4℃时尿液与同体积纯水重量之比，是衡量尿液中所含溶质浓度的指标。尿中可溶性固体物质有尿素（20%）、氯化钠（25%）、肌酐等，其比重的高低因尿液中水分、盐类及有机物的含量与溶解度而异，与尿液中溶质（氯化钠等盐类、尿素）的浓度成正比，同时受年龄、饮食和尿量影响。从生理上来讲，机体不可能排出纯水（1.000）般尿液，尿比重最低为 1.002。反之，尿比重最高可与高渗性肾髓质液的比重相同，接近 1.040。如果一个随机尿标本的比重在 1.023 以上，浓缩能力被认为正常。在病理情况下，将受尿蛋白、尿糖及细胞成分、管型等病理成分的影响。

临床参考区间：健康成人随机尿：1.003 ～ 1.030，晨尿小于 1.020；新生儿：1.002 ～ 1.004。

2. 测定方法

尿比重检测方法可分为直接法和间接法。直接法包括尿比重计法和谐波震荡密度测定法。间接法主要有折射计法和干化学试带法，利用数学或经验关系式估计比重值。直接法会受到尿液中溶质分子大小的影响，而间接法不受影响，这是两种方法的重要区别。目前，临床上常用间接法如干化学法来测定。

直接法检测的是尿液真实密度，即检测的是尿液中所有的溶质，而不管这溶质是正常尿液成分尿素和电解质，还是因疾病而存在的某些物质（葡萄糖、蛋白质），或是医源性产生的物质（造影剂）。值得注意的是，造影剂等出现于尿液中并不能反映肾脏浓缩功能，因其是由其他异常过程所引起，与肾脏浓缩功能无关。这就是为什么当使用直接法检测 SG 时，若确定尿液中存在葡萄糖或蛋白质时，需要进行校正来消除其对 SG 检测结果的影响。造影剂的影响不能被校正，不过，一定时间后造影剂会完全消失，这时需要重新留取标本检测。显然，如果不排除高分子量溶质的影响，不管使用直接法还是间接法，都可能得出关于尿浓缩功能的错误结论。

另外，温度会影响尿液密度，因此使用直接法检测 SG 时（尿比重计法、谐波震荡密度测定法），需控制尿液温度，或者当尿液温度偏离预订值时（尿比重计法），应使用相关系数进行校正。

（1）尿比重计法。尿比重计法为 SG 的直接测定方法。用特制的比重计测定 4℃时尿液与同体积纯水的密度（重量）之比。SG 与所含溶质量成正比，溶质越多，对浮标的浮力就越大，浸入尿液中的比重计部分就越少，读数越大，则比重越高；相反，浸入部分越多，读数越小，比重越低。

尿比重计法除受分子大小和（或）离子电荷影响，还受操作频繁、所需尿量多、比重计不精确、测量温度、读数困难等因素影响，而致结果难以准确，现已很少使用。

（2）谐波震荡密度测定法。谐波震荡密度测定法为尿比重的直接测定方法，使用声波来测定尿液密度。在检测中，部分尿液标本被注入 U 形玻璃管，玻璃管一端有电极线圈，另外一端有运动检测器。电流施加到线圈产生一定频率的声波。超声震荡透过标本发射出去，同时检测频率的衰减。观察到的频率与样品密度成正比，微处理器将频率转换为相应的比重值。因为温度影响密度，热敏电阻监测试管内样本温度，必要时向微处理器提供需要校正的温度信息。虽然谐波震荡密度测定法最初用于半自动尿液分析工作站，检测的准确性较高，且精确度线性可达 1.080，但现在已很少使用。

（3）折射计法。折射计法是一种间接测定方法，利用光线折射率与溶液中总固体量相关性进行测定。

1）原理：入射角为 90° 的光线进入另一递质时，光束的方向发生折射，并且速度降低，被折射的角度称为临界角，光在两种不同递质中的折射比值称为折射率。在终端观察时依折射临界角的大小，可见明暗视物的改变。进而求出相对折射率。折射率与溶液的密度有关，密度越高则折射率越高，也与光的波长及温度有关。折射计将单色光束从多色光束的白光中分离出来，在折射计内，通过棱镜、液体补偿器及腔室盖将单波长的光映射到刻度上。通过折射率、比重和总固体量的公式计算，将数字列成图刻在目镜系列的适当位置中，测量时直接读数。

2）影响因素：折射率与溶液比重有直接相关性，影响来自 3 个方面，即光的波长、溶液温度和溶液浓度。波长不同折射率值不同，常用波长 589nm。随着温度的变化或溶液中溶质量的变化，比重发生改变，折射率改变。折射计法可检测溶液中所有的溶质，包括葡萄糖和蛋白质。因此，尿蛋白每增高 10g/L，需将结果减去 0.003；尿葡萄糖每增高 10g/L，需将结果减去 0.004。尿酸盐浑浊需要预先加热去除，尿中有形成分过多时应离心除去。

3）方法评价：具有易于标准化、标本用量少（1 滴尿）、自动对 15 ～ 38℃ 的标本进行温度校正、明暗视场边缘清晰、易于从刻度上读取数值等优点。

（4）干化学试带法。干化学试带法检测 SG 原理是多聚电解质的解离，基于对尿中离子或带电荷溶质（Na^+、Cr^-、K^+、$NH4^+$）间接进行比色的方法，不能检测非离子溶质。肾脏具有选择性重吸收和分泌离子溶质及水分的能力，从而决定了尿液的浓度（比重）。非离子型溶质尿素、葡萄糖、蛋白质或造影剂均不能反映肾功能的状态。尿液中出现葡萄糖通常提示代谢性疾病（糖尿病），出现蛋白质提示肾脏状况如肾小球滤过屏障改变（肾小球肾炎、肾病综合征）。目前，还没有其他方法能够消除非离子型大分子量溶质对 SG 结果的影响。因此，当尿中含葡萄糖或蛋白质时，干化学试带法或许不能得出准确的结果（尿液实际比重），但却能够反映肾脏的浓缩功能，显示其在评估肾脏处理水和离子溶质能力时独特的价值。不过，应特别注意试带受尿液 pH 的影响，当 pH 为 7.0 ～ 7.5 时，SG 结果最为准确。

3. 临床应用

SG 测定是临床上估计肾脏浓缩稀释功能常用的指标。

（1）高比重尿。尿量少而比重增高，见于急性肾炎、高热、心功能不全、脱水或大量排汗等；尿量增多同时比重增加，常见于糖尿病、急性肾小球肾炎或使用放射造影剂等。

（2）低比重尿。尿比重 < 1.015 时，称为低比重尿或低张尿。见于慢性肾小球肾炎、肾功能不全、间质性肾炎、肾衰竭影响尿液浓缩功能、尿崩症等。当多次测量尿比重固定在 1.010 ± 0.003（与肾小球滤过液比重接近）者，称为等渗尿或等张尿，提示肾脏浓

缩稀释功能严重损害。可见于急性肾衰竭多尿期、肾小管间质疾病、慢性肾衰竭、急性肾小管坏死等。尿崩症时，常呈严重的低比重尿（SG < 1.003），可低至 1.001。

尿比重易受年龄、饮水量、出汗过多等因素影响，而且，各种测定方法都无法克服蛋白质、葡萄糖等大分子物质对测定结果的影响。因此，连续测定尿比重比一次测定更有价值。

（二）尿渗透压

1. 定义

某些小分子物质如水、电解质、尿素等可自由透过细胞膜和其他人工半透膜，由此在膜两侧形成一定的渗透压，水分可从渗透压低的一侧进入渗透压高的一侧。通常以渗透浓度反映溶液的渗透压。尿渗透浓度也称为尿渗透压，简称尿渗透压或尿渗透压，是指经肾排到尿液中具有渗透活性的全部溶质微粒的总数量，与尿液中溶质颗粒数量、电荷有关，而与颗粒大小无关。

尿渗透压的表示方法有两种：一是质量渗透压，即在 1kg 溶剂中含有完全离解各种溶质的粒子总摩尔浓度，用 Osm/（kg·H_2O）表示；另一种为体积渗透压，即在 1L 溶剂中含有能离解各种溶质的粒子总摩尔浓度，用 Osm/L。Osm/（kg·H_2O）表示法以质量计，不受温度影响，是惯用单位。同时，因生物体液如尿液或血清的渗透压浓度很低，临床上常选择质量毫摩尔浓度单位 mOsm/（kg·H_2O）表示。

在尿液中，溶剂是水，溶质则是：①能通过肾小球滤过屏障且不被肾小管重吸收的物质；②经过肾单位并通过肾小管分泌进入超滤液的物质。正常血清渗透压的范围从 275mOsm/（kg·H_2O）至 300mOsm/（kg·H_2O），而尿渗透压值为其 1 ~ 3 倍，在 275mOsm/（kg·H_2O）至 900mOsm/（kg·H_2O）。由此，尿渗透压可以有很大变化，这取决于饮食、摄入液体、健康和身体活动，而血清渗透压保持相对恒定。尿渗透压能较好地反映肾脏对溶质和水的相对排出速度，被认为是评价肾脏浓缩功能较好的指标，并用于监测肾脏疾病、监测体液和电解质平衡和诊断多尿原因。尤其是对含 X 线造影剂和血浆扩容剂的标本，其评价结果可信度高。

2. 测定方法

尿渗透压测定的方法有冰点下降法、沸点增高法、蒸气压降法、渗透压半透膜法、蒸气压渗透压计法等，以冰点下降法最为常用。收集晚餐后禁饮水的次晨尿，检测尿渗透压。

（1）冰点下降法原理。根据溶液冰点下降溶液结冰曲线计算出液体渗透压的方法，称为冰点下降法。冰点是指溶液的固态和液态处于平衡状态时的温度。1 个 Osm 浓度可使 1kg 水的冰点下降 1.858℃。

冰点渗透压测定仪的工作原理以"过冷现象"为基础。对于不含有杂质和异物的纯净水，当受到低温冷却从液态向固态变化的过程中，可以出现温度虽已达到冰点甚至低于冰点而不结冰的现象，称为"过冷现象"或"过冷状态"。这种现象是水在冷却过程中，其内部热量尚未完全释放而以"潜热"的形式保留水中的缘故。处于"过冷状态"下的液态极不稳定，从外部给予瞬间剧烈的扰动，便可"触发"其立刻结冰而呈固态。由液态变成固态，分子能量突然由高能态转变为低能态，多余的能量就会以热的形式释放出来，称为"晶化热"。由于晶化热的存在，将使过冷溶液在结冰形成的瞬间产生温度回升，并且被插入溶液中的热敏仪探针准确测定。晶化热与冰点下降相关，冰点下降值再被转换成渗透压。

（2）冰点渗透压计。由制冷装置、扰动装置、测温传感器、计算机系统和显示装置组成。扰动装置又分为搅拌和振动结构两种形式。搅拌结构形式通常是一根不锈钢针，在被测溶液温度达到冰点时，以上下运动的方式，一次或者几次瞬间插入形成剧烈的扰动。振动结构形式通常是一个钢制推杆，在被测溶液温度达到冰点时，以左右运动的方式，一次或者几次瞬间击打承装被测溶液的样品管形成剧烈的扰动。

结果可以直接从仪器中读出。仪器必须使用已知渗透压浓度的 NaCl 标准溶液进行校准。NaCl 溶液可以市售或自配，其浓度范围应为 50 ～ 1500 毫渗透摩尔。所需的标本量的多少，取决于所使用渗透压计的要求。实验中可能会遇到过早凝固的问题，可能因样品中存在阻碍正常冷却的颗粒物质所引起，只能通过重复测定来解决。

3. 临床意义

溶液浓度是指一定体积溶剂中溶质物质的含量。衡量尿液浓度有 3 个指标，颜色、比重和尿渗透压。颜色通过肉眼就能观察，很快，很直观，但很粗略。如稀释的尿液含溶质少，颜色浅呈淡黄色，甚至无色。浓缩的尿液含溶质多，颜色深黄。尿比重和尿渗透压都能反映尿液中溶质的含量，在健康人，两者具有良好的一致性。而对某些疾病患者，两者结果就没有一致的相关性。尿比重测定比尿渗透压测定操作简便、快速、成本低，常被用来快速衡量尿液浓度，但尿比重测定易受溶质性质的影响，如蛋白质、葡萄糖等大分子物质及体细胞等增多，尿比重也增高。而尿渗透压主要与溶质的颗粒数量有关，受蛋白质、葡萄糖等大分子物质的影响较小，在评价肾脏浓缩和稀释功能上，更优于尿比重。一般还同时采集静脉血，肝素抗凝（不用 EDTA 盐、草酸钾等晶体抗凝剂）分离血浆，同时检测血浆渗透压（Posm）。

（1）评价肾脏浓缩及稀释功能。尿渗透压及尿渗透压 / 血浆渗透压比值（Uosm/Posm）是反映浓缩稀释功能可靠的实验室指标，Uosm/Posm 还在一定程度上校正因糖尿病、高或低钠（钾）血症所致的非肾病性尿渗透压改变。①若 Uosm 及 Uosm/Posm 正常，提示浓缩稀释功能正常。②若 Uosm 及 Uosm/Posm 下降，提示浓缩功能受损。③若 Uosm/Posm 等于或接近 1，称为等渗尿，提示肾浓缩功能近乎丧失。可见于慢性肾小球肾炎、阻塞性肾病、慢性肾盂肾炎、多囊肾等。④若 Uosm < 200mOsm/（kg·H_2O）或 Uosm/Posm < 1，称为低渗尿，提示浓缩功能丧失但稀释功能仍存在，如尿崩症。

（2）鉴别肾前性和肾性少尿。肾前性少尿（休克、脱水等）、单纯肾小球性少尿（急性肾小球肾炎早期）患者，肾小球滤过率降低而肾小管浓缩功能正常，因此尿量少但 Uosm、Uosm/Posm 正常或增高。肾小管坏死所致少尿，则尿量少同时 Uosm 低，接近等渗尿。

（3）计算渗透溶质清除率和自由水清除率。渗透清除率（Cosm）计算公式为：Cosm=Uosm·V/Posm（mL/min），式中 V 为每分钟尿量。

自由水清除率（C_{H_2O}），计算公式为：C_{H_2O}=V － Cosm，C_{H_2O} 表示尿液中无渗透溶质水，它将尿量分为渗透溶质清除率和无溶质水两部分，故比尿比重和尿渗透压更能准确反映肾浓缩稀释功能。C_{H_2O} 负值表示肾脏浓缩稀释能力正常；C_{H_2O} 等于或接近于 0，表示浓缩功能完全丧失，是肾脏功能严重损害的表现；C_{H_2O} 正值，表示浓缩功能丧失但稀释功能尚存在。

连续监测 C_{H_2O}，有助于急性肾衰竭的早期诊断及预后判断。当 C_{H_2O} 趋于 0 或维持 0，提示急性肾衰竭，而 C_{H_2O} 回复到负值，则表明进入恢复期。这一变化先于临床症状出现前 2 ～ 3 天。此外，C_{H_2O} 还可作为观察严重创伤、大手术后低血压、少尿、休克患者肾髓质功能损害程度的指标。

（喻茂文）

参考文献

［1］王前，王建中 . 临床检验医学 [M].2 版 . 北京：人民卫生出版社，2021.

［2］曹元应，严家来 . 医学检验综合实训 [M]. 北京：高等教育出版社，2021.

［3］崔巍 . 医学检验科诊断常规 [M]. 北京：中国医药科技出版社，2020.

［4］李淼 . 对比尿液干化学检验法、尿沉渣检验法展开尿常规检验的价值 [J]. 中国医药指南，2022，20（17）：9–12.

第三节　临床生物化学检验

一、糖代谢紊乱及糖尿病检查

（一）体液葡萄糖

1. 项目检测依据

在机体的糖代谢中，葡萄糖居于主要地位，其他单糖所占比例小，且主要进入葡萄糖途径中进行代谢。糖代谢紊乱的生物化学表现主要为血糖浓度异常。

2. 临床意义

空腹血糖（FPG）是在隔夜空腹（至少 8 小时未进任何食物，饮水除外）后，早餐前采血所测定的葡萄糖浓度，为糖尿病最常检测的指标，反映胰岛 P 细胞功能，代表基础胰岛素的分泌功能。随机血糖（random blood giucose，RBG）则是指任意时间抽取血液作为样本所测定的葡萄糖浓度。

在 30 ～ 60 岁期间，血浆葡萄糖浓度随年龄增大而升高，空腹血糖浓度每 10 年增高约 0.11mmol/L，餐后血糖浓度每 10 年增高 0.22mmol/L，60 岁以后空腹血糖水平不会显著升高。

FPG 是诊断糖尿病最主要的依据，若两次重复测定 FPG 都 > 7.0mmol/L，即可确诊为糖尿病，大多数糖尿病患者是依据此标准进行诊断的。

糖尿病血糖浓度高于肾糖阈时能导致糖尿。另外，各种因素如神经性疾病（血管意外、神经肿瘤、颅骨骨折、脑炎、癫痫等）、药物（长期使用肾上腺皮质激素、咖啡因、苯丙胺类）、肾脏疾病（慢性肾炎、肾病综合征等）及妊娠等，都可以影响血糖的生成及代谢，从而使血糖增高，并引起糖尿。

3. 应用评价

临床上可以检测血液、尿液与脑脊液等体液中的葡萄糖浓度，反映机体即时的糖含量，是临床最常用的了解体内葡萄糖水平的检验项目。值得注意的是在 T2DM 中，空腹血糖浓度增高是相对较晚才产生的，因此仅用 FPG 这个标准将延误诊断，并会对糖尿病人群的流行估计过低。脑脊液葡萄糖浓度是血浆葡萄糖浓度的 60%，且需要同时测定血糖浓度后脑脊液葡萄糖浓度才有临床意义。尿糖的测定是快速、便宜、非侵入性的，能用于大量样本的筛选。但在血糖浓度低于肾阈值的情况下，尿糖的监测缺乏灵敏度和特异性。

4. 己糖激酶法

己糖激酶法是利用己糖激酶和葡萄糖–6–磷酸脱氢酶（G–6–PD）耦联进行测定。

$$\text{葡萄糖 +ATP} \xrightarrow{\text{己糖激酶}} \text{葡萄糖–6–磷酸 +ADP}$$

$$\text{葡萄糖–6–磷酸 +NADP}^+（\text{NAD}^+）\xrightarrow{\text{葡萄糖 –6– 磷酸脱氢酶}} \text{6– 磷酸葡萄糖酸 +NADPH（NADH）+H}^+$$

如上所示，第一步反应中，在 HK 及 Mg^{2+} 的存在下，葡萄糖被 ATP 磷酸化成为葡萄糖–6–磷酸，后者被葡萄糖–6–磷酸脱氢酶氧化成为 6–磷酸葡萄糖酸，同时 $NADP^+$（NAD^+）被还原为 NADPH（NADH）＋ H^+。

在 340nm 波长下检测 NADPH（或 NADH）生成导致的吸光度升高速率，与样本中葡萄糖含量成正相关。本方法中若使用的 G–6–PD 来源于酵母，以 $NADP^+$ 作为辅因子；若来源于细菌，则以 NAD^+ 作为辅因子。

基于上述反应原理，建立了血糖测定的参考方法。在参考方法中，血清或血浆需要加入 Ba（OH）$_2$ 和 $ZnSO_4$ 以去除蛋白质，然后上清液才与含有 ATP、NAD^+、HK 及 G–6–PD 的试剂混合，孵育于 25℃直至反应完成，NADH 被检测。标准品和空白也同样完成整个检测过程，包括去蛋白步骤。

方法学评价：本法的准确度、精密度都非常高，线性范围可达 33.31mmol/L，平均回收率为 100.5%，日内变异系数（coefficient of variation，CV）为 0.6%～1.0%，日间 CV 为 1.3%。

无论血清或血浆都能作为样本，NaF、EDTA、肝素、草酸盐、枸橼酸盐都对本法无干扰。由于超过 0.3mmol/L 的血红蛋白以及红细胞释放的磷酸酯等能干扰检测，故溶血样本不适合用于血糖的测定。一些药物、胆红素及脂血等都能对检测结果产生干扰（三酰甘油≥ 5.65mmol/L 能导致正干扰）。

5. 葡萄糖氧化酶法

（1）检测原理：葡萄糖氧化酶法是利用葡萄糖氧化酶催化葡萄糖的氧化生成葡萄糖酸和 H_2O_2，并耦联过氧化物酶催化的成色反应进行检测，反应式如下。

$$\text{葡萄糖 +2H}_2\text{O+O}_2 \xrightarrow{\text{葡萄糖氧化酶}} \text{葡萄糖 +2H}_2\text{O}$$

$$\text{4– 氨基安替比林 + 酚 +H}_2\text{O}_2 \xrightarrow{\text{过氧化物酶}} \text{红色醌类化合物 +H}_2\text{O}$$

葡萄糖氧化酶法对 β–D–葡萄糖有高度特异性，由于溶液中的葡萄糖 36% 是 α 型，β 型占 64%，因此需要将 α 型变旋为 β 型后才能完全反应。一些商品化的葡萄糖氧化酶试剂中含有变旋酶，能加速变旋过程，若无，则需要延长孵育时间使之自然转化。

在干化学检测中，也可采用本法进行葡萄糖含量测定。

（2）方法学评价：葡萄糖氧化酶法适合用于血液和脑脊液中葡萄糖含量的测定。若尿液中含有大量可干扰过氧化物酶反应的物质如尿酸等，则会使结果假性降低，故本法不适合用于尿液样本的检测。也可以采用离子交换树脂去除尿液中所有干扰物质后再用本法进行测定。

第二步反应中使用了过氧化物酶，故特异性远远低于第一步的葡萄糖氧化酶反应。多种物质如尿酸、维生素 C、胆红素、血红蛋白、四环素、谷胱甘肽等都能抑制该反应（与色原物竞争结合 H_2O_2），导致结果偏低。一些葡萄糖氧化酶制剂中有过氧化氢酶污染，降低有色物质的生成，从而导致结果偏低。可采用氧电极直接测定第一步反应消耗的氧来进行定量，摒弃了特异性不高的第二步反应。为了防止一些葡萄糖氧化酶试剂中污染的过氧化氢酶催化 H_2O_2 生成 O_2，可通过两个反应除去体系中存在的 H_2O_2。

$$H_2O_2+C_2H_5OH \xleftarrow{\text{过氧化物酶}} CH_3CHO+2H_2O$$

$$H_2O_2+2H^++2I^- \xleftarrow{\text{钼酸盐}} I_2+2H_2O$$

氧电极检测法适用于尿糖的定量测定，但由于血细胞会消耗氧，故本法不适合全血葡萄糖的测定。

干化学法样本量小、不使用液体试剂、具有较长保质期、稳定性好的特点。

6. 葡萄糖脱氢酶法

（1）检测原理：葡萄糖脱氢酶法是利用葡萄糖脱氢酶催化葡萄糖的氧化，生成葡萄糖酸内酯，反应式如下。

$$\text{葡萄糖} +NAD^+ \xleftarrow{\text{葡萄糖脱氢酶}} \text{葡萄糖酸内酯} +NADH+H^+$$

在 340nm 波长下检测 NADH 生成导致的吸光度升高速率，NADH 的生成量与葡萄糖浓度成正相关。体系中还加入了变旋酶，以加速反应达到平衡。

（2）方法学评价：本法对葡萄糖高度特异，常规抗凝剂和血清中的常见物质都不会对本法产生干扰，其检测结果与己糖激酶法的检测结果有很好的一致性。

（3）参考区间：虽然葡萄糖的测定方法有多种、但各方法的参考区间却没有显著的差异，不同年龄段及不同样本中空腹葡萄糖浓度参考区间见表 8-2。

表 8-2　体液空腹葡萄糖浓度的参考区间

血浆 / 血清	成人	$3.89 \sim 6.11$mmol/L
	儿童	$3.5 \sim 5.5$mmol/L
	早产新生儿	$1.1 \sim 3.3$mmol/L
	足月新生儿	$1.7 \sim 3.3$mmol/L
全血		$3.6 \sim 5.3$mmol/L
脑脊液	儿童	$2.8 \sim 4.5$mmol/L
	成人	$2.5 \sim 4.5$mmol/L
尿液	24 小时尿液	$0.1 \sim 0.8$mmol/L

（二）餐后 2 小时血糖

1. 检测方法

监测餐后 2 小时血糖有两种方法：一种是口服 75g 无水葡萄糖后做葡萄糖耐量试验；另一种是食用 100g 面粉制成的馒头或方便面（含糖量相当于 75g 无水葡萄糖，也称为馒头餐试验）。从吃第一口饭的时间开始计算，然后测量 2 小时后的血糖值。

2. 参考区间

餐后 2 小时血糖＜ 7.8mmol/L。

3. 临床意义

影响餐后血糖的因素有很多，餐后胰岛素第一时相的分泌，胰高血糖素的分泌，肌肉、肝脏和脂肪组织对胰岛素的敏感性，餐前血糖水平，进食的种类和时间，胃肠道的消化和吸收功能，餐后运动，情绪等都会对餐后血糖有影响。很多 2 型糖尿病患者空腹血糖不高，而餐后血糖很高，若只查空腹血糖，很容易误诊，当餐后血糖＞ 11.1mmol/L（200mg/dL）时，诊断糖尿病敏感性更高，漏诊率更低。

餐后 2 小时血糖监测适用于空腹血糖已获良好控制但仍不能达到治疗目标者。对于糖尿病患者，餐后 2 小时血糖是一个非常有价值的监测指标。①反映胰岛 B 细胞的储备功能，即进食后胰岛 B 细胞分泌胰岛素的能力。若胰岛 B 细胞的储备功能良好，周围组织对胰岛素作用敏感，则餐后 2 小时血糖值应降到 7.8mmol/L（140mg/dL）以下。如果胰岛 B 细胞的储备功能良好，甚至高于正常水平，但存在明显的胰岛素抵抗；或胰岛素抵抗不明显，但胰岛 B 细胞功能已较差，则餐后 2 小时血糖可明显升高。②若餐后 2 小时血糖＞ 11.1mmol/L（200mg/dL），则易发生糖尿病眼、肾、神经等慢性并发症。对于中年以下和病情不重者，要严格控制餐后 2 小时血糖值在 7.8mmoI/L（140mg/dL）以下；对于老年糖尿病患者或并发症较重者，餐后 2 小时血糖可适当放宽至 7.8 ～ 11.1mmol/L（140 ～ 200mg/dL）。③餐后 2 小时血糖能较好地反映进食量及使用的降糖药是否合适，这是仅查空腹血糖所不能替代的。

餐后血糖升高是心血管疾病死亡的独立危险因素，当餐后血糖值在 7.8 ～ 11.1mmol/L（140 ～ 200mg/dL）时已经存在大血管病变，血糖值越高，大血管病变的危险性越高。餐后血糖值是 HbA1c 的主要决定者，两者高度相关，严格控制餐后血糖将更有利于 HbA1c 控制达标，使血管内皮细胞的结构和功能得到更好的保护，降低心血管并发症的病死率。

4. 评价

餐后 2 小时血糖测定是诊断糖尿病的另一种重要方法。临床上有不少患者，空腹血糖不高，但餐后 2 小时血糖明显增高。餐后 2 小时血糖实际上是一种简化的葡萄糖耐量试验。由于这种方法较口服葡萄糖耐量试验抽血次数少，简单易行，易为患者接受，所以是临床上用于筛选和发现空腹血糖正常的糖尿病患者的最常用方法。

餐后 2 小时血糖检查的缺点是，有些糖尿病患者服糖后血糖高峰不在 2 小时，而是在 1 小时后，到 2 小时的时候血糖高峰已下降，这样的患者易被漏诊。所以，对餐后 2 小时血糖可疑升高的患者，宜在餐后 1 小时和 2 小时各抽血一次为好，或者直接做糖耐量试验。

（三）葡萄糖耐量试验

1. 检测方法

葡萄糖耐量试验包括口服葡萄糖耐量试验（oral glucose tolerance test，OGTT）和静脉葡萄糖耐量试验（invein glucose tolerance test，IGTT），是在口服或静脉注射一定量葡萄糖后2小时内做系列血糖测定，以评价个体的血糖调节能力的标准方法，对确定健康和疾病个体也有价值。常用的是OGTT。

WHO推荐的标准化OGTT：试验前3天，受试者每日食物中含糖量不低于150g，且维持正常活动，影响试验的药物应在3天前停用。试验前应空腹10～16小时，坐位取血后5分钟内饮入250mL含75g无水葡萄糖的糖水（妊娠妇女用量为100g；儿童按1.75g/kg计算，总量不超过75g）。之后，每隔30分钟取血1次，共4次，历时2小时（必要时可延长血标本的收集时间，可长达服糖后6小时）。采血同时，每隔1小时留取尿液做尿糖测定。整个试验过程中不可吸烟、喝咖啡、喝茶或进食。根据5次血糖水平（空腹时为0时间）绘制糖耐量曲线。

2. 参考区间

OGTT结合FPG可协助诊断糖尿病及相关状态。

（1）FPG正常（＜6.1mmol/L），并且2小时PG＜7.8mmol/L为正常糖耐量。

（2）FPG介于6.1～7.0mmol/L，2小时PG＜7.8mmol/L为空腹血糖受损（IFG）。

（3）FPG＜7.0mmol/L，2小时PG介于7.8～11.1mmol/L为糖耐量减低（IGT）。

（4）血浆FPG≥7.0mmol/L，2小时PG≥11.1mmol/L为糖尿病性糖耐量。

3. 临床意义

OGTT主要用于下列情况：①诊断GDM；②诊断IGT；③有无法解释的肾病、神经病变或视网膜病变，其随机血糖＜7.8mmol/L，可用OGTT了解糖代谢状况，此时如OGTT异常，不代表有肯定因果关系，还应该排除其他疾病；④人群筛查，以获取流行病学数据。

4. 评价

OGTT在糖尿病的诊断中并非必需，因此不推荐临床常规应用。大多数糖尿病患者会出现FPG水平增加，除妊娠糖尿病（GDM）外，FPG＜5.6mmol/L（100mg/dL）或随机血糖＜7.8mmol/L（140mg/dL）足可排除糖尿病的诊断，所以临床上首先推荐测定FPG。

虽然OGTT比FPG更灵敏，但它受多种因素影响且重复性差。除非第一次OGTT结果明显异常，否则应该在不同时间做两次OGTT测定以判断是否异常。

IGTT的适应证与OGTT相同，对某些不宜做OGTT的患者（如不能承受大剂量口服葡萄糖、胃切除后及其他可致口服葡萄糖吸收不良的患者），为排除葡萄糖吸收因素的影响，应按WHO的方法进行IGTT。

（四）糖化血红蛋白

成人血红蛋白（hemoglobin，Hb）通常由HbA1（97%）、HbA2（2.5%）和HbF（0.5%）组成。HbA由4条肽链组成，包括2条α链和2条β链。对HbA进行色谱分析发现了几种次要的血红蛋白，即HbA1a、HbA1b和HbA1c，统称为HbA1，或快速血红蛋白（因它在电泳时迁移比HbA快得多）或糖化血红蛋白（GHb）。GHb是血红蛋白与血糖进行非酶促反应结合的产物，它们的糖基化位点是血红蛋白 P 链 β 末端的缬氨酸残基，其生成是一个缓慢的、不可逆的过程，生成量与血糖的浓度和高血糖存在的时间相关。糖基化也可以发生在血红蛋白 β 链的其他位点，如赖氨酸残基或 α 链上，所生成的糖化蛋白称为 HbA0，不能用根据电荷不同的方法而将其与普通血红蛋白分离（表 8-3）。

表 8-3 糖化血红蛋白的命名

名称	组成
HbA0	糖基化发生在 β 链的其他位点，如赖氨酸残基或 α 链上
HbA1a1	1，6-二磷酸果糖结合在 HbA 的 β 链 N 末端上
HbA1a2	6-磷酸葡萄糖结合在 HbA 的 β 链 N 末端上
HbA1a	由 HbA1a1 和 HbA1a2 组成
HbA1b	丙酮酸结合在 HbA 的 β 链 N 末端上
HbA1c	葡萄糖结合在 HbA 的 β 链 N 末端的缬氨酸残基上
Pre-HbA1c	HbA1c 中存在不稳定的希夫碱
HbA1	由 HbA1a、HbA1b、HbA1c 组成
总的糖化血红蛋白	HbA1c 及其他所有的血红蛋白—糖类复合物

其中，HbA1c 是由葡萄糖与 HbA 的 β 链氨基末端缬氨酸残基缩合而成，先形成一种不稳定的希夫碱（前 HbA1c），希夫碱解离或经 Amadori 分子重排而形成 HbA1c。HbA1 的主要成分是 HbA1c，约占 80%，且浓度相对稳定。为简便实用，临床上常以 HbA1c 代表总的糖化血红蛋白水平。

1. 检测方法

GHb 的测定方法有多种：①根据电荷差异可采用离子交换层析、高效液相色谱法（HPLC）、常规电泳和等电聚焦电泳等方法；②根据结构差异可采用亲和层析和免疫测定法；③化学分析技术可采用比色法、分光光度法。目前，临床使用的糖化血红蛋白自动分析仪多采用离子交换柱高效液相色谱法，不管什么方法，结果都表示为糖化血红蛋白占总血红蛋白的百分比。化学分析技术已经很少使用。如果操作正确，大多数方法都有很好的精密度，但不同方法在测定组分上存在差异。

2. 参考区间

糖化血红蛋白参考范围见表 8-4。

表 8-4 糖化血红蛋白参考范围

糖化血红蛋白种类	平均值（%）	参考范围（%）
HbA1（HbA1a、HbA1b、HbA1c）	6.5	5.0～8.0
仅 HbA1c	4.5	3.6～6.0
总糖化血红蛋白（A1+A0）	5.5	4.5～7.0

3. 临床意义

GHb 的形成是不可逆的，其浓度与红细胞寿命（平均为 120 天）和该时期内血糖的平均浓度有关，不受每天葡萄糖波动的影响，也不受运动或食物的影响，所以 GHb 反映的是过去 6～8 周的平均血糖浓度，这可为评估血糖的控制情况提供可靠的实验室指标。而血糖血浓度急剧变化后，在起初 2 个月 HbA1c 的变化速度很快，在 3 个月之后则进入一个动态的稳定状态。

2010 年，美国糖尿病协会（American Diabetes Association，ADA）在最新修订的《糖尿病治疗指南》中首次将 HbA1c 作为新的糖尿病诊断指标，诊断标准定为 6.5%（但这个标准还未被广泛接受）。根据该指南，HbA1c 水平在 5% 左右表示未患糖尿病，HbA1c 水平在 5.7%～6.4% 预示进展至糖尿病前期阶段，HbA1c ≥ 6.5% 则表明已患糖尿病。但对于患有糖尿病的孕妇或有贫血等血红蛋白异常的患者，不主张做糖化血红蛋白检查，因为异常的血红蛋白可干扰糖化血红蛋白的测定。

为达到理想的糖尿病控制，ADA 推荐大多数糖尿病患者的目标为 HbA1c 水平 ≤ 7%（一些组织建议降为 < 6.5%），希望这一目标可以有效预防糖尿病相关严重并发症，如肾病、神经病变、视网膜病变和牙龈病变。对经治疗后血糖控制稳定的糖尿病患者，应将糖化血红蛋白作为常规检测指标，至少每 6 个月 1 次。在某些临床状态下（如糖尿病妊娠、未接受治疗或调整治疗时），应增加检测次数（每 3 个月 1 次），及时提供有价值的信息。

一些研究提示 HbA1c 为糖尿病患者心血管事件的独立预测危险因素，HbA1c 水平每增高 1%，对 1 型糖尿病患者而言发生冠心病的相对危险增加 32%；对 2 型糖尿病患者而言，危险性增加 18%。

4. 评价

离子交换柱高效液相色谱法对全血直接测定 HbA1c，其日内和日间变异系数（CV）均可以小于 1%，结果精确，HbA1c 检测结果不受存在的变异型血红蛋白及其衍生物的影响。

GHb 测定标本采用静脉血，用 EDTA、草酸盐和氟化物抗凝，患者无须空腹。全血标本可于 4℃ 储存 1 周以上。高于 4℃，HbA1a 和 HbA1b 会随时间和温度而上升，而 HbA1c 仅轻微变化，-70℃ 则可保存 18 周以上，一般不推荐 -20℃ 保存。肝素抗凝标本需在 2 天内完成测定，且不适用于某些方法，故不推荐使用。

由于 GHb 的形成与红细胞的寿命有关，在有溶血性疾病或其他原因引起红细胞寿命缩短时，GHb 明显减少。同样，如果近期有大量失血，新生红细胞大量产生，会使 GHb 结果偏低，然而仍可用于监测上述患者，但其测定值必须与自身以前测定值做比较而不是与参考值做比较。高浓度 GHb 也可见于缺铁性贫血患者，这可能与较多的衰老红细胞有关。HbF、HbS 和 HbC 等异常血红蛋白则因血红蛋白病和测定方法的不同，可引起 GHb 的假性升高或降低。

GHb 参考范围的个体差异很小，且不受急性疾病的影响，年龄的影响目前尚无定论。对于控制不良的糖尿病患者，测定值可达参考范围上限的 2 倍或更多，但很少再超过 15%，若超过应考虑是否存在 HbF 干扰。

与 FPG 和餐后 2 小时血糖水平相比，HbA1c 的检测方法已标准化，与糖尿病长期并发症的相关性更强，生物变异性小，无须空腹或特定时间采血，不易受急性（如应激、疾病相关）血糖波动的影响，检测结果可以作为血糖管理或治疗的指导。

（五）血清糖化白蛋白

人体中的葡萄糖与血白蛋白的 N- 末端发生非酶促的糖基化反应，形成高分子的酮胺结构，总称为糖化血白蛋白（glycosylated serum protein，GSP），其中90%以上为糖化白蛋白（glycated albumin，GA）。因此，GA可以反映糖化血白蛋白的总体水平。GSP可用比色法测定，应用较久的是硝基四氮唑蓝（nitro blue tetrazolium chloride，NBT）还原法测定糖化血清蛋白的酮胺结构，该法易受血清中还原性物质、胆红素、乳糜等的影响。GSP测定反映血浆中总的糖化血浆蛋白质情况，反映平均血糖水平的特异性相对GA较差。酶法测定糖化白蛋白的原理基于酮胺氧化酶和Trinder反应，有较好的精密度和线性，可自动分析，所受干扰物影响小，与HPLC法有极好的相关性。酮化氨基酸氧化酶法介绍如下。

1. 原理

糖化白蛋白被白蛋白特异性蛋白酶K消化，逐步释放糖化蛋白片段，酮化氨基酸氧化酶（KAO）能特异性地氧化酮化氨基酸－糖化蛋白片段，产生的过氧化氢在过氧化物酶作用下与4－氨基安替比林和N－乙基－N－硫代羟丙基－3－甲苯胺（TOOS）反应，其色泽深浅反映糖化白蛋白的含量。反应式如下。

$$糖化白蛋白 \xrightarrow{\text{蛋白酶 K}} 糖化蛋白片段$$

$$糖化蛋白片段 \xrightarrow{\text{KAO}} 氨基酸 + H_2O_2$$

$$H_2O_2 + 显色剂 \xrightarrow{\text{过氧化物酶}} 有色产物 + H_2O$$

2. 试剂和材料

不同试剂盒的组成可能不完全相同，基本组成成分为：R1含有蛋白酶K 786U/mL，过氧化物酶60U/mL，EPPS缓冲液60mmol/L，醋酸钙5mmol/L，hexacyanoferrate-K 90μmol/L，醋酸铜30μmol/L，红菲绕啉二磺酸144μmol/L，TOOS 2.8mmol/L，胆汁酸18g/L，聚氧化乙烯十三烷基醚2.5mg/L；R2含有酮化氨基酸氧化酶9U/mL，EPPS缓冲液50mmol/L，稳定剂30g/L，EDTA 50mmol/L，4－氨基安替比林10.5mmol/L。

3. 操作步骤（以自动分析仪法为例）

基本分析参数（应根据试剂盒说明书设置参数，以下参数仅供参考）终点法。测定点在R2加入前即刻，A_2在10分钟反应时间终点时；主波长540～600nm，副波长700nm；样品量3μL，R1为210μL，R2为70μL；反应方向为上升；校准模式为线性，一点校准。

4. 计算

$$糖化白蛋白\ \mu moI/L = \Delta A_{测定} / \Delta A_{校准} \times c_{校准}$$

GA%= 糖化白蛋白 / 白蛋白（GA/ALB）

白蛋白相对分子质量为66 458，可将白蛋白浓度单位（g/L）换算为μmol/L。

5. 方法学评价

（1）精密度：日内CV < 0.74%，日间CV < 1.66%。

（2）线性范围上限：1734μmol/L。

（3）灵敏度：检测限≤ 3.5μmol/L。

（4）干扰：三酰甘油8.5mmol/L、胆红素496μmol/L、血红蛋白2g/L、葡萄糖100mmol/L以下，对本法没有明显干扰。

6. 参考区间

GA%：10.8% ～ 17.1%。

7. 解释和应用

（1）相对于糖化血红蛋白反映近 2 ～ 3 个月内血糖的平均水平，GA 与 GSP 相似，反映近 2 ～ 3 周内的平均血糖水平，是评价糖尿病近期控制情况的良好指标，临床上可据此及时调整控制血糖的用药剂量和治疗方案。

（2）辅助鉴别应激性高血糖：急性应激如外伤、感染以及急性心脑血管事件等发生时，非糖尿病个体在此时出现的高血糖，难以与糖尿病鉴别。GA 和 HbA1c 联合测定有助于判断高血糖的持续时间，可作为既往是否患有糖尿病的辅助检测方法，从而客观评估糖代谢紊乱发生的时间及严重程度，以指导诊治。

（3）筛查糖尿病：与 HbA1c 相似，GA 同样适于糖尿病的筛查，GA ≥ 17.1% 可以筛查出大部分未经诊断的糖尿病患者，同时检测空腹血糖和 GA 可以提高糖尿病筛查率。GA 异常是提示糖尿病高危人群需行 OGTT 检查的重要指征，尤其是对于空腹血糖正常者意义更为明显。

（4）血浆白蛋白的更新速度对 GA 结果的影响：同样的血糖水平，白蛋白更新速度加快的个体 GA 水平较低，白蛋白更新速度降低的个体 GA 水平较高。因此，在评估伴有白蛋白转化异常的临床疾病如肾病综合征、甲状腺功能异常、肝硬化的糖尿病患者的 GA 水平时需考虑到这一因素。

（六）血液乳酸

乳酸（lactic acid，LA）测定方法有化学法、酶法、气相色谱法、电化学法等。适合临床实验室应用的主要是酶法，包括乳酸脱氢酶法和乳酸氧化酶法，前者又分为单酶紫外分光光度法、二步酶紫外分光光度法和硝基四氮唑蓝比色法等，目前应用较多的是乳酸氧化酶法测定血浆乳酸。制约血液乳酸测定在临床实验室普遍开展的因素不是分析技术，而是由于标本的采集与处理保存上要求较高。乳酸氧化酶法介绍如下。

1. 原理

乳酸在乳酸氧化酶（LOD）催化下生成 H_2O_2 和丙酮酸，再用 Trinder 反应测定 H_2O_2 的生成量，以反映血浆中乳酸浓度。

2. 试剂和材料

（1）试剂基本组成成分为：无水磷酸二氢钾 5.444g，无水磷酸氢二钠 8.519g，N-乙基-N-（2-羟基-3-磺基丙基）-3-甲基苯胺钠盐（EHSPT）1.181g，4-氨基安替比林（4-AAP）0.081g，LOD（20U/mL），过氧化物酶溶液（30U/mL）。

（2）乳酸校准液：2.2mmol/L 左右。

3. 样品采集与处理

可采用血浆标本。用肝素—氟化钠（1mg 肝素，6mg 氟化钠）抗凝，必须置于冰上送检，并在采集后 1 小时内分离出血浆，放冰箱保存待测。

4. 操作步骤

基本分析参数（应根据试剂盒说明书设置参数，以下参数仅供参考）终点法。测定点反应时间终点；主波长 540 ～ 600nm，副波长 700nm；反应温度样品量 5，反应方向上升；线性校准模式，一点校准。

5. 计算

$$乳酸（mmol/L）=（A_{测定}/A_{校准}）\times c_{校准}$$

6. 方法学评价

（1）本法线性范围上限 11.0mmol/L，平均回收率 99.8%，显色稳定，120 分钟内吸光度基本不变。

（2）在本法条件下，pH 7.0 时 LOD 为最大活性。工作酶试剂中，LOD 在 200U/L 以上为好。

（3）多巴胺 10mg/L、左旋多巴 20mg/L 和甲基多巴 20mg/L 对测定有明显负干扰。

7. 附注

（1）血液和脑脊液均可作为测定乳酸的标本。

（2）应当从无阻塞的静脉中抽取血液标本。尽可能不要使用止血带，如非用止血带不可，应在采血针头刺入静脉后马上放松，然后等待数分钟后再抽血。

（3）血液标本的糖酵解能够迅速增加乳酸水平。细胞可造成糖酵解，将其快速清除，对于乳酸分析准确性非常必要。可以使用肝素化血浆，但是必须要将全血保存在冰上来减缓糖酵解过程。测定乳酸的血标本可用全血、血浆或血清，血清或血浆需一定时间离心后分离，采用全血的优点是能立即加入蛋白沉淀剂，减少乳酸含量的变化。用全血和血浆都需抗凝剂，加入 NaF 可抑制糖酵解。

8. 参考区间

体内乳酸的期望值见表 8-5。

表 8-5　体内乳酸的期望值

标本类型	期望值（mg/dL）	期望值（mmol/L）	标本来源
血浆	4.5～19.8	0.5～2.2	静脉血
脑脊液	10～60	1.1～6.7	新生儿
	10～40	1.1～4.4	年龄 3～10 日
	10～25	1.1～2.8	年龄＞10 日
	10～22	1.1～2.4	成人
全血	8.1～15.3	0.9～1.7	静脉血
	＜11.3	＜1.3	动脉血

各实验室应研究参考值对于各自患者人群的适用性，必要时建立各自的参考范围。

9. 临床意义和应用

乳酸为体内糖酵解的最终产物，高乳酸血症主要由于体内组织缺氧和糖酵解速度增强，使乳酸产量增加；或肝脏对乳酸的转化功能降低。血乳酸增高使血 pH＜7.35，便出现乳酸酸中毒，同时可有阴离子间隙（AG）＞18mmol/L，乳酸/丙酮酸（L/P）＞15。血液乳酸盐和丙酮酸盐增加的常见原因为某些疾病状况下引起的缺氧症，如休克、肺炎和充血性心力衰竭。肾衰竭和白血病时也会出现乳酸性酸中毒。硫胺素缺乏病和糖尿病酮症酸中毒与乳酸和丙酮酸的增加有关。细菌性脑膜炎时脑脊液（cerebrospinal fluid, CSF）中乳酸水平增加。CSF 乳酸水平增加也见于低碳酸血症、脑积水、脑脓肿、脑缺血以及任何与脑氧合作用降低和（或）脑内压增加有关的临床症状。临床高乳酸血症见于以下情况。

（1）低氧血症性缺氧：当机体出现急性缺氧时，都伴血乳酸的急剧升高。当吸入15%氧时，血乳酸就表现出一定程度增高；当吸入10%氧时，10分钟内血乳酸浓度就较对照值增加1～2倍。急性呼吸窘迫综合征的患者、哮喘发作的患者及分娩期宫内窒息的胎儿，都表现出严重的乳酸升高。

（2）低血流性缺氧：心源性休克、出血性休克及感染性休克的预后与乳酸水平密切相关。治疗中若pH恢复到正常，但血乳酸浓度仍处于高水平，则患者病死率高；而乳酸浓度下降预示预后好转。

（3）组织中毒性缺氧：由于某些药物、毒物抑制了氧化还原酶，使组织不能充分利用氧，导致用氧障碍性缺氧。双胍类药物如苯乙双胍和柳酸类药物及硝普钠可引起乳酸中毒，引起严重的代谢性酸中毒，患者血乳酸峰值浓度与血药峰值浓度在出现时间上基本一致。

（4）其他因素：可引起乳酸浓度升高的因素还有麻醉药环丙烷和乙醚；输入含果糖的溶液，如山梨醇和甘露醇；浅麻醉状态下；乙醇中毒；维生素 B_1 和生物素缺乏；肿瘤性疾病；先天性代谢性疾病；失代偿性糖尿病；癫痫大发作及输入碳酸氢盐等。输入大量的库存血，如库存2周后，乳酸便由20mg/dL上升到120mg/dL；库存3周后，乳酸可上升到150mg/dL。体育锻炼后乳酸水平迅速升高，恢复到正常水平所需的时间有赖于受试者的身体状况，休息30分钟通常便足以恢复正常。

二、脂代谢异常

（一）总胆固醇

1. 检验项目

（1）项目检测依据：总胆固醇（TC）是指血液中各脂蛋白所含胆固醇之总和，分为胆固醇酯（CE）和游离胆固醇（FC），其中CE占60%～70%，FC占30%～40%，两种类型的比例在个体内或个体间是基本恒定的。游离胆固醇在卵磷脂胆固醇脂酰转移酶作用下，可分别与亚油酸（43%）、油酸（24%）、软脂酸（10%）、亚麻油酸（6%）、花生四烯酸（6%）、硬脂酸（3%）等脂肪酸结合成胆固醇酯。血清中胆固醇在低密度脂蛋白（LDL）中最多，其次是高密度脂蛋白（HDL）和极低密度脂蛋白（VLDL），乳糜微粒（CM）最少。

（2）临床意义：TC浓度增高，冠心病等心血管疾病发生的危险性增高。但由于TC主要由LDL和HDL两种脂蛋白转运，而两者在脂类疾病发病机制中作用相反，故胆固醇值并非越低越好。人体TC水平变化：①新生儿TC很低，哺乳后很快接近成人水平，之后常随年龄而上升，但到70岁后不再上升或略有下降。女性中青年期前略低于男性，绝经后TC水平较同年龄男性高；②长期高胆固醇、高饱和脂肪酸摄入可造成TC升高；③脂蛋白代谢相关酶或受体基因发生突变，也是引起TC显著升高的原因之一。

（3）应用评价：TC检测的是血液中各脂蛋白所含胆固醇的总和，代表总体水平，只能反映人体内胆固醇的总体趋势，临床中需要结合其他检验项目进行评估。

2. 检测方法

（1）样本的收集与贮存：①一般要求空腹12小时以上，TC检测也可以不禁食进行（美国胆固醇计划建议TC与高密度脂蛋白胆固醇（HDL-C）初筛时可以非空腹样本，但血脂临床往往成套检测，建议空腹）；②采血前必须保持安静坐位至少 5 分钟（最好 20 分钟以上）；除卧床不起者外，采血时必须取坐位；站立 5 分钟血脂增高约 5%，站立 15 分钟血脂增高约 16%；③如果使用止血带，止血带使用时间必须小于 1 分钟；抽血时必须松开止血带；静脉阻滞 5 分钟，可使 TC 升高 10%～15%；④样本采集后应尽快进行检测，放置时间不得大于 3 小时，24 小时内不能完成测定，可密封置于 2～8℃保存 1 周。

（2）检测原理：临床常规方法推荐为酶法，常用 COD-PAP 法，即以胆固醇酯酶（CEH）水解血清胆固醇酯为胆固醇，以胆固醇氧化酶（COD）氧化胆固醇生成 4- 烯胆甾烷酮和过氧化氢，检测胆固醇氧化产物以测定胆固醇含量。应用最广的检测反应是 Trinder 的过氧化氢显色反应，在过氧化物酶（peroxidase，POD）的作用下，使 4- 氨基安替比林（4-AAP）与酚（三者合称 PAP）发生氧化、缩合反应，产生最大吸收波长为 470～550nm 的醌亚胺类化合物。在一定浓度范围内，醌亚胺类化合物的浓度与吸光度符合比尔定律，与总胆固醇浓度成正比。反应公式如下。

$$胆固醇酯 + H_2O \xrightarrow{CEH} 胆固醇 + 脂肪酸$$

$$胆固醇 +_2O \xrightarrow{COD} 胆甾烯酮 + H_2O_2$$

$$H_2O_2 + 4\text{-}APP + 酚 \xrightarrow{POD} 苯醌亚胺 + 4H_2O$$

（3）方法学评价：在终点法中血红蛋白高于 2g/L 时引起正干扰；胆红素高于 0.1g/L 时有明显负干扰；血中维生素 C 与甲基多巴胺浓度高于治疗水平时，会使结果降低，若采用速率法测定可减小干扰；自动化检测方法的 CV 值要求 ≤ 3%；卫生部推荐的总胆固醇检测参考方法是高效液相色谱法。

（4）参考区间：人群血脂水平主要取决于生活因素，各地区参考值高低不一，国际上目前以显著增加冠心病风险的 TC 水平（医学决定水平）作为划分界限。

（二）三酰甘油

1. 检验项目

（1）项目检测依据：临床上所测定的三酰甘油（triacylglycerol，TAG）是血浆中各脂蛋白所含三酰甘油的总和。三酰甘油受饮食和时相的影响较大，同一个体多次测定时，三酰甘油也可能有较大变异。三酰甘油是一组化合物，而不是分子组成和结构固定的单一化合物，血清中 90%～95% 是三酰甘油，5%～10% 为甘油二酯和甘油一酯，三酰甘油中结合的脂肪酸近似比例为油酸 44%、软脂酸 26%、亚油酸 16% 和棕榈油酸 7%。

（2）临床意义：TAG 在临床主要有三个方面的意义。

1）生理性改变：三酰甘油受生活条件和饮食方式、年龄、性别等影响。如高脂肪饮食后三酰甘油升高，一般餐后 2～4 小时达高峰，8 小时后基本恢复空腹水平；运动不足、肥胖可使三酰甘油升高；成年后随年龄上升三酰甘油水平上升（中青年男性高于女性，50 岁后女性高于男性）。人群中血清三酰甘油水平呈明显的正偏态分布。

2）病理性改变：轻至中度升高者，即 2.26～5.63mmol/L，患冠心病的危险性增加；

重度升高者，即 > 5.63mmol/L 时，常可伴发急性胰腺炎。

3）低三酰甘油血症：TAG < 0.56mmol/L。原发性见于遗传性无 β 脂蛋白血症和低 β 脂蛋白血症；继发性见于继发性脂质代谢异常，如消化道疾病（肝肠疾病、吸收不良综合征）、内分泌疾病（甲状腺功能亢进、慢性肾上腺皮质功能不全）、癌症晚期、恶病质及肝素等药物的应用。

（3）应用评价：三酰甘油水平受环境与遗传等多种因素影响，人血清三酰甘油的个体内生物学变异在 30% 左右，个体间生物学变异达到 50% 左右，因此不能笼统地指定所谓"正常值及正常范围"，需要长期的监测。三酰甘油水平划分方案应根据流行病学资料及临床经验制订。当高 TAG 同时伴有 TC、低密度脂蛋白胆固醇（LDL-C）增高，HDL-C 减低，并同时存在冠心病其他危险因子（冠心病家族史、饮酒、吸烟、肥胖等）时，对动脉粥样硬化和冠心病诊断更有意义。多项研究结果发现，TAG 水平与胰岛素抵抗有关，是糖尿病的独立危险因子。

2. 检测方法

（1）样本的收集与贮存：①必须空腹 12 小时以上；② 24 小时内不能完成测定，可密封置于 2 ～ 8℃保存 3 天；其他要求同"胆固醇检测的样本的收集与贮存"。

（2）检测原理：常规多采用 GPO-PAP 法，即脂肪酶先水解三酰甘油生成甘油和脂肪酸，其中的甘油部分可采用多种方法测定，进而计算出三酰甘油的水平。最常用甘油测定方法：甘油激酶和三磷腺苷（ATP）将甘油磷酸化，生成磷酸甘油或二磷酸腺苷（ADP），以磷酸甘油氧化酶（GPO）氧化 3-磷酸甘油，在过氧化物酶（POD）的作用下，使 4-氨基安替比林（4-AAP）与酚（三者合称 PAP）发生反应。多数情况下测定的结果是总甘油，即包括三酰甘油、甘油二酯、甘油一酯和游离甘油总和。

$$TAG+3H_2O \xrightarrow{\ LPL\ } 甘油 +3-脂肪酸$$

$$甘油 +ATP \xrightarrow{\ GK，镁离子\ } 3-磷酸甘油 +ADP$$

$$3-磷酸甘油 +2H_2O+O_2 \xrightarrow{\ GPO\ } 2H_2O+ 磷酸二羟丙酮$$

$$H_2O_2+4-APP+4\ 氯酚 \xrightarrow{\ POD\ } 苯醌亚胺 +2H_2O+HCl$$

若需要除去游离甘油，常用以下两种方法：①外游离甘油空白法，分别用含脂肪酶和不含脂肪酶的试剂分析样本，以测定样本的总甘油和游离甘油，自总甘油中减去游离甘油得三酰甘油；②内游离甘油空白法，将试剂中的脂肪酶与其他试剂成分分开，样本先与不含脂肪酶的试剂混合，温育后测定吸光度，加入脂肪酶并温育后再测定吸光度，用两吸光度之差计算三酰甘油浓度，多见于使用 NAD/NADH 氧化还原反应的方法。

（3）方法学评价：三酰甘油水平也是测的总甘油水平，酶法测定的是甘油水平，所以包括甘油二酯、甘油一酯和游离甘油，测得值略高于真实值，如果游离甘油水平过高，可以去除游离甘油后再测定；自动化检测方法的 CV 值要求 < 5%；血液中三酰甘油的检测：美国疾病控制中心三酰甘油参考测量方法推荐二氯甲烷提取—硅酸吸附—变色酸显色三酰甘油测定法；国家卫生健康委员会推荐的 TG 检测参考方法是同位素稀释气相色谱串联质谱法（ID-GC/MS），测定总甘油来反应；临床常规方法为酶法。

（4）参考区间：合适水平：< 1.7mmol/L（150mg/dL）；边缘性升高：1.7 ～ 2.25mmol/L（150 ～ 199mg/dL）；升高：> 2.26mmol/L（200mg/dL）。

（三）游离脂肪酸

1. 检验项目

（1）项目检测依据：游离脂肪酸（free fatty acid，FFA）是指血清中未与甘油、胆固醇等酯化的脂肪酸，主要是长链脂肪酸，又称为非酯化脂肪酸（NEFA）。正常情况下，血清中含量少，占总脂肪酸含量的 5% ～ 10%，游离脂肪酸主要包括月桂酸、豆酸、软脂酸、硬脂酸、软油酸、油酸、亚油酸、花生四烯酸、二十碳五烯酸等。游离脂肪酸是血液中能直接参与代谢的脂质，被骨骼肌、心肌、脑和其他组织吸收和利用，为供能的物质来源，是最活跃的代谢物，同时参与细胞增生、炎症反应、激素调控等，也是一种具有多种生理功能的信号分子。游离脂肪酸在生命活动中是一个非常重要的角色，系列研究发现糖尿病、肥胖、动脉粥样硬化、心脑血管等众多疾病与游离脂肪酸的浓度变化有密切关系，一些重要的游离脂肪酸（如棕榈油酸等不饱和脂肪酸）含量的异常变化是病情发展的重要依据，而近年来发现游离脂肪酸对于某些肾脏疾病、胎儿的发育，乃至癌症均有影响。

（2）临床意义：游离脂肪酸目前在临床仅作为一些疾病评估的风险因素。水平变化可见于以下情况：①生理性改变，饮食、运动、应激情况均可发生游离脂肪酸水平变化；②病理性升高，甲状腺功能亢进、未经治疗的糖尿病患者（可高达 1.5mmol/L），注射肾上腺素或去甲肾上腺素及生长激素后；任何能使体内激素（甲状腺素、肾上腺素、去甲肾上腺素、生长激素等）水平升高的疾病；药物如咖啡因、磺胺丁脲、乙醇、肝素、烟酸、避孕药等；③病理性降低，甲状腺功能低下、胰岛素瘤、垂体功能减低、艾迪生病及用胰岛素或葡萄糖后的短时间内、某些药物如阿司匹林、氯贝丁酯、烟酸和普萘洛尔等。

（3）应用评价：临床上游离脂肪酸检测近年才逐渐展开，游离脂肪酸水平体外受多种因素的影响，个体内变异相当大，需要规范检测方法，同时其与疾病的关系需进一步阐明，便于在临床推广，提高检测的价值。

2. 检测方法

（1）样本的收集与贮存：①采血后 4℃分离血清或血浆，否则游离脂肪酸浓度升高；②分离血清或血浆应 4 小时内测定，否则游离脂肪酸浓度升高，可于 –20℃保存 2 周；③不能用肝素作为抗凝剂，肝素可使样本内的三酰甘油进一步释放游离脂肪酸；其他要求同"胆固醇检测的样本的收集与贮存"。

（2）检测原理：目前临床上的 FFA 检测方法为酶法（ACS-ACOD 法），又称为 ACS-ACOD 法。其原理是 FFA 首先在辅酶 A（CoA）与腺苷三磷酸（ATP）的作用下，乙酰辅酶 A 合成酶（ACS）的催化下变为脂酰辅酶 A，然后脂酰辅酶 A 在脂酰辅酶 A 氧化酶（acyl-CoA oxidase，ACOD）的催化下产生过氧化氢，过氧化氢与显色剂进行反应后产生有色物质，可以吸收一定波长（视显色剂选择而定）的光，从而可以通过比色法进行 FFA 浓度的测定。

（3）应用评价：FFA 水平易受各种因素影响，应动态观察；推荐自动化检测方法的 CV 值< 5%；血液中游离脂肪酸的检测，美国标准与技术研究所的参考方法是气象色谱

—质谱（GC-MS）测定总游离脂肪酸；我国游离脂肪酸尚无参考测定方法，目前临床常规方法为酶法。

（4）参考区间：0.4 ～ 0.9mmol/L；建议建立实验室参考区间。

（四）血清低密度脂蛋白胆固醇检测

1. 聚乙烯硫酸（PVS）沉淀法

（1）原理：依据聚乙烯硫酸选择沉淀血清中低密度脂蛋白（LDL），测出上清液中的胆固醇代表高密度脂蛋白胆固醇（HDL-C）与极低密度脂蛋白 - 胆固醇（VLDL-C）之和，因此 TC 减去上清液胆固醇即得低密度脂蛋白胆固醇（LDL-C）值。试剂中含 EDTA 用以除去两价阳离子，避免极低密度脂蛋白（VLDL）共同沉淀。适量的中性多聚物聚乙二醇单甲醚（PEGME）用来加速沉淀。胆固醇测定同总胆固醇（TC）测定。

（2）操作：用早晨空腹血清，若在 4℃存放不得超过 4 天，深低温保存只能冷冻 1 次，融化后即须测定。在小离心管中加入沉淀剂 100μL、血清 200μL，混合，室温放置 15 分钟，离心（3000r/min，15 分钟），取上清液按照表 8-6 进行操作。

表 8-6　PVS 沉淀法操作步骤

加入物	空白管	标准管	标本管
上清液（μL）	—	—	30
定值血清（μL）	—	30	—
蒸馏水（μL）	30	—	—
酶试剂（μL）	2.00	2.00	2.00
酶试剂（μL）	2.00	2.00	2.00

混合之后，放置 37℃水浴 5 分钟，用分光光度计测吸光度（A），波长 500nm。

（3）计算：① TC（mmol/L）=TC 测定管 A/ 标准管 A× 校准管浓度（mmol/L）。②非 LDL-C（mmol/L）=（非 LDL-C 测定管 A）/ 标准管 A× 校准管浓度（mmol/L）。③ LDL-C（mmol/L）=TC（mmol/L）—非 LDL-C（mmol/L）。

2. 匀相测定法

（1）①增溶法（Sol 法）：a.VLDL、CM 以及 HDL 由表面活性剂和糖化合物封闭。b.LDL-C 表面活性剂 + CEH 和 COD →胆甾烯酮 + H_2O_2。c.H_2O_2 + 4-AAP + POD + HSDA →苯醌亚胺色素。②表面活性剂法（SUR 法）：a.VLDL、CM 和 HDL +表面活性剂 I + CEH 和 COD →胆甾烯酮 + H_2O_2，H_2O_2 + POD →清除 H_2O_2，无色。b.LDL-C +表面活性剂 II + CEH 和 COD →胆甾烯酮 + H_2O_2。c.H_2O_2 + 4-AAP + POD + HSDA →苯醌亚胺色素。③保护法（PRO）：a.LDL +保护剂，保护 LDL 不被酶反应，非 LDL-C + CEH 和 COD → H_2O_2 +过氧化氢酶→ H_2O_2。b.LDL-C +去保护剂 CEH 和 COD →胆甾烯酮 + H_2O_2。c.H_2O_2 + 4-AAP + POD + HDAOS →显色。④过氧化氢酶法（CAT 法）：a. 非 LDL-C +非离子表面活性剂 + CEH 和 COD →胆甾烯酮 + H_2O_2，H_2O_2 +过氧化物酶→ H_2O。b.LDL-C +离子型表面活性剂 + CEH 和 COD →胆甾烯酮 + H_2O_2 过氧化氢酶 + NaN_3 →抑制。c.H_2O_2 + 4-AAP + POD + HSDA →苯醌亚胺色素。⑤紫外法（CAL 法）：a.LDL +杯芳烃→可溶聚合物，非 LDL-C + CE 和 CO +肼→胆甾烯酮腙。b.LDL-C +去氧胆酸 + β-NAD + CEH 和 CH →胆甾烯酮腙 + β-NADH。

（2）参考区间 LDL-C 水平随年龄增长而上升，中、老年人平均为 2.7～3.1mmol/L（105～120mg/dL）。①我国《血脂异常防治建议》提出的判断标准：理想范围为小于 3.12mmol/L（＜120mg/dL），边缘升高为（121～139mg/dL），升高为大于 3.64mmol/L（＞140mg/dL）。② NCEP（美国国家胆固醇教育计划），ATP Ⅲ提出的医学决定水平：理想水平为小于 2.58mmol/L（100mg/dL），接近理想为 2.58～3.33mmol/L（100～129mg/dL），边缘增高为 3.64～4.11mmol/L（130～159mg/dL），增高为 4.13～4.88mmol/L（160～189mg/dL），很高为大于或等于 4.91mmol/L（＞190mg/dL）。

（五）血清高密度脂蛋白胆固醇

高密度脂蛋白（HDL）是血清中一类具有抗动脉粥样硬化作用的脂蛋白，通常以测定高密度脂蛋白胆固醇（HDL-C）代表 HDL 水平。以前多用化学沉淀法使非 HDL（LDL 和 VLDL）沉淀而与 HDL 分离，然后用化学法或酶法测定上清液中的 HDL-C。这类方法中有代表性的是磷钨酸—镁测定法，也能得到较好的结果，曾被中华医学会检验分会推荐作为常规测定方法，但该法因有一个离心分离的操作故不适合做自动分析。近年来有更方便的直接测定法（又称为匀相法），它免去了标本预处理（沉淀）步骤，便于自动化，快速简便，准确性能满足常规应用的要求，已取代沉淀法成为临床实验室的常规方法。HDL 直接测定法大致分为三类，分别是聚乙二醇 / 抗体包裹法、酶修饰法和选择性抑制法，又称为消除法。选择性抑制法是目前国内应用最多的方法。

HDL-C 测定的参考方法是美国 CDC 制订的超速离心结合选择性沉淀法（也称为 β-定量法），胆固醇测定均采用 ALBK 法，对设备与技术的要求较高。β 定量法是目前测定 HDL-C 最准确的方法，主要用于校准及检查常规方法的准确性。

1. 直接测定法（匀相法）

（1）原理：虽然 HDL-C 的直接测定法大致包含 3 种不同的方法原理，但目前国内应用最多的是选择性抑制法。此法分两步反应，R1 中的胆固醇酯酶（CHE）、胆固醇氧化酶（COD）、过氧化氢酶和特殊的表面活性剂Ⅰ，能特异性去除非 HDL-C，使其不参与后续反应，而且因缺少显色剂使胆固醇酶解后产生的过氧化氢（H_2O_2）不显色而清除。加入 R2 后，R2 中的另一表面活性剂能特异性溶解 HDL-C，并在 CHE，COD，POD 以及显色剂的作用下发生显色反应，与标准对比可计算出 HDL-C 的含量。

（2）试剂和材料（根据选择性抑制法）。

1）R1：含有分散型表面活性剂、CHE、COD、过氧化氢酶、4- 氨基安替比林。

2）R2：POD、色原（酚或酚的衍生物）和表面活性剂Ⅱ。

3）校准液：专用的 HDL-C 与 LDL-C 复合校准液。

（3）操作步骤（以双试剂自动分析仪法为例）。

1）试剂配制：一般商品试剂盒为液态双试剂剂型，无须配制，开瓶即用。

2）测定条件（基本的分析参数）：（各个参数的设置在不同试剂盒与不同仪器上可能不完全一致，尤其是测定波长、样品量与试剂量等参数，应根据各实验室的具体情况调整）终点法。测定点在 R2 加入前即可，在 10 分钟反应时间终点；主波长 546mn（附近），副波长 700mn；反应温度 37℃；样品量 3μL，R1 为 210μL，R2 为 70μL；反应方向：上升；线性校准模式，一点校准。

3）测定过程：分析仪在校准通过后，根据设定的分析参数自动进行。

（4）计算。

$$HDL-C（mmol/L）=（\Delta A_{测定}/\Delta A_{校准}）\times C_s$$

$$（\Delta A=A_2-A_1）$$

（5）方法学评价。

1）精密度：日内 CV ≤ 3%，日间 CV ≤ 5%。

2）准确度：与有证质控品靶值的相对偏差不超过 ±10%。

3）灵敏度：HDL-C 浓度为 1.50mmol/L 时，吸光度 ΔA 可达 0.047 ～ 0.142。

4）线性范围：线性范围上限应可达 3.90mmol/L。

5）空白吸光度 A_{546nm} 应 ≤ 0.10A。

6）干扰：对指示反应的干扰因素同 TC 测定。

7）国内报道此法结果与 PTA-Mg 法及硫酸葡聚糖—镁离子沉淀法（DS-Mg 法）结果基本一致。文献报道此法的特异性较好。

（6）参考区间：1.03 ～ 1.55mmol/L（40 ～ 60mg/dL）；或：TC 增高时，男性 > 1.16mmol/L（45mg/dL），女性 > 1.42mmol/L（55mg/dL）。

FI=TC/HDL-C，正常 < 4.5，如 > 4.5 则冠状动脉粥样硬化性心脏病（CHD）危险性增大。

中国成人血脂异常防治指南（2007）提出 HDL-C：合适范围 ≥ 1.04mmol/L（40mg/dL）；升高 ≥ 1.55mmol/L（60mg/dL）；降低 < 1.04mmol/L（40mg/dL）。

（7）临床意义和应用：HDL 主要在肝脏和小肠由载脂蛋白 Apo A Ⅰ，Apo A Ⅱ 与胆固醇和磷脂（PL）等合成。CM，VLDL 和 LDL 经脂蛋白脂酶（LPL）水解失去大部分 TAG 后的残骸，与 ApoA 结合也可转变为 HDL。新生的 HDL 为圆盘状，在周围组织吸收胆固醇成长为球形。其中 60% ～ 80% 的胆固醇由卵磷脂胆固醇酰基转移酶（LCAT）催化从磷脂（PL）移换多价不饱和脂肪酸（油酸）形成胆固醇酯（CE）。成熟的 HDL 回到肝脏与肝细胞 HDL 受体结合，大部分胆固醇代谢为胆汁酸随胆汁排泄，部分 CE 经胆固醇酯转运蛋白（CETP）转运，在肝脏参与 VLDL 和 LDL 的合成。HDL-C 是胆固醇从周围组织向肝脏的转运形式，增高提示转运作用增强，有利于动脉内膜胆固醇的清除，是抗动脉粥样硬化因素；减少提示胆固醇清除作用减弱，动脉粥样硬化的危险性增加。流行病学与临床研究证明，HDL-C 与冠心病发病成负相关，HDL-C 增高（> 1.55mmol/L）被认为是冠心病的"负"危险因素，在此基础上每增高 0.03mmol/L，则冠心病危险性降低 2% ～ 3%。

1）低 HDL-C 血症：HDL-C < 1.04mmol/L 或 40mg/dL。

原发性减低：①载脂蛋白减少症或缺乏症，如 Apo A Ⅰ，Apo A Ⅰ /C Ⅲ /A Ⅵ，Apo A Ⅰ /C Ⅲ /A Ⅵ，Apo C Ⅱ 减少或缺乏等；②家族性低 HDL 血症，如丹吉尔病、鱼眼病、LCAT 缺乏症等，HDL-C 可低于 0.52mmol/L（20mg/dL）。

继发性减低：①高脂蛋白血症 Ⅰ、Ⅱ、Ⅲ、Ⅳ、Ⅴ 型（5 型包括 Ⅱb 都存在 HDL 减低，虽然继发性高脂蛋白血症也可按此分型，但通常该分型均与原发性相联系）；②动脉粥样硬化性疾病如冠心病、脑梗死；③慢性肾功能不全，血液透析；④糖尿病、肥胖症、慢性多关节炎、甲状腺功能亢进症；⑤肝损坏和淤胆性疾病；⑥骨髓瘤、淀粉样变性、巨球蛋白血症；⑦缺乏体育锻炼。

药物性减低：见于噻嗪类利尿剂、β 受体阻滞剂、口服降糖药、丙丁酚降脂药、雄激素或孕激素服用等。

食物性减低：见于高糖、高饱和脂肪酸膳食的人群。

NCEP（美国国家胆固醇教育计划）提出 CHD 的危险因素有：男性、有早发 CHD 家族史（双亲或同胞男性＜55 岁，女性＜65 岁，有患心肌梗死或心脏卒死者）、有其他动脉粥样硬化临床表现、吸烟（尤其是超过 10 支／日）、低 HDL-C（低于 1.04mmol/L 或 40mg/dL）、高血压、糖尿病、肥胖症（超过标准体重 30%）。

Apo A Ⅰ减少的低 HDL 血症有两种类型，对 CHD 发病的影响不同。Apo A Ⅰ合成减低型，CHD 发病频率增高；而 Apo A Ⅰ分解亢进型，CHD 发病频率减低。

糖尿病 HDL 减低与 CETP 活性升高有关。1 型糖尿病未治疗者 HDL 降低，应用胰岛素治疗多有回升，因胰岛素对脂蛋白脂酶（LPL）有活化作用。2 型糖尿病由于病因的非均一性，HDL 可降低或正常，受年龄、性别、肥胖、药物等因素影响。

肥胖症脂代谢异常以高游离脂肪酸（FFA）血症为特征，呈高 LDL、高 VLDL、高 Apo B 血症和低 HDL 血症、低酮体血症。此类患者如有明显的向心性肥胖或称内脏型肥胖，则多有胰岛素抵抗（高胰岛素血症和糖耐量异常）及高血压，称为胰岛素抵抗综合征或内脏型肥胖综合征，是 CHD 的高危人群。

丙丁酚降脂药不仅能降低 LDL，也降低 HDL，实验证明具有抗 CHD 作用。其机制为该药具有抗氧化作用，能促进 HDL 对胆固醇的逆转运，增强 CETP 活性，促进肝细胞对胆固醇的摄取和分解代谢，加速转变为胆汁酸随胆汁排泄。

2）高 HDL-C 血症：HDL-C ＞ 1.55mmol/L 或 60mg/dL。

原发性增高：与遗传因素有关，如胆固醇酯转移蛋白（CETP）缺乏症，HDL 中的胆固醇酯向 VLDL 和 LDL 转移障碍；家族性高脂蛋白血症（特发性高 HDL 血症），＞ 2.59mmol/L（100mg/dL）。

继发性增高：①慢性阻塞性肺疾病（COPD）；②原发性胆汁性肝硬化；③药物如胰岛素、雌激素、苯妥英、降脂药（如烟酸制剂、氯贝丁醋等贝特类、HMG-CoA 还原酶抑制剂普伐他汀等他汀类）等使用；④饮酒嗜好；⑤坚持体育运动。HDL-C 水平可达 1.55 ～ 2.59mmol/L（60 ～ 100mg/dL）。

由于 CETP 缺乏 CE 转移困难而增高的 HDL 与正常者不同，对富含胆固醇颗粒清除作用减弱，故不具有抗 CHD 作用。

2. 磷钨酸—镁沉淀法

血清 HDL 不含载脂蛋白 B（Apo B），用磷钨酸（PTA）与镁离子做沉淀剂，可沉淀含 Apo B 的脂蛋白［包括 LDL，VLDL 及脂蛋白（a）］。离心分离沉淀后，上清液中只含 HDL，其胆固醇含量用酶法测定（同酶法测 TC）。

（1）沉淀剂：称取 PTA 0.44g 与 MgCl₂·6H₂O 1.10g（均用 AR 级），溶于 80mL 去离子水中，以 1mol/L NaOH 液校 pH 至 6.15（约用 1.3mL），然后以去离子水加至 100mL，此试剂至少稳定 1 年。

（2）酶试剂：同 TC 测定。

（3）校准液：低胆固醇浓度的校准液，或将 TC 测定用校准液适当稀释（1：2 或

1∶3）后。

（4）操作步骤：在测定管中加入血清标本 0.2mL，沉淀剂 0.2mL，混匀后室温 10 分钟，3000 转 / 分离心 15 分钟。吸取上清液作为胆固醇测定的样品，在生化分析仪上进行酶法胆固醇测定。由于此上清液相当于经稀释的标本，故测定结果要乘上稀释倍数。

由于本法不适合自动分析，所以目前国内临床实验室已基本不采用此法。

（5）注意事项。

1）本法曾为中华医学会检验分会推荐方法。

2）最好能用低温离心，离心时温度过高会使沉淀不完全。离心后的上清液必须澄清，应及时吸出上清液完成胆固醇测定。

（六）载脂蛋白测定

血清 Apo 包括 A Ⅰ、A Ⅱ、B100、C Ⅱ、C Ⅲ、E 和 LP（a），已属常规检测项目。血清中 Apo 均结合于脂蛋白中，测定时要加用解链剂，使脂蛋白中 Apo 暴露再进行测定。

目前测定血清中 Apo 含量的方法是利用相应特异抗体试剂进行测定。现有羊抗人 Apo A Ⅰ、Apo A Ⅱ、Apo B100、Apo C Ⅱ、Apo C Ⅲ、Apo E 和 LP（a）等抗体试剂。目前，临床测定的主要方法是免疫透射比浊法，基本原理同 LP（a），主要用于临床检验的批量检测。

1. 载脂蛋白 A Ⅰ

载脂蛋白 A Ⅰ（Apo A Ⅰ）主要存在于 HDL 中，占 HDL_3 Apo 的 65%，占 HDL_3 Apo 的 62%，在 CM、VLDL 和 LDL 中也有少量存在。ApoA 的主要生理功能是组成脂蛋白并维持其结构的稳定与完整性。已经证实 Apo A Ⅰ 是通过激活 LCAT，再催化胆固醇酯化。

（1）检测方法：决定性方法为氨基酸分析，常规方法为免疫透射比浊法。

（2）参考区间：2007 年《中国成人血脂异常防治指南》规定，正常人群空腹血清 Apo A Ⅰ 水平多在 1.20 ~ 1.60g/L，女性略高于男性。中国人 Apo A Ⅰ 危险水平临界值为 1.20g/L。

（3）临床意义：血清 Apo A Ⅰ 水平反映血液中 HDL 的数量，与 HDL-C 成明显正相关，与冠心病发生危险性成负相关。Apo A Ⅰ 是 HDL 的主要 Apo，反映的是 HDL 的颗粒数，缺乏时可出现严重低 HDL-C 血症。

（4）评价：Apo A Ⅰ < 1.20g/L、1.20 ~ 1.59g/L 和 ≥ 60g/L，相应男性冠心病发病率分别为 14.3%、8.0% 和 4.4%，女性分别为 6.0%、3.3% 和 2.3%。男性和女性 Apo A Ⅰ < 1.20g/L 冠心病发病率比 Apo A Ⅰ > 1.60g/L 高 3 倍。

2. 载脂蛋白 B

载脂蛋白 B（Apo B）可分为两个亚类，即 Apo B48 和 Apo B100。前者主要存在于 CM 中，参与外源性脂质的消化、吸收和运输；后者存在于 LDL 中，参与 VLDL 的装配和分泌，在血液中 > VLDL 可代谢转化为富含胆固醇的 LDL。

（1）检测方法：常规方法为免疫透射比浊法。

（2）参考区间：2007 年《中国成人血脂异常防治指南》规定，正常人群血清 Apo B 水平多在 0.80 ~ 1.10g/L。中国人 Apo A Ⅰ 危险水平临界值为 1.00 ~ 1.10g/L。

（4）临床意义：血清 Apo B 水平反映血液中 LDL 的数量。研究提示，血清 Apo B 浓度升高与冠心病发生危险性成明显正相关。Apo B 是 LDL 的主要 Apo，反映的是 LDL 的颗粒数。Apo B 可介导 LDL 的摄取，Apo B 升高与 CHD 发生有关。

（5）评价：根据美国 Framingham 子代研究显示，Apo B < 1.00g/L、1.00 ～ 1.19g/L 和 ≥ 1.20g/L，相应男性冠心病发病率分别为 7.8%、9.6% 和 11.8%，女性分别为 1.5%、5.4% 和 5.9%。

3. 载脂蛋白 E

载脂蛋白 E（Apo E）存在于多种脂蛋白颗粒中，是正常人血浆脂蛋白中重要的 Apo 成分，主要功能为运输并介导某些脂蛋白与相应的受体。Apo E 主要由肝脏产生，其他组织如脑、脾、肾上腺等组织和单核—巨噬细胞也可合成 Apo E（为总量的 10% ～ 20%），在中枢神经系统中，Apo E 主要由星型胶质细胞及小胶质细胞合成和分泌。

（1）检测方法：常规方法为免疫透射比浊法。

（2）参考区间：健康人血浆 Apo E 浓度为 0.03 ～ 0.06g/L，Apo E 的浓度与血浆 TAG 含量成正相关。

（3）临床意义：近年来研究发现，ApoE 及其单核苷酸多态性（SNP）与高脂血症、冠心病、阿尔茨海默病以及肝病、人类长寿等有关。

4. Apo B/Apo AⅠ、TC/HDL-C、TAG/HDL-C、LDL-C/HDL-C 比值

研究发现，TC/HDL-C 比值比非 HDL-C 更能预示冠心病的危险。而 Quijada 研究表明，TAG/HDL-C 比值可以成为一个有效的指标，以测量血脂异常、高血压和代谢综合征。TC/HDL-C、TAG/HDL-C、ApoB/Apo AⅠ、LDL-C/HDL-C 比值可能比单项血脂检测更具临床意义，而 Apo B/Apo AⅠ 可能是其中最具说服力的指标。

是否将脂蛋白残粒、SD-LDL、HDL 亚类或 Apo 等作为心血管疾病的常规筛查项目还存在争议。

（七）磷脂

磷脂（PL）并非单一的化合物，而是含有磷酸基和多种脂质的一类物质的总称。血清中 PL 包括：①磷脂酰胆碱（70% ～ 75%）和鞘磷脂（18% ～ 20%）；②磷脂酰丝氨酸和磷脂酰乙醇胺等（3% ～ 6%）；③溶血卵磷脂（4% ～ 9%）。PL 测定并不能为血浆脂蛋白异常的检测提供帮助，但是在 PL 浓度、组成和脂蛋白分布异常（包括梗死性黄疸、高密度脂蛋白缺乏症、低 β 脂蛋白血症和 LCAT 缺陷）的情况下，它可以用于描述总 PL，评估个体 PL 水平。

（1）血清 PL 与胆固醇密切相关，两者多呈平行变动，正常人的胆固醇与 PL 的比值平均为 0.94。高胆固醇血症时也常有高 PL 血症，但 PL 的增高可能落后于胆固醇；TAG 增高时 PL 也会增高。

（2）PL 增高常见于胆汁淤积（可能与富含 PL 成分的 LP-x 增高有关）、原发性胆汁淤积性肝硬化、高脂血症、脂肪肝、LCAT 缺乏症、肾病综合征。

（3）PL 及其主要成分的检测，对未成熟儿（胎儿）继发性呼吸窘迫综合征出现的诊断有重要意义。

（喻茂文）

参考文献

［1］孙玉鸿，郭宇航．医学检验与临床应用 [M]．北京：中国纺织出版社，2020．

［2］王瑶．现代临床医学检验诊断 [M]．北京：中国纺织出版社，2020．

［3］李玉中，王朝晖．临床医学检验学 [M]．北京：中国协和医科大学出版社，2019．

［4］高松，杨建儒，骆诗露，等．全自动生化分析仪在临床生物化学检验实验教学中的应用探讨 [J]．继续医学教育，2021，35（6）：41–43．

［5］BETRAINS ALBRECHT, VANDERSCHUEREN STEVEN.In reply to 'clinical biochemistry test eliminator providing cost–effectiveness with five algorithms': the Casablanca strategy[J].Acta clinica Belgica,2020,76(6): 512–513.